中医特色医养结合出版工程

总主编 唐靖一

中医芳香植物疗法

主编 沈潇 郑晓红 唐靖一

总顾问 [英]朱莉·福斯特（Julie Foster）

上海科技教育出版社

图书在版编目(CIP)数据

中医芳香植物疗法/沈潇,郑晓红,唐靖一主编.—上海：上海科技教育出版社,2021.12
中医特色医养结合出版工程
ISBN 978-7-5428-7593-8

Ⅰ.①中… Ⅱ.①沈… ②郑… ③唐… Ⅲ.①植物香料—中医疗法 Ⅳ.①R247

中国版本图书馆CIP数据核字(2021)第180849号

责任编辑 蔡 婷
封面设计 杨 静

中医特色医养结合出版工程
中医芳香植物疗法
主　编　沈　潇　郑晓红　唐靖一
总顾问　[英]朱莉·福斯特(Julie Foster)

出版发行 上海科技教育出版社有限公司
(上海市闵行区号景路159弄A座8楼　邮政编码201101)
网　　址 www.sste.com　www.ewen.co
经　　销 各地新华书店
印　　刷 上海普顺印刷包装有限公司
开　　本 787×1092　1/16
印　　张 44
版　　次 2021年12月第1版
印　　次 2021年12月第1次印刷
书　　号 ISBN 978-7-5428-7593-8/R·478
定　　价 298.00元

中医特色医养结合出版工程
编撰委员会

顾　　问	陈凯先	中国科学院院士
	严世芸	全国名中医
主　　任	徐建光	上海中医药大学校长
副 主 任	王拥军	上海中医药大学副校长
	季　光	上海中医药大学党委副书记
	胡鸿毅	上海中医药大学副校长
委　　员	房　敏	上海中医药大学针推学院院长
	单春雷	上海中医药大学康复学院院长
	施　榕	上海中医药大学公共健康学院院长
	张翠娣	上海中医药大学护理学院院长
	王　健	上海中医药大学科技人文研究院院长
	肖　臻	上海中医药大学附属龙华医院院长
	周　华	上海中医药大学附属曙光医院院长
	周　嘉	上海中医药大学附属岳阳中西医结合医院院长
总 主 编	唐靖一	
编　　委	方　泓　吴绪波　沈红艺　陆静波　田　雨　周　洁	
	廖晓琴　龚勤慧　凤　磊　马　杰　童　宇　郑晓红	
主编单位	上海中医药大学	

本书编写者名单

主　编　沈　潇　郑晓红　唐靖一
总顾问　［英］朱莉·福斯特（Julie Foster）

副主编　文小平　祝晓雯
编　委　谢雨青　赵　琛　赵　庆　沈　健　许家佗
　　　　　胡东裴　劳健婷　任　翔　杨俊杰　李凌云
　　　　　张梦珊　崔　骥　崔龙涛　杨秋红　王佳丽
　　　　　蓝　玉　张孝文　袁　颖　郑贤辉　宗梦瑶
　　　　　徐荫荫

总序

中医特色医养结合出版工程

唐清一

随着社会和经济的发展，我国已快速进入老龄化社会，而上海作为发达地区的代表，正在逐步进入深度老龄化社会。老年人群往往患有慢性疾病，存在一定程度的生理机能退化，加上家庭照护功能的弱化，老年人的生活照料、医疗护理、康复护理的需求亟须通过社会化养老服务供给方式得到满足。为此，养老事业成了党和政府高度重视、全社会共同关注的热点。

"医养结合"是指医疗资源与养老资源相结合，实现社会资源利用的最大化。其中，"医"包括医疗康复保健服务，具体有医疗服务、健康咨询、健康检查、疾病诊治和护理服务、康复服务以及临终关怀服务等；"养"包括生活照护服务、精神心理服务、文化活动服务。利用"医养结合"的发展模式，集医疗、康复、养生、养老等为一体，把老年人健康医疗服务放在首要位置，发展养老机构和医院的功能相结合，生活照料和康复关怀融为一体的新型养老服务模式。

中医学主张"上工治未病"，倡导健康养生防病于未患，擅长慢病调理，在"医养结合"领域具有其独特的优越性，受到社会和政府的普遍关注。上海中医药大学自2015年起承担了上海市公共卫生体系建设三年行动计划（2015—2017年）中医特色医养结合示范项目，充分发扬中医"治未病"理念在慢病调理与健康管理中的优势，将"保健医学（培本固原）—预防医学（未病先防）—临床医学（既病防变）—康复医学（瘥后防复）"与养老服务全面融合，充分挖掘中医治未病的技术方法和产品，利用现代科技手段，实现对机构养老和居家养老不同层次、不同类型人员的全程式医养服务。

我们调研了本市109家医养结合机构的服务现状以及6915名老人和家庭照护者对于医养结合的需求，制定了以"预防—医疗—康复—养老—护理为一体"的大健康系统管理为指导,融合医疗、护理、康复、营养、管理等领域的知识与技术的中医医养结合服务流程与技术规范。在全市范围内建立了30多家中医医养结合示范基地,运用"互联网+"的服务理念,以老年人中医服务健康数据为基础,建立起了医养管理者、研究者的精细化管理平台。完成了专升本、继续教育、岗位培训在内的多层次的中医医养结合人才培训。融合中国传统保健功法与日本成熟的运动康复训练法,研制并试点"中国老年人综合训练法";总结中医古籍及临床上常用的养生食疗方案,结合体质辨识与现代中药药理学,研制具有功能性食品特色的中医药适老养生茶饮。依托中医医养结合示范基地与上海中医药大学志愿者服务团队,全面开展中医医养结合服务,服务受众超过20 000人次,上海电视台新闻综合频道、教育频道等主流媒体多次采访录制节目,社会反响良好,具有很高的美誉度与显示度。首创了以"基础医学—循证医学—转化医学—实践医学"为主链,融"医—护—康—养"为一体的老年人健康数据、中医远程医疗服务、适老科技产品之间联结互动的产学研创新机制。以上体系创新得到了法国、日本、美国医疗与养老领域同行的关注,召开了两届中法医养结合高峰论坛;通过国际间的交流与合作,拓展了"一带一路"沿线国家海外中医中心的服务内涵。

根据研究成果我们编著了《中医特色医养结合出版工程》系列图书,弥补了国内在医养结合领域专业论著上的空缺,切合了全社会对于养老服务中自我保健、服务开展以及人员培训的需求,相信这项出版工程必将引领我国养老事业的发展。

唐靖一 医学博士,主任医师,上海中医药大学产学研办公室主任,龙华医院心血管研究室主任。原上海中医药大学附属曙光医院副院长、龙华医院副院长。上海市中西医结合学会青年委员会副主任委员,上海市中医药学会规范化培训分会副主任委员,全国名中医严世芸工作室继承人,上海市公共卫生三年行动计划"中医医养结合示范工程"负责人,上海申养投资管理股份有限公司董事副总经理。

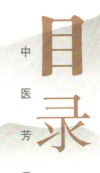

目录

第一篇 中医芳香疗法定义及发展历史 1

第一章 中医芳香疗法的定义 3

第二章 中医芳香疗法的发展历史 4

第一节 中医理论体系发展历史 4
第二节 芳香疗法的发展历史 7
第三节 中医学与芳香疗法学的历史融合及发展 18

第二篇 中医基础理论 25

第一章 中医基础理论导论 27

第一节 中医学的学科性质与属性 27
第二节 中医理论体系的主要特点 28

第二章 中医学的哲学基础 31

第一节 阴阳学说 31
第二节 五行学说 36

第三章 藏象 41

第一节 五脏 41
第二节 六腑 51
第三节 脏腑之间的关系 54

第四章　气血津液 60

第一节　气 60
第二节　血 64
第三节　津液 65
第四节　气血津液的关系 67

第五章　经络 69

第一节　经络概述 69
第二节　十二经脉 71
第三节　奇经八脉 82
第四节　经络的生理功能和应用 88

第六章　发病 89

第一节　发病的概念 89
第二节　发病机制 89

第七章　病因 92

第一节　外感病因 92
第二节　内伤病因 97
第三节　病理产物形成的病因 101
第四节　其他病因 104

第三篇　中医芳香疗法科学基础 107

第一章　芳香疗法的嗅觉科学基础 109

第二章　芳香化学 113

第一节　芳香化学基础 113
第二节　芳香化学分类 114

第三章　芳香植物代谢 128

第四篇　中医芳香疗法植物学 131

第一章　中药学基础 133

第一节　中药的起源及发展概况 133

第二节　植物中药的采集　135
第三节　植物中药的性能、归经、毒性　136
第四节　中药配伍理论　138
第五节　植物中药禁忌　140

第二章　芳香植物学　141

第一节　植物学　141
第二节　植物的分类　143

第三章　芳疗植物分类与命名　144

第一节　分类系统的发展史　144
第二节　林奈分类的双名制　146

第四章　芳疗植物形态学　147

第一节　松、柏科（针叶树）　147
第二节　橄榄科　148
第三节　樟科　149
第四节　桃金娘科　150
第五节　菊科　151
第六节　唇形科　152
第七节　伞形科　153
第八节　禾本科　154
第九节　姜科　155
第十节　芸香科　156

第五章　芳香植物种植　158

第一节　影响植物生长的要素　158
第二节　种植类型　158

第五篇　中医芳香疗法药理学和安全应用　161

第一章　芳香疗法安全应用　163

第一节　精油的安全性　163
第二节　芳香疗法毒理学　165
第三节　芳香疗法禁忌　167
第四节　危险标识和安全说明　169
第五节　危险标志　177

第二章　掺假、品控和储存　178

第一节　质量控制和安全相关定义　178
第二节　精油、植物油造假工艺　180
第三节　精油品质　181
第四节　掺假的危害　182
第五节　品质保证和检测　182

第六篇　中医芳香疗法精油　187

第一章　芳香疗法精油的采集工艺　189

第一节　精油和原精　189
第二节　萃取方法　189

第二章　芳香疗法药理学　194

第一节　精油的运用　194
第二节　芳香分子的吸收　194
第三节　使用方法　196

第三章　储存、安全和操作指南　202

第一节　购买精油　202
第二节　储存和保质期　202
第三节　精油的化学成分及变质　203
第四节　濒危物种　206

第四章　常见精油　208

第一节　松、柏科　208
第二节　橄榄科　211
第三节　樟科　215
第四节　桃金娘科　221
第五节　菊科　226
第六节　唇形科　235
第七节　伞形科　249
第八节　禾本科　258
第九节　姜科　261
第十节　芸香科　264
第十一节　其他常见精油　269

第七篇 中医芳香疗法植物油 295

第一章 绪论 297

第二章 植物油的有效组成成分 298

第一节 脂肪酸 298
第二节 脂肪伴随物 300
第三节 顺式脂肪酸和反式脂肪酸 300
第四节 精炼植物油和未精炼植物油 301

第三章 植物油的萃取方式 302

第一节 冷压法 302
第二节 浸泡法 304
第三节 溶剂萃取法 304

第四章 植物油的功效及其使用方法 305

第一节 植物油的功效 305
第二节 植物油的使用方法 306
第三节 植物油的储存方法 306

第五章 芳香疗法中常用的植物油 307

第八篇 中医芳香疗法纯露 317

第一章 绪论 319

第二章 萃取 321

第一节 纯露的品质 322
第二节 人造纯露 322
第三节 纯露和精油的区别 322

第三章 纯露的应用 324

第一节 纯露与花草茶 324
第二节 纯露的安全使用 324
第三节 纯露的保质期 325
第四节 纯露的保存 326

第四章　纯露介绍　327

第一节　常用纯露　327
第二节　其他纯露　335

第九篇　中医芳香疗法诊断学　337

第一章　绪论　339

第一节　中医诊断的基本原则　339
第二节　中医诊断学的主要内容　340

第二章　四诊　342

第一节　望诊　342
第二节　闻诊　350
第三节　问诊　353
第四节　切诊　362

第三章　八纲辨证　373

第一节　表里　373
第二节　寒热　374
第三节　虚实　377
第四节　阴阳　378

第四章　病因辨证　380

第一节　六淫、疫疬证候　380
第二节　情志致病　382
第三节　饮食、劳逸和外伤证候　382

第五章　气血津液辨证　384

第一节　气病辨证　384
第二节　血病辨证　385
第三节　气血同病辨证和津液病辨证　386

第六章　脏腑辨证　388

第一节　肝与胆病辨证　388
第二节　心与小肠病辨证　390
第三节　脾与胃病辨证　392

第四节　肺与大肠病辨证　394
第五节　肾与膀胱病辨证　396
第六节　脏腑兼病辨证　398

第七章　经络辨证　401

第一节　十二经脉病证　401
第二节　奇经八脉病证　404

第八章　六经辨证　406

第一节　六经病证的分类　406
第二节　六经病的传变　409

第九章　卫气营血辨证和三焦辨证　410

第一节　卫气营血证候分类　410
第二节　三焦病证的分类　411

第十篇　中医芳香疗法腧穴学　413

第一章　腧穴概述　415

第一节　腧穴的分类和特定穴　416
第二节　常用取穴方法　418

第二章　穴位定位及用法　420

第一节　上肢常用穴位　420
第二节　下肢常用穴位　430
第三节　头部常用穴位　442
第四节　胸腹部常用穴位　449
第五节　背部常用穴位　454

第十一篇　中医芳香疗法适宜技术　463

第一章　刮痧　465

第二章　走罐　468

第三章　膏摩　471

第四章　熏洗　474

第十二篇 中医芳香疗法临床诊疗 477

第一章 中医芳香疗法内科 479

第一节 感冒 479
第二节 咳嗽 483
第三节 头痛 487
第四节 偏头风 492
第五节 胸痹心悸 494
第六节 不寐 497
第七节 喘证 501
第八节 泄泻 506
第九节 便秘 510
第十节 消渴 515
第十一节 眩晕 518
第十二节 卒中 522
第十三节 水肿 526
第十四节 淋证 530
第十五节 腰痛 534
第十六节 虚劳 537
第十七节 痹证 544
第十八节 风疹和瘙痒 548
第十九节 伤暑 549
第二十节 吐酸病 551
第二十一节 痛风 552

第二章 中医芳香疗法儿科 556

第一节 乳蛾病 556
第二节 呕吐 558
第三节 疳病积滞 561
第四节 淹尻疮 565
第五节 痘疮 566
第六节 奶癣 567
第七节 肺炎喘嗽 569
第八节 小儿泄泻 573
第九节 五迟五软 577
第十节 遗尿 579
第十一节 夜啼 582

第十二节　汗证　584
第十三节　注意力缺陷多动症　587
第十四节　多发性抽搐症　590

第三章　中医芳香疗法妇科　593

第一节　月经前后诸症　593
第二节　石瘕　606
第三节　痛经　609
第四节　闭经　612
第五节　带下　616
第六节　腹痛　619
第七节　绝经前后诸证　623
第八节　不孕症　625
第九节　崩漏　628
第十节　孕期反应、孕期照料和产后保养　631

第四章　中医芳香疗法皮肤科　638

第一节　蚊虫叮咬和虫咬皮炎　638
第二节　带状疱疹　639
第三节　多形性红斑　641
第四节　粉刺　644
第五节　药毒（膏药风）　646
第六节　瘾疹和风疹　647
第七节　湿疮　650
第八节　银屑病　653
第九节　足癣　655
第十节　面游风　656

第五章　中医芳香疗法耳鼻咽喉口腔科　659

第一节　鼻渊　659
第二节　鼻鼽　661
第三节　耳疮　663
第四节　口疮　664
第五节　针眼　666

第六章　中医芳香疗法骨伤科　669

第一节　落枕　669
第二节　腕管综合征　670

第三节 肱骨外上髁炎 671
第四节 退行性关节炎 673
第五节 类风湿关节炎 675
第六节 肩周炎 678
第七节 扭挫伤 679
第八节 肌肉酸痛 681
第九节 抽筋 682

第一篇 中医芳香疗法定义及发展历史

第一章
中医芳香疗法的定义

中医芳香疗法（Aromatherapy）是以中医药理论与芳香疗法实践经验为主体，研究天然芳香植物之精华与人体健康、疾病的关系，将天然植物芳香成分运用于人体生理、心理、情绪方面的与疾病预防、诊断、治疗、康复和保健的综合学科。

中医芳香疗法是集中国传统医学理论体系和西方芳香疗法学科的精华，彼此相互融合，博采众长而形成的学科。在此之前的数千年中，中医学和芳香疗法各自在其领域不断地探索和实践发展，直至现代各自成为综合性的学科，而中医学与芳香疗法两者有很多共同性。首先，芳香疗法学与中医学均属于自然疗法，是复杂而多重要素的综合体。其次，同为植物疗法中一种，两者有着类似的哲学信仰，均为中外古代医家实践经验借助当时先进的哲学思想和文化，不断总结与理论升华的结果。最后，整合性是中医学和芳香疗法的共同学科特征，都以探究天人之理、医易一理、自然科学属性为目的，是充满智慧的生存与健康之"道"。基于以上诸多共同点，从事中医学与芳香疗法诸多同仁们通过多年的努力以及不断地探索研究，将中医学与芳香疗法融会贯通，以中医理论基础理论体系为主体，结合芳香疗法的疗愈特色，取其精华，相辅相成，将两者有机地整合成为具有中医特色的芳香疗法，并独立命名为中医芳香疗法，以期为临床医学带来新的贡献。

第二章
中医芳香疗法的发展历史

中医芳香疗法的发展将分为三个不同的方向:首先,中医学及芳香疗法各自有其历史发展的脉络;其次,在各自发展的历史脉络中,均可以发现随着贸易交流的开拓和发展,彼此之间也有诸多的交叉与融合;最后,中医学体系自古就有芳香辟秽疗法,就其根源与芳香疗法师出同源。而中医芳香疗法概念也是近些年提出,因此,在中医芳香疗法历史发展事实上就是中医理论体系的历史发展、芳香疗法历史发展,以及最后彼此融合的一个历史发展过程。

第一节 中医理论体系发展历史

中医学理论体系是关于中医学的基本概念、基本原理和基本方法的科学知识体系。其理论体系发生、发展经历了漫长的历史时期。它是古代医家实践经验借助当时先进的哲学思想和文化,不断总结与理论升华的结果。

一、中医理论体系的形成

(一)中医理论体系形成的文化背景

战国秦汉时期是我国社会大变革的时期,封建社会取代了奴隶社会,生产关系发生了巨大的改变,农业生产有了很大的进步,社会经济、文化等方面都呈现了繁荣的景象。值得一提的是在学术思想和哲学方面出现了诸子蜂起的局面,科学文化取得了显著的成就,为中医学的发展和理论体系的形成创造了有利条件。

(二) 中医理论体系形成的医学背景

从人类最初的本能医疗行为到经验医学,从巫医术的祝由治病到以情治情的精神疗法,从传说中的神农尝百草到《黄帝内经》记载的十三方,中国古代积累了大量的医药知识,建立了一些医药理论的雏形。西周时期已能为疾病确立专门的名称,《山海经》中就记载了38种病名。至春秋时期,酒和汤液开始广泛地使用,灸疗、针刺和药物已是医学家们常用的治疗方法。随着医疗实践和知识快速积累,人们对疾病的诊断方法逐步建立,出现了专业医生。在《史记·扁鹊仓公列传》中已有"切脉、望色、听声、写形、言病之所在"等四诊诊法的记载。秦国名医医缓提出了"六气致病说",用以解释疾病的发生原因,建立了中医病因病机理论的雏形。长沙马王堆汉墓出土的《五十二病方》中记载着内、外、妇、儿、五官等科的103个病名、247种药名、283张药方。为中医理论体系的形成奠定了坚实的临床实践基础。

(三) 中医理论体系形成的科学背景

古人为了生存和发展,对生命现象以及人体与自然现象的关系进行了详细地观察,以寻找其常变规律,探求其对人类健康与疾病的影响。

对人体自身组织器官的局部观察,从最初简单本能观察,即通过宰杀动物和战俘,对人体内的组织器官有所观察和了解。随着知识的积累与治疗疾病的需要,人们开始自觉地解剖尸体,以观察消化器官的长短、形态、容量以及脏腑的大小,位置的高下,质地的坚脆等,为藏象学说的形成奠定了形态学基础。进一步发展为整体的观察,重在观察人体对不同的环境条件和外界刺激的不同反应,并结合已有的解剖知识,来解释当时医疗实践积累的宝贵经验。既能解释既往经验,又能寻找新规律,发现新事实,是构建中医理论体系的基石。

(四) 中医理论体系形成的哲学背景

先秦时期形成元气、阴阳和五行学说,是朴素的唯物论辩证法思想,也是认识世界的基本方法,当时已成为先进思想文化的代表。因此,很自然地被引入医学领域,用以阐释人体的形态结构、生理病理现象,指导临床诊断和治疗。哲学思想的渗入对中医理论体系的建构与提升具有重要意义,既推动了中医理论体系的形成,又促进中医理论治疗疾病思维方式的形成。

(五) 中医理论体系形成的标志

中医学理论体系形成可以上溯至先秦、秦、汉时期。这是中医学由经验升华为理论的阶段,是一个漫长的过程。主要标志是中医学的四大经典问世。

《黄帝内经》简称《内经》,约成书于秦汉以前的数百年间,是集秦汉及其以前的医学大成之作。其内容包括《素问》《灵枢》两部分,15万字左右。它以中国古代哲学中精气学说、阴阳学说和五行学说为理论依据,广泛地阐述了人类生命的产生、人体形态结构、生理功能、病理变化、诊断、治疗以及养生保健、延缓衰老等方面的相关概念和原理,这既是中医学理论的渊薮,又是中医学理论的准则。

《黄帝八十一难经》简称《难经》,托名战国·秦越人(扁鹊)所作。是与《黄帝内经》同时期、可与《黄帝内经》相媲美的经典医著。其内容不只是阐发《黄帝内经》理论,更重要的贡献是补《黄帝内经》之不足,创切脉独取寸口,建立命门学说,记载脏腑解剖之所见。对病证鉴别、针刺治疗理论诸方面均有独到见解。

《伤寒杂病论》为东汉张仲景著。经后世整理分为《伤寒论》和《金匮要略》。该书成功地应用《黄帝内经》脏腑病机和辨证论治理论,建立了六经辨证论治体系,丰富和完善了中医辨证论治体系,为中医学的发展奠定了基础。

《神农本草经》成书于秦汉时期,为我国现存最早的药物学专著。该书总结了秦汉以前药物学成就,提出君、臣、佐、使,七情合和,五味、四气等药物学理论和组方原则,并根据药物效能、使用目的不同,分为上、中、下三品,具有较高的学术价值。

总之,四大经典的问世,代表着中医药理论体系理、法、方、药理论俱全,因而可称中医药理论体系已经形成。

二、中医理论体系的发展

(一)魏晋隋唐时期中医学理论系统化

魏晋隋唐时期中医学理论更加丰富、充实和系统化。这一时期时有专著问世。晋朝皇甫谧对《黄帝内经》有关针灸治病的理论和方法进行系统整理,编撰成《针灸甲乙经》。王叔和著《脉经》,使脉诊理论更加系统和完善。隋朝巢元方著成第一部病因病机学专著《诸病源候论》细致准确地描述病因及症状,内容极为丰富。唐朝孙思邈总结《内经》至唐初以前的医学成就,撰成《千金要方》《千金翼方》,对后世医学发展影响深远。

(二)宋金元时期中医学理论突破性发展

宋金元时期中医学理论在百家争鸣的历史背景中取得了突破性的发展。宋朝陈无择著《三因极一病证方论》,提出"三因"致病说,即外所因六淫、内所因七情和不内外因,对后世有着深远的影响。钱乙的《小儿药证直诀》对脏腑证治又有新的贡献。

金元时期涌现出各具特色的四大医学流派,即"金元四大家"。他们的学术争鸣大大促进、发展了中医理论。代表医家是寒凉派刘完素,攻邪派张从正,补土派李杲,养阴派朱丹溪。

(三) 明清时期中医学理论集大成大规模发展

明清时期中医学理论集中了医学理论和实践经验之大成,并且创建了新的理论。明朝楼英编《医学纲目》、王肯堂编《证治准绳》、清朝由国家组织编写的《医宗金鉴》、《四库全书·子部》、陈梦雷编辑《古今图书集成·医部全录》等大规模书籍问世。明清时期提出许多新的理论,如吴又可的《温疫论》提出"戾气"学说;叶天士、吴鞠通创立卫气营血辨证和三焦辨证体系,使温病学派发展并完善。

(四) 近代和现代中医学理论兼容并蓄发展

近代和现代中医学理论兼容并蓄发展。西方文化和医学、科学蜂拥而至,中西文化出现了大碰撞,中医学在继续收集整理前人学术成就的同时尝试与西医理论的融合,如曹炳章编著《中国医学大成》、张锡纯著《医学衷中参西录》等为代表。近半个世纪,国家大力倡导中西医结合,多学科多手段研究和发展中医学理论。中医学理论更加系统、规范,研究中医理论的专著和科研成果频频出现,新的假说、新的理论正在酝酿和构建,中医学理论与临床的研究进入高速发展繁荣局面,必将为现代康养结合,提高全民健康的国家策略作出重要贡献。

第二节 芳香疗法的发展历史

一、芳香疗法理论体系的形成

(一) 芳香疗法的形成背景

人类使用芳香植物防治疾病的历史可以追溯至公元前4500年,最初的芳香疗法开始于古埃及、古印度、古中国等文明古国,经历各阶段发展到19世纪,逐步成熟形成体系。芳香疗法,最初都是风俗习惯和用药经验,后盛行于欧洲,成为独立学科。芳香疗法是属于全人类的,西方的药草疗法,中国古代的"薰蒸疗法"或"薰洗疗法",均属于芳香疗法的范畴之内。但是,芳香疗法(Aromatherapy)一词产生于欧洲,法国化学家盖特佛赛,在

1937年出版同名书籍的时候,创造了芳香疗法这个学术名词,自此,统一以芳香疗法作为独立学科存在。

芳香疗法是指将天然植物芳香的成分作用于人体的治疗方法。植物芳香分子包括但不限于精油(Essential oil)、纯露和植物油作为媒介,使用方式可以是以按摩、泡澡、薰香、栓塞、口服、吸入等方式进入体内,来改善身体健康。

从大的范畴来说,由于芳香疗法运用源自植物的精萃,可将它划归到植物学疗法,或者说植物疗法。其他的植物学疗法包括顺势疗法、花精疗法、中医疗法等。

在西方医学占主导的时代,初期芳香疗法多用在美容SPA,随着人们对芳香疗法的认识与研究,私人的诊所、医院、疗养院等也纷纷使用芳香疗法辅助人体恢复健康。20世纪以来,随着人们更趋于关注自然疗法和身心灵健康疗愈,芳香疗法已被列为正式学科,芳香疗法在西方迅速发展兴盛,成为一项热门的辅助疗法。

目前芳香疗法是全世界最为受欢迎的辅助疗法(西医外)之一,为急性和慢性疾病提供高效的治疗。在欧美,人们在日常生活中习惯使用芳疗用品,定期用芳香疗法来提升自身免疫系统,建立整体健康保健的预防机制。这种习惯与印度人对待阿育吠陀以及东亚人对待中医的态度如出一辙。

在中国,很多人对芳香疗法还较为陌生,但是在日常生活中已经充满着芳香疗法的身影。例如,护肤品、化妆品、牙膏与漱口水中含有芳香精油,同样地,精油是香水的主要成分,甚至在烘焙食品的制作也会添加纯露、植物油和精油。事实上,芳香疗法已经存在于我们生活中的每一个角落。

(二)芳香疗法理论依据——整体论

芳香疗法成功的原因之一源于其将整体疗法作为芳香疗法的理论依据。芳香疗法作为整体疗法的一种,秉承整体论的一贯宗旨。整体论着眼于了解患者整体问题,分析患者所处社会环境、本人的情绪和精神信仰,期盼他们的生理疾病等各方面的整体疗愈。整体疗法强调把病患的心理、情绪和生理的综合成一个整体来看待,而非仅仅是病症。

与现代西方医学只针对疾病的问题进行治疗不同的是,芳香疗法将人作为一个整体来进行疗愈。芳香疗法要求芳疗师在设计治疗方案前,必须通盘考量个案的病史、情绪状况、总体健康与生活方式。

(三)各类疗法体系的定义与区别

1. 自然疗法 运用自然的媒介(植物精油、植物油、纯露、水晶、声音)进行治疗疾病的方式,芳香疗法使用的媒介均为自然产生。传统正规的芳香疗法选用的媒介均来自于植物,不包含人工化工合成的材料,因此芳香疗法是近年来最受欢迎的自然疗法之一。

2. 对抗医学　在医疗体系中,西方医学一直占据着主导地位,有时也被称为宽泛的医学实践,也指临床或现代医学。对抗医学则是一个以针对病症和采用对抗性的思维进行治疗的医学体系。而芳香疗法是辅助疗法的一个种类,整骨疗法、顺势疗法、针灸疗法等目前在西方也同属辅助疗法。

3. 替代疗法　是一种替代现代医学或者对抗医学的疗法。专业芳疗师认为芳香疗法是一种辅助疗法而非替代疗法,例如IFPA认证芳香疗法师从不排斥现代医学及其从业者,并承认现代医学的重要性,而芳香疗法作为整体疗法同样支持并改善身心健康。因此,专业的从业者不应对西方医学持否定和批评的态度,也不应认为芳香疗法可以完全替代现代临床医学。

4. 芳香气味学　是研究香气以及其对人的心理情绪与健康的影响的一门科学。芳香气味学与芳香疗法最大的不同在于芳香气味学只关注气味,不在乎其来源,然而芳香疗法坚持纯净的植物来源。换而言之,芳香气味学认为,香气可以从薰衣草到泥土、从麝香到烟雾中来没有太大区别。事实上,芳香气味学中选用的大部分香气并不是来自植物,而是在实验室通过一系列化学制剂合成的芳香制剂。植物芳香分子对于嗅觉系统及其与大脑会产生直接联系,并对不同情绪或症状进行调整或治愈,反之,通过实验室合成的芳香制剂则不会有类似作用。因此,芳香气味学是运用芳香制剂或芳香油,与芳香疗法学中运用的纯精油不同。

5. 芳香疗法学　是使用芳香对生理、心理、情绪进行疗愈的学科。芳香疗法可促进生理、心理和情绪的健康,作为整体疗法的一部分,有时与按摩和其他治疗方法结合使用。芳香疗法作为一种有效的预防手段,可以增强免疫系统并减少压力症状。

6. 芳香药剂学　是芳香医学的艺术和实践,通过各种方法,运用治疗性的剂量集中使用精油。芳香药剂学在全法国和欧洲其他地方广泛运用,相比众所周知并被广泛接受的英式精油使用方法,芳香药剂学使用方法被认为更为有效,芳香疗法几乎包括稀释于植物油的精油按摩。在呼吸系统与消化系统途径集中使用精油可以产生令人惊讶的效果。使用复方精油加强了单方精油的单一化学成分效用,选用适合的使用方法很重要,通常也包括患者在医院检查和治疗之后,自己在家庭进行治疗。芳香疗法医学着眼于将植物精油使用于治疗的根本(比如草药医药学)。

7. 辅助疗法　因其简单、易得和对健康的积极作用而广受欢迎,芳香疗法则是辅助疗法中最受欢迎的一项疗法。辅助疗法可以与传统医学同时使用,源于辅助疗法不会影响传统疗法的疗效,并且对健康有辅助和积极的影响。

8. 精油　芳香疗法、香水食物和饮料中使用的挥发性精油提取自芳香植物的叶子、果实、根部或其他植物部位。作为健康问题和疾病康复的整体方案的一部分与其他治疗方式一起使用,精油可运用于提升健康、预防疾病。

9. **物理疗法** 包括按摩(包括香薰按摩)和反射疗法,从业者运用轻柔、针对性的按摩技巧帮助减缓紧张和焦虑,促成疗愈和紧张的消散。这类按摩是支持性治疗,令人平静。

10. **身心疗法** 包括冥想、放松和可视化。这些习练主要是为了创造身心平衡,增加宁静与内心的平和,这被认为是帮助身体自愈的一个重要部分。这些疗法尤其适合自我实践,因为有了正确的指导,个体可以学会再次运用技巧保持内在宁静。

11. **能量疗法** 包括灵气、生物能、疗愈。这些需要从业者将双手放在身体之上调动患者的自愈能力。这些方法可以帮助减小压力和焦虑,产生幸福感。

(四)芳香疗法在正统医学中的位置

芳香疗法已经成为当今辅助疗法中最为流行的一种。辅助疗法是一个非常广泛的概念,主流的辅助疗法可以细分为不同类别。

很多已经被确诊重症或重病晚期的人们频繁地遭受疾病或者治疗的不良反应所带来的痛苦。因已被判定疾病的性质,故当他们向疾病及其对生活的影响妥协时,他们可能也遭受巨大的心理、社会与精神的创伤。

虽然不能期待传统医学满足这些患者复杂疾患的治疗需求,但是有越来越多的证据表明辅助疗法加入到正统医疗可能会帮助减轻症状,也可能帮助患者提升对抗疾病的能力。

芳香疗法结合传统疗法与现代疗法,创造了一种促进并保持健康,通过患者接受培训和自助疗法,促进个体应对机制新的医疗模式。

在癌症治疗的过程中,个体失控、忧郁、轻生、自卑、恐惧都是患者经历化疗和放疗所普遍发生的状态。据预测,1/3的癌症患者会寻求芳香疗法帮助减轻癌症所产生一些复杂的症状。芳香疗法也是妇女孕期和医学保守治疗所普遍寻求的资源。研究发现,通过运用放松、非侵袭的疗法可以使焦虑与忧郁情绪获得明显改善,例如芳香疗法、反射疗法和视觉疗法。

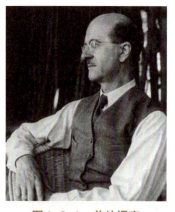

图1-2-1 盖特福塞

(五)芳香疗法学科成立标志

芳香疗法这个名词是由一位法国药剂师盖特福塞(1881—1950)提出的(图1-2-1)。他从事家族香水生意并长年研究精油的医学特性。

当他在实验室发生了严重烧伤时,他便把手伸入一桶纯薰衣草精油中,伤口迅速消肿,加速伤口愈合。更令人惊讶的是烧伤没有留下瘢痕。

他是一位多产的作家,作品涉及多个学科,但是他对精油的研究热情便产生1937年开创性地出版了《芳香疗法》。

二、芳香疗法的历史发展

（一）古埃及的芳香疗法

古埃及人焚烧由芳香木材、草药和香料制成的香，祭祀他们的神。他们相信烟直达天堂，可以将他们的祈祷和愿望直接传达给神。最后，芳香剂作为药物的发展创造了芳香疗法的基础（图1-2-2）。

在埃及第3代王朝（公元前2650—2575）时期，埃及人为了追求不朽，开发了防腐与木乃伊化的方法。乳香、没药、白松香、肉桂、雪松、杜松果与穗甘松被认为保存王室身体的重要材料。

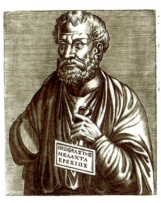

1-2-2　古埃及人

人们需要的贵重药草和香料由阿拉伯商人艰难地跨越环境恶劣的沙漠运送销售至亚述、巴比伦、中国、埃及、希腊、罗马和波斯。乳香和没药是最受欢迎的，并且在早期的贸易，供不应求，它们如同宝石和贵金属一样珍贵。

埃及人喜爱在日常生活中使用简单的芳香物质，并且只要有机会就使用。在节日和庆典，妇女头戴芳香的松果，在高温下溶解，散发美妙的香气。沐浴后，他们会周身涂上油，以防在灼热的太阳下皮肤干燥，使肌肤恢复活力。

公元前1539—657年，埃及人继续精专研炼在香、药物、化妆品及后来的香水中使用芳香剂。直到耶稣基督诞生前的几百年，埃及的香水行业蜚声整个中东及以外的地方。

（二）古代欧洲的芳香疗法

在公元前2000年，亚述人、巴比伦人、希伯来人已经全部借用了博大的芳香药物。随着埃及帝国在公元前300年左右渐渐衰落，欧洲成为经验医学的中心，新的治疗方法已经发展为更加科学的疗愈体系。

阿斯克勒庇俄斯是最早为人所知的希腊医生，公元前1200年他将药草与外科手术相结合，发明了举世无双新的治疗技术。由于他的伟大创举，在他去世之后被奉为希腊神话中的疗愈之神，成千上万的疗愈神庙都被认为是为了纪念阿斯克勒庇俄斯而建造。

公元前第3世纪，在亚历山大入侵埃及之后，芳香剂、药草和香水在希腊的使用变得更加普遍，激发了人们对所有与芳香有关的事物的极大兴趣。

亚里士多德的学生、雅典的哲学家泰奥弗拉斯托斯，研究关于植物的一切，甚至香气如何影响情绪。他写了数卷关于植物学的书，包括《植物的历史》。该书成为数个世纪以

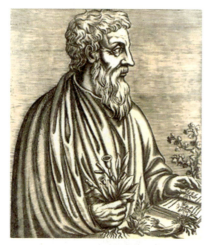

图1-2-3　迪奥斯科里迪斯

来，植物科学最重要的三大参考书之一。至今他仍然被认为是植物学的奠基人。

紧随其后的泰斗级人物是希腊军队医生迪奥斯科里迪斯（40—90年），在尼禄的军队行医（图1-2-3）。为了研究药草，迪奥斯科里迪斯与罗马军队一同进军希腊、德国、意大利和西班牙。在他作为军队医生的过程中，记录了他发现的一切。他记录植物生长地、如何处理及保存，记录所有的疗愈特质。他的成果表现在全5卷《药物志》专著中。

这部史诗般的出版物是第一部系统性的药典，囊括1000种不同的植物用药，包括配方、图解，将近600种不同植物和芳香剂。他的这本书影响力十分大，因此他被赞誉为"药理学之父"。

资料记载，希伯来人使用芳香疗法的芳香供奉神庙、圣坛和神父。实际上，圣经旧约中的《出埃及记》给出了摩西涂抹圣油成为大祭司：这是一种混合了没药、肉桂、菖蒲与橄榄油的圣油。

早期基督教徒使用芳香疗法用于疗愈。的确在《圣经》中有188处提到用油！一些珍贵的油用于圣经时代，涂抹病患，包括乳香、没药、白松香、迷迭香、牛膝草、肉桂皮、肉桂和穗甘松，其中的许多油比黄金还珍贵。东方三圣人带来了乳香和没药给圣婴。玛利亚为耶稣的双脚涂抹薰衣草精油。

可能全希腊最聪明、最具影响力的医生是卡劳迪亚斯·盖伦（129—199年）。他17岁开始研究医学，从28岁开始医生生涯，在罗马人的雇佣下，运用药草治疗角斗士的伤口。他利用各种机会研究各种创伤，据说，在盖伦的护理下，无一角斗士死于战斗创伤（图1-2-4）。

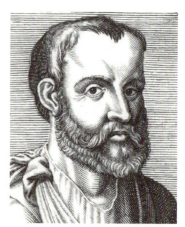

图1-2-4　卡劳迪亚斯·盖伦

由于非凡的成功，他迅速晋升为罗马国王马可·奥里利乌斯的御医。在盖伦有生之年，罗马是一个蓬勃发展的学术中心，对于他来说，罗马是进行深入研究的理想之地。盖伦是最后一位伟大的罗马帝国的医生，在他逝世后的100年内，罗马帝国开始衰落，欧洲陷入黑暗时代。

（三）中古伊斯兰芳香疗法的发展

波斯人对芳香剂与医学的知识做出了难以磨灭的贡献。拉齐（865—925）被认为是波斯最出色的医生之一，在其有生之年，他奇迹般地书写了237本书与文章，涵盖科学的7

个领域,其中一半与医学相关。出生于德黑兰附近的小镇赖伊拉齐在西方被熟知为"拉齐斯"(图1-2-5),对欧洲的科学与医学产生极大的影响。

他最著名的作品是一部医学百科全书,全集共25本书,被称为"医学集成",后来被译成拉丁文和其他欧洲语言。现广为流传的为英译本 The Comprehensive Work。他的医学成就不胜枚举,并且他还研发了许多器具,诸如研钵、烧瓶、药匙与管形瓶,直到20世纪早期一直使用于药房。

一代传奇的诞生:伊本·西纳(980—1037)也是一位波斯人,他应该是所有伊斯兰最著名及影响最大的一位医生,享誉欧洲,被熟知为"阿维森纳"。

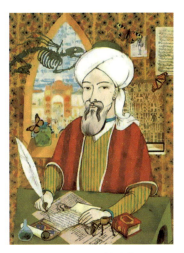

图1-2-5 拉齐斯

他的一生真的是传奇。他在16岁时开始研究医学,在20岁之前,已被聘为宫廷医生,获得"医学巨匠"的头衔。他撰写了涉及神学、玄学、天文学、文字学、哲学、诗歌等100余部作品,其中最有影响力的是关于医学的20本书。

伊本·西纳被认为是改善蒸馏过程,第一位通过蒸馏提取玫瑰精油的人。他的14卷史诗级的《医药法典》,超过100万字,包括所有现有的医学知识。

这部里程碑似的医学百科全书包含了希波克拉底与伽林的精髓,描述了叙利亚-阿拉伯语系和印度-波斯语系的传统医学,再加上他自己的观察,成为权威性的医学教科书,为西欧与伊斯兰世界提供指导与参考。

盎格鲁-撒克逊的疗愈之法最古老的现存的英语植物医学手稿是撒克逊的《鲍尔德的疗愈之书》(Leech Book of Bald),由一位名为希尔德的抄写员在阿尔佛雷德大帝的朋友鲍尔德的指导下,于900—950年完成(Leech是一个古英语词汇,意为"疗愈")。这本早期的书混合了药草医术学、巫术、萨满教与树文(tree lore),介绍了500种植物及它们的特质,如何用做护身符、沐浴与内服。

希尔德加德·宾根是一位修女,亦是一位12世纪重要的医学药草师(图1-2-6)。

希尔德加德在1151年和1161年写了2部关于医药和自然历史的论著(在一些手稿中,这两部分被合为《自然奇妙百用之书》)。一般说起这些书,用的是拉丁文名,叫作《自然界》和《病因与疗法》。

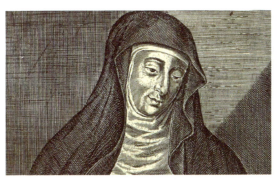

图1-2-6 希尔德加德·宾根

(四) 中世纪灾难

13—14世纪的欧洲,医学几乎被天主教会控制。他们认为疾病来自上帝的惩罚,由祭司主导的治疗标准是祈祷,也可能是一次放血疗法。1347年,欧洲爆发了毁灭性的黑死病,几乎50%的伦敦居民在第一年便因此死去,超过40%的欧洲人口在3年内病亡。盎格鲁·撒克逊的疗法,如携带干薰衣草香囊百里香护身符对于这个毁灭性的疾病也束手无策。

自中世纪以来,香盒仅用于覆盖不友好的气味。而所有的精油都有抗菌的性质,是一种附加的积极的特质。目前现存的手稿影印本的数量说明这些著作仍被广泛阅读,并且具有影响力。

德奥弗拉斯特·博姆巴斯茨·冯·霍恩海姆(1493—1541)出生在瑞士,后来他使用了一个名字"帕拉塞尔苏斯",意为比塞尔苏斯更伟大。塞尔苏斯是早期罗马一位为人称道的医生。

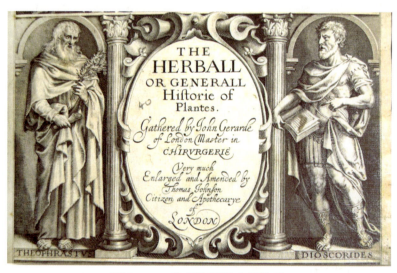

图1-2-7　伽林和阿维森纳的书

撇开谦逊,他饱受争议并且在公众场合烧毁伽林和阿维森纳的书(图1-2-7),认为他们的方法和学说已过时。他成立了化学药理学科学,将心理学从神学和鬼神学分离出来,开启了职业医学、精神病学与妇科医学。

(五) 现代芳香疗法

1597年,约翰·杰勒德出版《药草或植物的概史》,现被尊为药草名著。虽然当时较早的精油如杜松、薰衣草、迷迭香和鼠尾草已经进入不列颠,但他并未提及它们。杰勒德的书证实极有影响力,原先只售医生处方的药店,开始制作合成他们自己的药品。直接配药给患者的新型药店开始在全英格兰出现,然而过程并不迅速。

1603年,第二次黑死病的造访几乎如第一次一样严重。那时,所有的能拿到的芳香植物都被放在屋内或者街头燃烧以抵御瘟疫(图1-2-8)。安息香、安息香脂、乳香及各种香料油都被用于预防这种致死疾病的传播,但是收效甚微。据说,在瘟疫中唯一不受传染的是与芳香剂与香水工作相关的工人,原因在于精油的抗菌作用。

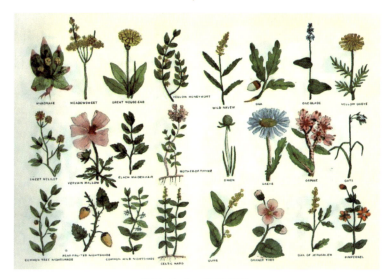

图1-2-8 芳香植物

尼古拉斯·卡尔倍柏(1616—1654)是最有影响力的药草师之一,他引进占星草药医术学的概念。在他最出名的著作《英国医生》中,卡尔倍柏结合了草药、油及其用法与占星术。

与此同时,其他著名的药草师,比如:约瑟夫·弥勒和约翰·帕金森留下了丰富的植物学遗产,为后来者铺平了发展的道路。欧洲的精油产业也日趋兴盛,这是由于制药、食品风味与香水产业的大量需求。

一位法国医生,名为珍·瓦涅追随盖特福塞的事业。在二战中,作为一个外科手术助理,他使用洋甘菊、丁香、柠檬、百里香治疗坏疽和战斗创伤。

战争末期,外科医生瓦涅继续使用精油治疗疾病,同时首次使用精油治疗精神病。

珍·瓦涅卓越的书《芳香疗法——植物精华治疗疾病》1964年出版,1980年被英译,以新的书名《芳香疗法的运用》(*Practice of Aromatherapy*)出版(图1-2-9)。

玛格丽特·莫利夫人(1895—1968)出生于奥地利,读了一本夏朗德博士写于1838年的著作《神奇的芳香物质》之后,对什么是芳香疗法颇感兴趣。

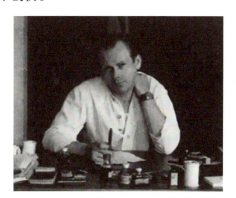

图1-2-9 珍·瓦涅

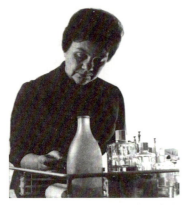

图1-2-10 玛格丽特·莫利夫人

夏朗德博士后来成为盖特福塞的老师(图1-2-10)。玛格丽特·莫利夫人引进了基于深度的咨询与检查,为患者调制个体芳香处方,这是现在芳香疗法中的做法。

在她离世之后,她的弟子丹尼尔雷曼女士延续了莫利夫人的衣钵。丹尼尔雷曼女士现为芳香疗法的一位权威。瓦涅与盖特弗塞的成就激励并影响了英国人罗伯特·滴沙兰德,他在1977年写了第一本名为《芳香疗法的艺术》的专著。近20年来,这本书在此学科的研究者提供了灵感和参考。

三、芳香疗法权威机构

(一) 护理质量委员会

护理质量委员会(Care Quality Commission,CQC)是英国健康与社会保障部的一个非政府部门的执行公共组织。这个委员会由英国政府在2009年成立,管理、监管及维护英格兰的标准健康与社会保障服务。最重要的是负责与健康和社会保障有关、无论大小的任何组织,从地区委员会、医院到老人家庭和照护机构。

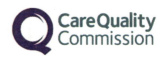

芳香疗法行业不是直接由CQC监管。然而,许多专业的芳疗师工作的组织由CQC管理,因此他们的专业服务也由CQC监管和确认。所以CQC对他们有间接的影响。

(二) 卫生与社会保障专业标准管理局

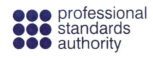

卫生与社会保障专业标准管理局(Professional Standards Authority for Health and Social Care,PSA)监管9个管理英国的医疗专家和英格兰的社会保障的法定部门。PSA评估每个管理者的表现,审计、细查他们的决策及向议会的报告。

职业不受法定监管,但是它为这些拥有自愿登记人及认证符合标准的人员的组织设立标准。芳香疗法专家和专业组织皆自愿登记管理。

PSA没有直接管理辅助疗法的行业,但是他们监督芳香疗法行业的主管注册者。

(三) 辅助和自然医疗委员会

辅助和自然医疗委员会(Complementary and Natural Healthcare Council,CNHC)是英国的一个监管部门,提供辅助而不是

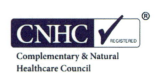

替代疗法的治疗师的自愿登记。

英国政府和NHS是不承认替代疗法的。CNHC的主要目的是为公众利益服务,使登记的辅助疗法师有正确的公众责任。

他们建立起从业者需要符合进入并留在登记册的标准。所有CNHC在册人员同意受最高行为准则的约束并且自愿登记。所有在册人员接受过由CNHC认可的组织如IFPA和NAHA的专业培训,并且完全确保可以进行实践。他们是PSA的"认证登记在册成员"。

(四)国际专业芳疗师协会

国际专业芳疗师协会(International Federation of Professional Aromatherapists,IFPA)是全球最大的芳香疗法专业从业者的机构,包括支持芳疗师,提升芳香疗法的教育标准与实践。

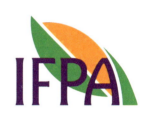

IFPA机构是国际运营机构,鼓励支持许多其他国家的芳香疗法培训。

IFPA是英国登记在册的慈善团体。他们相信整体健康的原则和哲学、促进个体幸福感。这些原则和信仰是IFPA成员目标的基础,以及坚定的道德和从业准则。

IFPA是一个专业的组织,被政府和英国皇室所承认。IFPA认证的学校的毕业生都被CNHC和NHS认可。

(五)整体芳香疗法协会

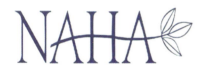

整体芳香疗法协会(National Association for Holistic Aromatherapy,NAHA)的使命是主动提升美国和全世界的专业芳香疗法教育的学术标准。

NAHA引领创造和分享芳香植物和精油的医疗使用的知识。这为那些运用并帮助提升芳香疗法作为一种主要的辅助疗法的影响力的人提供可信度和身份。

而且NAHA积极促进人们科学地了解芳香疗法。这有益于提升合作以及临床和(或)整体芳香疗法从业者(培训为符合NAHA认证标准)与其他医疗护理人员的互相信任。

(六)英国国家职业标准

英国国家职业标准(UK National Occupational Standards,NOS)需要劳动者在进行职业活动时必须执行的标准。

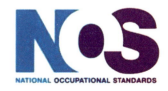

(1)NOS是全国性的,适用于英国执行职业准则的每一个岗位。

(2)NOS是职业性的,必须具有所承担工作的职业能力,比如工作中需要的适任能力。

(3)NOS是标准,因为说明了具有代表性样本的雇主认同的有效执行,并且最终经

"女王陛下的政府"批准。

(七) ATC 芳疗贸易协会

英国芳疗贸易协会(Aromatherapy Trade Council, ATC),它代表精油和芳香产品的生产商和供应商利益。芳香疗法是当前最受欢迎的辅助疗法之一,但对于要寻找高质量产品来达到最佳治疗效果的人来说,对精油过多的选择是十分危险的。精油以各种各样标签和包装被广泛地使用,而其他一些掺杂的便宜精油或被稀释的也标注"纯精油"出售。诸如此类的问题促使了 ATC 的形成。ATC 作为英国芳香贸易的自我约束机制和官方机构于1993年成立,ATC 制定了定时抽查、不合格者将取消名单的规则。

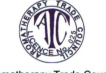

Aromatherapy Trade Council

第三节 中医学与芳香疗法学的历史融合及发展

中国运用芳香植物的历史悠久。早在 5000 年前就开始运用香草植物进行预防和治疗疾病,并形成祛疫避秽治则。历代医家以阴阳五行、藏象经络等学说为依据,结合长期的临床实践经验,总结植物药草自身的各种性质及其在治疗中的具体作用为基础,不断更新,总结出一套用药规律——中药药性理论;循此临床研究,在中国发展自成一派——中药学。除了大家所熟知的四气五味、升降浮沉、归经、配伍及用药禁忌等,其中当然包括了芳香药系列。

在历史上,芳香植物用以治疗疾病,称之为香药。我国自古便有自己本土所产的芳香植物用以药物,用于香品或是驱邪除秽杀虫。汉代,阿拉伯香疗和药草传入我国,并在唐朝因对外贸易不断扩大而至鼎盛,中土以外之芳香植物不断进入中原,随着新的芳香植物品种的运入,同时也带来了异邦"芳香疗法"的应用经验,并与中国自己的药学体系不断相容,随着对其芳香植物药性特点及治疗机理认识的不断加深,从而逐步形成了中国芳香药性理论,并将其作为中药药性理论的重要组成部分。

一、先秦春秋战国时代中医芳疗的发展雏形

在中国的历史上,芳香植物的使用与火有着密切的联系。先民焚烧树木、草来烹饪食物、取暖以及驱赶野兽。这样的生活使先民发现火加热后植物的香气更为浓郁,而不同的香"烟"有着不同的效果。中国人和西方人相比,便在芳香植物的运用上更为喜欢用火和

薰,后期逐步发展为艾灸及香薰法。艾草在中国的药草学上就有着代表性的意义,并影响了深受中华文化影响的日本、韩国以及东南亚。今天,亚洲的汉方中依旧广效性地运用各种不同的艾草敷贴、艾灸配合各种精油。

殷商甲骨文中也有薰燎、艾蒸和酿制香酒的记载;《殷墟卜辞》系指在殷墟出土的商周时期甲骨卜辞,以文字在这些龟甲兽骨上记录了占卜所得的结果。其中就提到灸法和药物外治法,还有烟薰、配戴香药祛病防疫的记载。中医的外治法早于内治法,是最古老的医疗方法。周朝则有佩戴香囊、沐浴泡有鲜花汤的习俗。位于湖南省长沙市东郊的马王堆汉墓,有一具保持完好的女尸和众多随葬品,其中有大量的芳香植物所制作的香囊、枕头以及薰香器材,还遗留有辛夷、佩兰、茅香、花椒、肉桂等芳香类药物。这说明了在几千年前的中国,芳香植物已经广泛的用在贵族的日常生活中,并且他们已经懂得运用芳香植物做驱虫驱邪,并进行尸体防腐,并且还很成功。

先秦古籍《山海经》是一部记载中国古代国神话、地理、植物、动物、矿物、物产、巫术、宗教、医药、民俗、民族的著作,内容包罗万象,涉及多种学术领域,例如:哲学、美学、宗教、历史、地理、天文、气象、医药、动物、植物、矿物、民俗学、民族学、地质学、海洋学、心理学、人类学……"有草焉,名曰薰草,麻叶而方茎,赤华而黑实,臭如蘼芜,佩之可以已疠。"这是现存对芳香植物防病功效的最早记载。

春秋战国时期的大国楚国气候潮湿,楚国人喜欢佩戴艾草、蒿,给小孩子以浸泡兰花、白芷等植物的水洗浴预防流行疾病。并在节日,在房屋外种植芳香植物,或是在门前和屋内悬挂芳香植物干草,也有焚烧药草,通过芳香分子的挥发来驱疫避秽,防虫杀虫。直到今天,中国民间依旧流行端午节悬挂艾或者菖蒲等芳香植物来纪念楚国忠臣屈原。当时的人们已经开始知道用芳香植物来浸泡药草酒,用来驱寒驱邪,治疗各种疾病。也开始在王室贵族中流行用桂、椒、兰等植物烹饪食物,改善肉的腥味。种植芳香植物以应用于治疗、品味香气成为当时名人雅士的一种流行。

二、先秦春秋战国时代中医芳疗的发展雏形

汉朝人创造出一种特殊的闻香方式,把沈水香、檀香等浸泡在灯油里,点灯时便有阵阵芳香挥发至空气中,称为香灯;这犹似现代芳香疗法,将芳香精油置入薰灯一类的发热器,使香味分子遇热蒸散至空中。

描述汉武帝出生至死后殡葬的《汉武内传》,是一部富有道教气息的书,而不似一般的史书。书中对于军政大事轻描淡写,却对求仙问道多所详述。

最特别之处居然是西王母下凡会武帝之事,描叙得淋漓尽致引人津津乐道。书中还提及,朝廷七月七日设座殿上,以紫罗荐地,燔百合之香,当时薰香名目也很多,有竹制的薰笼、香炉、香盘、香匙等。

日常生活中人们以佩戴香囊、睡卧香枕、烟熏香药等方式来防病治病、避秽清洁；这说明了利用香药防治疾病兼具养生的生活方式在汉朝已然建立。

中医著名经典著作《黄帝内经》载有多种外治手段与药物，为中医经皮给药的发展，奠立了完整的理论基础。

从战国到秦汉，香疗法从实践应用层面进展到理论探索。《神农本草经》成书于公元前104年，集东汉以前药物学之大成，是我国现存最早的药物学专著，全书记载药物365种，其中252种是与芳香植物有关。

书中记载之芳香药物始终为重要与常用药材，例如：木香、麝香至今仍为中药学中芳香开窍药的代表，木香为理气要药，作为行气止痛、健脾消食之用。

由于《神农本草经》按四气五味阐述功能，较详细地记述了芳香中药的一般药物性质，为后世运用芳香药物提供了重要依据。《名医别录》中记载的药物主治功效，有一些已经超过《本草经》，如桂枝可发汗、百部根可止咳等。书中亦收录了汉晋以来民间和外国传入的香药，如沉香、檀香、薰陆香、苏合香等，这些书为后世医药学的发展奠定了基础，也为香疗的发展提供了药物学依据。

魏晋南北朝可谓是香疗法发展史上承先启后的时期，自汉朝出使西域开启中外交流序幕，带来生长于中土以外地区之药用植物，例如：来自遥远西亚的薰陆（薰陆香）。薰陆是一种药物，也可作香料，为橄榄科植物卡氏乳香树的胶树脂。

佛教在唐朝大为兴盛，唐朝皇帝大多信佛，这对推广香文化大有助力。其实在几乎所有的佛事活动中都要焚香，作为敬佛供佛之用；还有香汤浴佛，泼洒香水在佛殿、法坛。加上魏晋南北朝时期香料贸易的往来交流更加频繁、扩大，尤其大量的少数民族内迁，带来他们生活中使用香药的经验，也扩大了中土人民应用香药的范围与知识。

印度医学与佛教也先后传入中土，对中医学产生明显之影响。秦汉以来引进木香之类的香药，因中土无法生产药物，在此时已成为重要香药但仍需仰赖舶来品。而新近传入的药物中以芳香之品居多，其中多数又随佛教传入，供宗教祭祀之用。

但是芳香植物进入中医领域应用后，因被医药家认识其有行气、止痛、避秽功效，成为临床常用药品。例如：沉香、薰陆香、苏合香等。魏晋时，贵族子弟盛行以香草植物来薰衣染香；最负盛名的就是魏文帝曹丕，他喜好以迷迭香薰衣入肌，有一次甚至因香气太盛而致马匹受惊。

魏晋两朝诸多医家的著作，为香疗法的发展提供了药物学的依据。南北朝著名的史学家范晔，不仅撰述了《后汉书》流传于世，还编写了我国第一部香类方药专书《和香方》，对后世香疗法的发展有决定性的影响。《和香方》一书不复可见，其所载方药内容也无从查考。但从后世医家著作中，仍可找到该书内容梗概。除了提及部分香药的性味效用，又论及麝香、藿香、沉香等6种国产香药，并且指出甘松、苏合香和安息香等是外来香药。《和香方》不仅总结了南北朝以前有关香药的知识、临床应用、常用剂量,书中还特别强调香药不宜过量,否则香药之利反成其弊。书内论见不仅对当时和后世本草书籍的编撰、临床用药发挥显著的指导作用,对南朝之后香类方药逐渐盛行也有一定程度的深厚影响。

此时,香药在医疗上的用法也日趋丰富,包括了内服、佩戴、焚烧等各种方法。

葛洪的《肘后备急方》论述了中国医学史上诸多重要发明,其中记载了最早的香身、香脂、芳香护发和薰衣香等香疗处方。北魏之时,贾思勰的《齐民要术》中也有论及香粉的制作法,"作香粉法,惟多着丁香于粉合中,自然芬芳"。

三、隋唐两宋时期中医的承前启后发展

唐朝政府设置药园,促进了药物学的进步,重视药物学发展的结果,无论在理论还是临床应用方面都展现很大的成就。由于这一时期中医学处于领先地位,对邻近国家的医学体系也产生重大影响,例如:韩国、日本。

来华学医的日本学者携回日本的中药约60种,包括麝香、犀角、人参、大黄、龙骨、肉桂、甘草等,至今仍保存于日本著名皇家文物仓库"正仓院"中。

博学多才、精通医药的鉴真和尚东渡日本,同时传入了佛教、医学与薰香,寺院与朝廷皆以焚香为重要祭天方式。平安时代以后,香料开始脱离宗教进入生活文化的领域,贵族以鉴香会友,闻香之风逐渐形成日本的"香道"。

这个时期可说是香药本草应用史上的鼎盛期,王宫贵族、庶民百姓除了利用香药防治疾病之外,还配戴香囊、薰染衣饰、沐浴香汤、品茗香茶。甚至以涂抹香脂香膏作为反映身份地位、修饰仪表之用。具有香身美容效果的香药,更被视为是香中极品,皇帝也把香药作为赏赐卿臣、嫔妃的珍品,庶民则互赠亲友。为供应此一奢华需要,每年各国各地进贡的芳香胭脂、敷面的香粉达10万盒之多。这股贵族庶民、男女老少皆重视芳香美容的风潮,起于贞观年间,盛行长达180年之久,直至唐献宗元和后期才有所收敛。

由于香气本身能使人提振精神或安抚情绪,产生身心美妙感受,所以被延伸作为供养神佛的圣品,也被视为是与神灵相通的媒介。佛教与香的关系是兼容并蓄,两者的发展是与时俱进。

佛教在汉朝传入中国后,逐渐与儒、道融合形成华夏文化的主流。唐朝是中国佛教最隆盛的时代,由于许多帝王崇信佛教,加上王朝以香供佛,外来香料大量涌入,香料价格降低,使得宗教用香与生活用香走向普及化。

唐朝香炉不但是佛寺中的重要法器,也成为家庭祭祖必备的供具之一。可见,佛教的传播在一定程度上推动了唐朝香文化的形成和发展。香料应用于医药在唐朝也对后世产生了深远的影响,例如:孙思邈所著《备急千金要方》首先指出,外感温热病可以传染,也可以预防。在"辟温"一节中所用方法多不胜数,所选药物均以芳香药为主体,如用雄黄丸沾

唇、太乙流金散烟薰、于月朔望时夜半中庭烧一丸虎头杀鬼丸、川芎白芷粉粉身等。

我国最早的一部外来药专著《海药本草》，作者为李珣通。家族以经营香药为业，对外来香品较之常人有深入而独到的见解，因外来药多从海运而来，故名《海药本草》。依中国医药学的理论和方法加以论证药物作用，书中对药名释义、药物出处、产地、形态、质量优劣、真伪鉴别、采收、炮制、性味、主治、附方、用法、禁忌等都有记载。其中多为国外输入的药物，香药超过50种，如：青木香、零陵香、甘松香、茅香、瓶香、丁香、乳头香、安息香、甲香、迷迭香、荜澄茄、红豆蔻、没药……堪称为香药专书。其成书之后，不仅扩大了药物研究的范围和应用形式，更进一步丰富了芳香疗法在中国的发展。

王焘编着的《外台秘要》一书亦收有香药方，辑有面膏、面脂、澡豆、手膏、薰衣湿香、裛衣干香等，汇集了唐朝以前历代香疗法的验方。自先秦至唐的中医药实践中，始终贯穿着历代医家对芳香药物的关注、实践和药性分析，赋予后世深远的影响。

本草发展至宋朝达到了前所未有的高峰，除了印刷术技术的革新、造纸业进步等原因之外，朝廷全面动员人力物力，大量且完整搜集医药资料，国家专设太医局、和剂局，组织汇编了大型方书。例如：《太平圣惠方》记录有120多种以香药为名的方剂、香疗方剂超出百首的《圣济总录》和堪称我国史上第一部的成药典《太平惠民和剂局方》，因所载香方疗效卓著，对后世香疗法的影响深远。

两宋时期由于与东南亚诸国的海上贸易频繁，宋朝朝廷在971年设置舶司于广州，专管对外贸易，其中以香药的进出口居占首位；国家还成立了香药的管理机构"香药局"，实行香药专卖制度。再加上造船工业的发展和指南针的应用，带动海陆交通，最高峰时期香药的贸易收入超过了国家收入的1/4，成为左右南宋朝廷国力的项目。用香的奢华虽然增加了国家税收、促进一时的经济繁荣，但也是导致宋朝国力衰败的原因之一。

四、元明清与现代兼容大规模发展

元朝在对外经济贸易中，芳香药物仍是贸易的主要商品。马可波罗在《东方见闻录》中描述："北京有原从世界各地而来的高级品，都是汇集于此寻找销售通路，特别是南海的珍珠、宝石、香料、药品、玳瑁、犀角等几乎都集中于此。"香料进口非常普遍。

当时最大的贸易港输入的胡椒量，是欧洲整体消费量的100倍以上。贸易商必须支付1/10的交易额作为税金；来自南海的贸易船所支付的关税中，单单胡椒一项就占40%、白檀及其他的香料占40%、精品占30%。政府指定了八大项专利品，仅限政府机构贩卖，其中乳香的数量比例远大于其他七项。

例如：沉香、黄熟香、栈香、龙脑、白檀、丁香皮、肉桂、桂心、豆蔻花、白豆蔻、没药、安息香等，这些已经在中国作为普遍使用的香料并且进入了中医药使用中。同时代的西方，随着航海的大发展，这些香料也进入了世界的范围，在传统西医的焚烧以及薰香、泡浴来防御和救治疾病的方式也随之传播。

香疗法的应用和研究承袭宋朝兴起的局方学派的发展趋势,到了明朝成就了更完整的香疗医学。如中国历史上最大型的方书《普济方》广泛辑集明以前的香疗医书,专列"诸汤香煎门"收集了97首的香疗验方,有香汤、香茶、薰香、焚香、香膏等,并详细记载方药组成、制作、用法等。同时代的西方,蒸馏技术进一步改进,进入了民间,依旧热衷于对于芳香植物的浸泡以及蒸馏使用,而代替煎煮和作为香茶饮品。

明朝已将中医外治法广泛应用于临床各科疾病的治疗。李时珍在《本草纲目》中也辑录了大量的外治方药,集当代与明朝以前外治法之大成。收集了"芳草"类香药56种,以涂、擦、敷、扑、吹、漱、浴等治疗方法,治疗种种疾病。

清朝吴师机的《理瀹骈文》系统化整理和总结中医外治法,亦建立了中医外治法的理论系统,是清朝成就最大、最具影响力的中医外治专著,也是我国第一部专门研究膏药的专著,详细论述了膏药治病原理,指出了膏药的应用方法和配制方法。此外还纳入敷、熨、罨、涂、薰、浸、洗、擦、搭、抹、嚏、吹、吸、捏、咂、坐、塞、踏、卧、刷、摊、点、滴、烧、照、缚、扎、刮痧、火罐、按摩、推拿等数十种外治方法,对各种外治法的作用机制、辨证论治、药物选择、用法用量、注意事项等作了系统的阐述,使中医的香疗法成为内治法的替代疗法,建立了完整的理论体系。芳香疗法在清朝朝廷与民间广受喜爱、完全融入民众生活细节中;曹雪芹的旷世名著《红楼梦》中就以细腻的笔力写下浓浓的香气氛围。《红楼梦》中记载了20多种香,书中写了藏香、麝香、梅花香、安魂香、百合香、迷香、檀香、沉香、木香、冰片、薄荷、白芷等不同品类的香料;也描写了香饼、盘香、瓣香、线香、末香等不同型态的香方。《红楼梦》中亦有用香治病的细节描写。像红楼梦中所描述的玫瑰清露与西方玫瑰纯露从工艺和功效上极为相似,木樨头油也正是西方芳香疗法中桂花以植物油浸泡所得的桂花油为同等物品。

同时代,西方芳香疗法已有成熟体系,在不断的学习与运用的过程中也积累了十分丰富的经验,成为一种具有身心健康保养的生活疗法。正统的芳香疗法必有天然的药草,使用手段丰富也有着精确的剂量标准与规范的操作章程,追求身心整体的阴阳平衡,正是这样的芳香疗法才有了与中医的契合之处。

第二篇 中医基础理论

第一章 中医基础理论导论

第一节 中医学的学科性质与属性

中医学发祥于中国古代社会,是研究人体健康、疾病和预防的生命科学。它与人文地理和传统思想有着密切的内在联系,属于东方传统科学的范畴,是世界医学科学的一个重要组成部分,具有以下性质与属性。

一、中医学的自然科学属性

中医学以人为研究中心,着重探讨机体生、长、壮、老、已基本规律、生理活动和病理变化的机制及疾病防治的措施等,具有明确的医学科学特性,故属于自然科学范畴。

二、中医学的社会科学属性

社会科学是指研究人类社会运动变化和发展规律的学科。中医学注重从社会学角度考察,研究人生理功能差异的社会背景、疾病产生的社会根源、人际关系或角色对个人身心的影响等,这些都鲜明地体现出中医学具有社会科学属性。

三、中医学与哲学的互动关系

哲学是关于自然、社会和思维中最一般、共同运动规律的科学。任何一门学科的发展都离不开哲学。中医学与哲学的互动关系体现在两个方面:

一是中医学在形成和发展过程中,不断吸取了当时的哲学研究成果,用当时一些重要的哲学思想和概念来阐明中医学中的一系列问题。如《黄帝内经》借助阴阳这个哲学概念,来说明相关事物或一个事物两个方面相对属性及其相互关系,并与一些名词结合而成中医学的特有术语,以阐述生理现象或病理过程等。因此,阴阳学说既作为一种认识方法指导着中医学发展,又作为具体的学术内容为中医学研究中反复应用。元气论和五行学说等也是如此。

二是中医学丰富和发展了中国古代的哲学思想。如关于阴阳之间的相互关系、五行的生克乘侮,都是在中医学典籍中最早提及或者充分展开讨论的学说。哲学家也借助中医学的某些知识进行哲学研究。可见,中医学不仅丰富了中国古代哲学的内容,还促进了古代哲学的发展。

四、中医学是多学科交互渗透的产物

中医学的发展史,从某种意义上讲,也是一部多学科知识在医学上的应用史。除了中国古代的哲学思想曾对中医学的形成和发展起过重要作用外,我国古代天文学、气象学、地理学、物候学、农学等,都曾对中医学的形成和发展起过促进作用。如气象学知识是促进中医外感六淫病因学说产生的重要因素;通过与四季物候变化的类比,中医学认识并论述了四时脉象的差异;借助地理学知识,古代医学家提出并详细讨论了因地制宜治疗原则;《黄帝内经》述及的象、数之学,含有丰富而深奥的数学知识。因此,中医学是多门学科知识交互渗透的产物,多学科知识的引进,促进了中医学的发展。

第二节 中医理论体系的主要特点

中医学理论体系是在中国古代哲学思想的影响下,经过长期的临床实践产生并发展起来的,它的基本特点是整体观念和辨证论治。

一、整体观念

所谓整体观念,即认为事物是一个整体,事物内部的各个部分是互相联系、不可分割的,事物和事物之间也有密切的联系。中医学从这一观点出发,认为人体是一个有机整体,人与自然界以及社会环境之间也是不可分割的整体,这种内外环境的统一性以及机体自身整体性的思想,谓之整体观念。整体观念是中医学中重要的思想方法,它贯穿于中医学的生理、病理、诊法、辨证、养生和治疗等各个领域中。

（一）人体是一个有机的整体

人体是一个以心为主宰，以五脏为中心的有机整体。人体是由肝、心、脾、肺、肾五脏，胆、小肠、胃、大肠、膀胱、三焦六腑，筋、脉、肉、皮、骨五体，以及目、舌、口、鼻、耳、前后二阴等诸窍共同组成的。其中每一个组成部分，都是一个独立的器官，都有其独特的功能。然而，所有的器官通过经络沟通相互联系，这种联系具有独特的规律，即一脏、一腑、一体、一窍构成一个系统。肝、胆、筋、目构成肝系统；心、小肠、脉、舌构成心系统；脾、胃、肉、口构成脾系统；肺、大肠、皮、鼻构成肺系统；肾、膀胱、骨、耳及二阴构成肾系统。每一个系统皆以脏为核心，故五大系统以五脏为中心。五脏代表着人体的五个系统，人体的所有器官都可以包括在这五个系统之中。这种五脏一体观反映了人体内部脏腑不是孤立的，而是相互关联的有机整体的思想。

（二）人与外界环境的统一性

人是自然界进化的产物。从中医学认识来看，人与外界环境有着物质同一性。人生活在自然环境中，外界环境的变化可以直接或间接地、显著或不太显著地影响到人的功能活动。如果人体能适应环境变化，则属于生理上的适应性调节。如果机体无法适应外界的变化，导致疾病的发生，则为病理性反应。这就是中医学强调的人与环境的统一性。

1. 人与自然的统一性　人类生活在自然环境中，季节气候、昼夜晨昏、地区方域等自然因素均可直接或间接地影响到人体的生理病理。

2. 人与社会关系密切　社会的进步使物质生活日益丰富，居处环境舒适宽敞，医疗卫生水平不断提高，预防医学的充分发展，使人类的生存质量提高，寿命延长。但同时，社会进步也给人类健康带来很多负面影响，如生活节奏加快，使人的精神过度紧张，心理疾病也呈上升趋势。

由于人与外界环境存在着既对立又统一的关系，所以因时、因地、因人制宜，就成了中医治疗学上的重要原则。因此，在临床诊治过程中，必须注意外因与内因的有机联系。

二、辨证论治

辨证论治包括辨证和论治两大方面，是中医认识疾病和治疗疾病的基本原则，也是中医理论体系的基本特点之一。

所谓"证"，是指机体在疾病发展过程中的某一阶段的病理特性概括，包括病变原因、病变部位、病变性质及邪正关系等。

证与症状和病有着质的区别。症状只是患者诉说的不适，如头痛、腹痛等，同一症状可以由多种不同病因引起，病理机制常可完全不同。病是指有特定病因、发病形式、典型临床表现、发展规律和转归的一种完整的病理过程,如感冒、中风、痢疾等。因此,证比单纯的症状或病名都更能够全面、深刻、确切地揭示疾病变化的本质。

辨证,是将望、闻、问、切等四诊中收集的病史、症状和体征等,在中医理论指导下,按证的要点(病变原因、病变部位、病变性质及邪正关系)概括,判断为某种性质的证。

论治又称施治,是根据辨证的结果,选择和确定相应的治疗方法。

辨证是确定治疗原则和大法的前提和依据,论治则是在辨证的基础上,选择治疗疾病的手段和方法,加以实施。治疗的效果反过来可以检验辨证和论治的正确与否。在临床治疗时,可以根据辨证结果,分别采取"同病异治"或"异病同治"等方法。

所谓"同病异治"是指同一种疾病,由于发病的时间、地区以及患者机体反应等的不同,或者由于疾病处于不同的发展阶段,它所表现的"证"不同,故治法不一样。

所谓"异病同治"是指不同的疾病,在其发展过程中,往往可以表现出近似的本质特点,出现相同的病理机制,即相同的"证",故可采用相同的方法进行治疗。

总之,中医治病不是着眼于"病"的异同,而是取决于"证"的性质。相同的证代表着类同的主要矛盾,可以用基本相同的治疗方法;不同的证提示其本质特点不同,就必须用不同的治法,这就是辨证论治的精神实质和精髓所在。

第二章

中医学的哲学基础

阴阳、五行学说属中国古代哲学范畴,是古人用以认识自然和解释自然的方法论。阴阳、五行学说渗透到中医学中,构成中医学理论体系不可分割的组成部分。

第一节 阴阳学说

一、阴阳的基本概念

阴阳的最初涵义很朴素,它源于象形文字,指的是日光的向背,向日者为阳,背日者为阴。古代的思想家们由此作了进一步推衍和广泛引申,把凡是向日所具有的特征、现象以及有关事物、情况等归之为"阳",而相对地把背日所具有的特征、现象以及有关情况等归之于"阴"。一般而言,凡是剧烈运动着的、外向的、上升的、温热的、明亮的都属于阳的特征;而相对静止的、内守的、下降的、寒冷的、晦暗的都属于阴的特征。

古代思想家意识到一切事物和现象都有正反两个方面,这两个方面的相反相成维系着事物的发展变化,故用阴阳这对术语来解释自然界两种相互对立和相互消长的势力,并认为阴阳的对立和消长是事物本身所固有的特征。这时,阴阳已上升为哲学中的特定概念。阴阳是对宇宙中相互关联的事物或现象对立双方属性的概括,含有对立统一的观念。

阴阳相关性,指的是相关事物的相对属性。任何事物虽然都可以用阴阳来区别其属性,但必须指出:用阴阳来概括或区分事物的属性,必须是相互关联的一对事物,或者一个事物的两个方面,否则就没有实际意义。

阴阳可分性,从阴阳学说来看,事物不只是可分的,而被分解的事物其内部又可分为阴和阳两个方面,阴和阳的任何一方,还可以再分阴阳。

阴阳相对性,表述的是事物或现象的具体特性中抽象出来的某些相对属性。表述对象不同,阴阳具体所指就相应地有所不同。任何事物都是处于不断运动之中的,这就使得事物的阴阳属性有可能发生相应的改变。

二、阴阳学说的基本内容

阴阳学说的基本内容:包括阴阳对立制约、互根互用、消长平衡、相互转化。

(一) 阴阳对立制约

阴阳对立制约,具有两层含义:一是指任何事物或现象都存在着阴阳两个方面,这两个方面的属性是相对的。如上与下,左与右,天与地,动与静,出与入,升与降,昼与夜,明与暗,乃至寒与热,水与火等。二是指相互对立的阴阳双方,相互抑制、相互约束,表现出错综复杂的动态联系。如四季气候变化,春夏之所以温热,是因为阳气上升抑制了寒凉之气;秋冬之所以寒冷,是因为阴气上气抑制了温热之气,这就是自然界阴阳之气相互制约的结果。

(二) 阴阳互根互用

阴阳互根,是指阴或阳的任何一方都不能脱离对方而单独存在。如上为阳,下为阴,没有上,也就无所谓下;没有下,也就无所谓上。

阴阳互用是指在阴阳相互依存的基础上,某些范畴的阴阳关系还体现出相互资生、相互促进的特点。如地气之上升,可挟带水汽蒸腾为云,雨之生成有赖于地气上升所形成的云,而天气之下降又常导致降雨过程,使大地复得水汽。云和雨、地气和天气的循环过程就是阴阳的互相资生、互相促进的过程。

(三) 阴阳消长平衡

阴阳的消长指的是阴阳的运动形式。阴和阳之间的对立制约、互根互用,并不是处于静止和不变的状态,而是始终处于不断运动变化之中,维持相对平衡。其基本形式包括两类:

一是阴消阳长,阳消阴长,表现为阴阳双方的你强我弱,我强你弱,这种形式主要是和阴阳的对立制约关系相联系的。如以四时气候变化而言,从冬至春及夏,气候从寒冷逐渐转暖变热,即是"阴消阳长"的过程。

二是阴阳皆消,或者阴阳皆长,表现为阴阳双方的我弱你也弱,你强我也强,它主要是和阴阳的互根互用关系相维系的。以气血为例,气为阳,血为阴,气能生血,故气虚常可使血的生成不足而表现为气血两虚;相反,若通过补气,促使气旺生血,则又可使气血都有所恢复。

阴阳之间的消长运动是绝对的，无休止的。阴阳之间的消长运动是在一定范围、一定限度、一定时间内进行，这种消长运动不易被察觉，或者表现为变化不显著，事物在总体上仍旧呈现出相对的稳定。

（四）阴阳相互转化

阴阳转化，是指在一定条件下阴阳各自向其对立面转化。阴阳转化是事物总的阴阳属性发生改变。任何事物都存在着阴阳两个方面，它们处于消长变化之中，一旦这种消长变化达到"物极"阶段，就能导致阴阳属性发生转化。如果说"阴阳消长"是一个量变过程，阴阳转化则是在量变基础上的质变。

阴阳转化既可以表现为渐变形式，如四季中的寒暑交替，昼夜中的阴阳转化；又可以表现出突变形式，如急性热病过程中，高热至极可以突然出现休克虚脱，四肢冰凉，由阳证急剧转化为阴证。但不管那种转化形式，其都有一个量变到质变的发展过程。

三、阴阳学说在中医学中的应用

（一）阐释人体组织结构

人体组织结构既有有机联系，又可以划分为相互对立的阴阳两部分。就人体部位而言，上部为阳，下部为阴；体表属阳，体内属阴。就其背腹四肢内外侧而言，则背部属阳，腹部属阴；四肢外侧为阳，四肢内侧为阴。以脏腑来分，五脏藏精气而不泻，故为阴；六腑传化物而不藏，故为阳。五脏按部位可分阴阳，心肺居于上部（胸腔）属阳，肝肾位于下部（腹腔）属阴。而具体到每一脏腑又可进一步分阴阳，如心有心阴、心阳；肾有肾阴、肾阳；肝有肝阴、肝阳等。

总之，人体组织结构的上下、内外、表里、前后各部分之间，以及内脏之间，都可区分阴阳。

（二）概括人体生理功能

人体正常的生命活动，是阴阳双方保持对立统一、协调平衡的结果。人体生理功能是以体内物质为基础的，没有物质的运动，就无以产生生理功能，而生理活动一方面消耗着能量与物质，另一方面又促进着物质的新陈代谢，有助于物质的摄入和能量的贮藏，生理活动一旦受阻甚或停息，物质代谢便趋于异常。可见，功能与物质的关系，就是阴阳相互制约、相互资生，不断消长的过程。

气、血、津、液是构成人体和维持人体生命活动的基本物质。其阴阳的划分，无形之气属阳,有形之血、津、液属阴。气具有温煦、推动等生理作用;血、津、液具有滋养、濡润等作用。气有助于血的生化和正常运行;血能养气、载气,血之充沛则可资助气以充分发挥其生理功能。故气血的关系,体现着阴阳的互根互用关系。

(三) 说明人体病理变化

中医学把阴阳的相对协调、和谐视作是健康的标志;而疾病的发生及其病理过程,就是因某种原因所导致的阴阳失调。

阴阳互根互用、相互制约,处于动态的消长变化之中。阴阳失调是阴或阳一方的偏盛偏衰、阴阳不和而发生疾病的状态。疾病的发生、发展与正气和邪气有关,两者可用阴阳来分析。如正气可分阴阳,阳气和阴液就是相对的两个方面。邪气亦可根据各自属性和致病特点,分为阴邪和阳邪两大类,如六淫中的寒、湿即为阴邪,风、暑和热(火)等则为阳邪。疾病的过程就是邪正争斗的过程,邪正之间的相互作用、相互斗争的情况,皆可用阴阳的消长失调,即偏盛偏衰概括地加以说明。

1. 阴阳偏胜 是指阴或阳中的一方过于亢盛的病理变化。一般来说,阴阳偏胜中"胜"的一方大多为致病之邪气,或者超过了正常限度的、过于亢奋的功能活动,亦属于病邪之范畴,而偏衰一方,往往是阴液或阳气,属于正气范畴。阴阳偏盛有阴偏盛和阳偏盛两个类型。

阳偏盛:阳胜则热,阳胜则阴病。阳胜是指阳邪盛,或者功能活动中偏于阳的方面绝对的亢盛,超过正常的生理限度,均属于邪胜。阳邪为热,故"阳胜则热",临床表现为有余的实热性疾病。由于邪正之间有着明显的对立制约关系,阳邪亢盛耗伤人体的阴液,引起人体阴液的不足,故认为阳胜则阴病。

阴偏盛:阴胜则寒,阴胜则阳病。阴胜是指阴邪盛,或者功能活动中偏于阴的这面绝对的亢盛,超过正常的生理限度,均属于邪胜。阴邪为寒,故"阴胜则寒",临床表现为有余的寒实性疾病。阴邪亢盛容易耗伤人体的阳气,故认为阴胜则阳病。

2. 阴阳偏衰 阴阳偏衰,是指体内正气阴或阳任何一方亏虚,而另一方相对偏盛的病理变化。由于体内阴阳双方之间存在着相互制约的关系,因此,一方不足,可导致另一方相对虚性亢奋。阴阳偏衰有阴偏衰和阳偏衰两个类型。

阳偏衰:阳虚则寒。阳虚,是指体内的阳气虚损,推动和温煦能力等明显下降。一方面无法温煦肌表,制约阴寒而表现出寒象;另一方面也无力抗击寒邪,特别容易遭致寒邪侵袭,故曰"阳虚则寒",临床属于阳虚寒证。

阴偏衰:阴虚则热。阴虚,是体内阴液亏少,滋润和涵养作用不足。一方面因无法正常地滋养全身而表现为虚象;另一方面也无力制约阳气,无法抗击阳邪而表现出热象,故曰"阴虚则热",临床属于阴虚内热证。

3. 阴阳互损 是阴阳俱损的病理表现。可由阳损及阴,亦可阴损及阳。阴阳双方是相互依存,相互为用的。当机体的阴液或阳气中任何一方虚损到一定程度,必然会导致另一方的不足,从而产生阴阳两虚的病理变化。如阳虚至一定程度时,因阳虚不能化生阴液,可进一步出现阴亦虚的现象,称为"阳损及阴"。同样,阴虚至一定程度时,因阴虚不能滋养阳气,可进一步发展到阳气亦虚,称作"阴损及阳"。不管是"阳损及阴",还是"阴损及阳",两者最终都表现出"阴阳两虚"。但阳损及阴之阴阳两虚以阳虚为主,阴损及阳之阴阳两虚以阴虚为主。

(四) 用于疾病诊断

疾病发生、发展及变化的根本原因在于阴阳失调。疾病的表现错综复杂,千变万化,但都可以用阴或阳加以说明,分清阴阳,抓住疾病的关键。

在四诊中,可分辨色泽、声音、脉象等的阴阳属性。

色泽辨阴阳:色泽鲜明属阳,色泽晦暗属阴。

声音分阴阳:语声高亢宏亮、言多而躁动者,属阳;语声低微无力,少语而沉静者,多属阴。呼吸有力,声高气粗,大多属于阳证;呼吸微弱,动辄气喘,大多属于阴证。

脉象论阴阳:从部位来分,寸为阳,尺为阴;由脉搏次数来分,数脉为阳,迟脉为阴;以形态分,则浮、数、洪、大、滑、实者为阳,沉、迟、细、小、虚者属阴。

在辨证中准确区分阴阳属性,可把握病证的本质属性。如八纲辨证是最基本的辨证方法,其以阴阳为八纲中的总纲,表、实、热属于阳证;里、虚、寒属于阴证。

(五) 用于疾病治疗

调整阴阳,补其不足,泻其有余,恢复阴阳的协调平衡,是中医基本的治疗原则。阴阳学说用以指导疾病的治疗,主要体现在以下两方面。

1. 确定治疗原则

(1) 阴阳偏胜的治疗原则 阴阳偏胜即阴邪或阳邪的亢盛太过,为有余之证。若阴或阳邪偏胜,但尚未导致相对一方的虚损时,即属于单纯的实证,其治则为"损其有余"、或称"实则泻之"。

若阴或阳邪偏胜的同时,明显地导致了相对一方的虚损偏衰,则不宜单纯运用"实则泻之",而须兼顾对方之不足,配合以扶阳或益阴之法。

(2) 阴阳偏衰的治疗原则 阴阳偏衰即阴液或阳气的虚损不足,表现为阴虚,或表现为阳虚,其治则为"补其不足",或称"虚则补之"。

根据阴阳互用的原理,对于阴阳偏衰的治疗还须兼顾对方,采用"阴中求阳,阳中求阴"之法。所谓阴中求阳,就是对于阳虚患者的治疗,在温阳时适当地兼顾补阴;所谓阳中求阴,就是对于阴虚患者的治疗,在滋阴时适当地兼顾补阳。

2. 归纳药物性能 一般而言,中医学对药物的性能,主要从四气(性)、五味和升降浮沉等方面加以分辨。而药物的四气、五味和升降浮沉都借助了阴阳学说进行归纳说明。

药性:主要是寒、热、温、凉四种药性,又称为"四气"。其中寒、凉属阴,温、热属阳。一般而言,能减轻或消除热证的药物,多属凉性或寒性;反之,能减轻或消除寒证的药物,多为温性或热性。

五味:即辛、甘、酸、苦、咸五味。其中辛、甘(淡)味属阳;酸、苦、咸味属阴。

升降浮沉:是指中药进入体内后的作用特点。凡具有升阳发表、祛风散寒、涌吐、开窍等功效的药物,大多药性上行向外,其性升浮,属阳;凡具有泻下、清热、利尿、重镇安神、潜阳熄风、消导积滞、降逆止呕、收敛散气等功效的药物,大多其性沉降,属阴。

第二节 五行学说

一、五行基本概念和特性

(一)五行基本概念

五,就是指木、火、土、金、水五类物质;行,有两层涵义,一是指行列、次序;二是指运动变化。五行,是指木、火、土、金、水五类事物的相互联系及其运动变化。

五行学说认为物质世界是由木、火、土、金、水五类具有具体形态的基本物质构成的,这五类基本物质之间的相互资生、相互制约关系还导致物质世界的运动变化和普遍联系。这种思想渗进中医学,帮助中医学家认识机体自身内在的联系以及机体与外界的统一性,并贯穿中医理论体系的各个方面。

(二)五行特性

木、火、土、金、水五行分别代表春温、夏热、长夏湿、秋燥、冬寒的气候特性和相应的生、长、化、收、藏的物候变化特性,正如《尚书·洪范》所说:"木曰曲直、火曰炎上、土爰稼穑、金曰从革、水曰润下。"五行的特性,具有更为广泛、更为抽象的涵义。

二、事物的五行归类

事物五行属性的归类方法,主要有直接归类和间接归类两种。

(一)直接归类

即将事物或现象的部分特性直接与五行的特性相类比,从而得出事物的五行属性。

以方位配属五行为例:由于日出东方,富有生机,与木的升发、生长特性相类似,故归属于木;南方炎热,植物繁茂,与火的炎上特性相类似,故归属于火;日落西方,其气肃杀,与金的肃杀、潜降特性相类似,故归属于金;北方寒冷,虫类蛰伏,与水的寒凉、向下和静藏特性相类似,故归属于水;中央气候适中,统辖四方,长养万物,故归属于土。

(二)间接归类

当某一事物具有五行的某些特性而被归为某行后,与这一事物有着密切联系的一系列事物也都被认为具有此行特性,从而亦被归于此行,这就是间接推衍络绎法。如长夏多湿,长夏属土,因此湿就属于土;秋季多燥,秋属于金,因此燥就属于金。

事物可以根据五行的特性来分析、归类和推衍络绎,从而将自然界千变万化的事物,最终归为木、火、土、金、水五大行类。对于人体而言,亦可将人体的各种组织结构和功能活动,归结为以五脏为中心的五个功能系统。这就为藏象学说的确立,提供了分类学的依据(表2-2-1)。

表2-2-1 五行归类表

自然界						五行	人体					
五音	五味	五色	五化	五气	五方	五季		五脏	六腑	五官	形体	五志	五液
角	酸	青	生	风	东	春	木	肝	胆	目	筋	怒	泪
徵	苦	赤	长	暑	南	夏	火	心	小肠	舌	脉	喜	汗
宫	甘	黄	化	湿	中	长夏	土	脾	胃	口	肉	思	涎
商	辛	白	收	燥	西	秋	金	肺	大肠	鼻	皮	悲	涕
羽	咸	黑	藏	寒	北	冬	水	肾	膀胱	耳	骨	恐	唾

三、五行生克和乘侮

(一)五行相生和相克

1. **五行相生** 是指五行中的某一行对另一行具有促进、助长和资生等作用,其次序为：木生火，火生土，土生金，金生水，水生木。

2. 五行相克 是五行中的某一行对于另一行具有抑制、约束等作用。其次序为：木克土，土克水，水克火，火克金，金克木。

五行的相生和相克是密切联系的，体现为生中有克和克中有生。如木生火，木又能制土，土克水，土又能生金。这种生中有克、克中有生、生生克克、制化无穷的表现被称为五行制化。它是事物保持协调平衡的保证。

（二）五行相乘和相侮

五行之间的相乘和相侮，是指五行之间不正常的相克。

1. 五行相乘 是指五行中的一行对其所胜一行的过度克制，即相克太过。相乘的次序同相克。

2. 五行相侮 是指五行中的一行对其所不胜的一行进行反克，即五行反克。相侮的次序与相克相反。

引起相乘、相侮的原因主要为：

一是五行中因某"一行"过于强盛，造成对被克"一行"的克制太过。例如：木行过于强盛，可以克土太过，导致土行的不足，这称为木旺乘土；或者木行过于强盛，金无力克木，反而为木所侮，这又称为木旺侮金。

二是五行中的某"一行"本身过于虚弱，同样可导致乘侮变化。如金虚常易导致木强侮金，称为"金虚木侮"；土虚常易致使木的相克太过，称为"土虚木乘"。

相乘和相侮，都是不正常的相克现象，两者既有区别，又有联系。区别在于：相乘是按五行相克次序的克制太过，相侮则是与相克次序相反方向的克制异常。联系在于：发生相乘时，有时也可出现相侮；发生相侮时，有时又可伴有相乘。

另外，相生的异常为母子相及，母病累及子病称为母病及子，子病累及母病称为子病及母。

四、五行学说在中医学中的应用

（一）说明五脏的生理功能及其相互关系

1. 说明五脏的生理功能特点 五行学说将人体内脏分别归属于五行，以五行的特性来说明五脏的生理功能。如肝性喜条达疏畅，恶抑郁遏制，表现出疏通开泄的功能特点，与木的生发特性相似，故肝属木。余脏类推。

2. 阐释五脏之间的相互关系 五脏的五行归属，既可在一定程度上阐明五脏的功能特性，还可根据五行生克制化理论，阐释脏腑生理功能的内在联系。

五行"相生"可用于说明五脏之间的相互资生关系。如肝藏血可以济心,即为木生火、肝生心。以此类推。

五行"相克"可用于说明五脏的相互制约关系。如脾之健运可以控制肾水泛滥,此为土克水。以此类推。

(二) 说明五脏病变的相互影响

1. 相生关系的传变　是指病变顺着或逆着五行相生次序的传变,可分为母病及子和子病犯母。

(1) 母病及子是指疾病顺着相生次序的传变,由母脏发展到子脏。如肾病及肝,就是母病及子。

(2) 子病犯母是指疾病逆着相生关系的传变,由子脏波及母脏。如心病及肝,就是子病犯母。

2. 相克关系的传变　即前面所介绍的"相乘"和"相侮",指病变沿着或逆着脏腑相克次序的传变。如肝气犯脾,为木旺乘土;肝火犯肺,为木旺侮金。

(三) 指导临床诊断

由于五脏与五色、五音、五味、五志等都可归属于五行,而五行中同一行的事物之间有着相互感应现象,存在着某些联系,因此五行学说可以帮助进行疾病的诊断。

临床上,可根据五行的归属及其生克乘侮理论,来推断病情。如面见青色,喜食酸味,脉见弦象,提示可能是肝病;脾虚的患者,如面兼见青色,提示木盛乘土。

(四) 指导疾病治疗

1. 控制疾病的传变　疾病过程中,一脏受病常可波及他脏而使疾病发生传变。因此,在治疗时,除对所病之脏须进行处理外,还应在生克乘侮理论指导下,调整各脏之间的相互关系,防止疾病传变,并促进所病之脏的恢复。

2. 确定治疗原则和方法

(1) 根据相生规律确定治则和治法　即"虚则补其母""实则泻其子"。

虚则补其母,主要用于母子两脏虚弱之证。如肝肾阴虚,肾阴不能滋养肝木,称为水不涵木,治疗可以补肾阴之虚为主,藉肾阴以滋养肝木。

实则泻其子,主要用于母子两脏亢实之证。如肝火炽盛,肝是母,心是子,故常可采用清泻心火的方法治疗,以抑制肝火偏亢。

根据相生规律确定具体的治疗方法,常用的有以下数种:

滋水涵木法:是通过补肾阴以养肝阴的方法,又称滋肾养肝法、滋补肝肾法。主要适用于肝肾阴虚之证,或肝阴不足,肝阳偏亢。

培土生金法:是通过补脾气以益肺气的方法,又称补益脾肺法。适用于脾胃虚弱,不能充养肺而见肺脾虚弱之候,或主要因肺气虚而引起的肺脾两虚之证。

益火补土法:是通过温壮肾阳而补助脾阳的一种方法,又称温肾健脾法,温补脾肾法。适用于肾阳、脾阳两虚之证,或部分以脾阳不振为主的病症。

有必要说明的是,就五行生克关系而言,心属火、脾属土。火不生土原先指的是心火不生脾土,但自从命门学说兴起以来,概念有所演变。"火不生土"多指命门之火(肾阳)不能温煦脾土的脾肾阳虚之证,很少再指心火与脾阳的关系。

金水相生法:是滋养肺肾之阴的一种治疗方法,又称补肺滋肾法,滋养肺肾法。适用于肺虚不能输布津液以滋肾,或肾阴不足,失其上承滋肺之功所表现出的肺肾阴虚之证。

(2)根据相克规律确定治则和治法 即抑强扶弱。

抑强,是指抑制过亢之脏。如肝的疏泄太过,横逆犯胃克脾,可导致肝脾不和、肝气犯胃等证,治疗以抑强为主,常取抑肝、平肝等法。

扶弱,是指扶助被乘或被侮之脏。如肾阴(水)虚不制心火,即为相克不及,可出现心肾不交的失眠、梦遗等症,治此证当以滋助肾阴为主,兼以清泻心火。

根据相克规律确定的治疗方法主要有以下几种:

抑木扶土法:是通过抑肝、平肝,佐以健脾等方法治疗肝旺脾虚等证。又称为平肝和胃,抑肝健脾法,适用于木旺乘土之证。

培土制水法:是用温运脾阳或温肾健脾药以治疗水湿停聚病变的一种方法,适用于脾虚不运,水湿泛滥而致水肿胀满之证。有必要说明的是,这里的土,指的是脾脏;而水,主要是指水邪,因此,含义上有所不同。

佐金平木法:是通过清肃肺气以抑制肝木的一种治疗方法,有时又指通过抑制肝木以帮助肺气清肃,统称为泻肝清肺法。多用于肝火偏盛,影响肺气清肃之证。

泻南补北法:南即火,北即水;故泻南补北,实为泻火补水,主要指泻心火滋肾水,又称滋阴降火法。适用于肾阴不足,心火偏旺,水火不济,心肾不交之证。

3. 指导精神情志疗法 中医学认为不同的精神情志活动之间也有着生克关系。运用情志之间的制约关系来调整情志、治疗疾病,称之为五志相胜法。

悲为肺志,属金;怒为肝志,属木。金能克木,故悲能胜怒。

恐为肾志,属水;喜为心志,属火。水能克火,故恐能胜喜。

怒为肝志,属木,思为脾志,属土。木能克土,故怒能胜思。

喜为心志,属火;忧为肺志,属金。火能克金,故喜能胜忧。

思为脾志,属土;恐为肾志,属水。土能克水,故思能胜恐。

第三章 藏象

"藏象"一词首见于《素问·六节藏象论》。藏,是指藏于体内的脏腑;象,是指表现于外的生理、病理现象。藏象,即指藏于体内的脏腑反映于外的生理、病理现象。藏象学说主要研究人体各脏腑的生理功能、病理变化及其相互关系,属中医基础理论的核心内容之一。

藏象学说是以脏腑为基础。脏腑是内脏的总称,根据生理功能特点的不同,又可分脏、腑、奇恒之腑三类。脏有五,即心、肝、脾、肺、肾,合称五脏。五脏生理功能的共同特点是化生和贮藏精气。腑有六,即胆、胃、小肠、大肠、膀胱、三焦,合称六腑。六腑生理功能的共同特点是受盛和传化水谷。奇恒之腑包括脑、髓、骨、脉、胆、女子胞。奇恒之腑有中空形态,类似于六腑;在功能上主贮藏精气,类似于五脏,故名之。

第一节 五 脏

一、心

心,位于胸腔,膈膜之上,两肺之间,形似倒垂之莲蕊,外有心包护卫。

心的生理功能主要有心主血脉和心主神志两方面。其系统联系是:在体合脉,开窍于舌,在志为喜,在液为汗,其华在面。

(一) 心的生理功能

1. 心主血脉 心主血脉一词,首见于《素问·痿论》。其涵义,若合而言之,即指心有推动血液在脉道中正常运行的生理作用。若分而论之,包括心主一身之血和心主一身之脉。全身的血,依赖于心气的推动而在脉中运行于周身,从而发挥濡养作用。全身的脉,均与心相连接,网络于周身,是血液运行的通道,故脉有"血府"之称。

心、血、脉三者共同组成一个循环于全身的系统,血液在脉中运行不息,周流全身,如环无端。血液在脉中正常运行必须具备三个条件:首先是心气充沛;其次是血液充盈;第三是脉道通利。三者中任何一个条件发生异常均可导致疾病发生,其中又以心气充沛最为重要。

2. 心主神志　心主神志一词,出自《素问·宣明五气篇》的"心藏神",以及《素问·灵兰秘典论》的"心者,君主之官,神明出焉"。故心主神志亦可称"心藏神""心主神明"。

神的概念在中医学中有广义和狭义之分:广义的神,是指人体的生命活动及其外在表现。诸如人的形象、面色、眼神、言语、肢体活动等外在表现,皆属于"神"的范畴。狭义的神,是指人的精神、意识、思维活动。心主神志是指人的精神、意识、思维活动由心所主宰、统管,是心的主要生理功能之一。

心主神志功能正常与否的外在表现主要是精神、意识、思维和睡眠四个方面。心主神志的功能正常,则精神振奋,意识清晰,思维敏捷,睡眠安稳。若心主神志功能失常,可出现失眠多梦,精神亢奋,神志不宁,甚至躁狂谵语等心火亢盛或痰火扰心之证;或可出现反应迟钝,神志模糊,表情淡漠,健忘,痴呆,精神萎顿等痰迷心窍或心血不足之证;或见外感热病高热不退,神昏谵狂等热入心包的表现。因此,临床上精神、意识、思维和睡眠等方面出现异常变化多可从心论治。

心主血脉的功能与主神志的功能是密切相关的。心主血脉,推动血液在脉中循行全身,为神志活动提供物质基础;精神意识思维活动在一定条件下能影响人体各方面生理功能的协调平衡,其中当包括心主血脉的功能。所以,心主血脉的功能异常,可出现神志活动的异常,而精神意识思维活动的异常,也可影响到心主血脉的功能。

(二) 心的系统联系

1. 在体合脉、其华在面　由于血脉内与心相连接,外则网络全身,故曰"心在体合脉"。华,有光彩之意。心其华在面,指心的生理功能正常与否,可以通过面部的色泽来反映。心气旺盛,血脉充盈,面部红润有泽;心血不足,可见面色萎黄;气血瘀滞,血行不畅,则可见面色晦暗、青紫。

2. 开窍于舌　舌主司味觉和表达语言,心的功能正常,则舌体红活荣润,柔软灵活,味觉灵敏,语言流利。如果心的生理功能异常,可导致味觉的改变和舌强语謇等病理现象。因此心有病变,常常可以在舌上反映出来。如心阳不足,则舌质淡白胖嫩;心阴亏虚,则舌质红绛瘦瘪;心火上炎则舌质红赤,甚则生疮;若心血瘀阻,则舌质暗紫或有瘀斑;心主神志的功能失常,又可出现舌卷、舌强、语謇或失语等现象。

3. 在志为喜　是指心的功能和情志活动中的"喜"有关。在正常情况下,喜则心情舒畅,气血和调。可见,喜对于机体是一种良性的刺激,有益于健康。但是突然的暴喜或喜乐过度,则可使心气涣散,耗伤心神。

4. 在液为汗　即指心与汗有密切联系。人在精神紧张,或受到惊吓时常易汗出。由于心为五脏六腑之大主,主宰人的精神情志活动,故因精神情志而引起的出汗皆与心直接相关,故称汗为心之液。

二、肺

肺位于胸中,质地疏松,呈分叶状,左右各一。肺在脏腑中的位置最高,故肺有"华盖"之名。

肺的主要生理功能为主气、司呼吸,主通调水道,朝百脉而主治节。肺的系统联系是:在体合皮、其华在毛,开窍于鼻、在液为涕,在志为悲(忧)。

(一) 肺的生理功能

1. 肺主气,司呼吸　肺主气的生理功能,首见于《素问·六节脏象论》的"肺者气之本"和《素问·五脏生成篇》的"诸气者,皆属于肺"。肺主气的功能,包括肺主呼吸之气和肺主一身之气两个方面。

(1) 肺主呼吸之气　肺主呼吸之气实际上是肺的宣发肃降特性在呼吸运动中的体现。肺是体内外清浊之气交换的场所。而其中呼出浊气有赖于肺的宣发,吸入清气凭借着肺的肃降。宣降正常,散纳有度,则呼吸调匀有序。凡可影响肺之宣肃特性的因素,均可导致呼吸失司,而见胸闷、咳嗽、喘促、气短等呼吸不利之象。

(2) 肺主一身之气　肺主一身之气,主要体现在以下两个方面。一方面,通过肺主呼吸,吸入自然界的清气,而清气是人体之气的重要来源之一,所以肺主一身之气首先体现在气的生成方面。尤其是宗气的生成,进而影响着全身之气的生成。另一方面,肺主一身之气还体现在对全身气机的调节。通过肺的有节律的呼吸运动,带动着全身气机的升降出入,宣发卫气,调节腠理之开合,将代谢后的津液化为汗液,排出体外,所以说肺对全身气机有着重要的调节作用。

2. 肺主通调水道　是肺的宣发肃降特性在水液代谢中的体现。所谓通调水道,是指肺的宣发肃降功能对水液的输布、运行、排泄起着疏通和调节的作用。通过肺的宣发,将津液与水谷精微布散于全身,输精于皮毛,并通过宣发卫气司腠理的开合,调节着汗液的排泄。通过肺的肃降,将津液和水谷精微不断向下输送,通过代谢后化为尿液由膀胱排出体外。

3. 肺朝百脉　是指全身的血液,都通过经脉会聚于肺,通过肺的呼吸,进行气体的交换,然后再输布至全身。肺失宣肃或呼吸不利,每可导致心行血功能障碍。

综上所述,肺的功能主要表现在以下几方面:首先是影响人体之气的生成与气机的调节;其次是对水液代谢的调控;第三是对血液运行的辅助与促进。而气、血与津液是全身所有脏腑、形体、诸窍赖以生存的物质基础。气、血、津液调和,则全身生理活动正常,反之则百病由是而生。因而可以认为,肺治理调节了气血津液,也就治理调节了全身,故《素问·灵兰秘典论》称肺"主治节"而为"相傅之官"。

(二) 肺的系统联系

1. 在体合皮,其华在毛　皮毛,为一身之表,依赖于肺布散卫气、津液的温养和滋润,成为人体抵御外邪侵袭的第一道屏障。通过肺气向外的宣发,可把精微物质输送至皮毛,发挥温养和滋润作用。肺的生理功能正常,则皮肤致密,毫毛光泽,抵御外邪侵袭的能力增强。如肺的功能失常,如肺气虚,宣发卫气和输精于皮毛的生理功能减弱,则卫表不固,抵御外邪侵袭的能力降低,可出现多汗和易于感冒,或皮毛憔悴枯槁等现象。若肺气壅滞,卫表郁阻,则腠理闭塞而无汗。反之,若外邪侵犯皮毛,腠理闭塞,也常常影响及肺,导致肺气不宣而出现咳喘等病变。

2. 开窍于鼻　鼻的通气和嗅觉的功能,均依赖于肺气的作用。若肺气宣畅、呼吸平和,鼻窍通畅,则能知香臭;若肺失宣肃,则鼻塞呼吸不利,且嗅觉亦差。另外,肺部的疾病也多由口鼻吸入之外邪所引起。

3. 在志为悲忧　悲忧对人体的影响,主要是损耗人体之气。因肺主气,故悲忧过度易于伤肺。肺气虚弱时,机体对外来不良刺激的耐受能力下降,容易产生忧愁悲伤的情志变化。可见,肺虚与悲忧之间,存在着互为因果、恶性循环的关系。

4. 在液为涕　鼻涕由鼻黏膜分泌,有润泽鼻窍的功能。肺气正常,则鼻涕润泽鼻窍而不外流;若外邪袭肺,鼻涕的分泌和状态就会发生变化。如感受风寒之邪,则鼻流清涕;感受风热之邪,则鼻流黄涕;感受燥热之邪,则鼻窍干燥。

三、脾

脾位于上腹部,膈膜之下,左季胁的深部,胃的左上方。

脾的生理功能主要有主运化、主升清和主统血三个方面。其系统联系是:在体合肌肉、主四肢,开窍于口、其华在唇,在志为思,在液为涎。

(一) 脾的生理功能

1. 脾主运化　是指脾具有把水谷化成精微物质,并将其转输至全身的生理功能。脾主运化主要包括运化水谷和运化水液两个方面。

(1) 运化水谷 运化水谷,是指脾对水谷的消化及精微物质的吸收和输布作用。脾可对饮食物的运化的不同阶段起作用:首先,脾气可促进胃肠对饮食物的分解过程。饮食物进入胃肠后,经过胃的"腐熟"和小肠的"化物",而分解成水谷精微和糟粕。在这一过程中,必须依赖脾气的推动,才能彻底地对水谷进行分解。其次,脾气可推动胃肠对水谷精微的吸收。胃肠在对饮食物进行分解形成水谷精微后,还必须对水谷精微加以吸收,而后才能布散周身。胃肠的吸收功能还必须依赖于脾气的推动。最后,脾气还可把水谷精微等升散至全身,发挥濡养作用。经胃肠吸收的水谷精微可上输至脾,通过脾气的升散,布达全身。因为脾具有消化饮食,吸收和转输水谷精微的生理功能,而水谷精微又是人自出生以后维持生命活动所需营养物质的主要来源,也是生成气血的主要物质基础,所以说脾为后天之本,气血生化之源。脾运化水谷的功能正常,才能为气、血、津液的化生提供足够的养料,则脏腑、经络、四肢百骸等均能得到充分的营养,从而发挥各自的生理功能。若脾运化水谷的功能减退,则饮食物得不到很好地消化,水谷精微不能正常地吸收和布散,就会出现腹胀、食欲不振、便溏乃至倦怠乏力、四肢消瘦等症状。

(2) 运化水液 脾主运化水液,是指脾吸收、输布水液,防止水液在体内停聚的作用。在水液代谢过程中,脾可把水液转输至肺和肾,以汗和尿的形式排出体外。脾主运化水液的功能正常,则能防止水液在体内发生停聚等现象,保持水液代谢的协调和平衡。反之,如果脾运化水液的功能失常,水液不能布散而停滞体内,就可产生湿、痰、饮等病理产物,或发为水肿。这也正是脾虚生湿、脾为生痰之源和脾虚水肿的发生机制。

脾运化水谷和运化水液两方面的作用,是同时进行的,且两者互相联系、互相影响,一方面功能的失常会导致另一方面功能的失常,因此,两者也常同时发生病变。

2. 脾主升清 指上升;清,指包括气血在内的精微物质。脾主升清主要包括两方面的内容:一方面是指脾具有将其运化和吸收的水谷精微等营养物质上输至心、肺、头目等部位,发挥其濡养作用。脾的升清功能正常,精微物质才能被正常的吸收、输布,人体之气血津液才会生生不息。如果脾气不能升清,则水谷不能运化,精微物质亦不能被吸收和布散,气血生化乏源,则可出现神疲乏力、头晕目眩、腹胀、腹泻等症状。另一方面,医家们还常常把脾主升清理论与内脏的位置恒定联系在一起。脾主升发,清气在上,则能固定内脏位置。若脾气不升反而下陷,则可见久泄脱肛,或胃、肾等内脏下垂病变。

3. 脾主统血 指脾有统摄血液在脉中运行,防止其溢出脉外的功能。究其实质,脾统血的功能实际上是通过脾气摄血而实现的,是气能摄血的具体体现。脾气健运,则水谷精微化源充足,气血充盈,气旺则固摄作用亦强,血液能正常在脉内循行而不会溢出于脉外发生出血等现象。反之,脾失健运,运化、吸收水谷精微的功能减退,则气血生化乏源而亏虚;气虚则固摄作用减弱,统摄无权,就会发生血逸脉外而导致出血,称之为脾不统血。临床上多表现为皮下出血、便血、尿血、崩漏等,且以下部出血为多见,并常伴见气血不足的症状。

在脾的主运化、主升清和主统血三大功能中,主运化最为关键。脾气健运,则气血化生,五脏得养,升清有序,统血有力。

(二)脾的系统联系

1. 在体合肌肉、主四肢、其华在唇 脾胃为气血生化之源,而全身的肌肉,都需要依赖脾胃所运化的水谷精微来营养,才能使肌肉健壮发达。因此,人体肌肉的壮实与否,与脾胃的运化功能密切相关。脾胃健旺,气血充足,则肌肉隆盛、健壮有力;脾胃虚弱,气血不足,必致肌肉瘦削,软弱无力,甚至萎废不用。

口唇的色泽,与全身的气血充盈状态有关。由于脾胃为气血生化之源,所以口唇的色泽是否红润,不但是全身气血状况的反映,而且实际上也反映了脾胃的纳运功能正常与否。

2. 开窍于口 口,是指人的食欲和口味。脾开窍于口,是指饮食口味等与脾胃运化功能有密切关系。脾胃健运,则口味正常,食欲大增。若脾失健运,则可出现口淡无味、口甜、口腻、口苦等异常感觉,从而影响人的食欲。

3. 在志为思 思,即思考、思虑。正常的思考问题,对机体的生理活动并无不良的影响,但在思虑过度、所欲不遂等情况下,常会影响气的运动,导致气结。因脾胃为气机升降之枢纽,气结于中,势必影响脾的运化和升清功能,出现不欲饮食、脘腹胀闷、眩晕健忘等症。

4. 在液为涎 涎为口津,古人把唾液中较清稀的部分称为涎。它具有润泽口腔、保护口腔黏膜的作用,在进食时分泌,有助于食物的吞咽和消化。在正常情况下,涎液上行于口,但不溢于口外。若脾气亏虚,不能摄津,则会发生口涎自出的情况,当从脾论治。

四、肝

肝位于腹部,横膈之下,右胁之内,呈分叶状。

肝的主要生理功能是肝主疏泄和肝主藏血。其系统联系是:在志为怒,在液为泪,在体为筋,其华在爪,开窍于目。

(一)肝的生理功能

1. 肝主疏泄 即疏导、开通之义。泄,有发泄、发散之义。肝主疏泄,是指肝具有疏通发泄全身的气、血、津液等,促使其畅达、宣泄的作用。

肝的疏泄功能主要表现在以下几方面:

(1)调畅气机 肝疏泄功能正常,则气机调畅,气血调和,脏腑、组织的生理活动正常和调。若肝疏泄功能失常,则往往影响气机的疏通、畅达、升发,而致气机不畅或气的升降出入异常。肝失疏泄,又可称为"肝气郁结",常见胸胁、乳房、少腹等部位的胀、满、闷、痛。肝疏泄太过,亦可称为"肝升太过",常见头胀头痛、面红目赤、胸胁胀满、烦躁易怒等表现。

(2)促进血和津液运行　肝通过调畅全身气机,间接影响着血和津液。若肝疏泄功能失职,在气机失调的同时,常见血行的异常。如肝疏泄不及,气机郁结,可致血行不畅,甚则成瘀,出现妇女闭经、癥积痞块等。肝疏泄太过,气火上逆,可致血随气逆,出现面红目赤、吐血、咯血、暴厥等。津液的输布、运行、排泄也离不开气的推动与气化作用,气行则津行,气滞则津停。若肝失疏泄,三焦气化受阻,津液代谢障碍,常滋生痰饮水湿等病理产物,引起瘰疬、瘿瘤、水肿、臌胀等病证。

(3)调畅情志　肝疏泄功能正常,气机调畅,气血调和,则人的心情易于开朗。若肝疏泄功能失常,常引起精神情志活动的异常。具体表现在:肝疏泄功能不及,气机郁结,可致精神抑郁,闷闷不乐,多疑善虑;肝疏泄功能太过,肝气上逆,可致性情急躁易怒,情绪易激动。反之,情志活动异常,同样也能影响肝的疏泄功能,导致肝气郁结、肝气上逆等病理变化。

(4)促进脾胃纳运功能　脾胃受纳消化吸收饮食的功能与肝主疏泄有密切关系。这是由于肝的疏泄功能使气机调畅,有助于脾升胃降的协调。肝和脾胃同居中焦,脾胃运化功能正常与否的重要环节,在于脾的升清、胃的降浊能否平衡协调。因此,肝主疏泄通过调畅气机,为中焦脾胃正常的升降创造了条件,由此发挥促进脾胃运化的功能。

(5)疏利胆汁　胆汁的分泌、排泄亦受肝主疏泄控制和调节。肝疏泄功能正常,胆汁化生顺利,排出亦通畅。若肝失疏泄,气机不利,胆汁分泌排泄障碍,可影响脾胃的运化功能,出现厌食、腹胀、口苦、黄疸、胁下胀痛等病证。临床对于胆气不利、影响消化的病证,常采用疏肝利胆方法进行治疗。

(6)调节男子排精与女子月经　一般来说,肝的疏泄功能正常,女子能按时行经,男子能正常排精。

2. 肝主藏血　肝藏血的生理作用,包括贮藏血液、调节血量两个方面。

贮藏血液,有两层含义:其一,指肝内贮有一定量的血液。肝内贮存一定量的血液,有助于柔养肝体,制约肝的阳气,防止升动太过,以维护正常的疏泄功能。如果肝藏血功能减退,一方面肝内贮存血量不足,形成肝血虚;另一方面,不能制约肝的阳气升动,而致肝阳上亢、肝火上炎、肝风内动等病理变化。其二,肝贮藏血液还有防止出血的作用。若肝藏血功能减退,可引起出血的病变,如吐血、衄血、崩漏等。临床上,由于肝气横逆、肝火上炎引起的吐血、咯血便是其例。

（二）肝的系统联系

1. 在体合筋，其华在爪　筋，即筋膜，附着于骨而聚于关节，是连接关节、肌肉，主肢体运动的主要组织。筋膜主司运动的功能，有赖于肝血的滋养。肝血充盈，筋膜得养，则筋力强健，运动有力，关节活动灵活自如。肝有病变，则影响到筋的功能，产生种种病症。如肝血不足，筋膜失养，可见肢体麻木，运动不利，关节活动不灵，或肢体屈伸不利，手足震颤等。若邪热劫伤阴津、血液，筋膜失其滋养，则会四肢抽搐，角弓反张，颈项强直。

爪，即爪甲，乃筋之延续，故有"爪为筋之余"之说。爪甲亦赖肝血以滋养。肝血充足，则爪甲坚韧，红润光泽；若肝血不足，则爪甲软薄，色枯无泽，甚则变形脆裂。所以视爪甲荣枯可以测知肝之功能是否正常。临床上，观察指（趾）甲的质地、形态，对判断肝的生理、病理情况有一定参考价值。

2. 开窍于目　目的功能正常，有赖于肝气之疏泄与肝血之濡养。因此，肝的功能正常与否，常常反映于目系及其视物功能。如肝阴血不足，则两目干涩，视物不清，甚则夜盲；肝经风热，可见目赤痒痛；肝火上炎，可见目赤生翳；肝阳上亢，可见头目眩晕；肝风内动，可见目斜上视等。由于肝与目关系密切，所以临床上通过查看眼睛，可以了解肝的情况。对于眼睛的疾患也往往从治肝入手。

3. 在志为怒　古人认为"怒本情之正"，人遇可怒之事而怒之，属正常的宣泄，有助于肝气的条达、舒畅。但突然大怒，或经常发怒，又易伤肝，导致肝阳气升发太过，故《素问·阴阳应象大论》说："怒伤肝。"反过来，肝的阴血不足，肝的阳气升泄太过，则稍有刺激，即易发怒。

4. 在液为泪　泪从目出，故泪为肝之液。泪有濡养滋润眼睛、保护眼睛的功能。临床上常见的迎风流泪，多由肝经风热或肝肾不足所致。反之，两目干涩，泪液不出，亦为病态，多为肝血不足或肝肾阴亏所致。

五、肾

肾位于腰部，脊柱两旁，左右各一，形如豇豆。由于肾藏有"先天之精"，为脏腑阴阳之本，生命之源，故称其"先天之本"。

肾的主要生理功能为藏精、主水和主纳气。其系统联系是：在志为恐，在液为唾，在体为骨，其华在发，开窍于耳及前后二阴。

（一）肾的生理功能

1. 肾藏精，主生长发育和生殖　在中医学中有广狭之分：广义的精，是泛指一切精微物质，如机体的气、血、津液等；狭义的精，专指肾中之精，简称"肾精"。

肾中之精，从来源来看，一是来源于父母的生殖之精。因其与身俱来，先天即有，故称"先天之精"。二是来源于人出生以后，机体从饮食中摄取的营养成分，以及脏腑生理活动过程中化生的精微物质经自身代谢平衡后的剩余部分，即"后天之精"。"先天之精"和"后天之精"相互依存，相互为用。先天之精赖后天之精的不断培育和充养，才能充分发挥生理作用；后天之精赖先天之精的活力资助，才能不断摄入和化生。两者在肾中密切结合组成肾中精气，以维持机体的生命活动和生殖能力。

肾藏精，是指肾有摄纳、贮存、封藏精气的生理功能。肾藏精的主要生理意义在于：它能促进肾中精气不断充盈，防止精气无故流失，为精气在体内充分发挥生理效应创造必要的条件。若肾对精气的封藏作用减退，即肾失封藏，则导致肾中精气无故流失，形成肾中精气亏虚的病理变化。

肾中精气的主要生理作用是：促进机体的生长发育和逐步具备生殖能力。肾中精气自身存在一个由未充盛到逐步充盛、到逐步衰少而耗竭的过程。随着肾中精气的盛衰，人体也相应呈现出生、长、壮、老、已的变化。人在出生以后，由于"先天之精"不断得到"后天之精"的培育，肾中精气逐步充盛，出现了齿更发长等迅速生长的现象。以后又随着肾中精气的不断充盛而产生一种名为"天癸"的物质。所谓天癸，是指肾中精气发展到一定阶段所产生的与生殖功能直接有关的物质。在天癸的作用下，男女性功能逐步成熟而具备了生殖能力，在女子出现了"月事以时下"的月经来潮现象，在男子则出现了"精气溢泻"的排精现象。人到中年以后，随着肾中精气逐渐衰少，天癸也随之衰少直至耗竭，出现生殖功能的逐步消失和性功能的逐步衰退，形体亦日趋衰弱而至老年。

肾中精气，对机体各方面的生理活动起着极为重要的作用。为了在理论和实践上全面阐明肾中精气的生理效应，中医学借助阴阳学说将其概括为肾阴和肾阳两个方面：对机体各脏腑组织器官起滋养、濡润作用的称为肾阴；对机体各脏腑组织器官起推动、温煦作用的称为肾阳。肾阴和肾阳，又称元阴和元阳、真阴和真阳，是机体各脏阴阳的根本。两者相互依存、相互制约、相互为用，维护着机体内部阴阳的相对平衡。如果由于某些原因，这种相对平衡被打破又不能自行恢复时，即形成肾阴虚和肾阳虚，表现为寒热失调的病症。由于肾阴、肾阳是各脏阴阳之根本，因此，肾的阴阳失调往往可引致他脏阴阳失调，而他脏阴阳失调，日久必累及于肾，导致肾的阴阳失调，此即"久病及肾"的理论依据。

由于肾阴和肾阳，均以肾中精气为物质基础，肾的阴虚或阳虚，实质上均是肾中精气不足的表现形式。所以，肾阴虚到一定程度，可以累及肾阳；肾阳虚到一定程度，可以累及肾阴，最终发展为阴阳两虚，此即"阴阳互损"。

2. 肾主水 肾主水，亦称肾主水液，是指肾有主持和调节人体水液代谢的功能，故肾又有"水脏"之称。

肾主水主要包括以下两层含义：

首先,一切参与水液代谢的脏腑均有赖于肾中精气的激发推动。如胃的受纳,肺的宣发、肃降,脾的运化、散精,三焦的通利,膀胱的开合等功能的正常发挥,都离不开肾的蒸腾气化。一旦肾虚,尤其是肾的阳气虚损时,参与水液代谢的其他脏腑因缺乏肾阳的蒸腾推动,容易出现功能减退,从而影响水液的正常输布和排泄。

其次,肾的蒸腾气化作用与尿液的生成和排泄直接相关。在水液代谢的众多环节中,尿液排泄起到了关键性作用,是机体自主调节水液总量的最重要的途径。当机体摄水量多或天冷无汗、少汗致体内剩余津液增加时,肾通过气化作用,将多余的水分输注膀胱,形成尿液排出体外,此时尿多色淡;当机体摄水量减少或天暑多汗时,肾有效地控制津液排泄,故此时表现为尿少色浓。可见,肾通过调节尿液的生成量和排泄量,来维持体内津液的代谢平衡。若肾蒸腾气化失常,既可引起小便代谢障碍出现尿少、水肿等病理现象,又可引起小便清长、尿量明显增多等肾气不固的病理现象。

3. 肾主纳气 纳有收纳、摄纳之义。肾主纳气,是指肾有摄纳肺所吸入的清气,防止呼吸表浅的作用。人体的呼吸运动,虽为肺所主,但必须依赖肾的纳气作用,才能使呼吸保持一定的深度,保证体内外气体的正常交换。

肾的纳气功能实际上是肾主封藏在呼吸运动中的具体体现,也是以肾中精气为其物质基础。若肾中精气不足,则摄纳无力,由肺气吸入的清气就不能归于下元而上浮,因而出现呼吸表浅,或呼多吸少,动辄气喘等病理现象,临床称之为"肾不纳气",治疗则应以补肾纳气为主。

(二) 肾的系统联系

1. 在体合骨,主骨生髓,其华在发 肾主骨、生髓,是肾中精气促进生长发育功能的一个重要组成部分。髓有骨髓、脑髓、脊髓之分,三者皆由肾精所化。骨髓居于骨腔中,为骨骼的生长发育提供营养。如果肾精充沛,骨髓生化有源,骨得所养则坚韧有力,不易折损,耐久立而强劳作;如果肾精亏虚,骨髓生化乏源,不能很好地营养骨骼,可出现骨骼脆弱无力,甚或发育不全。在小儿表现为囟门迟闭,骨痿软无力;成人则常见腰膝酸软,不耐久立劳作;老年人则易发生骨折,或步履不稳,行走无力等。临床上此类病证常以补肾填精药物进行治疗。

此外,齿为骨之余,牙齿的生长和坚固亦赖肾中精气充养。肾中精气充沛,则牙齿坚固而不易摇动、脱落;肾中精气不足,则牙齿易于松动而不坚,甚或早期脱落。

脊髓和脑髓的充盈和发育也与肾中精气的盛衰有关。脊髓上通于脑,髓聚而成脑,故脑有"髓海"之称。若肾中精气充足,脑髓充盈,则精力充沛,轻劲多力,耳目聪明,思维敏捷;若肾中精气亏少,髓海不足,则神疲倦怠,耳鸣目眩,思维迟钝,腰膝酸软无力。

发的营养来源于血,故称"发为血之余"。而发的生机根源于肾,且肾藏精,精化血,故曰:肾"其华在发"。发的生成与脱落、润泽与枯槁,与肾中精气的盛衰密切相关。机体在青壮年时期,肾精充沛,精血旺盛,毛发多而光泽油润;老年人肾精逐渐虚衰,则毛发变白,枯槁易落。若青壮年肾精虚损,也可出现头发过早花白稀疏、干枯无泽。

2. 开窍于耳及二阴 耳的听觉功能,亦赖肾中精气充养。肾中精气充盛,脑髓盈满,听觉才能灵敏,故称耳为肾之窍。若肾中精气不足,髓海空虚,耳失所养,则可见听力减退,或见耳鸣、耳聋。人到老年,听力每多减退,即和肾中精气衰退有关。

二阴,即前阴和后阴。前阴有排尿和生殖的功能,后阴有排泄粪便的作用。尿液的排泄虽在膀胱,但须依赖肾的气化才能完成。

3. 在志为恐 恐是人们对事物惧怕的一种精神状态。过度的恐惧,容易伤肾,使肾气不固,气泄于下,致遗精、二便失禁、堕胎等。

4. 在液为唾 唾与涎同为口津,稠浊者为唾,清稀者为涎。唾由肾精所化,咽而不吐,有滋养肾中精气的作用。如果多唾或久唾,则易耗损肾中精气。故古代导引家以舌抵上腭,待津唾满口后,咽之以养肾精。临床上,肾虚和肾寒的患者,常见频吐唾液的症状。

第二节 六 腑

六腑,即胆、胃、大肠、小肠、膀胱、三焦的总称。六腑多为中空有腔的脏器,其共同的生理功能是传化饮食与水液,故其特点是泻而不藏,实而不满。饮食物的消化、吸收、排泄过程时是六腑之间相互联系、密切配合的结果。

一、胆

胆位于右胁下,附于肝之短叶间,与肝相连。胆为六腑之一,又为奇恒之腑。胆与肝有经脉相互络属,互为表里。胆的生理功能如下:

(一)贮存和排泄胆汁

胆的主要生理功能是贮存和排泄胆汁,胆汁的化生和排泄,受肝的疏泄功能控制和调节。若肝失疏泄,导致胆汁排泄障碍,可影响脾胃运化功能,出现胁下胀满疼痛、食欲不振、厌食油腻、腹胀便溏等症。

(二) 主决断

胆能助肝气以调畅和稳定情绪,若胆气虚弱,则可见胆怯怕事,或见优柔寡断、善恐易惊、失眠多梦等症。

二、胃

胃位于膈下,上接食管,下通小肠。胃是机体对饮食物进行消化吸收的重要脏器。胃与脾同居中焦,脾在胃的左方,以膜相连,双方经脉相互络属,互为表里。胃的生理功能如下:

(一) 主受纳和腐熟水谷

是指胃具有接受和容纳饮食物,并将其进行初步消化,形成食糜的作用。胃受纳和腐熟水谷的功能,对于维持机体的生命活动,提高机体的抗病能力,有十分重要的意义。所以临床上必须重视胃气,以"顾护胃气"为重要的施治准则。

(二) 以降为和,以通为顺

饮食物由胃受纳,经胃腐熟下传于小肠作进一步地消化,才能将饮食物中的营养物质吸收,化为气血津液,输送至全身,所以说胃主通降,以降为和。若胃失通降,可见纳呆、厌食、口臭、脘腹胀闷、恶心、呕吐、大便秘结等症。

三、小肠

小肠位于腹腔,上端接幽门与胃相通,下端通过阑门与大肠相连。小肠与心有经脉相互络属,互为表里。小肠的生理功能如下:

(一) 主受盛和化物

受盛,指接受、以器盛物。化物,指消化饮食物。小肠主受盛和化物,是指小肠接受经胃初步消化的食物,并对其进行彻底消化,将水谷化为精微的作用。若小肠的受盛化物功能失调,可出现消化不良以及腹痛、腹胀、便溏等症。

(二) 主泌别清浊

泌,即分泌,泌出液体。别,即分别,区分出不同物质。清,指水谷的精微。浊,指食物糟粕。小肠泌别清浊,是指小肠将经过消化的食糜,分为精微(包括水分)和残渣两部分,吸收精微物质和水分,把食物残渣下送大肠的作用。由于小肠吸收了大量营养丰富的液体,残存的水液下注大肠,故又有"小肠主液"之说。若小肠泌别清浊功能异常,会出现二便异常,表现为大便稀溏而尿少,或尿多而大便干结。因此,临床治疗泄泻常用"利小便即所以实大便"的治法。

四、大肠

大肠上口在阑门处与小肠相接,下口紧接肛门。大肠与肺通过经脉相互络属而互为表里。大肠的生理功能如下:

(一)主传化糟粕

是指大肠接受小肠传来的食物残渣,并向下传送,大肠吸收其中多余的水分,形成粪便,经肛门而排出体外的作用。大肠的传化糟粕功能异常,主要表现为排便的异常,可见泄泻、脓便血,也可见口臭、腹胀、大便秘结等症。

(二)主吸收水分

大肠接受小肠下传的食物残渣,再吸收其中剩余的水分,在一定程度上影响水液的排泄,故称为"大肠主津"。如食物残渣在大肠中停留时间过短,可致腹泻;食物残渣若在大肠中停留时间过长,则致大便秘结。

五、膀胱

膀胱上有输尿管与肾相连,下有尿道,开口于前阴。膀胱与肾有经脉相互络属而互为表里。膀胱的生理功能如下:

(一)贮存尿液

经过代谢后的一部分津液,在肾的气化作用下化为尿液,贮存于膀胱。故而膀胱的贮尿功能,主要依赖于肾与膀胱的气化作用及肾气的固摄作用。如肾阳不足,失于固摄,膀胱不约,可见夜尿频多、遗尿,甚则小便失禁。

(二)排泄尿液

尿液在膀胱内潴留至一定容量,就可通过肾与膀胱的气化作用,适时有控地排出体外。肾与膀胱的病变,均可影响小便排泄,表现为小便不利,甚至癃闭,尿频、尿急、尿痛,或尿有余沥,小便失禁等。通常突发的急性排尿异常,多责之于膀胱,慢性的排尿失常则多责之于肾。

六、三焦

三焦是上焦、中焦、下焦的合称,为六腑之一。

(一)三焦的生理功能

1. 通行元气 三焦是元气升降出入的道路。元气通过三焦而布散至五脏六腑、充沛于全身,以激发、推动各个脏腑组织的功能活动。此外,三焦通行元气的功能还关系到整个机体气机的升降出入和气化的进行,故又有三焦主持诸气、总司气机与气化之说。

2. 运行水液 三焦为机体水液输布与排泄的主要通道。如果三焦水道不利,则肺、脾、肾等输布调节水液的功能也难以实现,产生痰饮、水肿等病变。

(二)三焦部位划分及功能特点

1. 上焦 如雾一般将横膈以上的胸部,包括心肺两脏,称作上焦。上焦的生理功能特点为"上焦如雾",这实际上是对位于上焦的心、肺输布气、血、津液的作用犹如雾露弥漫之状的概括。

2. 中焦 如沤一般将膈以下、脐以上的上腹部,包括脾、胃、肝、胆归为中焦。中焦的生理功能特点,为"中焦如沤"。用以水泡物来形容脾胃腐熟、运化水谷进而化生气血的作用。

3. 下焦 如渎一般将脐以下的下腹,包括肾、大肠、小肠、膀胱归为下焦。下焦的生理功能特点为"下焦如渎",形容下焦肾与膀胱排泄水液的作用,犹如疏通沟渠,使水液不断外流的状态。

综上所述,现常用的上、中、下三焦,主要是对人体部位的划分。它的功能特点,与上、中、下三焦所包括的脏腑生理作用有关。

第三节 脏腑之间的关系

一、脏与脏之间的关系

脏与脏之间的关系,主要从各脏腑的生理功能来阐述其相互之间的关系。现将各脏腑之间特有的关系进行论述。

（一）心与肺

心与肺的关系，主要体现在心主血与肺主气，以及心主行血和肺司呼吸之间的相互依存关系。

生理上，血在脉中循行全身，是以心气的推动为基本动力的，但必须得到肺司呼吸、主气、朝百脉功能的辅佐。同时，肺气也要依附于心血，靠血的运载而布达全身；血的循行正常，则呼吸均匀，气机调畅。

病理上，肺气虚或肺气壅滞可导致心血瘀阻，出现心悸、唇青、舌紫等心血瘀阻之症；心气虚、心血瘀阻，也可引起肺气虚、肺失宣肃或肺气上逆，表现为咳嗽、气喘、胸闷等症。

（二）心与脾

心与脾的关系，主要表现在血液生成方面的相互依存和血液运行方面的相互协同以及神志活动方面。

生理上，心主血，藏神；脾统血，为气血生化之源，故心与脾在血的生成和运行方面关系密切。

病理上，一方面，若脾失健运，气血生化不足，或统血无权而失血过多，都可致心血亏虚；另一方面，若思虑劳神过度，既耗心血，又损脾气，最终导致心脾两虚之候。

（三）心与肝

心与肝的关系，主要体现于血液运行、精神情志调节方面的协同和依存关系。

生理上，人体血液贮藏于肝，通过心以运行全身。心行血功能的正常，有赖于肝的疏泄作用以及肝调节血量功能的协助。同时，心主神明，肝主疏泄，调畅情志，两者对人的精神情志活动都有调节作用。

病理上，常见心肝血瘀、心肝血虚、心肝火旺之证，例如：心肝血虚常表现为面色无华、心悸、头昏目眩、爪甲不荣、月经量少色淡等症。

（四）心与肾

心与肾的生理关系，主要表现在水火、阴阳的升降相济，称为"心肾相交"。

生理上，阴阳学说认为，阴和阳必须相交，才能有事物的生长、发展、变化。

病理上，若心火独亢而不下交于肾，或肾阴不足，不能上滋心阴，都可导致心肾相交平衡的破坏，而出现失眠、心烦、腰酸、遗精等"心肾不交"证。

（五）肺与脾

肺与脾的关系,主要表现在气的生成和水液代谢两个方面的协同作用。

生理上,肺司呼吸而主气,脾为气血生化之源,气的生成,特别是宗气的生成,须赖肺吸入的自然界清气,与脾运化的水谷精气的结合。水液代谢方面,肺主通调水道而为水之上源,脾主运化水液。

病理上,肺脾气虚,可见气短懒言、食少便溏等症。在水液代谢方面,若肺失宣肃,或因脾失健运,水湿内停,可出现水肿、喘咳、痰多等症。

（六）肺与肝

肺与肝的联系,主要表现在气机升降方面的依存和协同关系。

生理上,肺主肃降,肝主升发。肝升肺降两者相互协调,对全身的气机调畅具有重要的影响。

病理上,肝火过旺,肝升太过,灼伤肺津,可出现咳嗽、胸痛、咯血等肝火犯肺之证。

（七）肺与肾

肺与肾的关系,主要表现在水液代谢、呼吸运动方面的依存和协同,以及肺肾之阴的相互滋生的关系。

生理上,水液代谢方面,肺为水之上源,肾为主水之脏。肺肾协同,相互为用,保证机体水液的正常输布与排泄。

呼吸运动方面,肺主气司呼吸,肾藏精主纳气,呼吸运动虽为肺所主,但需要肾的纳气功能的协助,才能使呼吸保持一定的深度,使肺吸入的清气下归于肾而为机体所用。

肺肾之阴的关系方面,肾阴为各脏之阴的根本,故肺阴赖肾阴之滋养;同时就五行关系而言为母子关系,肺津对肾阴有资助作用,两者相互资生,维持肺肾之阴的充足和平衡,又称"金水相生"。

病理上,水液代谢方面,若肺失宣肃,或肾的主水功能异常,可出现尿少、水肿、咳喘痰饮等症;呼吸运动方面,肺肾气虚可出现呼多吸少、气短喘促等症。

肺肾之阴的关系方面,常见肺肾阴虚证,表现为骨蒸潮热、干咳、腰酸等症。

（八）肝与脾

肝与脾的关系,主要体现在疏泄与运化的相互依存、藏血与统血的相互协调方面。

消化功能方面,肝主疏泄,脾主运化。肝主疏泄,调畅气机,疏利胆汁,促进脾胃的纳运功能。所以,肝主疏泄,是脾气健运的前提和基础。

血的方面,肝藏血,脾为气血生化之源而又统血。脾气健运,生血有源,统血有权,使肝有所藏。肝藏血,脾统血,在防止出血和维持气血运行方面有协同作用。

病理上,若肝失疏泄,可影响脾的运化功能,表现为胸闷太息、纳呆腹胀、肠鸣泄泻等肝脾不和的病变。

(九) 肝与肾

肝与肾的关系,主要表现于精与血的相互滋生、疏泄与闭藏的相互制约,以及肝肾之阴互滋等方面。

生理上,精血同源,既指精血均源于脾胃运化的水谷精微,又喻肝所藏之血,肾所藏之精可以相互滋生、转化之意。

藏泄互用,指肝主疏泄,肾主闭藏,两者相互制约,相反相成。

阴液互养,指肝肾之阴相互滋养。肾阴为各脏之阴的根本,同时肝肾五行为母子关系,两者相互资生,且能制约肝肾之阳,保持肝肾阴阳的协调平衡。

病理上,由于精血互化,因此肾精不足可影响及肝血,肝血虚亏也可影响及肾精,最终形成肝肾精血两亏,出现头昏目眩、耳鸣耳聋、腰膝酸软、生殖功能减退等症;肝的疏泄与肾的闭藏之间相互制约的关系失调,在女子可出现月经周期的紊乱,经量过多或闭经;男子可出现遗精滑泄,或阳强不泄等症。

(十) 脾与肾

脾与肾的联系,主要体现在先天与后天、脾主运化水液与肾为主水之脏两个方面相互依存和协同的关系。

生理上,脾为后天之本,肾为先天之本。脾的运化功能,须赖肾阳的蒸腾作用;肾所藏精气,亦有赖于脾所化生后天之精的充养。

水液代谢方面,肾阳的蒸腾气化作用是脾主运化水液功能正常发挥的重要条件。两者共同维持水液代谢的平衡。

病理上,脾与肾相互影响,互为因果。如肾阳不足以温煦脾阳,可致脾肾阳虚证,表现为消化功能失调,或水代谢紊乱。

二、腑与腑之间的关系

(一) 六腑协同传化物

胆、胃、大肠、小肠、膀胱、三焦的生理功能虽各不相同,但都是传化水谷、通行津液的器官。

饮食物经口摄入,受纳于胃,经过胃的初步消化,下传于小肠,再经小肠的泌别清浊。其清者为水谷精微,经脾吸收后转输全身,营养脏腑;其浊者为糟粕,即食物残渣,传入大肠,经过大肠的燥化,形成粪便,排出体外。贮于膀胱中的尿液,经肾和膀胱的气化作用排出体外。在饮食物的消化过程中,肝疏泄胆汁于肠道以助消化。三焦,则不仅作为水液运行的通道,更重要的是三焦的气化,支持和推动着整个"化水谷而行津液"的过程。上焦、中焦、下焦概括了消化、吸收、布散、排泄各方面的功能。

六腑之间,病理上也相互影响,如大肠燥结,传导失司,大便秘结,可引起胃失和降,胃气上逆,出现口臭、嗳气等症。

(二)六腑以通降为用

六腑传化水谷,需要不断地受纳、消化、传导和排泄,宜通而不宜滞,宜降而不宜逆,因而临床六腑的病变,多表现为传化不利,壅塞不通之证。治疗上无论是攻是补,都须以吻合六腑通降为顺的生理特性,达到正常传化的目的。

三、脏与腑之间的关系

(一)心与小肠

心与小肠相互络属,为表里关系。

生理方面,手少阴心经与手太阳小肠经相互络属。

病理方面,心火炽盛,可通过经脉而下移小肠,影响小肠泌别清浊、主液的功能,引起心烦、口舌生疮、尿少、尿道灼热疼痛等症。

(二)肺与大肠

肺与大肠脉相互络属,为表里关系。

生理方面,手太阴肺经与手阳明大肠经相互络属。肺气肃降,有助于大肠传导功能的正常发挥;大肠传导通畅,则肺气亦得以清肃下降。大肠主津,肺主通调水道,所以水液代谢方面两者协调配合。

病理方面,肺热壅盛可影响大肠传导功能失调而见大便秘结;反之,若大肠实热而大便秘结,亦可致肺气上逆,而见喘促、胸满、咳嗽等症。

(三)脾与胃

脾与胃之间相互络属,为表里关系。脾与胃的关系,主要表现在运化与受纳、升清与降浊、喜燥与喜润的相反相成。

生理方面,水谷纳运相得。脾主运化,胃主受纳,共同完成对饮食物的消化、吸收和输布。气机升降相因。脾主升清,胃主降浊,两者相反相成,是机体气机升降的枢纽。阴阳燥湿相济。脾为脏属阴,性喜刚(温)燥而恶阴湿;胃为腑属阳,性喜柔润而恶刚燥。

病理方面,由于脾胃相互影响,出现胃不受纳和脾失健运并见的症状,如纳少、腹胀、呕吐痰涎、头晕目眩、便溏等。

(四) 肝与胆

肝胆同居右胁,胆附于肝叶之间,肝与胆相互络属,为表里关系。

生理方面,胆汁的分泌与排泄依赖肝主疏泄功能的正常发挥;胆汁排泄通畅,也有利于肝主疏泄功能的有效发挥。

病理方面,肝胆常相互影响,如口苦、黄疸等胆汁外泄的症状,常与胁肋胀痛等肝气郁结的症状同时并见。

(五) 肾与膀胱

肾与膀胱相互络属,为表里关系。

生理方面,肾的气化作用正常,化生尿液并下输膀胱,排出体外。尿液的排泄,受到肾气气化与固摄作用的控制和调节。

病理方面,若肾气虚衰可影响尿液的排泄,可出现腰酸、癃闭或小便失禁、遗尿等症;膀胱湿热也可影响到肾,出现尿频、尿急、尿痛的症状。

第四章
气血津液

气、血、津液，均是构成人体和维持人体生命活动的基本物质。气是具有很强活力、极其精细的物质；血是运行于脉中的红色液体；津液是人体内正常水液的总称。人的脏腑、经络、形体官窍等组织器官，是由气血津液所构成，并依赖气血津液为物质基础维持着各自的生理功能；而气血津液的新陈代谢过程，又要依赖于脏腑经络的功能活动才能实现。因此，在机体的整个生命过程中，气血津液与脏腑经络等组织器官之间，始终存在着相互依存、相互为用的密切关系。

第一节 气

一、气的概念

气，是古代人们对于自然现象的一种朴素认识。

中医学认为，气是具有很强活力、极其精微的物质，是构成人体和维持人体生命活动的最基本物质。

二、气的生成

气的生成来源有先天和后天两个方面。先天之气禀受于父母，后天之气即水谷之气，以及通过呼吸运动吸入的自然界清气。肾中精气、水谷之气和自然界的清气是生成气的物质基础。

气的生成依赖于相关脏腑的功能活动，其中与肺、脾、肾的关系最为密切。

三、气的运动

气的运动,称作"气机"。气的运动形式,可概括为升、降、出、入四种基本形式。

一般来说,五脏化生和贮藏精气,其气以升为主;六腑受盛和传化水谷,其气以降为顺。而脏腑之气中又各有侧重,肝气、脾气主升,肺气、胃气宜降。

由此可见,气的运动是维持生命活动的必要条件,只有气的升、降、出、入相互协调,才能维持各脏腑的功能。若气的升、降、出、入失调,就会引起各脏腑功能异常,导致各种疾病的发生;若气的升、降、出、入停止,人的生命活动便告终结。

四、气的功能

气是维持人体生命活动的根本,对机体具有十分重要的作用。气的生理功能主要体现在以下五个方面。

(一) 推动作用

气的推动作用,主要指气能激发各脏腑、经络的生理活动和促进人体生长发育。如果气虚推动无力,或气滞推动不利,就会使脏腑、经络的生理活动减弱,出现生长发育障碍、生殖功能低下、消化吸收不良、血液运行迟缓及津液代谢失常等一系列病理变化。

(二) 温煦作用

气是机体热量的来源,具有温煦机体的作用。气的温煦作用表现在三方面:一是产生热量,维持机体相对恒定的体温;二是温煦脏腑、经络等组织器官以维持其各自的生理功能;三是维持血和津液等液态物质的运行。

(三) 防御作用

气既有护卫肌表,又有防御外邪入侵和驱逐邪气的作用。气的防御作用具体表现在两方面:一是在未病之前,卫气充足,护卫全身的肌表,使肌表腠理固密,能够抗御外邪的侵袭;二是在疾病发生之后,正气可奋起与邪气斗争,驱邪外出或战而胜之,促进机体早日康复。

(四) 固摄作用

气的固摄作用,指气具有固护统摄血液、津液等液态物质,以防止其异常流失的作用。如脾气可固摄血液,使血液循脉而行,防止其逸出脉外。肺卫之气可固摄汗液,脾肾之气可固摄肠液,肾气可固摄尿液、精液等,以控制其分泌及排泄量,防止其异常流失或妄泄。

(五) 气化作用

机体各脏腑经络等组织器官生理功能的产生和维持以及气、血、津液等物质的新陈代谢及其相互转化的过程,都与气化作用密切相关。例如,依赖脾胃之气的运动,产生了脾胃的纳运功能,吸收其中的水谷精微,再通过心肺之气的作用,将水谷精微化生为气、血、津液,而津液又在肺气的宣降、肾气的蒸腾作用下布散于周身,部分津液又转化为汗液、尿液等,这一系列物质与能量新陈代谢的过程都是气化作用的具体体现。

五、气的分类

人体之气按其生成来源、分布部位及功能侧重的不同,可分为元气、宗气、营气、卫气及脏腑之气、经络之气。脏腑之气、经络之气的有关内容,分别在"藏象学说""经络学说"章中阐述。

(一) 元气

元气,又称原气,是人体最根本、最重要的气,是人生命活动的原动力。

1. 生成　元气源自先天,依赖父母肾中精气所化生,这是元气的根基;出生以后,又要得到后天水谷之精气的不断培育。故元气的生成及盛衰,既与先天禀赋直接相关,又受后天脾胃的消化吸收功能,以及水谷精气充足与否的影响。

2. 分布　元气乃先天之气,根源于肾并可通过三焦输布周身,内至脏腑经络,外达肌肤腠理。

3. 功能　元气的主要功能有二:一是藏于肾中之元气,可推动和激发人体的生长发育和生殖功能;二是流布于周身之元气,可推动和激发各脏腑经络等组织器官正常的生理活动,是人生命活动的原动力。

(二) 宗气

宗气,又名大气。由于宗气积聚于胸中(心肺),故称胸中为"气海",又名"膻中"。

1. 生成　宗气是由脾化生的水谷之精气,与肺吸入的自然之清气互相结合而生成的。因此,肺的呼吸功能、脾的运化功能正常与否,直接影响着宗气的盛衰。

2. 分布　胸中为心肺所居之处。由于宗气积聚于胸中,故其分布主要在心肺两脏,另外还布散丹田和下达气街。

3. 功能　宗气的主要功能有两方面:一是走息道以司呼吸,即温煦肺和呼吸道,主管肺的呼吸和发声的功能。二是贯心脉以行血气,即温煦心脏,贯注心脉,以推动其运行血气的功能。

(三) 营气

营气,又名"荣气",是运行于脉中,富有营养作用的气。营气可化生血液,是血液生成的主要物质基础,故常"营血"并称。营气与卫气相对而言,营气属阴,卫气属阳,故又称"营阴"。

1. 生成 营气主要来源于饮食,是由脾胃运化吸收的水谷精微中最富有营养的部分所组成。营气化生的部位是在中焦脾胃,水谷之精气是生成营气的物质基础。

2. 分布 营气入于血脉之中,循脉运行上下,内则五脏六腑,外达皮肉肢节,终而复始,营周不休。

3. 功能 营气的主要功能是化生血液和营养周身。营气富含营养成分,与津液相结合,可化生为血液,所以营气是生成血液的主要物质基础。血液运行于全身,将营气输布于各脏腑经络等组织器官,发挥营养作用,维持其正常的生理功能。

(四) 卫气

卫气,是运行于脉外,具有保卫机体作用的气。卫气与营气相对而言,属性为阳,故又称"卫阳"。

1. 生成 卫气的生成也主要来源于饮食,是由脾胃运化吸收的水谷精微中性猛而活跃的成分所组成。

2. 分布 由于卫气具有很强的活力,故可不受脉道的约束,循行于脉外,布散于全身,并主要分布于体表。

3. 功能 卫气的主要功能包括以下三个方面。

一是护卫肌表,防御外邪入侵。

二是温养肌肉、皮毛以及脏腑。

三是调节腠理开合,控制汗液排泄,维持体温恒定。

营气和卫气都来源于脾胃化生的水谷精微,但同源而异流,在阴阳属性、组成成分、分布及主要功能等方面均有一定的区别。营属阴而性质精纯柔和,卫属阳而性质慓悍滑疾;营行脉中主内守,卫行脉外主卫表;营气化生血液以营养周身,卫气温养肌表以护卫人体。因此,营气和卫气必须相互配合,协调互济,才能发挥各自正常的生理功能。

第二节 血

一、血的概念

血,是运行于脉中的富有营养和滋润作用的红色液体,也是构成人体和维持生命活动的基本物质之一。血与气相对而言,属性为阴,故又称"阴血"。

二、血的生成

血液的生成主要有两条途径:其一,水谷精微化血。其二,肾精化血。

因脾胃运化的水谷精微是化生血液的最基本物质,而先天之肾精也要依赖后天水谷精微的充养,所以脾胃运化功能的强弱,在血液生成的过程中发挥着最为重要的作用。故有"脾胃为气血生化之源"之说。

三、血的功能

(一)营养和滋润作用

血液运行于脉中,内至脏腑,外达肌肤孔窍,上下内外无所不至,对全身各脏腑组织不断地发挥着营养和滋润作用,以保证其正常的生理活动。

(二)神志活动的物质基础

神志活动虽由心所主,但与其他脏腑的功能也密切相关。血液营养脏腑,使脏腑功能强盛,神志活动就能产生并维持正常,所以血液是神志活动的主要物质基础。

四、血的运行

脉为血之府,血液运行其中,受其约束,周而复始,循环不息,营养于周身。

血液运行要维持正常,就必须依赖气的推动和固摄作用。由于气的推动作用,血液才能运行不息;由于气的固摄作用,血液才能被约束在脉管中运行而不致逸出脉外。此两种功能保持协调配合,便可使血液循脉道正常运行。

心气充沛,可维持心的正常搏动,推动血液不停地循环流行,故心气是血液运行的基本动力。肺主气,朝百脉而助心行血;肝主疏泄,调畅周身之气机,故肺气之宣降和肝气之疏泄也是辅助血液正常运行的重要因素。脾主统血,全身血液的运行有赖脾气的统摄,脾气统摄血方能够循其常道而不致逸出脉外。此外,肝主藏血,能贮藏血液和调节血量,防止血液外溢,所以肝脾两脏功能也是保证血液和调畅行的重要因素。

第三节 津　液

一、津液的概念

津液,是机体内一切正常水液的总称,也是构成人体和维持人体生命活动的基本物质。

津液是津和液的总称,两者在性状、分布和功能等方面有一定区别。一般地说,清稀者为津,流动性较大,布散于皮肤、肌肉和孔窍之中,主要起滋润作用。稠厚者为液,流动性较小,灌注于脏腑、骨节、脑、髓之内,主要起濡养作用。津与液同源于水谷,生成于脾胃,随气血运行而流布于经脉内外,并可相互补充,相互转化,常津液并称。但在病理上,却有"伤津"较轻而"脱液"较重的区别。

二、津液的代谢

(一)津液的生成

津液来源于水谷,主要通过脾胃、大小肠等脏腑的气化功能而生成。津液的生成取决于两方面的因素:一是有充足的水饮类食物摄入;二是在脾的主导作用下,结合胃、小肠、大肠的功能而共同完成。

(二)津液的输布

津液生成之后,在脾、肺、肾和三焦等脏腑的协调配合下,完成津液在体内的运行输布。首先,脾气主升,津液由脾之运化,将其上归于肺;肺为水之上源,主通调水道,在肺气的宣发肃降作用下,将津液进一步向上、向外布散于头面肌表,以及向下、向内输布于内脏,并下达于肾;肾主水,通过肾中阳气的蒸腾气化作用,将其中之清者上升,复归于脾肺而再次敷布于周身。三焦则是津液运行的通道,三焦水道的通畅与否,也影响着津液的输布。另外,肝主疏泄,调畅气机,能促进津液代谢。

(三)津液的排泄

津液输布于周身,被机体利用之后,其剩余水分和代谢废物的排泄,主要是肺、肾、大肠和膀胱功能协作的结果。肺气宣发,外合皮毛,促使津液从皮肤以汗液形式排出和从呼吸道以水气形式被带出;肾为主水之脏,将浊者化为尿液,下注膀胱而外排;大肠主传导,粪便中也夹杂部分水分。

综上所述,津液代谢是个复杂的生理过程,涉及多个脏腑的功能活动。肺、脾、肾三脏中任何一脏功能失常,都可引起津液代谢障碍,出现津液生成不足而亏虚,或津液输布排泄障碍,水湿内停,而产生痰饮、水肿等病理变化。

三、津液的功能

(一)濡润作用

津液中含有大量水分和一些营养物质,其广泛地渗灌于脏腑官窍、形体肢节等组织器官之中,发挥着濡润全身的作用。如津布散于体表,滋润皮肤、肌肉和孔窍,使肌肤丰润、毛发光泽、孔窍滋润而内外通达。液灌注并濡养于骨节、脑髓,使关节滑利,屈伸自如,骨骼坚固,脑髓盈满。

(二)血液的组成部分

由水谷化生的津液与营气相结合,注入脉中便形成了血液,故津液也是血液的组成成分之一,是血液中液态成分的基础。

(三)参与阴阳平衡的调节

人体津液的代谢,对调节机体的阴阳平衡起着重要的作用。津液属性为阴,津液充足,体内之阴液旺盛,即可制约亢奋之阳热,从而维持体内阴阳寒热的协调平衡。此外,津液可气化为汗,藉出汗以散发身热,削弱阳邪,调节体温。

(四)协助废物排泄

津液在代谢过程中,可携带各种代谢废物,运输到有关部位及排泄器官,通过脏腑的气化作用及时地排出体外,使机体脏腑活动正常。

第四节　气血津液的关系

气、血、津液都是构成人体和维持人体生命活动的基本物质,在生理活动中则相互依存、相互促进,发生病变时亦可互相影响、互相累及,关系密切。

一、气血关系

气属阳,无形而善动,主司温煦、推动等作用;血属阴,有形而多静,具有营养、滋润等功效。两者都源于脾胃化生的水谷精微和肾中精气,相互为用、相互资生,共同维系着人的生命活动。气与血的关系,通常概括为"气为血之帅,血为气之母"。

(一) 气为血之帅

1. 气能生血　是指气参与并促进血液的生成。具体体现在两方面:一是营气能够化生血液,是血液生成的主要物质基础。二是从饮食物转化为水谷精微,水谷精微化生营气,营气和津液变化成赤色的血液,以及肾精化血,包括津液这一血中液态成分的化生等,都离不开脾胃、心、肺、肾等脏腑之气的气化作用,故气化作用是血液生成的动力。

2. 气能行血　指气是推动血液在脉管中循行的动力。

3. 气能摄血　指气具有统摄血液在脉管中循行,防止其逸出脉外的功能。

(二) 血为气之母

1. 血能载气　是指气依附于血而运行,以防止其行散不收的功能。临床上大出血的患者,往往气随之脱失,形成气随血脱的危证。

2. 血能养气　是指血液可以充养气,使气保持旺盛。与气生成有关的肺、脾、肾等脏,亦需要得到血液的营养,方能使其气化功能不断强盛。

二、气津关系

(一) 气对津液的作用

1. 气能生津　是指气化作用可促进津液的生成。津液来源于饮食,依赖脾胃等脏腑的生理功能而化生。脾胃之气充足,气化作用旺盛,消化吸收功能强健,从水饮中化生的津液就充沛。

2. 气能行津 是指气能推动津液的输布与排泄。气的升降出入运动是津液输布和排泄的动力。

3. 气能摄津 是指气能够控制津液的排泄,防止其过多的流失。

(二)津液对气的作用

津能载气,是指气必须依附于有形之津液,才能存在于体内,输布至全身。临床上,大吐、大泻、大汗等可使津液大量流失,气无所依附而随之外脱,甚则出现亡阳等危急证候。

三、津血关系

血和津液在生理上的关系,可概括为"津血同源"。两者来源相近,皆由水谷精微所化生,都依赖于脾胃的运化功能;津血之间又可以相互转化,脉外之津液渗入脉内,便成为血液的一部分;运行于脉内的血液,其液态成分释出脉外,便融于脉外的津液之中。故两者之间充分体现了相互依存、相互转化的关系。

第五章 经络

第一节 经络概述

一、经络的基本概念

经络是运行全身气血、联络脏腑肢节、沟通上下内外的通道。经络,是经脉和络脉的总称。

经脉与络脉的区别见表2-5-1：

表2-5-1 经脉与络脉的区别

	含义	分布位置	形态	走向
经脉	主干	循行于深部	多粗大	纵行为主
络脉	分支	循行于浅表	多细小	纵横交错

二、经络系统的组成

经络系统的主要组成部分是经脉和络脉,另外包括连属部分。

（一）经脉

经脉主要有正经、奇经和经别3类。

正经有十二条,分为手、足三阴经和手、足三阳经,合称为"十二正经"或"十二经脉",是气血循行的主要通道。

奇经有八条,即督脉、任脉、冲脉、带脉、阴跷脉、阳跷脉、阴维脉、阳维脉,合称为"奇经八脉",是十二正经以外的八条经脉,有统率、联络和调节十二经脉的作用。

经别,就是别行的正经,是从十二经脉中别行分出,循行于胸、腹及头部的十二条重要支脉。它们的作用,主要是加强十二经脉中互为表里的两经在体内的联系。

(二) 络脉

络脉是经脉的较小分支,循行部位较经脉为浅,大多没有一定的循行路径。络脉有别络、浮络和孙络之分。

(三) 内属脏腑

十二经脉与其脏腑直接相连,称之为"属"。脏腑以腑为阳,脏为阴。手三阴经联系于胸部,内属于肺、心包、心;足三阴经联系于腹部,内属于脾、肝、肾。阳经各属于腑,足三阳经内属于胃、胆、膀胱;手三阳经内属于大肠、三焦、小肠。

十二经脉各与其互为表里的脏腑相联系,称之为"络"。如:手太阴肺经,属肺络大肠;手阳明大肠经,属大肠络肺。相互络属的表里两经在生理和病理上相互影响。

(四) 外连体表

外连即经络与体表组织之间的联系,主要是通过十二经筋和十二皮部。十二经脉在外联系四肢百骸,主司关节运动的部位,称为十二经筋。十二经脉功能活动反映于体表的部位,称为十二皮部。

上述四个部分组成了经络系统,具体关系见图2-5-1:

```
      ┌ 正经——十二经脉,主干
经脉 ┤ 奇经八脉——具有统率、联络、调节十二经脉的作用
      └ 十二经别——加强互为表里的阴阳两经在体内的联系

      ┌ 十五别络——加强互为表里的阴阳两经在体表的联系
络脉 ┤ 浮络——浮现于体表的络脉
      └ 孙络——细小的络脉

            ┌ 内属——五脏六腑
连属部分 ┤         ┌ 经筋
            └ 外连 ┤
                     └ 皮部
```

图2-5-1 经络系统

第二节 十二经脉

一、十二经脉的名称

十二经脉对称地分布于机体的左右两侧,分别循行于上肢或下肢的内侧或外侧,每一经脉分别属于一个脏或一个腑,手经循行于上肢;足经循行于下肢。阴经循行于四肢内侧,属脏;阳经循行于四肢外侧,属腑。大体上:太阴、阳明在前缘,少阴、太阳在后缘,厥阴、少阳在中线。十二经脉据此规律具体命名见图2-5-2:

```
                    阴经              阳经
                ┌ 手太阴肺经  ——前缘—— 手阳明大肠经 ┐
上肢——手经  内侧 ┤ 手厥阴心包经——中间—— 手少阳三焦经 ├ 外侧
                └ 手少阴心经  ——后缘—— 手太阳小肠经 ┘

                ┌ 足太阴脾经  ——前缘—— 足阳明胃经   ┐
下肢——足经  内侧 ┤ 足厥阴肝经  ——中间—— 足少阳胆经   ├ 外侧
                └ 足少阴肾经  ——后缘—— 足太阳膀胱经 ┘
```

图2-5-2　十二经脉名称

二、十二经脉的走向和交接规律

手三阴经均起于胸中,从胸走向手,在手指各与其互为表里的手三阳经交会;手三阳经均起于手指,从手走向头,在头面部各与其同名的足三阳经交会;足三阳经均起于头面部,从头走向足,在足趾各与其相为表里的足三阴经交会;足三阴经均起于足趾,从足走向胸腹(并继续延伸到头部),在胸部各与手三阴经交会。这样十二经脉就互相贯通,循行全身。

十二经脉的走向规律如下:手之三阴,从胸走手;手之三阳,从手走头;足之三阳,从头走足;足之三阴,从足走腹。

十二经脉走向和交接规律示意图如图2-5-3:

```
手之三阴  →  手之三阳      互为表里,两经交接于手指末端
手之三阳  →  足之三阳      同名经,交接于头面部
足之三阳  →  足之三阴      互为表里,两经交接于脚趾末端
足之三阴  →  手之三阴      交接于胸部
```

(a)交接规律

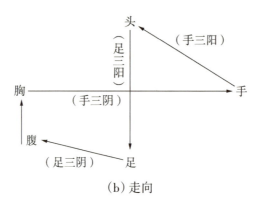

(b) 走向

图2-5-3 十二经络走向和交接规律

三、十二经脉的分布规律

十二经脉在体表的分布,有一定的规律。

(一) 四肢部

阴经分布在内侧面,阳经分布在外侧面。内侧分为三阴,外侧分为三阳。其中,上肢内侧经脉的分布是:太阴在前,厥阴居中,少阴在后。下肢内侧经脉的分布是:内踝上八寸以上,太阴在前,厥阴在中,少阴在后。内踝上八寸以下,厥阴在前,太阴在中,少阴在后。上肢外侧、下肢外侧经脉的分布是:阳明在前,少阳在中,太阳在后。

(二) 头面部

阳明经行于面部、额部;太阳经行于枕项部;少阳经行于头侧部;厥阴经行于巅顶部。

(三) 躯干部

手三阳经行于肩胛部,手三阴经均从腋下穿出。足三阳经则为阳明经行于前(胸、腹面),太阳经行于后(背面),少阳经行于侧面。足三阴经均行于腹部。循行于腹部的经脉,前正中线(任脉),自内向外的排列顺序为足少阴肾经、足阳明胃经、足太阴脾经、足厥阴肝经。

四、十二经脉的表里络属关系

手足三阴经、三阳经通过经别和别络互相沟通,组成六对"表里相合"关系。太阳与少阴为表里,少阳与厥阴为表里,阳明与太阴为表里。

五、十二经脉的流注次序

十二经脉是气血运行的主要通道,而经脉所运行的气血,由中焦水谷精气所化。十

二经脉分布在人体内外,经脉中的气血运行是有次序的循环贯注,其流注次序如图 2-5-4:

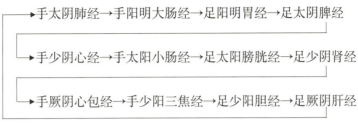

图 2-5-4 十二经脉流注次序示意图

六、十二经脉循行的部位

(一)手太阴肺经

手太阴肺经起于中焦,下行至脐上的水分穴处络大肠,复返向上循胃口(上口贲门,下口幽门),通过膈肌,直属于肺,上至喉部,而后横行至胸部外上方(中府穴),出腋下,沿着上肢内侧前缘下行,过肘窝入寸口上鱼际,直出拇指之端(少商穴)。

分支:从手腕的后方(列缺穴)分出,沿掌背侧前行,走向示指桡侧端(商阳穴),交于手阳明大肠经(图2-5-5)。

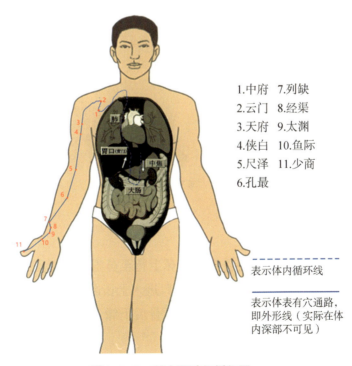

图 2-5-5 手太阴肺经循行图

（二）手阳明大肠经

手阳明大肠经起于示指桡侧端（商阳穴），沿示指桡侧上行，经过合谷穴，行于上肢伸侧前缘，上至肩关节前缘，过肩后，到项后第七颈椎棘突下（大椎穴），再向前下行入锁骨上窝（缺盆穴），进入胸腔络于肺，向下通过膈肌下行至脐旁天枢穴处，属大肠。

分支：从锁骨上窝（缺盆穴）上行，经颈部至面颊，过大迎穴，入下齿中，复返出挟口角两旁，过地仓穴，绕至上唇鼻下中央人中（水沟穴），左右交叉于人中（右脉左行，左脉右行），分别至对侧鼻翼旁（迎香穴），交于足阳明胃经（图2-5-6）。

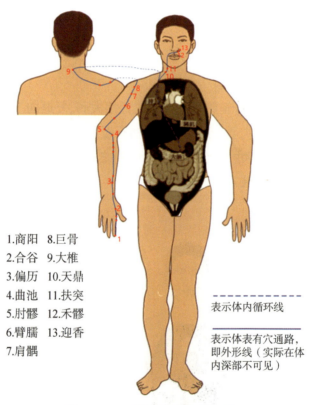

1. 商阳　8. 巨骨
2. 合谷　9. 大椎
3. 偏历　10. 天鼎
4. 曲池　11. 扶突
5. 肘髎　12. 禾髎
6. 臂臑　13. 迎香
7. 肩髃

-------- 表示体内循环线

———— 表示体表有穴通路，即外形线（实际在体内深部不可见）

图2-5-6　手阳明大肠经循行图

（三）足阳明胃经

足阳明胃经起于鼻翼两侧（迎香穴），挟鼻上行至鼻根部，旁行入目内眦（睛明穴），与足太阳经相交，向下沿鼻柱外侧，过承泣、巨髎，进入上齿龈内，还出，挟口两旁，环绕嘴唇，左右相交于颏唇沟（承浆穴），再向后沿着下颌骨后下缘到大迎穴处，上行过耳前，经上关穴，沿着前发际，到达额前（头维穴）。

面部分支：从大迎穴分出，下行到人迎穴，沿喉咙向下后行至大椎，折向前行，入缺盆，深入胸腔，下行穿过膈肌，直属于胃，而络脾。

缺盆直行者：从缺盆出体表，沿乳中线下行，挟脐两旁（旁开二寸），下行至腹股沟处的气街穴（又名气冲穴）。

胃下口分支：从胃下口幽门处分出，沿腹腔内下行到气街穴，与来自缺盆的直行之脉会合，而后下行于大腿前外侧，经过膝膑，沿下肢外侧胫骨前缘下行至足背，进入足第二趾外侧端（厉兑穴）。

腿部分支：从膝下三寸处（足三里穴）分出，下行至第三足趾外侧端。

足背分支：从足背上冲阳穴分出，前行进入足大趾内侧端（隐白穴），交于足太阴脾经（图2-5-7）。

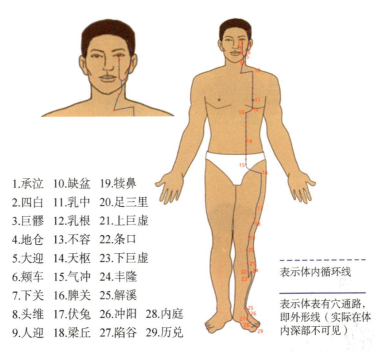

1. 承泣　10. 缺盆　19. 犊鼻
2. 四白　11. 乳中　20. 足三里
3. 巨髎　12. 乳根　21. 上巨虚
4. 地仓　13. 不容　22. 条口
5. 大迎　14. 天枢　23. 下巨虚
6. 颊车　15. 气冲　24. 丰隆
7. 下关　16. 髀关　25. 解溪
8. 头维　17. 伏兔　26. 冲阳　28. 内庭
9. 人迎　18. 梁丘　27. 陷谷　29. 厉兑

表示体内循环线

表示体表有穴通路，即外形线（实际在体内深部不可见）

图2-5-7　足阳明胃经循行图

（四）足太阴脾经

足太阴脾经起于足大趾内侧端（隐白穴），沿足背内侧赤白肉际，上行经过内踝前缘的商丘穴，沿小腿内侧正中线上行，在内踝上八寸处，交叉行于足厥阴肝经之前，上行沿大腿内侧前缘至冲门穴进入腹部，属于脾，络于胃。向上穿过膈肌，沿食管两旁上行，挟咽两旁，连于舌根，散舌下。

分支：从胃部分出，上行通过膈肌，于膻中穴处注入心中，交于手少阴心经（图2-5-8）。

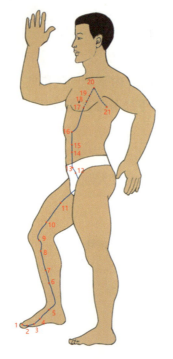

1. 隐白　12. 冲门
2. 大都　13. 府舍
3. 太白　14. 腹结
4. 公孙　15. 大横
5. 商丘　16. 腹哀
6. 三阴交　17. 食窦
7. 漏谷　18. 天溪
8. 地机　19. 胸乡
9. 阴陵泉　20. 周荣
10. 血海　21. 大包
11. 箕门

------ 表示体内循环线

—— 表示体表有穴通路，即外形线（实际在体内深部不可见）

图 2-5-8　足太阴脾经循行图

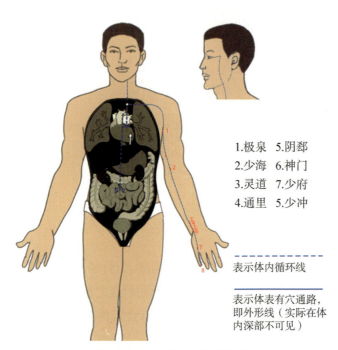

1. 极泉　5. 阴郄
2. 少海　6. 神门
3. 灵道　7. 少府
4. 通里　5. 少冲

------ 表示体内循环线

—— 表示体表有穴通路，即外形线（实际在体内深部不可见）

图 2-5-9　手少阴心经循行图

（五）手少阴心经

手少阴心经起于心中，出行后属心系，向下穿过膈肌，至下脘穴处，络于小肠。

分支：从心系分出，挟食管上行，经颈、颜面深部连于目系。

直行者：从心系分出，退回上行经过肺，再向下浅出腋下（极泉穴），沿上肢内侧后缘，经肘过腕，进入掌后锐骨端，自掌后内侧直至小指桡侧端（少冲穴），交于手太阳小肠经（图 2-5-9）。

(六) 手太阳小肠经

手太阳小肠经起于小指外侧端(少泽穴),直上过腕部外侧阳谷穴,沿上肢外侧后缘上行,过肘部,出于肩关节后面的肩贞穴,绕行于肩胛部的肩中俞以后,交会于肩上大椎穴,向前经缺盆,深入胸腔,下行至膻中穴处络于心,再沿食管,穿过膈肌,到达胃部,下行,直属于小肠。

分支:从缺盆分出,沿颈部上行到面颊部,至目外眦后,折入耳中。

分支:从面颊部分出,斜向目眶下缘直达鼻根部,至目内眦(睛明穴),交于足太阳膀胱经(图2-5-10)。

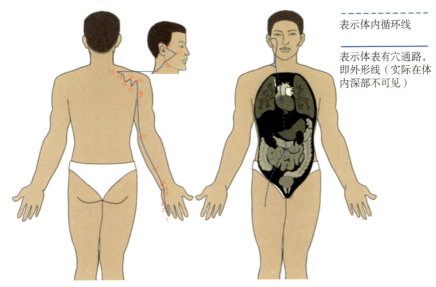

1.少泽　2.前谷　3.后溪　4.腕谷　5.阳谷　6.养老
7.支正　8.小海　9.肩贞　10.臑俞　11.天宗　12.曲垣
13.肩外俞　14.肩中俞　15.天窗　16.天容　17.听宫　18.颧髎

图2-5-10　手太阳小肠经循行图

(七) 足太阳膀胱经

足太阳膀胱经起于目内眦(睛明穴),向上经过额部,直至巅顶,左右交会于头顶部的百会穴。

分支:从头顶部(百会穴)分出,至耳上角部。

直行者:从头顶部分出,向后下行至枕骨处,进入颅腔,络脑,退出后下行到项部(天柱穴),再交会于大椎穴,然后再分左右沿肩胛内侧,脊柱两旁(距背中线一寸五分),到达腰部(肾俞穴),进入脊柱两旁的肌肉(膂),深入腹腔,络肾,属于膀胱。

分支：从腰部分出，沿脊柱两旁下行，穿过臀部，从大腿后侧外缘下行至腘窝中（委中穴）。

分支：从项部分出下行，经肩胛内侧，从附分穴挟脊，沿背中线旁三寸下行，直至髀枢，经大腿后侧至腘窝中与前一支脉会合，然后下行穿过腓肠肌，出走于足外踝后的昆仑穴，在足跟部折向前，经足背外侧缘至足小趾外侧端（至阴穴），交于足少阴肾经（图2-5-11）。

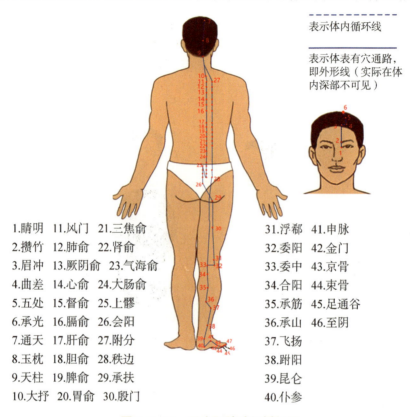

图2-5-11　足太阳膀胱经循行图

（八）足少阴肾经

足少阴肾经起于足小趾端下，斜行于足心（涌泉穴），出于舟骨粗隆之下的然谷穴，沿内踝后，分出进入足跟，向上沿小腿内侧后缘，至腘内侧，直上股内侧后缘，贯通脊椎至尾骨部（长强穴），穿过脊柱，入属于肾，络于膀胱。

直行者：从肾上行，穿过肝和膈肌进入肺中，至俞府穴沿喉咙上达舌根两旁。

分支：从左右股内侧后缘大腿根部分出，向前夹阴部两侧，至下腹部，沿腹部中线两侧（距正中线0.5寸）上行，挟脐，抵胸前部，直到锁骨下（俞府穴）。

分支：从肺中分出，络于心，注于胸中（膻中穴处），交于手厥阴心包经（图2-5-12）。

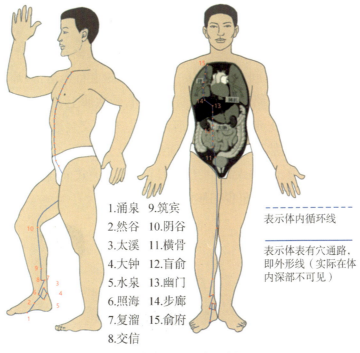

1.涌泉	9.筑宾
2.然谷	10.阴谷
3.太溪	11.横骨
4.大钟	12.肓俞
5.水泉	13.幽门
6.照海	14.步廊
7.复溜	15.俞府
8.交信	

------- 表示体内循环线

——— 表示体表有穴通路，即外形线（实际在体内深部不可见）

图 2-5-12　足少阴肾经循行图

（九）手厥阴心包经

手厥阴心包经起于胸中，出属心包络，从膻中穴处下行，穿过膈肌，依次络于上、中、下三焦。

分支：从胸中分出，浅出胁部，当腋下三寸处（天池穴），向上至腋窝下，沿上肢内侧中线入肘，经腕后内关穴，过腕入掌中心（劳宫穴），沿中指桡侧，出中指桡侧端（中冲穴）。

分支：从掌心（劳宫穴）处分出，沿环指尺侧，直至其指端的关冲穴，交于手少阳三焦经（图2-5-13）。

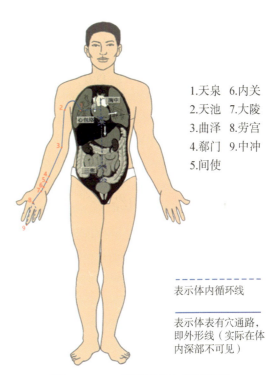

1.天泉	6.内关
2.天池	7.大陵
3.曲泽	8.劳宫
4.郄门	9.中冲
5.间使	

------- 表示体内循环线

——— 表示体表有穴通路，即外形线（实际在体内深部不可见）

图 2-5-13　手厥阴心包经循行图

(十)手少阳三焦经

手少阳三焦经起于环指尺侧端(关冲穴),向上沿环指尺侧至手腕背面外侧(阳池穴),上行于上肢外侧尺骨和桡骨之间,通过肘尖,沿上臂外侧上行至肩部(肩井穴),向前行入缺盆处,布于胸(膻中穴处),散络心包,向下穿过膈肌,依次属上、中、下三焦。

分支:从膻中穴分出,向上走出缺盆,至肩部项后,左右交会于大椎穴,上走项部,沿耳后(翳风穴),直上于耳上角,然后屈曲向下经面颊部,至目眶下。

分支:从耳后翳风穴分出,进入耳中,出走耳前,经上关穴前,在面颊部与前一分支相会合,至目外眦(瞳子髎穴),交于足少阳胆经(图2-5-14)。

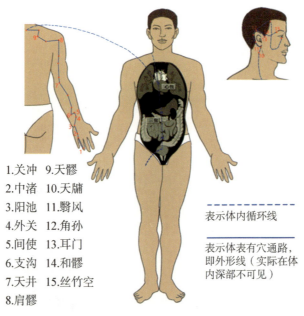

1. 关冲 9. 天髎
2. 中渚 10. 天牖
3. 阳池 11. 翳风
4. 外关 12. 角孙
5. 间使 13. 耳门
6. 支沟 14. 和髎
7. 天井 15. 丝竹空
8. 肩髎

------- 表示体内循环线

——— 表示体表有穴通路,即外形线(实际在体内深部不可见)

图2-5-14 手少阳三焦经循行图

(十一)足少阳胆经

足少阳胆经起于目外眦(瞳子髎穴),向上到达额角部(颔厌穴),再向下到耳后(完骨穴),再折向上行至额部达眉上(阳白穴),然后向后折至耳后风池穴,再沿颈部侧面下行到达肩部(肩井穴),于项后左右交会于大椎穴,交出于手少阳三焦经之后,前行入缺盆。

分支:从耳后完骨穴处分出,经翳风穴进入耳中,再出走耳前,过听宫穴至目外眦后方。

分支:从目外眦分出,下行至下颌部的大迎穴处,同手少阳经分布于面颊部的支脉相会合,复行至目眶下,再向下经过下颌角部(颊车穴),下行到颈部,经颈前人迎穴,与前脉会合于缺盆后,下入胸腔,穿过膈肌,络于肝,直属于胆。沿胁里浅出气街,绕毛际,横向至髋关节的环跳穴处。

直行者:从缺盆分出,下行至腋,过渊腋穴,沿胸侧部(日月穴),经过季肋,下行至环跳穴处与前脉会合,再向下沿大腿外侧、膝关节外缘,行于腓骨前面,直下至腓骨下端,浅出外踝之前,沿足背行出于足第四趾外侧端(窍阴穴)。

分支:从足背(临泣穴)分出,前行出足大趾外侧端,折回穿过爪甲,分布于足大趾爪甲后丛毛处,交于足厥阴肝经(图2-5-15)。

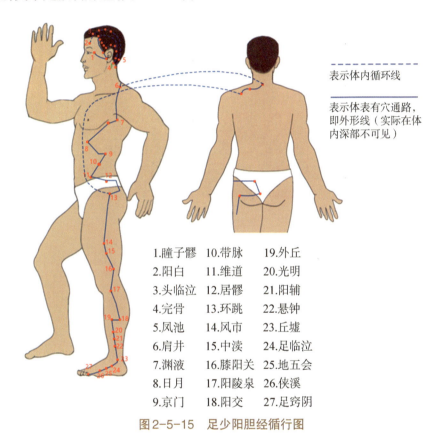

1. 瞳子髎　10. 带脉　　19. 外丘
2. 阳白　　11. 维道　　20. 光明
3. 头临泣　12. 居髎　　21. 阳辅
4. 完骨　　13. 环跳　　22. 悬钟
5. 风池　　14. 风市　　23. 丘墟
6. 肩井　　15. 中渎　　24. 足临泣
7. 渊液　　16. 膝阳关　25. 地五会
8. 日月　　17. 阳陵泉　26. 侠溪
9. 京门　　18. 阳交　　27. 足窍阴

图2-5-15　足少阳胆经循行图

(十二) 足厥阴肝经

足厥阴肝经起于足大趾爪甲后丛毛处,下至足大趾外侧端(大敦穴),沿足背部向上,至内踝前一寸处的中封穴,向上沿胫骨内缘,在内踝上八寸处交出足太阴脾经之后,上行过膝内侧,沿大腿内侧中线进入阴毛中,绕阴器,至少腹。沿腹外侧达十一肋前(章门穴),挟胃两旁,属于肝,络于胆。向上穿过膈肌,分布于胁肋部,沿喉咙之后,向上进入鼻咽部,连接目系,出于额部,直达头顶部,与督脉交会于巅顶(百会穴)。

分支:从目系分出,下行颊里,环绕于口唇之内。

分支:从肝分出,穿过膈肌,向上注入肺中,交于手太阴肺经(图2-5-16)。

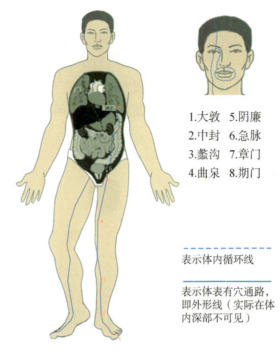

1. 大敦 5. 阴廉
2. 中封 6. 急脉
3. 蠡沟 7. 章门
4. 曲泉 8. 期门

------- 表示体内循环线

——— 表示体表有穴通路，即外形线（实际在体内深部不可见）

图 2-5-16　足厥阴肝经循行图

第三节　奇 经 八 脉

一、奇经的概念与主要生理作用

（一）概念

奇经八脉是督脉、任脉、冲脉、带脉、阴跷脉、阳跷脉、阴维脉、阳维脉的总称，是经络系统中的重要组成部分。因其在循行分布及与内脏的联系上均有别于十二经脉，故称之为"奇经"。奇经八脉（除督脉外）不直接络属五脏六腑，相互之间也没有表里关系。

（二）生理作用

奇经八脉主要具有以下三个方面的生理作用：

1. 密切十二经脉之间的联系　奇经八脉在其循行的过程中，与其他各经交叉衔接，进一步加强了各条经脉之间的相互联系。

2. 调节十二经脉的气血　奇经八脉错综分布和循行于十二经脉之间，当十二经脉的气血旺盛有余时,则流注于奇经八脉,涵蓄以备用。而当生理功能活动需要或十二经脉气血不足时,可由奇经"溢出",渗灌和供应周身组织,予以补充。

3. 与某些脏腑密切相关 奇经与肝、肾等脏及女子胞、脑、髓等奇恒之腑的关系较为密切,其中女子胞、脑、髓则主要由奇经直接联系,相互之间在生理和病理上均有一定的影响。

二、奇经八脉的循行部位与生理功能

(一)督脉

1. 循行部位 督脉起于胞中,下出会阴,沿脊柱里面上行,至项后风府穴处进入颅内,络脑,并由项沿头部正中线,经头顶、额部、鼻部、上唇,到上唇系带(龈交)处。

分支:从脊柱里面分出,进入体内,属肾。

分支:从小腹内部直上,贯脐中央(脐窝),上贯心,到喉部,再向上到下颌部,环绕口唇,向上至两眼下部的中央(图2-5-17)。

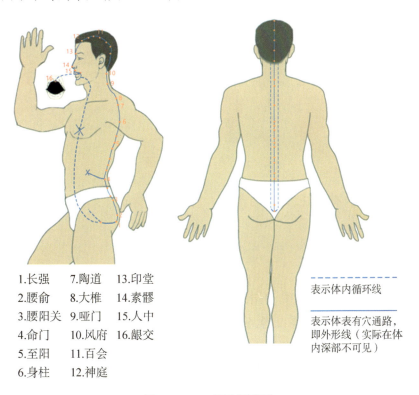

图2-5-17 督脉循行图

2. 基本功能 督,有总督、督管、统率的含义。它的主要功能有:①调节阳经气血;②反映脑、髓和肾的功能;③与男子性功能有关。

(二) 任脉

1. 循行部位 任脉起于胞中,下出会阴,经阴阜,沿腹部和胸部正中线上行,至咽喉,上行至下颌部,环绕口唇,沿面颊,分行至目眶下。

分支:从胞中出,向后与冲脉偕行于脊柱内(图2-5-18)。

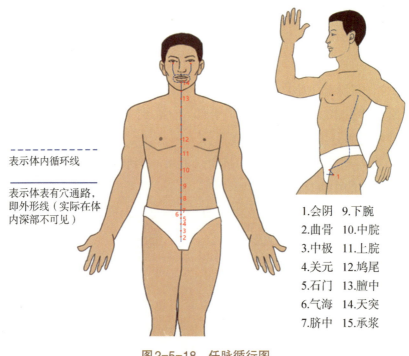

图2-5-18 任脉循行图

2. 基本功能 任,有担任、妊养的含义。它的主要功能有:①调节阴经气血;②"任主胞胎"。

(三) 冲脉

1. 循行部位 冲脉起于胞中,下出会阴后,从气街部起与足少阴经相并,挟脐上行,散布于胸中,再向上行,经喉,环绕口唇,到目眶下。

分支:起于肾,向下从气街部浅出体表,沿大腿内侧进入腘窝,再沿胫骨内缘,下行到足底;又有支脉从内踝后分出,向前斜入足背,进入大足趾。

分支:从胞中出,向后与督脉相通,上行于脊柱内(图2-5-19)。

2. 基本功能 冲,有要冲的含义。它的主要功能有:①调节十二经气血;②"冲为血海"。

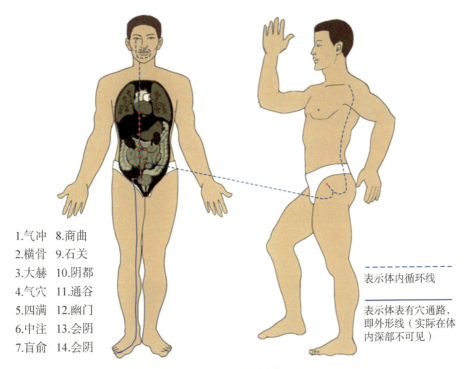

1. 气冲　8. 商曲
2. 横骨　9. 石关
3. 大赫　10. 阴都
4. 气穴　11. 通谷
5. 四满　12. 幽门
6. 中注　13. 会阴
7. 肓俞　14. 会阴

‒ ‒ ‒ 表示体内循环线

—— 表示体表有穴通路，即外形线（实际在体内深部不可见）

图 2-5-19　冲脉循行图

（四）带脉

1. 循行部位　带脉起于季胁，斜向下行到带脉穴，绕身一周。在腹面的带脉下垂到少腹（图 2-5-20）。

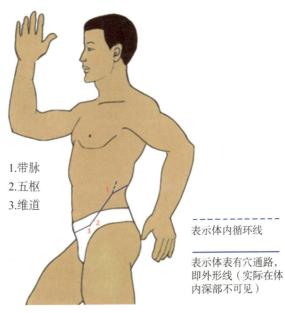

1. 带脉
2. 五枢
3. 维道

‒ ‒ ‒ 表示体内循环线

—— 表示体表有穴通路，即外形线（实际在体内深部不可见）

图 2-5-20　带脉循行图

2. 基本功能 ①约束全身纵行的各条经脉,以调节脉气,使之通畅而不下陷;②主司妇女的带下。

(五) 阴阳跷脉

1. 循行部位 阴跷脉、阳跷脉均起于足踝下。

阴跷脉从内踝下照海穴分出,沿内踝后直上下肢内侧,经前阴,沿腹、胸进入缺盆,出行于人迎穴之前,经鼻旁,到目内眦,与阳跷脉会合(图2-5-21)。

阳跷脉从外踝下申脉穴分出,沿外踝后上行,经腹部,沿胸部后外侧,经肩部、颈外侧,上挟口角,到达目内眦,与手足太阳经、阴跷脉会合,再上行进入发际,向下到达耳后,与足少阳胆经会于项后(图2-5-22)。

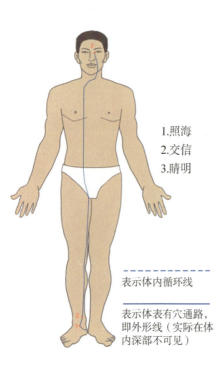

1. 照海
2. 交信
3. 睛明

------表示体内循环线

——表示体表有穴通路,即外形线(实际在体内深部不可见)

图2-5-21 阴跷脉循行图

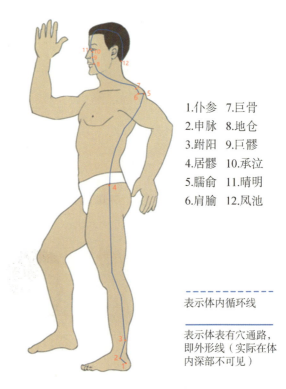

1. 仆参   7. 巨骨
2. 申脉   8. 地仓
3. 跗阳   9. 巨髎
4. 居髎   10. 承泣
5. 臑俞   11. 睛明
6. 肩髃   12. 风池

------表示体内循环线

——表示体表有穴通路,即外形线(实际在体内深部不可见)

图2-5-22 阳跷脉循行图

2. 基本功能 跷,有跷捷轻健的含义。其主要功能有:①主肢节运动;②司眼睑开合。

(六) 阴阳维脉

1. 循行部位 阴维脉起于小腿内侧足三阴经交会之处,沿下肢内侧上行至腹部,与足太阴脾经同行到胁部,与足厥阴肝经相合,然后上行至咽喉,与任脉相会(图2-5-23)。

阳维脉起于外踝下,与足少阳胆经并行,沿下肢外侧向上,经躯干部后外侧,从腋后上肩,经颈部、耳后,前行到额部,分布于头侧及项后,与督脉会合(图2-5-24)。

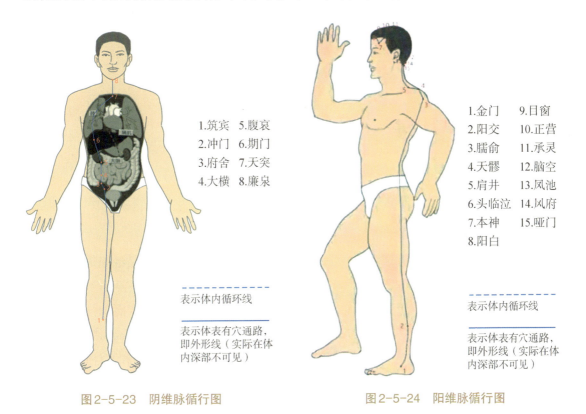

图2-5-23　阴维脉循行图　　　　图2-5-24　阳维脉循行图

2. 基本功能　维,有维系的意思。其主要功能有:①阳维、阴维有维系及联络全身阳经、阴经的作用;②对气血盛衰起调节溢蓄作用。

第四节　经络的生理功能和应用

一、经络的生理功能

（一）沟通表里上下，联系脏腑器官

经络沟通联络全身脏腑组织器官，有以下4种联系途径：

1. 脏腑同外周肢节之间的联系　这主要是通过十二经脉实现的。

2. 脏腑同五官九窍之间的联系　目、耳、鼻、口、舌和前阴、后阴，都是经络循行所经过的部位，而经脉又多内属于脏腑。

3. 脏腑之间的联系　十二经脉中每一条经都分别络属一脏一腑，从而加强了互为表里的一脏一腑之间的联系。有的经脉还联系多个脏腑，有的脏腑则有多条经脉到达。

4. 经络之间的联系　十二正经之间的阴阳表里相接，有一定的衔接和流注次序，并有多处交叉、交会，加上经别、别络的联系，初步形成了一个环状系统。而十二正经又与奇经八脉之间纵横交错，奇经八脉之间亦彼此相互联系，从而使经络成为一个完整的调节系统。

（二）通行全身气血，濡养脏腑组织

机体的各个组织器官均需气血的濡养，才能维持和发挥正常的生理功能，经络作为气血运行的通道，使气血通达全身，发挥其营养脏腑组织器官，抗御外邪，保卫机体的作用。

（三）感应传导信息，调节功能平衡

感应传导，是指经络系统对于针刺或其他刺激信号的感觉传递和通导作用。当发生疾病时，出现气血不和及阴阳偏胜偏衰的证候，即可运用针灸、推拿、气功等治疗方法，通过适当的穴位和运用适量的刺激，激发经络的调节自律作用。

二、经络学说的应用

经络是病邪传播的途径，也是反映内在病变的途径。经络学说可以阐释疾病的病理变化。同时通过分经辨证、按压腧穴，可以指导疾病诊断；通过循经取穴、分经用药指导临床治疗。经络理论有效地指导着中医各科的临床实践，又在实践中得到修正和发展。

第六章 发病

任何病因作用于人均可导致疾病的发生，发病学就是研究疾病发生的原理，即研究机体从健康或亚健康转向疾病的规律和影响因素的理论。

本章重点讨论发病的基本原理。中医学认为，疾病的发生关系到邪正两个方面，病邪入侵是发病的重要条件，正气不足是发病的内部因素，邪胜正负导致疾病的发生。

第一节　发病的概念

发病是指人在一定致病因素的干扰下，正气与邪气相互作用，机体内部或机体与外界环境的平衡失调导致气血阴阳失和，或脏腑经络组织等代谢失常，或形态结构上发生病理改变而出现一系列的临床症状和体征（包含现代医学临床检测的各种异常改变），而偏离正常（即健康）的过程。发病过程是机体处于被邪气侵害与正气反侵害的斗争过程。

第二节　发病机制

疾病发生的机制虽然错综复杂，但从总体而论，主要是正气和邪气两个方面，发病是机体处于邪气损害与正气抗损害之间的斗争过程，正邪相搏是疾病发生、发展过程中最基本的原理。

一、正气不足是疾病发生的内在根据

（一）正气的概念

正气是气血阴阳和脏腑经络等组织结构的功能体现，是人的生理功能的总称。可以定义为正气是人的正常功能活动及所产生的各种维护健康能力的总概括，包括自我调节能力、适应环境能力、防病抗病能力及康复自愈能力。正气的强弱既与气血津液等物质是否充足，脏腑经络等组织器官结构是否完好，功能正常与否密切相关，也受到个体的精神状态、情志活动、认知水平及生活方式等的影响。气血津液是脏腑经络等组织器官功能活动的物质基础，只有气血津液充沛，脏腑经络等组织器官的结构完整、功能正常，人的正气才能充盛。因此，气血津液对正气而言，常具有重要的决定性作用。

（二）正气强弱的表现

人体的正气是否充沛常可从以下几方面的能力中体现出来：①自我调节能力，以适应内外环境的变化，维持阴阳的协调平衡，保持和促进健康；②防御能力，防止病邪侵入；③抗邪能力，疾病发生后驱邪外出；④康复自愈作用，病后或虚弱时自我修复，恢复健康。

（三）正气在发病中的作用

1. 正气不足是病邪侵入和发病的内在根据　中医发病学十分重视人的正气，一般情况下，人的正气旺盛或病邪毒力较弱，则邪气不易侵犯机体，或虽有侵袭，亦不致于发生疾病。如果人的正气偏弱，抗病能力低下，不足以抗御邪气，或病邪之毒力强过正气，则病邪可乘虚而入侵，或干扰机体，使体内正邪矛盾运动发生变化，某些生理活动超出其正常的范围，从而导致机体脏腑组织的功能失调，即正不胜邪而发病。

正气虚弱不外2种情况，一是机体脏腑组织功能活动及对疾病的防御、抗邪和修复（新生）能力低下，二是由于病邪的致病毒力过强，超越了正气的抗御能力，使正气表现为相对虚弱。

2. 正虚的程度与疾病的病程及轻重有一定关系　正气虚弱的程度与发病轻重有一定的关系。一般而言，正气较强的人，其感受病邪后，正气即奋起抗邪，病位较浅，病邪易被驱除，病程较短；而素体正气虚弱的人，往往要病邪侵入到一定程度，正气才能被激发，因此病位常较深，病情较重，病程较长，不易痊愈。但也有些正气旺盛者，感受很重病邪后，邪正抗争十分剧烈，病理反应很是强烈，病情较重。

二、邪气干扰是疾病发生的重要条件

(一) 邪气的概念

邪气包括存在于外界环境之中和自身内部产生的各种具有致病性或损伤正气作用的因素。如外感六淫、疠气;内伤七情、饮食、劳逸;外伤、虫兽伤、药邪、医过等;疾病过程中的病理产物如水湿、痰饮、瘀血和结石等,都属于邪气范畴。

(二) 邪气在发病中的作用

1. 邪气是发病的重要条件　发病学既重视正气,强调正气不足是疾病发生的内在因素,也重视邪气,认为邪气是发病的重要条件。在正气并不虚弱的情况下,若邪气来势迅猛,同样可以使人致病。如外感疫疠,由于邪气过盛,无论老少强弱,触之者即病。因此养生防病既要强调"正气存内,邪不可干",还要注意"避其毒气"。

2. 邪气影响发病的性质、部位、病证、病程和轻重　邪气的性质可以影响疾病的性质,一般来说,感受阳邪易导致阳偏盛而伤阴的实热证;感受阴邪易导致阴偏盛而伤阳的实寒证。邪气因素可以影响疾病的部位,病邪侵犯人体,有在形体官窍者,有在脏腑经络者,病位不同,病证各异。这是由病邪的特点所决定的。此外,邪气与病证也有密切的关系,在临床上,感受不同的病邪,则发生不同的病证。感受痢疾病邪,则发生痢疾;感受疟邪,则发生疟疾。病情的轻重,除受体质因素制约外,也受制于感邪的轻重。一般来说,感邪轻浅者则病轻,感邪深重者则病重。另外,某些邪气还决定了病程的长与短。比如,感受湿邪,一般病程就较长,迁延难愈。

3. 邪气对正气的损害　邪气对正气的损害主要表现在3个方面:其一,导致气血津液的耗损,生理功能异常;其二,造成机体形质损伤,组织器官结构上的异常;其三,改变个体的体质或个性特征。

三、邪正相搏影响疾病的发展和转归

邪正斗争贯穿于疾病的全过程,不仅关系着疾病的发生,而且影响着疾病的发展和转归。邪正斗争的胜负决定疾病的发生、发展和转归。

第七章 病因

病因又称"致病因素""病邪""病原""邪气"和"邪"等。病因理论是中医学理论体系的重要组成部分。它是阐释各种病邪的性质和致病特点、探讨病邪对人体组织结构和生理功能影响的病理性知识。掌握中医病因理论,对临床审证求因、据因施治具有十分重要的意义。

中医探求病因的方法,一是通过观察分析发病前的客观条件来认识病因。二是借"取象比类"方法来推测病因。自然界的风,善行多变,轻扬上行,并能动摇树木。三是"辨证求因",又称"审证求因",是中医学认识病因的主要方法,是以疾病的临床表现为依据,通过收集、分析疾病的症状、体征来推求病因,为治疗用药提供依据。

病因既是辨证的结果,又是论治的依据,它是辨证与论治之间的连接点,其审辨的准确与否,对治疗效果常有举足轻重的作用。因此,正确认识"审证求因"这一中医病因学的研究方法,对于把握中医病因学的精髓大有裨益。

中医的病因是相对的,如风、寒、暑、湿、燥、火和喜、怒、忧、思、悲、恐、惊,在正常情况下不会导致机体发病,因而不属于病因。而在异常的情况下会成为病因使人患病。

病因主要分为四类:一为外感病因,包括六淫和疠气;二为内伤病因,包括七情内伤、饮食损伤、劳逸损伤;三为病理产物形成病因,包括水湿痰饮、瘀血、结石;四为其他病因,包括外伤、药邪、医过等。

第一节 外感病因

外感病因,是指由外而入,包括由表入里,或从口鼻入侵机体,引起疾病的致病因素。由外感病因引起的疾病,称为外感疾病。外感病因主要分为六淫和疠气两种。

一、六淫概念

六气是指风、寒、暑、湿、燥、火(热)等正常的自然界气候变化。

六淫即风、寒、暑、湿、燥、火六种外感病邪的总称。

六气是否成为六淫,关键取决于个体正气的强弱。任何外部的变化,都具有致病和非致病的双重性,而发病与否,取决于邪正相搏。

二、六淫致病的共性特点

(一) 外感性

六淫多由肌表或口鼻侵入机体而致病。初期常见恶风寒、发热、脉浮等表证。表证不解,则邪由表及里,由浅入深。

(二) 季节性

六淫致病常有明显的季节性。如春季多风病,夏季多暑病,长夏多湿病,秋季多燥病,冬季多寒病等。

(三) 地域性

六淫致病常与生活、工作的区域和环境密切相关。一般来说,西北高原地区,地势高而天气寒凉,故多寒病、燥病。东南沿海地区,地势低下而气温偏高,湿度偏大,故多湿病和热病。久居湿地或水上作业之人易患湿病,而高温作业之人易燥热为病。

(四) 相兼性

六淫既可一邪单独致病,如伤风、伤寒、伤暑、伤湿、伤燥等;又可多邪气合而致病,如风寒束表、风热犯肺、湿热中阻等。甚至有三邪相合致病的,如痹证中有风寒湿或风湿热三邪相兼为病。

(五) 转化性

是指六淫致病后在一定条件下,其证候可以发生转化。如感受风寒之邪,初期表现的风寒表证可转变为里热证。这种转化是需要一定条件的,它多与体质有关。一般来说阴虚阳盛体质,感邪后易于化热、化燥;阳虚阴盛体质,感邪后易于化寒、化湿。

三、六淫各自的致病特点

（一）风邪

1. 风邪的概念 风邪是指自然界中具有善动不居、轻扬升发、向上向外的特性，导致人体患病的外邪。

风为春季主气，但其实四季皆有风，风邪则是"六淫"之首。

2. 风邪的性质与致病特点

（1）风为阳邪，其性开泄，易袭阳位　风性善动而不居，其性开泄，具有升发的特性，故为阳邪。易袭阳位，是指风邪易袭人体的上部（头面部）、阳经和肌表等属阳的部位，出现上部及体表症状，常见有头昏头痛、恶风寒、发热等症。

（2）风性善行而数变　善行指风本好动善流，故致病多见病位游移、行无定处。

（3）风性主动　风邪具有善动不居的特性。动即抽搐、动摇之意。感受风邪可出现眩晕、口噤、项强、四肢抽搐、角弓反张等症状，如破伤风即是一例。

（4）风为百病之长　风邪为六淫之中最常见最易中人之邪，且常为其他外邪致病的先导，凡寒、暑、湿、燥、热诸邪，常依附风而侵入人体，如外感风寒、风热、风湿等。因此，古人常把风邪作为外感病邪的代称或总称。

（二）寒邪

1. 寒邪的概念 所谓寒邪，指自然界中导致人体患病后表现出阴冷、凝滞、收引等特性的外邪。

寒为冬季主气，冬季气候寒冷，若不注意防寒保暖，最易感受寒邪。但感受寒邪亦可见于其他季节。淋雨涉水，汗出当风，或其他季节气温骤降，亦能被寒邪所伤。寒邪致病，因其所伤部位不同，有伤寒、中寒之别。寒邪外侵，伤于肌表，郁遏卫阳，称为"伤寒"。寒邪直中于里，伤及脏腑阳气，称为"中寒"。

2. 寒邪的性质和致病特点

（1）寒为阴邪，易伤阳气　寒性属阴。如寒邪束表，卫阳郁遏，表现为恶寒、发热等风寒表证。若寒邪直中于里，伤及脾胃，脾胃阳气受损，则纳运升降失常，出现吐泻清稀，脘腹冷痛等症；肺脾受寒，则宣肃运化失职，表现为咳嗽喘促、痰液清稀或水肿等症。

（2）寒性凝滞　凝滞，即凝结、阻滞不通之意。人体气血津液的运行，全赖阳气的温煦推动。寒邪侵袭人体，阻遏阳气，经脉气血失于阳气温煦，易使气血凝结阻滞，涩滞不通。不通则痛，故疼痛是寒邪致病的重要特征。其痛具有得温则减、遇寒痛甚的特点。

（3）寒主收引　收引，即收缩牵引之意。寒性收引是指寒邪具有收引拘急之特性。

寒邪侵袭人体,可表现出气机收敛、腠理闭塞、经络筋脉收缩而拘挛的症状特点。

(三)湿邪

1. 湿邪的概念 湿邪,有外湿与内湿之分,都有招致人体侵袭。

湿为长夏主气。长夏指夏秋之间。此时在中原一带天之阳热下降,地之湿气上腾,为一年中湿气最盛的时节,湿热熏蒸,人在其中易感受湿邪。此外,淋雨涉水,水上作业,或久居潮湿之地,或长期在潮湿环境中工作,或汗湿浸渍等,均可感受湿邪而为病。脾失健运、水湿内停,亦易招致湿邪为病。湿邪为患,四季均可。湿邪所致的外湿病与脾虚生湿引起的内湿病虽然成因不同,但在发病中常相互影响。湿邪入侵会影响脾的运化而导致湿浊内生。反之,脾虚运化水湿无力,又常诱导外界湿邪的入侵。

2. 湿邪的性质和致病特点

(1)湿为阴邪,易阻遏气机,损伤阳气　湿性类水,属阴,故为阴邪。水湿之邪有赖阳气的蒸腾气化,故湿多必损伤阳气。脾主运化水湿,喜燥而恶湿,对湿邪有着特殊的易感性。因此,湿邪侵袭人体,常先困脾。

湿为有形之邪,侵袭人体后,若留滞于脏腑经络,则易阻滞气机,出现气机升降失常的症状。如湿阻胸膈,气机不畅则胸闷;湿困脾胃,脾胃纳运失职,升降失常,则出现纳谷不香、不思饮食、脘痞腹胀、便溏不爽、小便短涩等症状。

(2)湿性重浊　湿为重浊之邪。"重"即沉重、困着之意。因湿为水,有重量,故湿邪致病,临床症状以沉重为特点,如头身困重、四肢酸楚沉重等。

(3)湿性黏滞　"黏",即黏腻;"滞",即停滞。湿为重浊质黏之邪,故有黏腻停滞的特点。主要表现为两个方面:一是症状的黏滞性,湿病症状多黏滞不爽,如大便黏腻不爽,小便涩滞不畅,妇女带下黏滞,皮肤湿疹流出黏滞分泌物和舌苔黏腻等。二是病程上的缠绵性。

(4)湿性趋下,易袭阴位　湿与水同类,具有向下流注的特点。湿邪伤人,病症表现以下部为多见,如淋浊、带下、泄泻、下痢、下肢水肿等。

除多见下部症状外,湿邪为病初起还可表现出困阻脾胃之象,出现消化功能障碍,所谓湿邪多为"直趋中道",便是此意。

(四)燥邪

1. 燥邪的概念 指自然界中相对湿度低,偏于干燥,致病后使人表现出以干涩、伤津等症状为特点的外邪。

燥为秋季主气。此时天地之气不断收敛,气候干燥。燥邪侵入人体而成外燥病。除见伤津和干涩症状外,在脏腑多见伤及肺、肝、大肠。但因燥与肺气相通,故燥最易伤肺。

2. 燥邪的性质和致病特点

（1）燥性干涩，易伤津液　干，干燥也；涩，涩滞也。燥邪其性干燥，侵犯人体，最易损伤人的津液，出现各种干燥、涩滞不利的症状。

（2）燥易伤肺　燥易伤肺，一是因肺为"娇脏"，喜润而恶燥；二是因肺司呼吸，开窍于鼻，既通天气又外合皮毛，燥邪易自口鼻、皮毛而入，劫伤肺的津液，影响肺的宣发和肃降。

（五）火（热）邪

1. 火邪、热邪的概念　指自然界中具有炎上、耗气伤津、生风动血等特性的外邪。

热为夏季主气。热邪引起的病证，称温热病。在夏至以前发的热病，多称为温热病，夏至以后，立秋之前而发的热病，则称为暑温病。应当指出，在临床上由外感而发的温热病，不只限于夏季，其他季节均可发生。如春天有春温，暑天有暑温，秋天有温燥，冬天有冬温。

2. 火热之邪的性质和致病特点

（1）火（热）为阳邪，其性炎上　寒为阴，热为阳，故热为阳邪。热邪伤人，临床上表现出高热、恶热、面赤、脉洪数等一派热的症状。

（2）火（热）易耗气伤津　热邪在内，一方面迫津外泄，另一方面消灼煎熬阴津，从而耗伤人的阴液，故火邪致病临床表现除热象显著外，往往伴有口渴喜饮、咽干舌燥、小便短赤、大便秘结等津伤液耗的症状。

（3）火（热）易生风动血　热邪易生风、动血，是指火热之邪侵犯机体，肝风内动和血液妄行，易引发各种出血的病证。

（4）火（热）易扰心神　心在五行中属火，火热性躁动，与心相应，故火热之邪入于营血，尤易影响心神，轻者心神不宁而心烦失眠；重者可扰乱心神，出现狂躁不安、神昏谵语等症。

（5）火（热）易致肿疡　挟毒的火热之邪侵入血分，聚于局部，腐肉成脓，可发为肿疡。

（六）暑邪

1. 暑邪的概念　暑邪指暑季导致人体患病后出现炎热燔灼、伤津耗气、烦渴困倦等症状特性的外邪。

夏至以后，历经小暑、大暑，至立秋前，当为夏令。暑邪致病有明显的季节性，独见于夏令。暑邪致病有阴阳之分，炎夏之日，气温过高，或烈日下曝晒过久，或工作场所闷热而引起的暑病，属阳暑；而暑热时节，过食生冷，或贪凉露宿，或冷浴过久所引起的暑病，属阴暑。暑病只有外感，没有内生。

2. 暑邪的性质和致病特点

（1）暑为阳邪，炎热熵灼　暑邪为盛夏火热之气所化，具有酷热之性，属于典型的阳邪。暑邪伤人易使人出现阳热亢盛的一系列症状，如高热、心烦、面赤、烦躁、脉象洪大等，称为伤暑（或暑热）。暑在五行属火，心在五行亦属火，暑邪内通心火。

（2）暑性升散，易伤津耗气　升散，即上升发散之意。升，指暑邪易于上犯头目，内扰心神；散，指暑邪为害，易于发散出汗，使人伤津耗气。

（3）暑多挟湿　夏季气候炎热且常多雨潮湿，故暑多挟湿邪而侵犯人体。内湿素盛之人尤易感受暑邪，而成暑湿之证。其临床特征，除发热、烦渴等暑热症外，常兼见四肢困倦、胸闷泛恶、大便溏泄、小便短赤、舌苔厚腻等湿阻症状。

第二节　内伤病因

内伤病因泛指人的情感或行为等不循常度，超过人自身的调节能力，伤及脏腑等的致病因素。因其病因缘于自身，又因发病每每由内而外，故称内伤，以与外感病因相对而言。内伤病因包括七情内伤、饮食损伤、劳逸损伤。

一、七情内伤

（一）七情内伤概念

七情，是指人的喜、怒、忧、思、悲、恐、惊等情志变化，是机体对外界刺激的正常反应。适度的反应，为人之常性，属生理范畴。突然、剧烈的或过于持久的外界刺激，超过了人的自我调节能力，则机体气机紊乱，脏腑损伤，导致疾病发生，称为七情内伤。

（二）七情内伤致病特点

1. 损伤内脏，心为主导　七情内伤有时可直接伤及内脏。不同的情志刺激所伤的脏器有所不同。如怒伤肝：大怒恚怒，可引起肝气上逆、肝阳上亢或肝火上炎，耗伤肝的阴血。喜伤心：狂欢过喜可使心气涣散，神不守舍。心藏神，心神散荡，喜笑不休则伤心。忧（悲）伤肺：过度忧伤悲哀，可以耗伤肺气。恐伤肾：恐惧过度，可以耗伤肾的精气。思伤脾：思虑过度，可使气机郁结，脾失健运。惊伤心胆：大惊可以伤及心神或累及胆。心为君主之官，神明出焉，胆为中正之官，决断出焉。心气安逸，胆气不怯，则能决断思虑。心为五脏六腑之大主,神之所舍,心在人的精神情志活动中起着主宰作用。

2. 为病众多,气病为先 七情内伤最易导致脏腑气机逆乱的病理变化。气机,指气的运动,其形式有升、降、出、入等。各种病因作用于机体,皆可影响脏腑气机。其中,尤以七情干扰为显。怒则气上,喜则气缓,悲则气消,恐则气下,思则气结,惊则气乱。

怒则气上:是指大怒,导致肝气上逆,血随气逆,并走于上。临床轻则面红目赤,烦躁失眠,重则面部青筋怒张,两目圆突,血壅于上,甚则因此而血不能藏,出现呕血、咯血,乃至突然跌仆,昏迷不省人事等重症。怒则气上,还可因气火冲逆于上而导致肝阳上亢、肝火上炎;亦可因肝气横逆,犯及脾胃,出现肝脾不调、肝胃不和等证;肝郁化火,气火上逆,又可导致肝火犯肺等病理表现。

喜则气缓:正常状态下,喜能使气行和缓而平稳,情舒志达,荣卫通利。但若暴喜狂喜,又可使心气涣散,出现精神不集中,甚则神不守舍,失神狂乱等症状。

悲则气消:过度悲忧,可使肺气抑郁,意志消沉,表现出肺气耗伤。临床见心情沉重、闷闷不乐、精神不振、胸闷、气短、神疲乏力等症状。

恐则气下:恐惧过度,可致气趋于下的表现,临床见面色苍白、头昏,甚则昏厥等症状;亦可使肾气下陷不固,出现二便失禁,或男子遗精早泄,孕妇流产等症状;恐伤肾精,还可见骨酸痿厥等症。

惊则气乱:是指突然受惊,使心气紊乱,以致心无所倚,神无所归,虑无所定,惊慌失措,心悸心慌等表现。

思则气结:是指思虑劳神过度,导致气机郁结,伤神损脾的表现。临床见纳呆、脘腹胀满、便溏等症状。思虑劳神太过,不但可影响脾胃运化,也可耗伤心血,导致心血暗耗,从而出现心悸、失眠、健忘等症,两者相合,即常见的因思虑所致的"心脾两虚"证。

不同的情志刺激,均有其自身的致病特点,但同样遭遇情志刺激,是否导致疾病发生,致病后是否容易康复等,还与个人因素密切相关。

3. 情志波动,加重病情 一般来说,良性的或积极的情志变化有利于疾病的恢复;而劣性的或消极的情志变化则能加重病情,或疾病过程中因剧烈的情绪波动使病情急剧恶化。

二、饮食损伤

(一) 饮食损伤概念

饮食损伤,是指饮食不当而导致的机体损伤。饮食损伤主要有饮食不节,饮食不洁,饮食偏嗜等内容,属内伤杂病之一。

（二）饮食损伤形成原因

1. 饮食不节　进食应定时，食量要适度，不宜过饥，亦不能过饱。暴饮暴食和饥而不食，或长期过量进食和摄食不足等，均可导致疾病的发生。定时进食，食以七八分饱即可。

过饥，是指平素饮食明显低于本人适度的饮食量，多见于因故缺乏食源、因病进食障碍或不恰当的控制食物等原因。由于摄食不足，缺乏必需的营养，气血化源不足，因而气血衰少，脏腑功能减退。

过饱，是指暴饮暴食，超过本人适度的饮食量。过饱可损伤脾胃。急性伤食，多见脘腹胀满、腹痛、胸膈痞闷、嗳腐泛酸、恶食、吐泻等症。甚则可突然气逆上壅，厥逆昏迷，口不能言，肢不能举，称为"食中"或"食厥"。食滞日久，可郁而化热，又可聚湿生痰，变生它证。婴幼儿脾胃功能尚未健全，较成人更易伤食致病。此外，在疾病初愈阶段，脾胃尚虚，若饮食过量，或食入不易消化之品，可引起疾病复发，称为"食复"。

2. 饮食不洁　是指食用了不清洁，或陈腐变质，或有毒的食物，导致疾病的发生。饮食不洁可引起多种胃肠道的功能性疾病，出现腹痛、吐泻、肠胃功能紊乱等；也可引起胃肠道传染病。

3. 饮食偏嗜　人的生长发育和功能活动需要各种不同的营养成分，因此，饮食要适当调节，食谱宜广，注意食品的多样化，谷、果、肉、蔬不应有所偏嗜。

（1）**寒热偏嗜**　饮食的寒热一般指食品性质的寒性或热性，也包括饮食温度的热与冷。饮食物寒热应适中，少食辛热，慎食生冷。

（2）**五味偏嗜**　五味即酸、苦、甘、辛、咸五种食味。若较长期偏嗜其中某一食味，可使所喜入的脏腑功能偏盛，久而损伤内脏，发生病变。

（3）**肥甘厚味偏嗜**　肥，指肥腻之味。甘，指甜腻之物。肥甘厚味偏嗜，可以产生脘腹胀满，或发生疔疮、消渴、中风等病。

（4）**饮酒过度**　酒为水谷之精，其性热而有毒。少饮可宣通血脉，舒筋活络。但过饮，则可使人致病。烈酒之气可损伤脾胃，酿成内湿、内热，或湿热内盛。饮酒过多可致急性酒毒涌发之证，亦可致慢性酒毒内攻之证。

（5）**异物偏嗜**　是指偏食不可食用之品。

三、劳逸损伤

（一）劳逸损伤概念

劳逸损伤，是指过劳、过逸造成的疾病。因此，过劳过逸也是重要的致病因素。

疲、劳两字为同义字。《汉语大词典》释疲劳一词包括三方面的含义：①劳苦困乏；②因运动过度或刺激过度,细胞、组织或器官的功能或反应能力减弱,如听觉疲劳、肌肉疲劳;③因外力过强或作用时间过久而不能继续起正常的反应,如弹性疲劳、磁性疲劳。《辞海》对疲劳有两种解释:①持久或过度劳累后造成的身体不适和工作效率减退。②为力学名词。《现代医学百科辞典》对疲劳的解释:疲乏,即疲劳,包括病理性疲乏和生理性疲乏。病理性疲乏指的是由于疾病原因出现的。

(二)劳逸损伤分类及致病特点

1. 劳伤 指过度劳累而伤及机体。它有许多表现形式。其中,普遍受到重视的主要包括劳力过度、劳神过度和房劳过度三个方面。

(1) 劳力过度 主要指体力劳动负担过重(包括剧烈运动),时间过长,得不到应有的休息,积劳成疾。劳力过度,耗损人的精气,外损形体,内伤脏腑。劳力太过易损及肌肉筋骨等,脾主四肢和肌肉,肝主筋,故劳力大过,易内伤脾、肝等脏,初则全身酸楚、困倦;久则形体消瘦、神疲体倦、气短、自汗、胃纳减少,或有所劳倦则发热,久立或久行可见腰膝筋骨酸软等各种虚劳病证。

(2) 劳神过度 主要指长期从事紧张的脑力劳动,也包括持续的情绪波动,或遭受重大精神创伤后情绪低落。长期思考用脑过度,思虑不已,或情绪波动,或失意挫折,此皆损伤心脾,耗伤肝血。心主血藏神,肝藏血,脾主运化,故思虑劳神过度,可使心血暗耗,肝阴受损,脾失健运,气血化生不足,出现心悸、心烦、失眠、多梦、头晕、健忘、纳呆、腹胀等症,或兼见呕吐、泄泻等。久则血气日消,肌肉消瘦,神疲,四肢无力等。

(3) 房劳过度 房劳主要指房事不节,即男女性生活过于频繁,或手淫、早婚、多育等,均可劫夺肾精而有碍健康。肾主藏精而为先天之本、生命之根。若恣性纵欲,房劳无度,必然耗伤肾精,损伤元气,甚至可出现未老先衰之象。就临床表现而言,房劳太过多见腰膝酸软、眩晕耳鸣、遗精滑泄、梦交带下,甚者出现骨蒸潮热、肌肉消瘦等症,发为虚劳。此外,房室不节,阳事被伤,亦可致阳痿早泄等病证。

2. 逸伤 是指过度安逸致病,即既无适当劳作,又不参加体育锻炼,过度安逸,或好逸恶劳,久则致病。逸伤包括体逸太过和神逸太过。

(1) 体逸太过 长期安闲不劳作、不运动,或多静少动,缺乏户外活动,使气血运行迟缓,脾胃功能呆滞,脏腑脆弱,正气不足,抵抗力下降,容易招致邪气侵入机体而发生疾病。

(2) 神逸太过 指长期不用脑、不善思而言。神逸与体逸,既有区别,又有联系,有时尚可同时存在。长期安闲,饱食终日,无所用心,则神无所用,不用则废,表现为表情淡漠,精神不振,饮少乏味,体倦无力等。或因病长期卧床,无所事事,或不能正确认识疾病,丧失信心,自暴自弃,也会使精神委靡,神识呆滞,思维迟钝。人之神思,常运则灵。若长期心神不用,贪图安逸,必致神机不灵,心脑不健。

第三节 病理产物形成的病因

疾病,是由致病因素所引起的一种复杂而有特定表现形式的病理过程及结果。在这个复杂的病理过程中,每一阶段都有其特有的病理变化和临床表现。水湿痰饮、瘀血、结石等就是在疾病过程中由脏腑功能失调而形成的病理产物。就整个过程而言,水湿痰饮、瘀血、结石相对于前一个病理阶段是病理产物,而对于后一阶段则可以成为新的致病因素,即由病理产物滞留体内而引起各种新的病理变化,导致新的病证。

一、水湿痰饮

(一)水湿痰饮概念

水湿痰饮是人体水液代谢障碍所形成的病理产物,是继发性病因之一。水,外指水溢肌肤的水肿,内指水液潴留。湿,多指脾失健运,水液输布迟呆,故常称湿浊内阻。

痰的概念亦有广义和狭义之分。狭义之痰,是指肺及呼吸道的分泌液,可咳咯而出,或呕恶而出的黏性液体。此痰有形质可见,在喉中闻之有声,故常被称为"有形之痰",亦有人称为"外痰"。广义的痰泛指由于机体气机郁滞或阳气衰微,不能正常运行津液,使体内津液代谢障碍,停留积聚,蕴结而成的无形可见且变幻多端的痰。

(二)水湿痰饮形成原因

痰饮多由外感六淫、疠气、内伤七情、饮食、劳逸伤等原因,导致五脏及三焦等脏腑功能失常,水液代谢障碍、水津停滞而形成病理产物。痰饮的形成,主要与肺、脾、肾、肝、三焦、膀胱等脏腑功能失调有关。

1. 饮食不节 饮食不节或恣食肥甘等,皆能损伤脾胃,使脾失健运,胃失和降,水湿不化,变生痰浊。嗜酒之人,湿热内蕴,脾胃受损,亦可郁结成痰。

2. 七情内伤 忧思、郁怒、惊恐、喜乐无度等情志所伤,皆可引起气机紊乱,经络阻滞,营卫痞阻,水湿停蓄而为痰浊。尤以情志不舒,肝气乘脾,脾失运化,湿聚成痰者,最为多见。

3. 外感六淫 六淫之邪外袭,如风寒外束,肺气失宣;或感受燥邪,损伤肺津;或湿邪碍脾,水湿不化;或火热薰灼,津液凝结等,都能导致痰湿内生。因于寒者,痰质清稀,量多易咳；感受燥邪及火热之邪者，由于水津受损，故痰质胶黏，量少难咳。若兼有脉络受损者，还可见痰中带有血丝。

4. 脏腑功能失调 中医学在认识脏腑与痰湿发病的关系上，比较重视肺、脾、肾、肝、三焦和膀胱。肺主一身之气，通调水道，若肺失宣降，治节无权，津液停聚，则为痰浊。脾主运化，脾气虚弱，或脾胃失和，运化无权，水津失布，则聚而为痰。肾为阴阳之根，主司水液代谢，肾阳不足，气化不利，水液内停，亦可生痰。所谓五脏之病，虽俱能生痰，然皆因于脾肾。

（三）水湿痰饮致病特点

1. 随气流行，无处不到 水湿痰饮致病的特点之一是随气流行，无处不到，无处不害，内则五脏六腑，外则四肢百骸。水湿痰饮于何处停着，何处就气机流行不畅。

2. 变幻多端，错综复杂 湿病难治和痰多怪症，都反映了水湿痰饮致病变幻多端，错综复杂的特点。

水湿致病，实因患者体质有阳虚和阴虚之别，可从寒化或热化。因用药失误，或恣用寒凉，或恣用辛热，也可从寒化或从热化。病程较长者，甚可化燥伤阴而出现热象，或湿胜阳微而表现为寒象。

痰饮为患，更是变幻多端，而痰病之变尤多。痰之所以变幻多端，病情错综复杂，主要与痰的形成原因不同有关。不同的成因导致不同的临床病症。

痰病众多，且多怪症。故古代医家曾有"百病多由痰作祟""怪病多痰"之论述。

3. 病势缠绵，病程较长 水湿痰饮皆由体内津液积聚而成，因具有重浊黏腻之性，故致病表现为病势缠绵，病程较长的特点。水湿痰饮之所以产生，多因人之阴阳气血有所不足，再由外邪诱发，或复因内伤加剧。水湿痰饮之体，每因正虚祛邪之力已弱，水湿痰饮不易速去，尤其是在脏腑气化功能失常之后，水湿痰饮更易留着不去。

4. 阻滞气血流通，妨碍脏腑功能 水湿痰饮皆津液所化，均与水同类，为有形之邪。留于体内，必然阻滞气机，故易见胸闷、脘痞、腹胀等，且易与血结而痰瘀并见。若水湿痰饮在经脉则成瘰疬、痰核；在络脉则见麻木不仁；在肺，则妨碍呼吸，发为咳喘、满闷；在心则痹阻心脉，不通则痛，或者蒙蔽心窍，而神识不清。

5. 蒙蔽清窍，扰乱神明 痰浊内扰，蒙蔽清阳，清阳不升，可见头昏目眩、精神不振；痰郁化火，痰火扰心，还可见神昏、谵语、发狂等证。

综上所述，水湿痰饮致病比一般的外感六淫、内伤七情更为复杂，故在治疗用药时必须注意到这一点，否则，用药兵寡将少，难以奏效。

二、瘀血

(一)瘀血概念

瘀,有瘀积、瘀滞的意思。瘀血,是体内血液停滞形成的病理产物。瘀血,在古代文献中,又有凝血、蓄血、恶血、血丕血、死血、蓄血、积血等不同名称。

瘀血形成之后,可阻滞气血,影响脏腑之功能,并导致各种新的病证。与水湿痰饮一样,瘀血属于病因学范畴。

(二)瘀血形成原因

瘀血的形成,主要有两个方面:一是由于内外伤或其他原因引起出血,离经之血积存体内,形成瘀血;二是外感六淫、疠气、内伤七情、饮食、劳倦、久病、年老等,导致气虚、气滞、血寒、血热,进一步引起血行不畅凝滞而成瘀血。

1. 气虚致瘀 气有推动血行之功,故气为血帅,气行则血行。气虚不足以推动血行,则血必有瘀。导致气虚的原因很多,如先天不足、后天失养,或饮食损伤脾胃,或劳逸伤,或久病,或年老体衰等。

2. 气滞致瘀 气滞的原因,主要有七情内郁、痰湿、食积等。外邪闭阻,情志郁结,可造成气机阻滞,影响血液正常运行。血液迟滞不畅,则停蓄成瘀。

3. 血寒致瘀 寒为阴邪,具有凝滞收引之性。血得温则行,遇寒则凝。外感寒邪或阴寒内盛,一方面阳气受损,失去温煦推动之功,致血运不畅而成瘀血;另一方面,又因感寒之后,血脉蜷缩拘急,促进或加重瘀血。即所谓"血遇寒则凝"。

4. 血热致瘀 血热致瘀一是外感温热或脏腑火郁内发,热结在里,邪热深入,煎熬血液,凝滞成瘀。二是血热妄行,灼伤脉络而致血液离经,离经之血未吸收,又未消散者,即为瘀血。

5. 津亏致瘀 血的正常运行,除赖气的推动,尚需津液运载。血犹舟也,津液水也,水津充沛,舟自能行。

6. 内外伤致瘀 内外伤直接损伤脉道,以致血行不畅,或造成血离经脉积存体内而形成瘀血,如各种外伤(如跌仆、金刃、虫兽所伤)、负重过度等,或外伤肌肤,或内伤脏腑,使血离经脉,停留体内,不能及时消散或排出体外,或血液运行不畅,从而形成瘀血。凡离经之血,因病者未能吐出衄出者,皆可视为内伤致瘀。

另外,瘀血、痰浊都是疾病过程中形成的病理产物,两者成因不同,但形成之后,往往相互影响,既可因瘀致痰,亦可因痰致瘀。因痰致瘀者,其基本病机仍为阻滞,或因阻滞气机影响血运,或因直接阻滞脉络。

（三）瘀血致病特点

瘀血形成以后，势必会影响全身或局部的气血运行，产生疼痛、出血，或经脉瘀塞不通，或脏腑出现癥积，在体表可见瘀肿或肿疡，以及瘀血不去、新血不生等其他症状。

1. **疼痛** 多表现为刺痛，痛处固定不移，拒按，入夜尤甚。气滞致瘀血者，则多兼有胀痛或闷痛。

2. **肿块** 肿块固定不移，质地坚实。外伤肌肤者，可见青紫肿胀。瘀积体内者，久聚不散，可成癥积痞块，扪之可及。

3. **出血** 瘀血积存体内，影响气血正常运行，以至血不循经而出血。血色多紫黯，或伴有血块。但新出之血，未在体内停留，亦可为鲜血。

4. **发绀** 唇甲青紫，舌质紫黯，或有瘀点瘀斑，或舌下静脉曲张，久瘀可见面色黧黑或肌肤甲错，或皮肤出现蜘蛛痣，或腹壁青筋暴露。

5. **结代涩脉** 多见细涩、沉弦或结代脉。

第四节 其他病因

中医学中，导致疾病发生的原因，除外感病因、内伤病因和病理病因之外，还有以下几大类：①外源性损伤，或称意外性损伤，包括外伤、中毒、环境毒邪等病因；②医源性病因，包括药邪、毒邪、医过、针害等因素；③先天性因素，胎传与遗传等，上述因素皆能损伤肌肤筋骨和脏腑气血，形成各种病证。本节主要介绍药邪和医过。

一、药邪

药邪，是指因药物加工、使用不当而引起疾病发生的一类致病因素。药邪导致的疾病称为药源性疾病。任何药物均有二重性。有毒药物过量或误服必可致病；无毒药物，久服也多有偏性，故均不可过量。

（一）药邪形成原因

1. **药物自身所致的毒性反应** 药物自身有毒，这在植物类、动物类和矿物类中普遍存在。例如：植物类药物乌头，性味辛热，有大毒，依法炮制后才能入药；若煎煮不透，即使一般剂量，亦足以引起中毒。

2. 药不对证所致的不良反应　无论是攻下药,抑或是补益药,使用时必须辨识它们的适应证。治得其法,对证下药,方不致犯偏胜偏损、虚虚实实之戒。对于那些虽虚而湿热之邪留滞者,虽损而脾胃之气闭塞者,虽为热病后期而余邪未尽者,虽为妇人产后而恶露尚存者,均须注意有"虚不受补"之可能。若一见虚象,不辨病由,恣意投补,必有大害。

(二) 药邪致病特点

1. 多表现为中毒症状　误服或过服有毒药物,临床上多表现为中毒症状,其轻重与药物成分、剂量有关。轻者表现为头晕心悸,恶心呕吐,腹痛腹泻,舌麻等症状;重者可表现为全身肌肉颤动,烦躁不安,黄疸,发绀,出血,昏迷乃至死亡。

2. 发病急骤,病势危重　服用毒性大的药物往往引起急性中毒,发病急骤,病势危重,若不及时救治,病情迅速恶化,对重要脏腑造成损害,甚至导致死亡。

3. 加重病情,变生它疾　药物使用不当,会助邪伤正,一方面使原有病情加重,另一方面还会引起新的疾病,如妇女妊娠用药不当会引起流产、畸胎或死胎等。

二、医过

医过,也称医源性致病因素,是指由于医生过失而导致疾病加重或变生它疾的一类致病因素。

(一) 医过形成原因

1. 语言不妥　医生讲话不注意场合,不掂量分寸,不考虑对象的接受能力,或言语粗鲁,出言不逊,或泄露了本应为患者保密的内容,或告知了本不该让患者知道的病情,从而使患者产生反感,出现抵触情绪,或致患者思想负担过重,由此加重病情,或变生它病。

2. 文字潦草　医生所开处方书写潦草,或用字不规范,或好用冷僻的中药别名,使配药人员难以辨认,难以理解,以致贻误危重患者的治疗时机,或搞错药物,并由此而加重患者病情,甚至变生它疾,造成严重的不良后果。

3. 误治失治　医生临床辨证不正确或不及时,导致治疗用药的错误,以致延误病情,或增添新疾。如将虚证错判为实证,误用大量泻实之品;或将实证错判为虚证,误用众多补虚之药;如此而使虚者更虚,实者更实,必使患者病情轻者变重,重者生危。

4. 操作不当　医生在诊治患者过程中粗心大意,动作粗野,往往会造成医疗差错或事故。如胸背部针刺不当,可致气胸;推拿用力过猛,可造成骨折。《素问·宝命全形论》在论及针刺治疗时,要求医生专心致志,并喻之为"如临深渊,手如握虎",这样才是称职的医生。

(二)医过致病特点

不同的医过方式可造成不同的病证。语言不妥与七情内伤的致病特点相近。文字潦草、误治与药邪造成损害类同。操作不当与外伤的致病特点相似,这些均可参照相关章节。但特殊情况又当别论。

第三篇 中医芳香疗法科学基础

第一章
芳香疗法的嗅觉科学基础

一、嗅觉的传导途径及其作用

气味通过吸气进入鼻孔内的嗅觉上皮细胞。这个部分由上部鼻腔的顶部和两侧的两个小的特有的组织构成,包括至少2000万个神经末梢。每个神经细胞拥有至少10根小绒毛,称为"纤毛"。这些纤毛布满了特定的凹点和接受器,对具体的气味,比如柑橘属气味、花香、麝香等产生反应。这些接受器高度敏感,能够察觉超过1000种不同的微量浓度的气味(图3-1-1)。

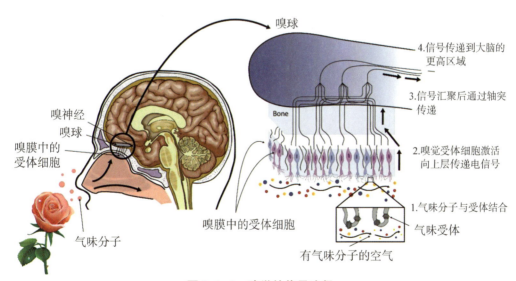

图3-1-1 嗅觉的传导途径

气味进入鼻腔后成为一份神经信息,通过嗅球后再被增强,经嗅径传输至大脑边缘系统(图3-1-2)。大脑边缘系统是大脑最老的部分,是我们本能和记忆储存的地方。大脑边缘系统最恰当地被描述为个体的情感、性爱和精神存在的"生理核心"。这个系统紧挨

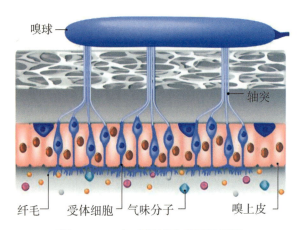

图3-1-2　气味通过嗅球后被增强

下丘脑,产生强大的影响,但我们对这种影响还知之甚少。下丘脑控制身体的大部分复杂的激素和化学反应,同时控制自主神经系统(也就是控制我们无意识"或潜意识"的活动,例如感受、呼吸、出汗、颤抖、消化、视觉等)。

二、个体对气味的反应

当个体察觉到气味即是反应。

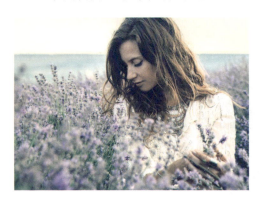

识别是下一个阶段,就如判断一个气味是否迷人一样简单。当然识别也可以更加复杂:它可能使人联想到一些东西,比如食品或回忆。

应对是对身体的影响,可以刺激饥饿,放松或者联想到某事物的画面。

下丘脑也扮演着情绪调节器的作用,可以减轻抑郁和焦虑。这意味着吸入精油可以产生直接有效的情绪反应。

三、芳香疗法的作用

(一) 直接作用

在芳香疗法治疗或家居自用,精油也能对身心产生直接和有效的影响。这些多方面的影响包括:①放松;②刺激;③镇静;④聚焦和集中注意力;⑤舒适;⑥消除恐惧;⑦缓解疼痛。

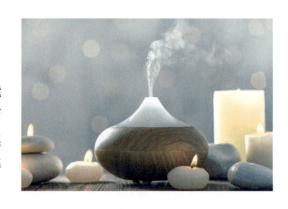

（二）间接作用

芳香疗法可以间接对以下方面产生积极的影响：①体温；②化学组成；③睡眠模式；④释放激素（影响生长、性和新陈代谢）；⑤饥饿感与消化情况；⑥心率、呼吸频率、血压。

四、气味对身体疗愈过程的影响

（一）疗愈研究

目前有很多的基础研究和临床研究均致力于研究不同芳香分子对身体和精神（包括愈合过程）的作用与影响。通过对嗅吸精油后观察个案的反应中，生理变化是最多的，包括变得放松、感到困意、疼痛感减少、力量增加、幸福感更强、焦虑减少、感觉身体更强壮、心情变得更加平静。

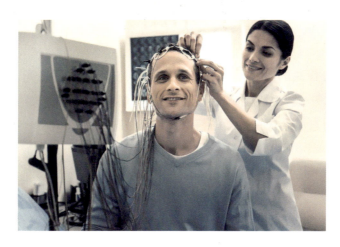

（二）研究项目的实例

1. 20世纪60年代的研究项目　1962年，蒙克里夫用EEG（脑电图）描记器测量α和β脑电波模型，证明了对某种气味的产生反应时，α波增强，说明了机体达到了放松的效果。1979年，约翰·斯蒂尔使用一个"大脑镜"测试大脑对气味的节奏模式。在焦虑时，"精神的喋喋不休"非常常见，他证明了某些油可以使大脑平静下来。

2. 20世纪70年代的研究项目　整个20世纪70年代，日本东邦大学的托丽教授使用一种脑电波机器证明某些油可以恢复人的"内心平衡"。这对于遭受嗜睡症和过度亢奋以及极度焦躁倾向的患者，有积极影响。

3. 20世纪80年代以后的研究项目　独立实验对比监测的结果表明，当芳香疗法用于治疗关节炎疼痛、头痛、失眠和激动行为时，可以产生显著效果；当芳香疗法用于治疗抑郁症和嗜睡时,同样也显示出积极的结果;也许这其中最引人注目的是,阿尔茨海默病患者在芳香疗法治疗后更加平静,攻击性更低,更少发生认知混淆的情况。

目前研究结果表明,精油在治疗与压力有关的健康问题方面具有很大的益处。精油的使用(特别是当与整体按摩结合使用时)可以让症状在生理和精神交织的条件下产生显著的效果。对精油从科学层面了解,对精油作出完整的化学反应和生理过程之前,应该明智地依靠其具体实际情况进行初级保健。芳香疗法是一种有效的并且能令人愉快的疗法,应该补充而不是取代传统医学。

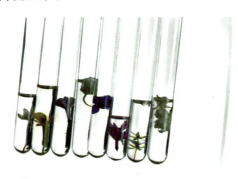

需要注意,芳香疗法的研究是广泛的,既有不同复杂程度的研究,又有不同机构组织进行的研究。因此,建议大家应该通过官方渠道确认最新的研究,而不是依赖曾经或现有的数据和资料,因为它们会很快被新的科学发现和数据取代。

第二章
芳香化学

第一节 芳香化学基础

一、芳香化学定义

原子是构成物质的最小单位。芳香化学是碳原子的科学。自然界中原子不单独存在,而是与其他原子互相结合成分子。相同原子组成元素;不同原子组成化合物。

芳香分子是以碳(C)原子为主要架构的化学分子,以C原子为骨干的芳香分子,含C分子量越多就越重,越不易挥发或变质。

化学键——单键和(或)双键,原子和原子分享电子而形成。

二、精油的芳香分子构架

(1) 植物在光合作用下会发生一连串的化学反应产生"次生代谢物",即是精油的前身。
(2) 精油分子的前身为异戊二烯(5个C),基础的精油分子为两个异戊二烯组成(10个C)。
(3) 最基础的精油结构即为单萜烯类(分子链是10个C连接的骨干)。
(4) 植物精油两大通路为:萜烯通路与苯基丙烷通路。

三、官能基

(1) 官能基又称官能团,是决定有机化学分子性状的原子或原子团。
(2) 不同的官能基组合成不同的精油分子,作用也就不一。
(3) 即便是相同分子结构,但官能基的位置不同,也会造成芳香分子的气味以及疗效不同。

(4) 芳香分子常见的官能基：烃基、含氧官能团羟基、羰基等。

四、萜烯类化合物

(1) 通式为$(C_5H_8)n$的链状或环状烯烃类。
(2) 作为基础与不同的官能基结合，衍生出醇类、酮类、醛类、酯类等化合物。
(3) 在自然界分布很广，具有香气，比水轻，不溶或微溶于水，易溶于乙醇，易氧化。

五、芳香族化合物

(1) 含苯环(C_6H_6)，气味浓烈，结构稳定。
(2) 作用强效，容易刺激皮肤。
(3) 包括酚类、醚类、苯基酯、芳香醛等。

第二节 芳香化学分类

一、单萜烯

单萜烯为不饱和碳氢化合物，具有10个碳原子，碳原子间带一个或一个以上的双键。

单萜烯是各种精油组成中最常见的结构，不具有亲水性。单萜烯类的精油分子挥发度高，通常具有高比例单萜烯成分的精油属于高音的精油，因此单萜烯类往往是整个配方中优先闻到的气味。

单萜烯的身体功效：帮助消化调节，黏液分泌，止痛抗风湿，也可用于惊吓。

单萜烯的心理功效：强化一个人的精神结构与坚忍不拔之力量，增进活力。

注意事项：单萜烯不会刺激皮肤，氧化后可能会引发皮肤过敏。

（一）松油烯

代表精油：欧洲赤松、杜松、丝柏、欧洲冷杉、胶冷杉。松油烯分子结构见图3-2-1。

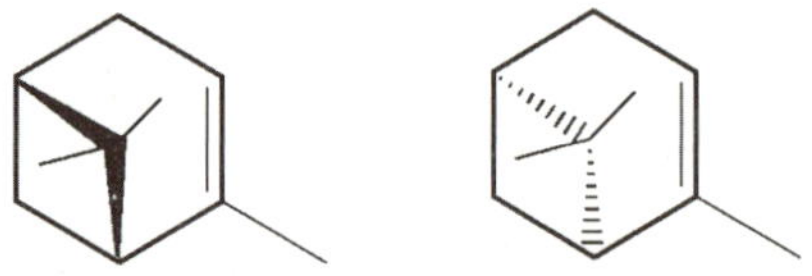

1. **独特气味**　松油烯具有松节油之气味。
2. **功效**　①激励可的松物质、肾上腺素与正肾上腺素；②对于皮肤及黏膜组织具有干化的效果；

(−)-α松萜　　　(+)-α松萜

图3-2-1　松油烯分子结构

③具有很好的化解消除黏液及清除阻塞状况的效果。

从上列代表精油可以发现它们经常被应用在呼吸系统疾病的治疗或保养,且化痰及抗鼻黏膜炎的效果也都相当卓越。

(二) 柠檬烯

代表精油:葡萄柚95%、甜橙90%、欧洲赤松20%(左旋)、欧白芷30%(右旋)和15%(左旋)、榄香脂50%。柠檬烯分子结构见图3-2-2。

1. **独特气味**　右旋柠檬烯具柠檬清香、左旋柠檬烯具有松节油之气味。

2. **功效**　研究发现,柠檬烯有促进交感神经的兴奋作用,因此可以间接促进肾上腺素分泌,进而使食欲降低,胃酸分泌量减少,且可以促进身体分解低密度脂肪,以增加体温及基础代谢。

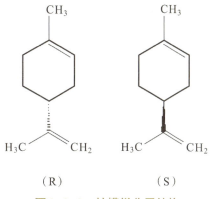

图3-2-2　柠檬烯分子结构

柠檬烯的另一重要属性则是具有抗癌及治疗癌症的效果,能够抑制癌细胞的生长及扩散,且不会影响正常细胞的运作功能。左旋柠檬烯和右旋柠檬烯都具有养肝效果。

(三) 对伞花烃

代表精油:百里酚百里香20%、印度藏茴香25%。对伞花烃分子结构见图3-2-3。

1. **独特气味**　对伞花烃带有苯环结构,具香料刺鼻气味。

2. **功效**　①具有良好的促进局部肌肤血液循环作用;②具有良好的止痛的效果;③疏解肌肉骨骼系统的酸痛问题;④可引起轻微肌肤敏感反应。

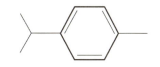

图3-2-3　对伞花烃分子结构

含有这一类结构的精油使用于肌肤时,通常会促进局部肌肤循环,达到促进循环的效果;血液循环的改善往往与止痛的效果相辅相成,因此经常被应用在肌肉骨骼系统疾病的治疗或保养。因此这些精油通常能解决关节炎、关节疼痛以及肌肉酸痛问题。

(四) 月桂烯

代表精油:蛇麻草20%~30%、柠檬香茅12%。月桂烯分子结构见图3-2-4。

1. **独特气味**　带有青芒果的清香,并略带龙眼蜂蜜味。

2. **功效**　①具有针对神经末梢部位的止痛效益;②对于肠胃不适的症状具有舒缓作用;③具有镇定以及退热作用。

在单萜烯类结构中,月桂烯通常是以小比例出现在精油

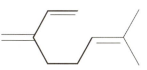

图3-2-4　月桂烯分子结构

当中,通常被使用于酸痛问题的处理上;月桂烯产生聚合作用,使精油黏稠及转变为橙红色;月桂烯的化学结构中有3个双键,在精油中不易稳定存在,易转化为其他成分。

二、倍半萜烯

倍半萜烯为不饱和化合物,具有15个碳原子。倍半萜烯的分子链长,分子量大,挥发度低,沸点高,不溶于水,在精油分子中是属于中低挥发度,同时倍半萜烯的活性(容易氧化的程度)比较低一些。倍半萜烯气味普遍偏淡却沉稳,通常带有清草、木质或泥土的气味。

倍半萜烯的身体功效:抗组胺、平衡神经系统、降血压、降体温,清除细胞不正常之受体。

倍半萜烯的心理功效:提高自信,给予精神力量。

(一) 金合欢烯

代表精油:依兰依兰、茉莉。金合欢烯分子结构见图3-2-5。

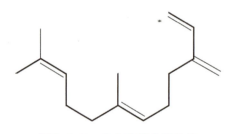

图3-2-5　金合欢烯分子结构

1. 独特气味　具苹果香味或人参香味。

2. 功效　合欢烯具有类似激素作用。我们知道人类与动物都具有激素,是用来沟通与繁衍的重要激素。

(二) 天蓝烃

代表精油:德国洋甘菊、西洋蓍草。

1. 定义　天蓝烃又称母菊天蓝烃、蓝香油烃;14个碳原子结构,呈现蓝色色泽,易变质,无法久放;气味特殊。天蓝烃分子结构见图3-2-6。

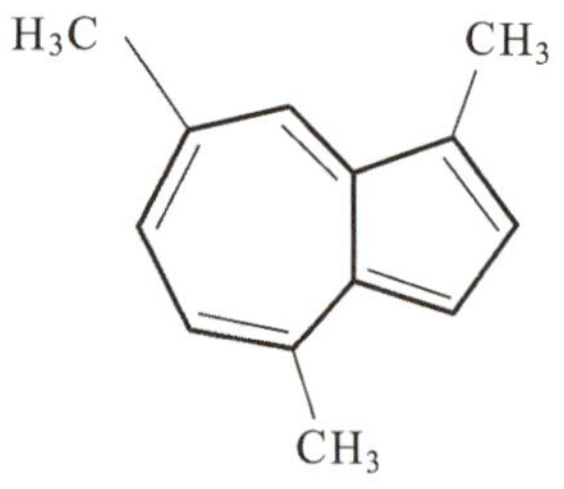

2. 功效　天蓝烃具有有效抑制发炎症状的作用,也具有很好的抗过敏以及促进皮肤细胞愈合的效果。

图3-2-6　天蓝烃分子结构

(三) 没药烯

代表精油:柠檬、德国洋甘菊。没药烯分子结构见图3-2-7。

1. 独特气味 带有树脂的苦味。

2. 功效 ①修护细胞作用。②具抑制溃疡效果。③与天蓝烃具有相似抗发炎作用。

三、单萜醇

1. 定义 单萜醇具有与单萜烯相类似的结构,同样都是10个碳原子结构,在其中至少一个碳原子上附加上了一个OH官能基(羟基),在命名时通常是依照其相对的单萜烯结构来作为命名的方式,换言之,当原本的单萜烯化学结构中加入了-OH官能基后,正式成为单萜醇的家族之一了。单萜醇分子结构见图3-2-8。

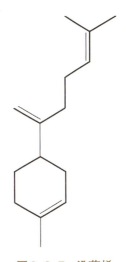

图3-2-7 没药烯分子结构

单萜醇分为一级醇、二级醇和三级醇,属阳性分子,有较高的水溶性,人体代谢快。

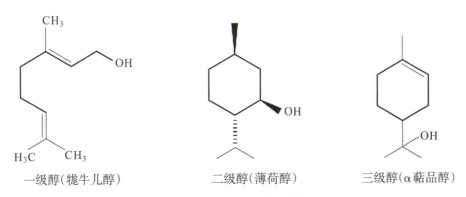

一级醇(牻牛儿醇)　　二级醇(薄荷醇)　　三级醇(α萜品醇)

图3-2-8 单萜醇分子结构

2. 功效 ①身体功效:激励免疫功能、抗微生物、适用于慢性疾病。②心理功效:强化神经,提振情绪,带来本土特质之欢愉,温暖亲切,强化心灵。

3. 特点 单萜醇是单萜烯衍生而来,单萜烯不溶于水,但单萜醇水溶性高,主要以氧化方式代谢,无毒性。单萜醇结构上较单萜烯复杂,其挥发度较低,活性也更低。因此含有大量单萜醇结构的精油,大多是属于中度挥发的精油。

单萜醇相比于单萜烯的活性较低,但仍然会在接触空气之后逐渐产生氧化的状况,进而变成醛类结构或酸类结构,因此在保存上仍需要特别注意。

单萜醇类结构都具有很好的抗微生物感染的效益,举凡细菌感染或微生物感染的问题,绝大多数都可以使用单萜醇结构来设计配方。由于单萜醇结构温和,相当适合应用于改善肌肤或接近黏膜位置的微生物感染症状。

除此之外，单萜醇结构使用于疼痛部位时，通常能够冷却皮肤表面，因而有轻微的局部麻醉与止痛的效果，其中又以薄荷醇的成效最为显著。

（一）牻牛儿醇

1. **独特气味**　味道温暖，略微呛鼻，带着一点甜酸和花香。
2. **功效**　牻牛儿醇具有广泛的强力抗菌力，促进血液循环，提升免疫力，具有收敛作用，在单萜醇中对微生物感染的抑制成效最为显著。
3. **代表精油**　天竺葵、玫瑰草。牻牛醇分子结构见图3-2-9。

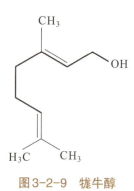

图3-2-9　牻牛醇分子结构

（二）香茅醇

1. **独特气味**　具有浓郁的玫瑰香。主要以左旋为主，也叫玫瑰醇。
2. **功效**　①具极强的抑制微生物感染的成效。②对神经系统方面的安抚效果显著。③具有调节激素的作用。④含有大量香茅醇的精油都能够改善真菌感染，例如假丝酵母菌感染等。⑤近年学者研究发现香茅醇具有抗癌症的作用。
3. **代表精油**　玫瑰。玫瑰精油分子结构见图3-2-10。

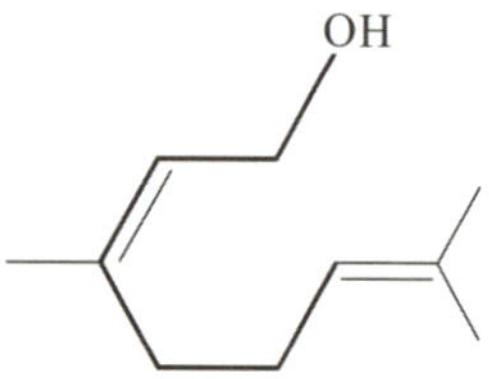

图3-2-10　玫瑰精油分子结构

（三）薄荷醇

1. **独特气味**　天然薄荷脑香气清新、冲鼻、清凉；活性低，呈结晶状。薄荷醇分子结构见图3-2-11。
2. **功效**　①抗病毒（疱疹病毒）。②提神醒脑。③清凉镇定。④促进微血管收缩。⑤晕车止吐、止痛、止痒。
3. **注意事项**　薄荷醇如果氧化会转化为薄荷酮，故需密封保存。

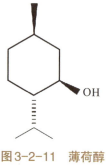

图3-2-11　薄荷醇分子结构

（四）沉香醇

1. **独特气味**　甜美的花草香气。沉香醇分子结构见图3-2-12。
2. **功效**　①具有抗微生物作用。②提振免疫系统。③温和补气。④镇静神经。
3. **特点**　沉香醇对于大肠埃希菌、金黄色葡萄球菌以及白念珠球菌具有抑制生长作用。低剂量使用于局部可以达到局部麻醉作用，因此具有镇定神经系统的作用。对副交

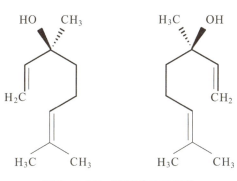

图3-2-12 沉香醇分子结构

感神经有兴奋作用,增进食欲,促进身体代谢速率降低。

(五)萜品烯四醇

1. 独特气味 气味尖锐,带药味。萜品烯四醇分子结构见图3-2-13。

2. 功效 ①抗菌抗感染。②抗尘螨。③激励免疫球蛋白IgA生成。

3. 注意 萜品烯四醇氧化后可转化为酚类。

4. 特点 萜品烯四醇如同沉香醇,抗菌力温和(抗菌系数中高);萜品烯四醇对大肠埃希菌、金黄葡萄球菌以及白色念珠球菌具有抑制其生长的效果,尤

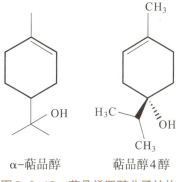

图3-2-13 萜品烯四醇分子结构

为特殊的是萜品烯四醇是唯一能够抑制铜绿假单胞菌(常见的伤口化脓或眼部感染元凶)的化学结构。

根据临床研究得知,萜品烯四醇能促进白细胞活力以抵御外来病原体入侵,因此常被应用抗感染或增加免疫力方面;萜品烯四醇对抑制微生物生长以及驱除蚊虫也颇具成效。

四、酚

1. 定义 酚,羟基(-OH)与芳香环(苯环)直接相连形成的有机化合物。

2. 功效 ①身体功效:暖身活血,强力抗感染,强化免疫系统(调节免疫球蛋白,调节肾上腺素)。②心理功效:激励神经,给予精神力量,消除悲伤冷漠。

3. 代表精油 百里香、丁香、肉桂等。

4. 注意 刺激黏膜,造成皮肤敏感,避免高剂量使用,内服易引起肝毒。

(一)百里酚

1. 功效 对于细菌具有抗感染的能力;具有极高的抗氧化能力,能抑制低密度脂蛋白

的合成,因此可以应用于胆固醇过高或心血管疾病之改善。

2. **特点** 百里酚对于隐球菌感染具有抑制的效益。隐球菌是一种微生物,是引发艾滋病患者感染死因的第一名,因此百里酚可应用在艾滋病患者的抗微生物护理。

3. **代表精油** 百里香百里酚。百里酚分子结构见图3-2-14。

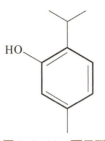

图3-2-14 百里酚分子结构

(二)丁香酚

1. **功效** 丁香酚比百里酚具有更高的抗氧化能力,能抑制低密度脂蛋白的合成,因此可应用于胆固醇过高或心血管疾病之改善。

同时,丁香酚一直被视为是牙科必备药品之一,研究发现丁香酚低剂量使用时,可有效发挥抗细菌以及镇痛的效益,特别是针对牙髓神经。

2. **特点** 丁香酚同时是醚类也是酚类,因其同时具有两种结构的特征及功效。

丁香酚若高剂量则可能导致肌肤刺激性。

3. **代表精油** 丁香。丁香酚分子结构见图3-2-15。

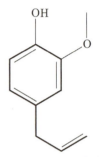

图3-2-15 丁香酚分子结构

五、醛

1. **定义** 醛为醇类之衍生物,由一级醇延伸而来,在结构尾端的碳原子连接一个羰基,例如:香茅醇、香茅醛。

2. **功效** ①具有调节自身免疫系统的功能。②抗菌、抗病毒、抗真菌。③活化肝脏酶、帮助肝脏解毒。④化解结石。⑤促进消化。⑥调节内分泌(甲状腺、胰腺等)。

3. **特点** ①注意使用剂量,少量可使人放松,多量则振奋,过量会产生焦躁。②醛属于阴性分子,水溶性高。③醛活性高、易氧化,进入体内后以氧化方式代谢,因此肝脏负担较小。

4. **注意** 醛用于皮肤及黏膜有刺激性,运用在皮肤及黏膜部位时,必须稀释至安全剂量。

(一)柠檬醛

1. **独特气味** 具强烈柠檬气味(牻牛儿醛),并带有些许花香(橙花醛)。

2. **功效** ①具生物费洛蒙作用。②调节自主神经。③抗感染。④抗氧化。⑤抑制血小板聚集。⑥舒张血管增加血流量。

3. **特点** 柠檬醛是由牻牛儿醛(Geranial)与橙花醛(Naral)组合而成,并非单一分子;

易氧化(产生聚合)。

4. **代表精油** 柠檬草、山鸡椒、柠檬马鞭草。柠檬醛分子结构见图3-2-16。

(二) 香茅醛

1. **独特气味** 呛鼻、带有青草、绿色香调气息,亦具些许柠檬气味。

2. **功效** ①消炎止痛。②促进微循环。③抗感染。④驱虫。

3. **代表精油** 柠檬尤加利、柠檬细籽。香茅醛分子结构见图3-2-17。

(三) 肉桂醛

1. **独特气味** 亦称桂皮醛;强烈的肉桂味。

2. **功效** ①强力抗感染。②抑制前列腺素PGE2。③提升免疫力。④促进血液循环。⑤祛风利消化。⑥促进对胰岛素的反应能力。

3. **代表精油** 中国肉桂、锡兰肉桂。肉桂醛分子结构见图3-2-18。

六、倍半萜醇

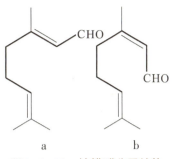
图3-2-16 柠檬醛分子结构

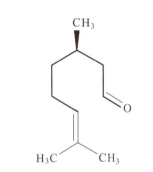
图3-2-17 香茅醛分子结构

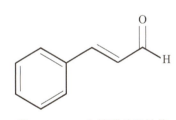
图3-2-18 肉桂醛分子结构

1. **定义** 倍半萜醇分子大、黏稠、略溶于水;倍半萜醇类分子与单萜醇分子类似,都带有羟基,但倍半萜醇分子量为单萜醇的1.5倍;多数分子具有专一性。如:檀香醇仅存于檀香当中。

2. **功效** ①倍半萜醇亲肤效果极佳,促进皮肤细胞再生。②调节下视丘,调节自主神经、强化抗压能力。③抗微生物作用(尤其是抗病毒)。

3. **特点** 经研究发现倍半萜醇多数分子为极重要的抗癌分子,可用于癌症的辅助疗法。

(一) 金合欢醇

1. **独特气味** 具有苹果及蜂蜜香气。金合欢醇分子结构见图3-2-19。

2. **功效** ①降血压。②抑制白细胞过度增生现象。

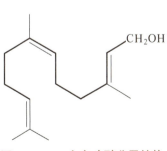
图3-2-19 金合欢醇分子结构

③阻断酪胺酸酶；抑制致癌物刺激。④抗菌、抑制白假丝酵母菌（白念珠菌）、真菌感染。⑤抗疟疾。⑥抗螨。

3. 特点 金合欢醇与其他倍半萜醇不同，它存在于多数植物当中，实验证明金合欢醇具有与抗生素（如万古霉素）相似的抗菌能力。

（二）橙花叔醇

1. 独特气味 气味带有茶蜜香调，较为清淡悠远，不抢味，存在感较低弱。

2. 功效 ①抑制大肠癌细胞。②抗疟疾（疟原虫）。③治疗慢性皮肤病。④抑制消化系统细胞癌变；诱导肝癌细胞死亡。

3. 特点 橙花叔醇与金合欢醇为同分异构物，又同时有2种顺反异构物。橙花叔醇分子结构见图3-2-20。

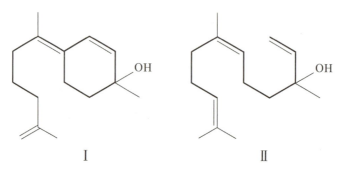

图3-2-20　橙花叔醇分子结构

（三）檀香醇

1. 功效 ①平衡神经系统，抗焦虑，改善睡眠质量。②抗螨，有效减少虫体与产卵。

2. 特点 从檀香精油的结构来看，几乎都是由倍半萜烯以及倍半萜醇所组成。研究发现，檀香醇虽然无法成功杀死单能性疱疹病毒，却可以成功抑制其复制分裂的机制。

3. 代表精油 檀香。檀香分子结构见图3-2-21。

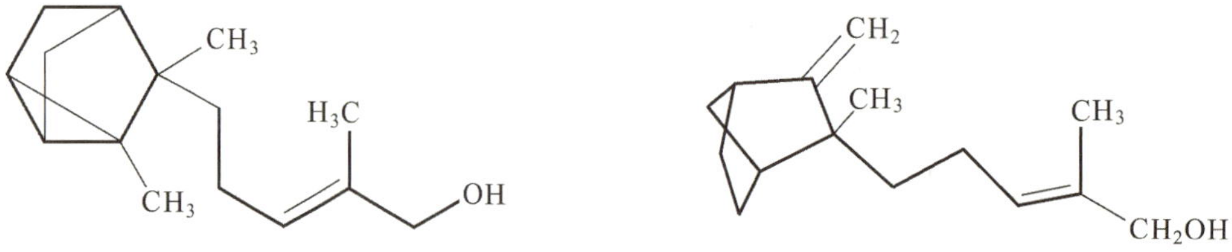

α-檀香醇　　　　　　　　　　β-檀香醇

图3-2-21　檀香分子结构

（四）没药醇

1. 功效　①抗菌消炎。②抗过敏。③止痛。④促进细胞再生。

2. 特点　德国洋甘菊的重要成分就是没药醇，德国洋甘菊作为药用植物使用的历史悠久，在药学属性上的科学研究也多不胜数，几乎所有的论文都显示没药醇具有比天蓝烃更好的抗发炎成效。

除此之外，α没药醇也经常被加入化妆保养品中，可避免产品质变以及增加其抗敏效果。α没药醇还有止痛以及修复溃疡的效果，在一些外用的皮肤药膏中也经常可以发现它们的踪影。

呼吸系统出现过敏症状时，没药醇则能够发挥类似抗组胺药物的作用，避免过敏症状持续恶化，因而对于花粉症及气喘等具有舒缓的效果。

3. 代表精油　德国洋甘菊。没药醇分子结构见图3-2-22。

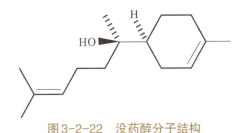

图3-2-22　没药醇分子结构

七、酸

酸很容易溶于水，酸类结构决定了它的极性，蒸馏过程往往会溶解在纯露中，是精油中少见的成分；以微量存在、挥发性低。

八、酯

1. 功效　①身体功效　抗黏液过多，抗痉挛、消炎、镇静、止痛，治疗失眠、胃肠痉挛，调节心跳节奏与提升血压、抗真菌。②心理功效　镇静、抗沮丧、镇定神经中枢，安抚情绪，使人平静，舒服自在，抗压力。

2. 特点　许多含有酯类成分的精油同时含有单萜醇、倍半萜醇成分，使它们有较强的抗真菌能力。

（一）苯基酯类

1. 身体功效　抗组胺、消炎、止痒、安抚肌肤。

2. 心理功效　彰显自我，提高自我安全感，提高对自己的敬意，给予内在的精神力量，保护神经。

（二）乙酸沉香酯

1. **功效** 对于脑部主要运动区有抑制作用,进而发挥放松镇定的功效。
2. **代表精油** 薰衣草、快乐鼠尾草。乙酸沉香酯分子结构见图3-2-23。

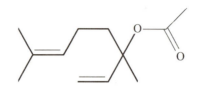

图3-2-23 乙酸沉香酯分子结构

（三）水杨酸甲酯

1. **功效** 水杨酸甲酯具有类似阿司匹灵的轻微镇痛及抗炎效果。
2. **特点** 水杨酸甲酯的命名方式是依照其碳键的名字来命名。
3. **代表精油** 白珠树。水杨酸甲酯分子结构见图3-2-24。

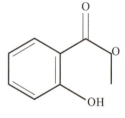

图3-2-24 水杨酸甲酯分子结构

九、醚

1. **身体功效** 抗痉挛,止痒,安抚神经。
2. **心理功效** 调节神经系统,平衡神经,低剂量安抚神经,剂量过高会产生逆转效果。

（一）茴香醚

1. **功效** ①具有麻醉作用。②具有类雌激素作用。③促进泌乳。④促进神经系统镇静。
2. **注意** 顺式洋茴香脑有很低的毒性,需要稀释使用。
3. **代表精油** 茴香精油。茴香醚分子结构见图3-2-25。

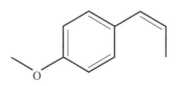

图3-2-25 茴香醚分子结构

（二）芹菜醚

1. **独特气味** 有肉豆蔻的气味。

2. **功效** ①止痛、麻醉效果。②促进消化。③安抚神经助眠。④调节卵巢功能。

3. **特点** 芹菜醚是一种强大的迷幻剂,有催情和迷幻的特性,止痛、麻醉的效果非常好;少量使用对于促进消化有帮助,可以降低脂肪肝;能够消除自由基;低剂量使用还有安抚、助眠、止痛、促进卵巢正常工作的特性;高剂量使用则会造成恶心、呕吐、昏厥、眩晕等中毒症状。

4. **代表精油** 欧芹和肉豆蔻。芹菜醚分子结构见图3-2-26。

5. **注意** 长期高剂量具神经毒性和肝毒性。与倍半萜酮(雪松)、双酮(永久花)和三酮(松红梅)同用较安全。

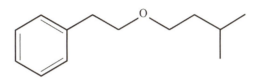

图3-2-26 芹菜醚分子结构

十、氧化物

1. **功效** ①强力祛痰。②抗病毒。

2. **特点** 氧化物是极不稳定的化合物,容易分解、香气强烈为其特性。其刺激作用会使康复过程中的患者的黏膜和气管绒毛失去知觉,产生咳嗽反应,哮喘病患者则应避免使用。

(一)1,8桉油醇

1. **定义** 氧搭建的桥正好在1号碳和8号碳的位置上的,故称之为1,8桉油醇。

2. **功效** ①对呼吸系统有很好的化黏液、祛痰效果。②帮助人体内黏膜干燥,收敛消化道、尿道等黏膜的分泌物。③助消化,刺激唾液、胃液分泌。④有加速其他精油吸收的特性。⑤促进血液循环、增强血液含氧量。⑥增强免疫功能、增加白细胞生成。⑦抗病原体、抗菌。

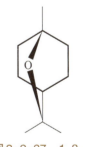

图3-2-27 1,8桉油醇分子结构

3. **代表精油** 尤加利、茶树、迷迭香、小豆蔻、月桂等精油。1,8桉油醇分子结构见图3-2-27。

十一、酮

1. **身体功效** 分解黏液,促进细胞再生,通经,助消化,抗微生物,抗菌抗病毒,养肝。

2. **心理功效** 利脑,调节神经系统,增进精神活力,化解心灵伤疤,增进精神的清澈度。

（一）侧柏酮

1. 独特气味 α侧柏酮气味清新甜美。β侧柏酮气味是苦味,有沙土的味道。

2. 功效 ①香薰α侧柏酮可以让人在烦乱的思绪中找到平衡点。②α侧柏酮对中枢神经系统疾患有辅助疗效。③α侧柏酮具有通经络作用。④α侧柏酮具有促进细胞组织再生。⑤香薰β侧柏酮可以舒畅心情,让人心胸宽广。⑥β侧柏酮特性与α侧柏酮类似。

3. 注意 β侧柏酮相较于α侧柏酮,无神经毒性。

4. 代表精油 快乐鼠尾草和艾草。侧柏酮分子结构见图3-2-28。

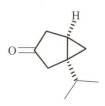

图3-2-28 侧柏酮分子结构

（二）马鞭草酮

1. 独特气味 非常清新的青草气味。

2. 功效 ①让人心灵放松、摆脱固有思维模式。②养肝利胆,帮助肝脏解毒、去除血液中的毒素。③促进细胞再生、活化细胞。

3. 代表精油 马鞭草迷迭香、樟脑迷迭香。马鞭草酮分子结构见图3-2-29。

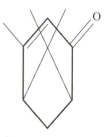

图3-2-29 马鞭草酮分子结构

（三）樟脑

1. 独特气味 有强烈的刺激性甜味,微微略带木质气味和汽油味。

2. 功效 ①缓解皮肤病,止痒,促进皮肤愈合。②抗发炎。③局部麻醉止痛。④强心活血。⑤消除肌肉关节骨骼疼痛。⑥驱虫、防腐。

3. 特点 天然的樟脑是右旋性的,也叫作右旋樟脑;人工化学合成的樟脑是没有旋转的,和我们介绍的天然精油的芳香成分不同;龙脑氧化会转化成樟脑。

4. 代表精油 樟脑迷迭香、樟树、头状薰衣草。樟脑分子结构见图3-2-30。

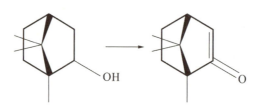

图3-2-30 樟脑分子结构

（四）大西洋酮

1. 独特气味 有老松木的平淡的木头香气。

2. 功效 ①调节睡眠。②可以改善水肿赘肉,缓解皮肤病。③缓解支气管炎和各种结核病。

3. 特性 大西洋酮可以让淋巴癌细胞和血液癌细胞快速进入凋亡状态,直接坏死或缺氧凋亡;还可以影响神经系统。

4. 代表精油 大西洋雪松、喜马拉雅雪松、郁金和姜黄。大西洋酮分子结构见图3-2-31。

5. 注意 长期高剂量具神经毒性和肝毒性。与倍半萜酮(雪松)、双酮(永久花)和三酮(松红梅)同用较安全。

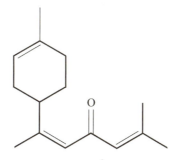

图3-2-31 大西洋酮分子结构

第三章
芳香植物代谢

植物的化学成分有2种：主要代谢和次生代谢的产品。植物通过光合作用产生的碳水化合物、氨基酸和不挥发性油。次生代谢产品的化学物包括：苷类、萜类、生物碱及精油。

基础油是植物的能量源，它使植物整体生长和强壮。精油是植物保持自身健康所需要的产物，例如吸引或驱逐昆虫、抵抗感染等。

一、精油

精油是挥发性芳香族化合物以集中的形式，由植物次生代谢产生的。犹如香水——其挥发性让人们能闻到它，精油的挥发性赋予了它们独特的气味。这些复杂的液体是从特定物种的植物中提炼的。这些植物来源于世界的不同地区，有着各自独特的环境和土壤条件以及毗邻动植物区系；产生了广泛的芳香物质，且复杂的精油富含截然不同的上百种有机化学物。

需要注意的是化学类型是同一植物或物质，但是不同批次也会出现适度不同的化学成分，这源于生长条件和环境的不同。

精油是从花、叶、茎、根、种子、木材和树皮的油"囊"中提取的。它们与不挥发性油不同（蔬菜、坚果和种子油，它们是由各种脂肪酸组成的）。精油对植物所起的作用和它对人类的作用一样可以对抗感染，含有类激素化合物，启动细胞再生，抵抗真菌、病毒和细菌。无论植物或者动物成分，精油是真正意义上的天然品，与一些血液和组织中的化合物有着相似的结构，因此，尽管它来源于植物，却可以很好地和人体生理相适应。精油是植物次生代谢中化学合成的产物。

二、基础油

基础油是停留在皮肤上不能挥发的油，通过植物的主要代谢产生。植物起源于世界不同地区，具有独特的环境、土壤条件和邻近地区的动植物。因此，化学类型有一些化学成分的差异，但比精油差异化少得多。基础油是必需脂肪酸、维生素、矿物质和其他有益的化学成分组成的，必需脂肪酸对人类和植物而言是必不可少的。在芳香疗法中使用基础油作为载体，用以稀释药用精油。植物油与皮肤的亲和力，能有效地渗透表皮层，可以协助精油通过皮肤进入血液和淋巴系统。

基础油是植物的能量源之一，它使植物整体生长并具有强度和柔韧度，帮助植物承受风和践踏等造成的损害。它们为植物的生存提供了至关重要的作用。

三、主要代谢（不挥发性油的产生）

动物通过进食为自己提供能量，而植物不进食。植物的食物葡萄糖是通过光合作用产生的。所以我们说，植物可以进行光合作用所需要的因素是：二氧化碳、水、阳光、葡萄糖和氧气。

光合作用发生在植物细胞的叶绿体中。叶绿体中的叶绿素可以吸收光能而发生光合作用。植物光合作用的公式：二氧化碳+水+光能→葡萄糖+氧。

植物将碳和氢原子结合成葡萄糖，葡萄糖是最原始的分子结构，用来形成必需脂肪酸和其他化学成分。

植物通过叶片从空气中得到二氧化碳，通过根从土壤中得到水分，通过叶片从阳光中得到光能。

产生的氧气通过树叶被释放到空气中。产生的葡萄糖可以转化为其他物质，如淀粉，作为能量储存。这种能量可以通过呼吸作用释放。

万物通过化学反应得到生存所需的能量，这个化学反应叫做呼吸作用，这个过程以葡萄糖作为起点。我们需要了解植物的呼吸作用如何进行，了解植物是如何结合呼吸作用与光合作用的。

细胞需要呼吸，有氧呼吸是从葡萄糖释放能量的化学反应，反应过程需要空气中的氧气参与，这就是所谓的有氧运动。有氧呼吸的方程式：葡萄糖+氧气→二氧化碳+水+能量。

四、次生代谢（产生精油）

精油是通过次生代谢产生的，也被称为生物合成。生物合成有两个渠道：甲羟戊酸途径和莽草酸途径。

精油是一种可挥发油，包含了植物的芳香分子，通过蒸汽、蒸汽和水以及水蒸气蒸馏提炼。柑橘类精油大多数通过机械压榨果皮提炼。

目前已知精油是植物次生代谢的产物，一般由以下成分组成：

1.芳香挥发性物质组成的复杂混合物：单萜类化合物和倍半萜类化合物——萜类化合物，碳氢化合物和其衍生而成的含氧物质（即萜类化合物）。

2. 莽草酸途径产生的类苯基丙烷以及其生物转化产品(即芳烃)。

3. 从脂肪酸和氨基酸代谢而成的其他化合物。

4. 大量的其他类型的化合物,包括氮和硫。

光合作用是植物通过它们含有叶绿素的细胞,经由太阳光的帮助,消耗土壤中的水分和空气中的二氧化碳,产生碳水化合物的过程。

光合作用的依赖光阶段(布尔反应)和不依赖光阶段(卡尔文反应),都可以通过下列化学方程式总结。

在光的帮助下,6个二氧化碳分子和6个水分子发生反应生成1个葡萄糖分子和6个氧气分子。

这些反应的产物葡萄糖,通过进一步的反应再分裂,产生一种新的化合物丙酮酸($C_3H_4O_3$),丙酮酸进一步分解为乙酸($C_2H_4O_2$)。经过一系列的聚合和分裂,乙酸转变成甲戊二羟酸,之后经过一系列的氧化还原反应形成单萜,萜框架经过重新排列、氧化、分解和水合等,生成了一系列的萜类化合物。

对于植物而言,单萜烯非常的有用。萜烯类化合物存在于许多精油中,在某些情况下,多达90%。在化学功效和治疗性方面,碳框架的大小、形状和饱和度都起到至关重要的作用。

第四篇 中医芳香疗法植物学

第一章 中药学基础

第一节 中药的起源及发展概况

早在原始社会恶劣的生活条件和环境下,先人们为了生存或种植植物和狩猎动物的过程中了解到了一些植物、动物的作用对人体的影响。这些认识就是最早的植物药和动物药。

一、秦汉时期

中药学药物品种在先秦文献中,已涉及药物记载,最具代表性的是《神农本草经》,该书不是出自一人之手,而是经过了较长时间多人的补充和完善,最后托名"神农"。全书共3卷,包括序列和各论。

二、三国两晋南北朝时期

该时期适逢战乱不断,政权更替频繁,但临床医学发展迅速,药物品种大大增加,代表性专著有:《本草经集注》作者是陶弘景,该书对《神农本草经》的序列条文进行了注释发挥,各论部分以《神农本草经》药物365种为正品,又增加了汉魏以来名医常用药物365种为副品,共收载药物品种达730种,以红字写《神农本草经》、黑字写《别录》,并详加注释。此外,该书还补充了大量有关药物的采收、鉴别、炮制、制剂以及用量等方面的内容,并首创药物按自然属性分类:玉石、草木、虫兽、果、菜、米食。

雷敩所著《雷公炮炙论》是我国第一部关于药物炮制的专书,收录了300种药物的炮制方法,提出药物经过不同炮制可以提高疗效、降低毒性,并便于储存、调剂、制剂等。

三、隋唐五代时期

隋唐时期,经济繁荣,对外交流频繁,极大地推动了医药学术的发展。最具有代表性的是中药学的国家药典《新修本草》。

《新修本草》,又称《唐本草》,是苏敬等23位医药学家历时2年编辑。全书共54卷,其中目录2卷,正文20卷,药图25卷,图经7卷。在《集注》730种药物的基础上,又新增了许多国内外的药物共844味,按玉石、草、木、禽兽、虫鱼、果、菜、米、有名未用9类划分。它是我国第一部官修本草,也是世界上最早的一部药典,早于欧洲《纽伦堡药典》800多年。

《本草拾遗》为陈藏器著。该书广泛收集民间单方验方中涌现的新药,拾取《新修本草》遗漏692种,依据药物的性能功效,提出药物有宣、通、补、泻、轻、重、滑、涩、燥、湿10种,即为徐之才"十剂"理论奠定基础。

《食疗本草》为孟诜著,是一部食疗专书。

《海药本草》为李珣著,是一部海外输入药物及南药的专书。

四、宋朝时期

宋朝以政府的力量集中编写了一些综合性的本草书籍。

《开宝本草》是由刘翰、马志等奉诏修订《新修本草》20卷,次年又重新予以增损,题《开宝重定本草》,后世统称以上二书为《开宝本草》。该书全面修订了《新修本草》之传误,载药984种,被称为我国第二部药典。

《经史证类备急本草》,简称《证类本草》,唐慎微著。全书共31卷,收载药物1558种(一说为1740余种),几乎保存了北宋以前的药学精华,是我国现存最早且完整的本草书,是研究本草学必不可少的文献。

五、金元时期

金元时期,由于战乱未出现有代表性的大型综合药学专著,但出现了一些风格独特影响深远、具有明显临床药物学特征的药学专著。如张元素的《珍珠囊》《脏腑标本药式》,李东垣的《药类法象》《用药心法》,王好古的《汤液本草》。同时,在该时期对药物间的配伍禁忌也十分重视,出现了著名的"十八反""十九畏"歌诀。

六、明朝时期

出现了《本草纲目》《本草经疏》等影响深远的著作。

《本草纲目》由李时珍著,是我国古代科学文化宝库中的一颗明珠。作者从1552~1578年,历经27年编撰成书,于1596年刻印面世。全书共52卷,约200万字,收药1892

种，其中新增药物374种，绘图1109种，附方11 000多首，将药物分为水、火、土、金石、草、谷、菜、果、木、服器、虫、鳞、介、禽、兽、人等16部60类，对中药的基本理论，进行了全面系统深入的总结和发挥，并纠正以往本草著作中的错误，出版后很快被翻译成日文、法文、德文、拉丁文、俄文等传到国外。《本草纲目》不但在药物学上作出了突出成就，而且在训诂、语言文字、历史、地理、植物、动物、矿物、冶金、物理、化学、地质等方面也有突出成就，被誉为"16世纪中国的百科全书"。

在明朝有较大影响的药物学著作还有缪希雍的《神农本草经疏》，刘文泰的《本草品汇精要》等。

七、清朝时期

代表性著作有《本草纲目拾遗》。

《本草纲目拾遗》，赵学敏著，成书于1765年，参考文献600余种，广泛收集了民间、外来药品，共载药921种，其中有《本草纲目》未载药物716种，纠正和补充了《本草纲目》内容34条，更丰富了本草学的内容。

第二节 植物中药的采集

药物所含的有效成分是药物防病治病的物质基础，而有效成分的质量与采集的季节、时间和方法有着十分密切的关系。在不同的年份、季节、月份乃至时辰，药物所含的有效成分各不相同，从而使药物的疗效也有较大差异。

植物类药在中药中所占的份额最大，为60%~70%。每种植物都有自己独特的生物规律，所含的化学成分的量和质也有相应的规律性变化。

一、全草类

大多数在枝叶茂盛的花前或刚开花时采收。带根全草入药的连根拔起全株，如车前草、紫花地丁等；茎叶同时入药的藤本植物，应在生长旺盛时采集，如夜交藤、忍冬藤。

二、叶类

采集在花蕾将开放或正在盛开的时候进行。此时植物生长茂盛，性味齐全，药力雄厚。如大青叶、艾叶、枇杷叶、荷叶等。但有些特定的品种，如霜桑叶，须在深秋或初冬经霜后采集。

三、花类

一般在花正开放时采集。由于花朵次第开放,所以要分次采摘。若采收过迟,则花瓣脱落或变色,气味散失,如菊花、旋覆花;也有要求在含苞欲放时采摘花蕾的,如金银花、辛夷、槐花;有的在刚开放时采摘,如月季花。

四、果实或种子类

多数果实类药材,在果实成熟后或将成熟时采收,如瓜蒌、枸杞子;少数在未成熟时采摘幼嫩果实,如青皮、枳实等;用种子入药的,可以割取整个果序,悬挂在干燥通风处,以待果实全部成熟,然后进行脱粒。若同一果序的果实次第成熟,则应分次摘取成熟果实;有些干果成熟后很快脱落,或果壳裂开,易致种子散失。对此类果实最好在开始成熟时采取,如茴香、白豆蔻、牵牛子等。容易变质的浆果,应在略熟时于清晨或傍晚采收,如枸杞子、女贞子等。

五、根或根(块)茎类

一般以阴历二月、八月即春初、秋末采收。因为早春二月新芽未萌;深秋时节,多数植物的地上部分停止生长,其营养物质多贮存于地下部分,有效成分高,此时采收质量好,产量高,如天麻、玉竹、苍术、大黄、葛根、桔梗等。也有少数品种宜在夏季挖取,如半夏、延胡索等。

六、树皮或根皮类

在清明至夏至剥取树皮。此时植物生长旺盛,不仅疗效较佳,而且树皮内浆汁丰富,树皮易于剥离,如黄柏、杜仲。根皮采收,与根和根茎相类似,如牡丹皮、地骨皮、苦楝根皮。

第三节　植物中药的性能、归经、毒性

药性理论主要包括四气、五味、归经、毒性等方面的内容。

一、四气

是指药物寒、热、温、凉的四种药性,又称"四性"。

其中,寒与凉为同一性质,凉次于寒;热与温为同一性质,温次于热;还有药性寒热不明显的比较平和的"平性药"。

《神农本草经》云"疗寒以热药,疗热以寒药"。《素问·至真要大论》曰"热者寒之,寒者热之"是基本用药规律。

二、五味

即辛、甘、酸、苦、咸五种味道,部分药物还有淡味、涩味。

辛味:作用特点是能行、能散。具有行气、行血、发散解表的功能。用于治疗表证和气滞血瘀病证的药物多具有辛味,如解表药的麻黄、生姜、薄荷;行气药的木香,活血药的红花等。此外,芳香化湿药,芳香开窍药也大都有辛味,如藿香、石菖蒲等。

甘味:作用特点是能补、能缓、能和。具有补益、缓急、调和、和中的功能。用于治疗虚证的药物,如黄芪、党参、沙参、熟地黄等;能调和药性的甘草;和中的谷芽等,都具有甘味。

酸味:作用特点是能收、能涩。具有收敛固涩的作用。用以治疗久咳、虚喘、虚汗、久泻、久痢、遗精、滑精、崩漏不止、白带过多等滑脱不禁病证的药物多具有酸味,如乌梅、五味子、五倍子、金樱子、山茱萸等。

苦味:作用特点是能泄、能燥、能坚,具有降泄、通泄、清泄、燥湿、泻火的作用。用于治疗胃气上逆之呕吐、呃逆,以及肺气上逆之咳喘的药物,如枇杷叶、旋复花;治疗里热壅盛的清热泻火药,如栀子;用于治疗热结便秘的泻下药,如大黄、番泻叶;治疗阴虚火旺病证的药物,如知母、黄柏;治疗湿热病证、寒湿病证的药物,如黄连、黄芩、苍术、厚朴等都具有苦味。

咸味:作用特点是能软、能下。具有软坚散结、泻下通便的作用。一般用于治疗癥瘕积聚病证的药物,如大黄;治疗燥屎内结之便秘的药物,如芒硝等。

三、归经

是指药物对人体的脏腑经络有特殊的选择性作用的性能。

中医学认为人体是以五脏为中心,通过经络把人体上下内外连接成一个有机的整体。内脏有病,必然通过相应的经络反映到其所连接的体表组织、五官九窍;同样,体表有病也一样会循着经络影响到相应的内脏。一药可以有多个归经,如杏仁归肺、大肠经;人参归心、肺、脾经等。

四、毒性

是指中药的作用损害人体的或器官组织的性能。

关于"毒"的概念有广义和狭义之分。广义的毒，泛指药物，凡药皆毒，药物治病，因毒为能。狭义的药物毒性或称"有毒"，是指药物对人体的毒害作用和伤害反应，是与药物的治疗效应相对的，毒药就是指容易引起毒性反应的药物。

应当明确的是药物的毒性作用有别于药物的不良反应。不良反应是指在常用剂量下出现的与治疗目的无关的不适反应，比较轻微，对机体危害不大，停药后可自行消退。而毒性作用是指用药后造成的机体组织器官的损害，或机体生理功能的破坏，危害较大，有些甚至在停药后也难以修复。主要是由药物本身的毒性引起，多由于用量过大或疗程过长所致。

对于毒性的分级，历代并不统一。在古代，有将毒性按其有无毒性以及毒性的大小分为"大毒""常毒""小毒""无毒"，或"大毒""有毒""小毒""微毒"4类。目前，将毒性分为大毒、有毒、小毒3类。

第四节 中药配伍理论

中药最为重要的配伍方法就是"七情"，是由《神农本草经》提出："药有阴阳配合，子母兄弟，根茎花实，草石骨肉，有单行者，有相须者，有相使者，有相畏者，有相恶者，有相反者，有相杀者。凡此七情，合和视之，当用相须、相使者良，勿用相恶、相反者。若有毒宜制，可用相畏、相杀者；不尔，勿合用也。"其后《本草经集注》对《神农本草经》的七情提出"相须、相使是各有所宜，共相宣发；相畏、相杀是取其所畏，以相制尔；相恶、相反是性理不和，更以成患"的应用原则。

"七情"就是药物运用的七种情形，即相须、相使、相畏、相杀、相恶、相反以及单行。

一、单行

是单用一味药来治疗疾病。如独参汤用人参一味，大补元气，治疗气虚甚至气脱。《本草纲目》云："独行者，单方不用辅也。"

二、相须

两味性能、功用类似的药物联用,增强各自的疗效,发挥协同增效作用的配伍。如大黄、芒硝均为寒凉攻下药,配伍运用可以增强清热泻下通便的作用;石膏、知母均为寒凉清热之品,合用则清热泻火之力更盛。《本草纲目》云:"相须者,同类不可离也。"

三、相使

两味性能或功用上具有某种共性的药物联用(同类药或不是同类药),以其中一味药物为主,另一味药物为辅,合用以后,辅药可提高主药功效的配伍。如治疗脾虚水肿的黄芪茯苓汤,用黄芪益气利水为主药,配茯苓加强黄芪的益气利水的功能。《本草纲目》云:"相使者,我之佐使也。"

四、相畏

两味药物联用后,一种药物的毒性或不良反应能被另一种药物减弱或消除的配伍。如生半夏与生南星的毒性能被生姜减轻或消除,可以说生半夏、生南星畏生姜。《本草纲目》云:"相畏者,受之制也。"

五、相杀

两味药物联用后,一种药物能减轻或消除另一种药物的毒性或不良反应的配伍。如生姜减轻或消除生半夏、生南星的毒性,即生姜杀生半夏、生南星。《本草纲目》云:"相杀者,制彼之毒也"。

六、相恶

两味药物联用后,一药能使另一药某方面或数方面的功效减弱,甚至消失的配伍,但并不是所有的功效都减弱或消失。如人参配莱菔子,因人参补气,莱菔子消气,故莱菔子能削弱人参的补气作用。再如生姜配黄芩,黄芩的清肺功能与生姜的温肺功效相互拮抗,而使各自对肺的治疗效应降低。《本草纲目》云:"相恶者,夺我之能也。"

七、相反

两味药物联用后,能增强原有毒性,或产生新的不良反应的配伍。如芫花、甘遂反甘草等。《本草纲目》云:"相反者,两不相合也。"

第五节 植物中药禁忌

植物中药禁忌是指在用植物药治病时,对某些药物或食物应该禁止或谨慎使用,以确保植物中药的有效性和安全性。

一、病证用植物药禁忌

病证用植物药禁忌,就是指植物药物的性能与病情不符,甚至导致病情加重或恶化。如出血患者忌发汗方植物药,所谓"夺血者无汗,夺汗者无血";阳虚、寒证患者忌寒凉方植物药;阴虚内热患者忌温热方植物药,所谓"桂枝下咽,阳盛则毙";单纯实证者忌补益;单纯虚证者忌攻泻等,均属此类。

二、配伍用植物药禁忌

凡是两植物药或多植物药配伍合用后使疗效降低,产生或加重不良反应,影响用药安全者,属于配伍用植物药禁忌,如中药七情配伍中的相恶与相反。《神农本草经》云:"勿用相恶、相反。"

要注意的是相反、相畏的关系。其中"相反"均属于配伍禁忌的范畴;而相畏是用于降低不良反应的配伍关系,并非配伍禁忌。

三、妊娠用植物药禁忌

妊娠用植物药禁忌是指妇女妊娠期间应禁止使用对母体、胎元有损害作用,甚至导致堕胎的植物方药。

1. **禁用的植物中药** 植物药性峻猛,毒性较强的植物方药。
2. **慎用植物中药** 植物药性较为峻急,可能影响胎儿、母体的植物方药。

第二章 芳香植物学

第一节 植 物 学

一、定义

植物学是研究植物的学说,是生物学的一个重要分支。而植物形态学是关于植物组成部分的解剖构造学。

二、植物解剖生理学

(一)植物细胞构成

动物细胞通常是不规则形,而植物细胞呈规则形。植物细胞由图 4-2-1 中的不同部分组成。

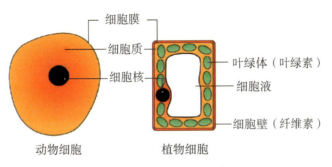

图 4-2-1 动植物细胞

植物由许多不同的细胞组成。植物细胞的基本结构包含细胞膜、细胞壁、细胞质、细胞核以及细胞器,它们都在细胞内起着不同的作用。与动物细胞不同的是,植物细胞独一无二的细胞壁,使得植物细胞成脊状构造。它同时阻止水分的流失。叶绿体是植物叶片细胞中存在的某种细胞器。叶绿体包含叶绿素,叶绿素吸收太阳能进行光合作用。

1. **纤维素**　一种复杂的碳水化合物,由葡萄糖构成,是绝大部分植物的细胞壁的组成要素。

2. **叶绿体**　绿色植物的细胞质中含有的一种细胞器,叶绿体中含有叶绿素。在叶绿素中进行光合作用,"生产制造"植物所需的能量,"生产制造"经常用来形容光合作用的过程,但是事实上,能量并没有被生产制造,只是被获取,然后从光能转化为化学能,从而为植物提供养分。

3. **叶绿素**　在叶绿体中,进行光合作用,并赋予植物绿色。叶绿体本身的作用仅仅是含有叶绿素和提供光合作用的场所。叶绿素也是常用的天然绿色色素,可用于化妆品的着色和作为天然的除臭剂。

(二)植物细胞与动物细胞的区别

动物细胞和植物细胞都含有细胞膜、细胞质和细胞核。植物细胞含有多个叶绿体、表4-2-1总结了各组成部分的作用:

表4-2-1　细胞的功能

组成部分	功能	存在于
细胞膜	决定于哪些物质能进出细胞	动植物细胞
细胞质	进行化学反应的胶状物质,植物细胞中仅为薄层,动物细胞的大部分都由细胞质组成	动植物细胞
细胞核	决定细胞内的反应,基因携带者	动植物细胞
叶绿体	进行光合作用,叶绿体包含叶绿素	仅植物细胞
液泡	液泡中含有细胞液,使细胞稳定	仅植物细胞
细胞壁	由坚韧的纤维素(细胞膜质)构成,支撑细胞	仅植物细胞

第二节 植物的分类

一、维管和非维管植物

维管植物包含木质部和韧皮部。木质部为植物提供水分和养分,韧皮部负责运输养分如葡萄糖。非维管植物例如苔藓,不包含这些成分。维管植物拥有根部,可以产生种子或者没有种子。非维管植物基本没有种子,没有真正的根部,只有假根。管胞是木质部中细长的细胞,负责运输水分和矿物质。

二、被子植物和裸子植物

被子植物是一种开花植物,它的种子处于子房中,子房发育成熟成为果实。绝大部分的花、药草、草和树木(除针叶属以外)都是被子植物。被子植物基本上通过管胞运输水和养分。

裸子植物是一种维管植物,它的种子不处于子房中,如针叶属和苏铁属。裸子植物的种子是裸露的,相比而言,被子植物的结构更先进,它们的种子包含于子房中。裸子植物包括针叶属植物,它们的种子处于球果中。绝大多数裸子植物缺乏导管,通过管胞运输水分。

三、单子叶植物和双子叶植物

单子叶植物是一种单叶小花植物,通过风授粉。例如柠檬草。双子叶植物,开花植物,具有两片胚胎状子叶或者发芽期产生子叶。

第三章
芳疗植物分类与命名

芳香植物分类学是发现、识别、描述、分类并命名有机体的科学。而命名法是分类学名称的应用或分配。

物种的分类组织是等级制的。每个物种属于属,每个属属于科,接下去为目、纲、门和界。等级制中物种的关联性反应出进化关系,一般能推断出物种在形态学和生理学上的相似性。例如,在同一属的物种之间的相似度要大于同科但不同属的物种。18世纪瑞典植物学家林奈,发明了用来命名物种的双名命名系统,在这个系统中,每个物种的名字由两部分拉丁名组成,附加特定属名。按照惯例,属名大写,属名和种名均为斜体。例如 *Canis familiaris* 可以简单写成 *C. Familiaris.*(家犬科)。表4-3-1显示了一种传统的植物和动物分类,其中动物分类比植物分类更容易识别。

表4-3-1 物种分类学

常用名	界	门	纲	目	科	属	种
驯养犬	动物界	脊椎门	哺乳纲	食肉目	犬科	犬属	家犬种
糖枫	植物界	被子植物门	蔷薇亚纲	无患子目	槭树科	槭树属	糖槭

*"种"是最基本的单位,地球上的植物约有50万种。

第一节 分类系统的发展史

一、中国神农帝(公元前2650)

神农是五千年前中国的一位皇帝。因为他掌管着人间的农业知识,在中国神话中他广受尊敬。托名神农著有《神农本草经》，总结前人经验，于东汉时期成本，书中涵盖了食物、植物和农业知识，包括了252种植物，按其药用价值分类。全书分为三卷：上、中、下三品。

二、《埃伯斯纸草卷》(埃及，公元前1500)

《埃伯斯纸草卷》可追溯至公元前1550年，是埃及最古老和最重要的医学文献之一。《埃伯斯纸草卷》问世于公元前1500年左右，但被认为是复制了早期的文本，最早的文本也许可以追溯到公元前3400年。《埃伯斯纸草卷》是一个110页的卷轴，约20米长，是药用植物的系统排列。它根据植物的习性形成一个简单的分类。

三、亚里士多德(公元前384—公元前322)

亚里士多德按照"自然阶梯"或"存在之链"来分类植物和动物，从植物开始到动物和神。

四、泰奥弗拉斯托斯(公元前370—公元前287)

泰奥弗拉斯托斯被称为植物学之父，撰写了欧洲最早的关于植物的著作，在《植物志》和《植物之生》中，他对植物的分类是基于植物的异同点。这些书后来成为植物界的百科全书，其中概述了分类法的草案和植物元素的基础分类。

五、卡尔·冯林奈(1707—1778)

卡尔·冯林奈在1753年出版了他的《植物种志》一书。这本书在分类学上里程碑介绍了双名命名法。他抛弃了以往过长的纲、目和两个词属名等描述性命名法，提出了一个完整的列表，包括了目前已知的所有植物物种，容易识别(图4-3-1)。

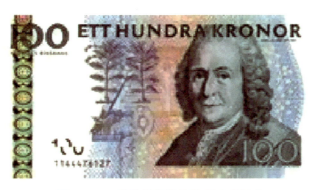

图4-3-1 瑞典著名的植物学家冯林奈

六、达尔文(1809—1882)

查尔斯罗伯特·达尔文是英国博物学家。他发现所有同种的物种都是一个共同祖先的后裔,并提出一个科学理论,他认为自然选择过程,导致这种进化的分支格局。

1859年出版的《物种起源》一书中,达尔文给出了很多例子来证实物种进化,他的理论克服并战胜了之前人们有关物种演变的概念。到1870年左右,科学界和大众接受了物种进化论这个事实。

第二节　林奈分类的双名制

以两个拉丁名命名植物。前个为植物的属,另一个为植物的种。这种命名方式的重要性在于可以精确地辨识植物。例如,大马士革玫瑰的双名为 *Rosa Damascene*。

植物的命名,如表4-3-2:

表4-3-2　植物的命名举例

植物	属名	种名
真正薰衣草	Lavendula	*officinalis*
穗花薰衣草	Laavendula	*latifoli*

第四章
芳疗植物形态学

植物形态学是植物界基于物理特征而分类成为特定的组群。基础单位是种。属，是特征相似的有密切联系的种组合在一起。科，是特征相似的属的组合。科组合成纲，纲组合成目。

第一节　松、柏科（针叶树）

一、植物形态特点

松、柏科为裸子植物，没有花与果，属于针树叶类。针树叶是地球上最古老的植物之一，乔木形态，演化过程慢，保有古代原始的风貌。松、柏科植物巍峨耸立，松柏常青，生命力极其旺盛。针叶树大多枝繁叶茂，枝叶遮天蔽日，充满母亲般保护的能量。松科刚强，叶枝扩散生长，叶片细瘦；柏科则看起来内敛，枝叶聚集，叶片肉质有鳞片，但松科和柏科的叶片都含有蜡质，叶片表面积小，避免水分流失，因此松柏科可以在寒冷且干燥的环境中生存下去。同时，松、柏科的根部深且长，结实有力，能够抵御强风暴风雪，支撑起高大的树身。松柏科分布极广，从亚热带至寒带地区皆可看见其踪影。多数分布于温带、寒带以及中高海拔地区。

松科根系直且深，在自然状态中常呈现单一林相，除耐寒以外，亦有耐旱性。

二、植物香气特点

森林泥土气息、高远、粗中有细，香气传递的能量犹如涓涓流水，看似平稳安静，却充满着坚韧有力的穿透能量，积极且富有激情。

三、植物功效特点

木材与针叶均含有芳香物质,极具杀菌能力。种子多半含有高量油脂,可提供热量来源。主要成分通常为单萜烯、倍半萜烯类。具有:①补气、消炎、抗菌、抗感染功效;②平复心情,激励,给人稳定的正能量;③心灵及空间净化。

四、松科代表精油

欧洲赤松(Pinus sylvestris);黑云杉(Picea mariana);大西洋雪松(Cedrus atlantica);喜马拉雅雪松(Cedrus deodara);杜松浆果(Juniperus communis);高地杜松(Juniperus communis var. Montana);丝柏(Cupressus sempervirens)。

第二节 橄榄科

一、植物形态特点

皆为乔木或灌木,原生于亚洲、非洲、美洲等热带地区,多数生长于较贫瘠困苦的土地之中。可收集树脂的橄榄科植物多为乳香属与没药属。自古以来这些树脂便是各民族在祭祀焚香当中不可或缺的材料。

除宗教用途上,各民族常用此科植物树脂作为伤药用途,但因古时取得不易,故此类树脂价值等同黄金。

橄榄科植物生长的环境普遍都比较恶劣,如沙漠地区、土壤贫瘠区域、长时间暴晒等。这造就了橄榄科植物的最大特征:树皮粗糙,里面含有黏稠的树脂,植物被恶劣的环境所伤,树脂会流出进行自我修复,或者也会自然流出树脂进行预防式的自我保护。

树脂的产生机制与内在的成分组成非常的复杂,现在的研究发现,树脂的质量与植物的健康状况是相对应的,橄榄科中的树脂相当于人类身体中的循环系统和免疫系统。橄榄科植物的精油便是从其树脂中萃取的,给人沉稳的、深远的、忍耐的、坚持的印象。

二、植物香气特点

橄榄科的树脂,自古以来,常用于神圣场合焚香,其精油的香气也传承了"焚香"所具有的空灵、沉稳、清心。橄榄科植物的精油扩香,常用于冥想、瑜伽等。

三、植物功效特点

橄榄科精油皆由树脂而来,其气味时而轻、时而沉,与其他精油搭配使用会有较佳的效果。成分以单萜烯、倍半萜类为主。橄榄科的树脂,自古以来,常用于神圣场合焚香,其精油的香气也传承了"焚香"所具有的空灵、沉稳、清心。

四、橄榄科代表精油

乳香(Boswellia carterii);没药(Commiphora molmol);榄香脂(Canarium luzonicum)。

第三节 樟 科

一、植物形态特点

樟科植物起源较早,发现了第三纪的古新世最古老的樟科植物化石。樟科植物能够适应多种生态环境,生命力非常的顽强,自然分布和栽培范围很广。樟科植物多生长在热带与亚热带地区,受日光直射,枝干强壮,非常的阳刚,而花朵呈乳白或浅黄色,非常的小,很不起眼,不过香气却非常的迷人。枝干的阳刚和花朵的阴柔,让樟科植物兼具两性的特点,即既有力的支撑,又有温柔的陪伴。

二、植物香气特点

樟科植物的香气穿透力极强,非常的炽烈,因此在用樟科精油调配时,剂量可以酌情控制。

三、植物功效特点

樟科精油具有非常强大的抗病菌、抗感染能力,强大到对细菌、真菌、病毒,甚至寄生虫都有效果。

樟科精油可以调理呼吸系统、消化系统、生殖系统的各种急性感染及黏膜组织的感染。

樟科植物精油可以提高我们人体免疫力,尤其是对于情绪引起的免疫系统危机,樟科是非常好的选择。

对于经历过重大灾难、生活不如意、童年创伤等,樟科植物是很好的"支撑"和"陪伴"。

四、樟科代表精油

罗文莎叶(*Cinnamomum camphora cineoliferum*);樟树(*Cinnamomum camphora*);芳樟(*Cinnamomum camphora*);花梨木(*Aniba rosaeodora*);山鸡椒(*Litsea cubeba*);月桂(*Laurus nobilis*);中国肉桂(*Cinnamomum cassia*);锡兰肉桂(*Cinnamomum verum*)。

第四节 桃金娘科

一、植物形态特点

桃金娘科植物主要产于澳大利亚和美洲的热带与亚热带地区,有100属约3000种。中国原产有9属,共有126种。本科植物重要的有桉树、莲雾、蒲桃、千层树等。原产多半集中于澳大利亚、美洲、东南亚等亚热带及热带地区之灌木或乔木。花朵具有极多的雄蕊,花丝细长,是桃金娘科最重要的特色之一。本科植物虽然花朵纤细,但植株却能长得高大,而它们共同的特征是雄蕊多如睫毛,花丝细长柔,子房下位。

植物生长强健快速,代谢力强,在热带雨林或湿热地区能生长良好,全世界各地均有引进栽培,是重要的行道树或庭园树种。

本科许多植物可作为果树栽培以及精油植物,亦可作为建材与造纸原料,用途非常广泛。

二、植物香气特点

由于含有1,8桉油醇,桃金娘科植物及其精油均含有一股"凉凉的药味",香味独特,可以给人留下强烈的感官印象。桃金娘科同属精油彼此间的气味相容度也很好,互相调制融合,反而会比单一的桃金娘科精油气味更圆融和谐。

三、植物功效特点

(1) 很好的呼吸系统用油,对祛痰、止咳和流行性感冒等都有很好的调理功效。

(2) 杀菌抗感染,增强免疫力。

(3) 提神醒脑,提振,集中注意力。

4. 消炎、止痛、活络。

5. 性格利落，回归原始物质需求、蜕变成长。

四、桃金娘科代表精油

茶树（*Melaleuca alternifolia*）；蓝胶尤加利（*Eucalyptus globules*）；史密斯尤加利（*Eucalyptus smithii*）；澳大利亚尤加利（*Eucalyptus radiata*）；绿花白千层（*Melaleuca quinquenervia*）；松红梅（*Leptospermum scoparium*）；香桃木（*Myrtus communis*）；丁香（*Eugebia caryophyllus*）。

第五节 菊 科

一、植物形态特点

全世界双子叶植物以菊科植物种类最为繁多，可达2.5万种以上，都为草本植物，遍布于世界各地。其最大特征为花序大多为头状花序，花由舌状花与管状花两部分组合而成，极易辨认。

头状花序，层层管状花形似曼陀罗排列，菊科植物看似很好辨认，但是细细观察它的花瓣，给人一种复杂深度感。同时菊科植物的花朵看似犹如太阳一样给人温暖，带来希望，但实则性寒，自古被用来食用去火解毒。因此，可见菊科植物总是给人一种意外感，透露着一股复杂神秘的意味，这样的菊科植物的功效也是比较全面的，同时比较擅长处理复杂的问题。

菊科生命力与适应力强，繁衍极快，易与其他植物共生，也可能影响其他植物生长。

多数菊科植物可入药或作为精油，但通常由于气味较为特殊且昂贵，精油使用上较为不普遍。成分通常含有酮类、醚类、倍半萜类、酯类。

二、植物香气特点

菊科植物的气味，一开始给人不宜接近的感觉，但是细细品味却能感受到它香气层次分明，似乎携带着很多记忆的信息，是会让人"慢慢爱上"的香气。

菊科植物的花草茶、纯露和精油的香气差距甚大，一般精油的气味会比较强烈，纯露会淡很多，而菊科植物的花草茶往往会散发着淡淡的清香。

三、植物功效特点

（1）舒缓压力,疗愈受伤身心,给予人希望与光的能量。
（2）消炎、镇定、非常适合用于过敏性肌肤,儿童和老人。
（3）菊科类含酮成分高的精油,如永久化、艾草等,化瘀,通经络的效果也非常的理想。

四、菊科代表精油

罗马洋甘菊（Anthemis nobilis）；德国洋甘菊（Matricaria recutita）；永久花（Helicbrysum italicum）；西洋蓍草（Acbillea millefolium）；土木香（Inula graveolens）；艾草（Artemisia vulgaris）。

第六节 唇 形 科

一、植物形态特点

唇形科是一类世界性分布的较大的科,主要分布中心在地中海沿岸和小亚细亚半岛,是干旱地区的主要植被。多为低矮的草本植物,全身长满毛茸茸的短毛,是唇形科植物的分泌精华的细胞。因此,只要触碰摩擦到唇形科的叶片,便会散发出浓郁的香气,也正因为如此,唇形科中,芳香植物最多,也最为人所知,成员中也是最多被纳入药典,其学名标有[officinale]或[officinalis]。唇形科植物分布广,种类繁多,变化大,生命力强。

唇形科植物之所以被称为唇形科,是因为它的花形看上去像开启的嘴唇,通常上方有两片唇瓣,下方有三片唇瓣。唇形科的唇瓣也是其繁衍的主要器官和途径,上唇瓣里藏着植物的雄蕊,下唇瓣一般有颜色或者斑点,这些都可以"招蜂引蝶"吸引昆虫们"来此小歇",植物利用其自身巧妙的构造设计,完成授粉的过程。唇形科植物在植物的"传宗接代"上是非常主动积极,且是做好了万全准备的,是一种生命欲望很强的植物科属。

生产精油之唇形花科多半分布于地中海型气候地区,其气候变化分明。植物表面多半有腺毛,其油点分布于植物体各部位表面之腺囊之中,以手搓揉表面即可闻到其气味。

同属间常有杂交而产生新种类,同种之间亦常有变异而成为新种。成分多变,但主要通常为单萜醇类。

二、植物香气特点

唇形科家族中的芳香植物比较庞大,种类繁多,因此唇形科植物的香气也比较丰富多彩。虽然香气多样,但是整体来说,唇形科植物中的香气属于中调,香气比较中沉,但是其挥发速度比较快,香味比较突出。

三、植物功效特点

贴近本能生存需求,适合不落实及过度自大的人群。具有消炎杀菌,镇痛,平衡功能。

四、唇形科代表精油

真正薰衣草(*Lavandula officinalis*);穗花薰衣草(*Lavandula latifolia*);醒目薰衣草(*Lavandula bybrid*);头状薰衣草(*Lavandula stoecbas*);马鞭草酮迷迭香(*Rosmarinus officinalis CT Verbenone*);桉油醇迷迭香(*Rosemarinus officinalis CT Cineol*);樟脑迷迭香(*Rosmarinus officinalis CT Campbor*);胡椒薄荷(*Mentha piperita*);绿薄荷(*Mentha spicata*);快乐鼠尾草(*Salvia shared*);鼠尾草(*Salvia officinali*);甜罗勒(*Ocimum basilicum*);香蜂草(*Melissa officinalis*);广藿香(*Pogostemon cablin*);甜罗勒(*Ocimum basilicum*);沉香醇百里香(*Hymus vulgaris CT Linalool*)。

第七节 伞形科

一、植物形态特点

伞形科这一名称是因为其花序为伞形之故。星状花形,其花序特征为伞状花序,或说其花如伞状,多为草本植物,其主根或茎多半具贮藏养分作用而会膨大。

全株具独特气味,多为烹饪中使用之香料作物。生命力强韧,虽然看起来伞形科的植物柔柔弱弱,但是一般它们都可以长得很茂盛高大。

伞形科精油,是我们常见精油中为数不多的接近天空能量的科属,能量轻盈,具有很好的净化功效。分布广泛,种类极多,大多喜生长于较湿润之地,精油多半以种子萃取。

二、植物香气特点

由于大多数伞形科植物精油中很有含氮化合物,因此决定了伞形科精油的气味非常的"强烈"和"跳跃"。这种气味感觉可以打通人体的各个症结,促进全身的代谢循环,香气非常具有存在感,很难让人不注意,但是"第一感"不是非常的好。

三、植物功效特点

(1) 开胃助消化,提升消化系统能力,对便秘、胀气、消化不良等有很好的调理功效。
(2) 利肝排毒,净化身体。
(3) 调理水分潴留和水肿,尤其是女性激素问题引起的水分潴留。
(4) 促进细胞再生(一般针对含酮类的伞形科精油),是很好的护肤精油。
(5) 净化身心,处理身心"郁积"的非常棒的精油类别。
(6) 对于神经系统(补气)、消化系统问题(助消化)、淋巴系统问题(清理淋巴淤塞)、生殖系统(调理激素),均有帮助。其成分特殊之处在于大多含有香豆素类。

四、伞形科代表精油

欧白芷根(*Angelica archangelica*);白松香(*Ferula galbaniflua*);茴香(*Foeniculum vulgare*);胡萝卜籽(*Daucus carota*);圆叶当归(*Levisticum officinale*);芫荽(*Coriandrum sativum*);芹菜(*Apium graveolens*)。

第八节 禾 本 科

一、植物形态特点

性格草根,具有耐力的、稳定的增强活力的、富有生命力的、受大地滋养的特点。

禾本科植物为单子叶草本植物,高矮不一,有可作为草坪的韩国草,或是高耸的竹子,都属于这一大科,细分还可分为许多亚科。禾本科是人类食物的主要来源,同时也是编织、建筑等方面的重要原料,与人类的关系非常地亲密。以风力传播花粉,种子多半也靠风力传播。

虽然禾本科如此地被需要,但是其科属本是非常的"草根",通常都是"群居"型,通常都是一大片生长,禾本科的根部抓地力极强,常用于水土保持,根部一般都不是很深,但是却非常的有韧性。因此生命力非常强悍。无论是自然灾害(干旱、狂风、潮湿等)或者非自然灾祸(动物的虐食、人为的破坏等),只要根部尚在,根发芽率高,生长点多,繁殖快,超强的适应力,就能不断调整自己以适应环境(即使是悬崖峭壁、海滩沙漠等恶劣环境),很快地生长恢复生机。

二、植物香气特点

禾本科植物或精油的香气都非常接地气,非常的"草根",很踏实,很深沉。

禾本科精油在调香时,与其他科属的精油调和度非常的好,其本身深沉的气味会让整体调和的气味更加的圆融和谐。

三、植物功效特点

提高免疫力,增强身体抵抗外界侵害的能力。

对淋巴系统和循环系统有激励作用,因此禾本科对于因循环系统引起的手脚冰凉、水肿、瘀血、静脉曲张等,都有很好的调理功效。

心理与精神上的激励,认识自己的脆弱与坚强,乐天知命,生生不息。

四、禾本科代表精油

岩兰草(*Vetiveria zizanoides*);玫瑰草(*Cymbogon martinii*);柠檬香茅(*Cymbopogon flexuosus*)。

第九节 姜 科

一、植物形态特点

生长于热带地区的单子叶植物,具有肉质的地下根茎,有"根"的支撑储存营养和"茎"的运输营养功能,喜多湿气候与肥沃土壤,能耐阴。因此姜科植物都非常霸道,其所在的土壤非常耗费养分,同一区域也很难再种植其他植物。常用于调味料或是入药,精油多半由根茎萃取。姜科植物的地下茎,同时还是"繁殖器官"。因此,虽然埋在地下,相对于植物根部来说,姜科的地下茎还是有着明显的区别的。

二、植物香气特点

姜科精油香气大多辛辣,非常的直接,对于喜欢冒险和不受单调约束的人,这个气味会非常喜欢。

三、植物功效特点

姜科精油大多是香料类,因此对于消化系统方面的调理功能非常明显,如畏寒、消化不良、胀气、胃口不佳、黏膜发炎等。

促进血液循环,温暖关节,对风湿性关节炎等有很好的协助调理功效。

姜科的精油可以帮助身体驱寒,但是较为温和,不会助火,外热内冷的人尤其适合运用。

四、姜科代表精油

姜(*Zingiber officinalis*);豆蔻(*Elettaria cardamomum*)。

第十节 芸香科

一、植物形态特点

芸香科为常绿或落叶乔木、灌木或攀援藤本或草本,全体含挥发油,本科植物多半具有食用、香料、入药等价值,且大多具有全株芳香的性格,其花、果、叶都分布明显的油囊。

叶具透明油腺点,植物体内通常有储油细胞或有分泌腔。其树干又多半有刺,叶片多为复叶或或单生复叶。芸香科的叶片、花朵和果实都可以萃取出精油,但是各部位的萃取方式不同,萃取出的精油成分和功效也有差异。芸香科是一个很热闹的科属,花朵、果实和叶片均各有所长,整体植物非常具有饱满度且和谐。

芸香科精油大多为柑橘属,柑橘属果实接受大量阳光,是和谐、团结、安全、温暖、快乐的能量类型。分布广,全世界从热带至温带皆有其踪迹,但多半分布于热带及亚热带地区。

二、植物香气特点

芸香科精油大多为柑橘属,柑橘属的花朵精油非常的芳香清雅;其果实香气很阳光,非常具有跳跃性,几乎没有不喜欢柑橘果实精油的,给人以活泼的、外向的、开朗的、无忧的、懂得自我保护的,属于较阳性的形象;而叶片相对果实和花朵,则会比较低调、深沉和内敛。

三、植物功效特点

精油当中最多一类为枸橼(柑橘)属的植物,成分多半为单萜烯类,又以柠檬烯为主,是很好的补气精油。

第五章
芳香植物种植

第一节　影响植物生长的要素

许多要素可以影响植物生长：
1. **地理位置**　天气、土壤营养水平、环境以及虫害控制方法的不同。
2. **土壤质量**　与作物轮作、耕种方法等相关的营养水平和其余要素。
3. **气候条件**　水合作用和温度，加上温度模式和极限温度。
4. **繁殖**　健康有效的繁殖或者反之。
5. **昆虫和害虫**　动物、昆虫、其他植物以及病原体。
6. **栽培方法**　耕种方法和密度。
7. **化学类型**　同种类植物化学性质不同，但是不易辨别。不同的植物类型生长方式不同。

第二节　种 植 类 型

一、野生

野生植物一般遍布于未开采森林、高山地区和其他非耕作区域。采收这些野生植物主要用于生产独特、具有无与伦比的活力和完整性的野生物种精油。野生植物都是通过自然条件授粉而生，具有自己的个性、年龄、生命力和植物历史。它们成长在没有人类干预的恶劣环境。

优点：更天然、更自然。

缺点：成本高并且稀有，以及将它们从生长环境中移除，要考虑是否对自然环境有影响。

二、有机种植

精油的需求不能单靠野生植物来满足，近一个世纪以来，精油植物的人工种植已被证明是一个解决方案。富含有机物质自然滋养的土壤确保精油的活力与能量以及其与野生植物的亲近性。

"有机"用于描述从植物蒸馏或压榨的精油和植物油：①生长于远离污染的土地；②无使用除草剂和杀虫剂；③使用有机肥料、植物提取物和自然界可获得的矿物质施肥。

优点：更自然且更忠实于自然，无疑具有更好的治疗特性。

缺点：成本高，不易得，需要更多种植与生长空间。

三、传统种植

传统农业与有机农业完全不同，后者不允许使用化肥和杀虫剂。传统农业可以允许这些东西，因此传统种植的产品比有机农业便宜得多。在过去的100多年中，传统农业得益于巨大的经济和科技发展，这些发展极大地改变了农业景观。

优点：提高作物产量，并将农场推向单一种植。

缺点：生长地和物种的消失、土壤侵蚀污染，以及最终有可能带来气候变化。

四、工业种植

这是一种现代农业形式，指的是精油的工业化生产。农业工业化的方法包括农业机械化和农业种植手段的创新、干预植物遗传的技术和复合养殖。

优点：成本低、每平方米产量高、产值高。

缺点：由于使用侵略性的方式、基因改造和化学干预，品质较低。

影响生产的因素很多，例如政治动荡和气候变化。举个例子，如果某一年，天气非常寒冷潮湿，这可能意味着通常用于种植农作物的土壤会因水分充足而过于饱和，因此作物无法正常生长，降低年产量。一些国家出现政治动荡，这可能意味着农民没有得到足够的产品收入，这意味着产量逐年降低，因为他们只能种植他们能买得起的种苗和数量。

第五篇 中医芳香疗法药理学和安全应用

第一章
芳香疗法安全应用

虽然精油是天然的,但并不意味着它们不会产生任何危害。芳香疗法的含义中包含了"精油的控制使用",因此在使用精油时绝不可忘记"控制"。这是一个很重要的安全课题,关注精油的控制使用,就是关注精油使用的量。

第一节　精油的安全性

精油是高纯度的,因此极少以纯油使用。正常状况下,一般以1%~3%比例稀释使用。每天使用6滴不同类型的精油被认为是安全的。专业芳香疗法治疗师使用精油对儿童和孕妇治疗时,必须进一步稀释到1%~2%。

了解精油的成分非常重要。当在精油中添加酒精、其他更便宜的油或者化学产品,或精油掺假或稀释延展时,常常会刺激皮肤,并且不能达到预期效果。

首先,确保精油质量的第一步是从可靠的供货商购买。从可靠的供货商处购买的精油必须装于带有滴头的有色玻璃瓶。标签应该是不可擦除并规范提供精油信息,例如植物学名、产地、供货商、地址、生产日期和批次等。如果精油稀释在基础油中,应该标示调配比例以及基础油的详细信息。

其次,从可靠的供货商购买精油另一个重要的安全益处是他们不会供应劣质的油,所以可以安心地购买。

另外,精油的储存和保管非常重要。由于油的化学性质,应该保存在深色玻璃瓶,存放在阴凉的地方。这有助于延长保质期。一般来说,开封的精油应该在1年内用完,如果储存在冰箱内,则是2年。

由于精油属于易燃易爆的物品,所以必须保存在远离明火和热源的地方。同时,它们也需要远离顺势疗法的药品,因为有一些气味很强的油可能使精油失效。

精油会"腐蚀"塑料,因此,使用流水按摩浴缸或塑料浴缸时,应该小心使用精油。精油也不可接触漆木、塑料表面或任何有塑料管道的设备,例如洗碗机和洗衣机。避免接触任何塑料材质的避孕工具,例如避孕套和子宫帽。

虽然芳香处方学中以口服方式使用精油,但在芳香疗法中,精油绝不可内服,特别是未经稀释大量内服,可能有许多不良反应。若儿童不慎内服精油更容易出现不良反应,所以精油应该存放在儿童接触不到的地方。

如果儿童或成人内服超过5ml的精油时,可立即喝牛奶,并立即寻求医疗援助。就医时要带上误服精油包装瓶并提供给医生,包装瓶上卷标的信息可能对治疗有辅助作用。

由于纯精油的效力较强,如果意外溅到眼睛或皮肤上,也会造成伤害。当精油不慎入眼时,可用牛奶或植物油清洗眼睛,不可用水,因为精油不溶于水,并寻求医生帮助。

未经稀释的精油直接与其他黏膜接触也是非常危险的,例如,口腔、阴道或直肠。在这些情况下,请直接就医。

如因纯精油与皮肤直接接触导致严重的皮肤刺激,请用植物油涂抹稀释,并使用香皂和水清洗皮肤,然后拭干,寻求医疗帮助。

有些精油是非常危险的,他们绝不可用于芳香疗法。而不在危险名单内的精油虽然可以使用于芳香疗法,但不意味着它们是完全安全的。在大范围使用时,必须稀释浓度至低于3%并进行皮肤测试,以确认是否安全,使危险最小化,防止刺激皮肤和过敏反应。

进行芳香疗法过程中,必须注意一些所谓的"安全的"精油可能比其他精油更易刺激皮肤,所以应该更谨慎使用。例如,胡椒薄荷油可能产生化学灼伤,特别是用于已有创伤的皮肤上。

皮肤刺激大小程度上取决于精油的化学性质,因此拥有精油化学知识对芳香疗法的安全疗愈非常有益。例如,含醛类、氧化物、酮类和酚类高的精油更易出现皮肤刺激问题。

精油萃取的过程中将其他化学制剂加到精油里,也可能引起皮肤刺激。

有些精油没有被频繁使用时,并不会出现不耐症,但如果持续长时间使用,会出现皮肤炎症或皮疹等反应。因此,需要不断调整配方,以避免出现不耐症。

最后,皮肤过敏测试非常重要。使用棉签蘸取少许配方油涂在肘部内侧,10min后观察,确认无红肿痒痛等反应后即可使用。敏感性皮肤者使用时,建议配方调制按照稀释原则,比正常客户使用减少50%以上的用量。在英式的芳香疗法中,精油通过嗅吸,或稀释后按摩经皮肤吸收,极少发生严重的危害。

第二节 芳香疗法毒理学

一、急性毒性——单次或短期不当使用对人体健康产生不良反应

虽然精油对健康有益,但必须意识到有些精油具有不良反应。如果认为精油从花或植物中提取是安全的,则是错误的,因为有些花和植物可能是致命的。

现代市场营销常常出现这样一个观点:天然的东西就是安全的、优质的,合成的东西就是危险的。这是一种天真的想法,因为自然可以产生与人类生产的任何物质一样危险的化学物质。

例如:甜桦木精油具有潜在危险性,它所含有的某种活性成分与对抗疗法中使用的某些药物相似,比如说阿司匹林。如果正在使用阿司匹林,同时使用甜桦木精油,具有潜在药物过量的危险。

又如:艾菊精油和菖蒲精油,如果使用过量也会出现肝毒性,损伤肝脏,因此只能少量使用。

二、慢性毒性——长期使用或使用不当对人体健康产生不良反应

有些精油在长期使用、使用不当或内服后会产生毒性作用。例如,如果长期不当使用尤加利和月桂,可能引发中毒症状。

三、中毒症状

根据使用时间、使用方式等差异,中毒症状可以从最轻度的皮肤刺激直至死亡的多种表现。人体生理差异可以导致中毒的阈值不同,在大多数情况下,剂量决定毒性反应。

四、皮肤渗透性

皮肤渗透是指化学物质通过皮肤渗透进入人体的过程。皮肤渗透是芳香疗法的核心;以植物油为基底油来稀释精油,将它们"运载"渗透皮肤并进入循环系统。在大多数情况下,以不超过2%正确的剂量使用精油是有益健康的。然而,精油的挥发性会让某些精油产生危害和毒性反应,尤其是有些人使用无害的精油可能会波及周围的某些人,例如扩香迷迭香提升记忆力,但其提升血压的作用需要回避扩香范围内的高血压患者。

需要注意：毒性取决于剂量，并且在很大程度上取决于当事人的生理状况。

五、剂量依赖性

剂量依赖性是指大多数化学物质的不良反应取决于使用精油的剂量。精油剂量的差异与这些不良反应的危害程度直接相关。例如，小剂量饮酒不被视为影响健康，但高剂量可能是致命的。剂量不仅涉及量，而且还涉及使用的频次。例如，当盐与皮肤短时接触，对皮肤的健康有益，但是，长时间在皮肤上用盐，会导致皮肤干燥和破损。

六、实操剂量

大多数人认为运用英系专业操作准则的芳香疗法是普遍安全的。然而，安全实操取决于正确使用剂量。朱莉·福斯特的剂量指导如下：

1. 身体按摩配方的调配指南

（1）单方精油最多数量　3种。

（2）稀释比例：0.5%~3%，例如：10ml基础油加入1~6滴精油。

2. 面部按摩配方的调配指南

（1）单方精油的最多数量　1种。

（2）稀释比例：0.5%~1%，例如：10ml基础油加入1~2滴精油。

3. 特定人群配方的调配指南

（1）2岁以下　不能使用精油。

（2）婴幼儿　2~5岁配方比例：0.5%~1%，例如，10ml基础油，加入1~2滴精油。

（3）儿童　5~12岁配方比例：0.5%~2%，例如，10ml基础油，加入1~4滴精油。

（4）老年人配方比例　1%~2%，例如，10ml基础油，加入2~4滴精油。

4. 其他使用方式配方的调配指南

（1）特定症状或者急症的局部按摩/应用（例如某个关节、皮试）配方比例：5%~8%，例如，5ml基础油添加5~8滴精油。

（2）纯精油使用：使用非刺激性纯精油，最多为1~2滴。

（3）蒸脸：每500ml水加入5~7滴精油。

（4）吸闻：一碗3L的水，滴入5~7滴精油。

（5）加湿器：数小时或整夜使用3~10滴。

（6）泡浴：5~10滴精油稀释在适当的分散剂（例如牛奶）中，加入浴缸。

（7）布敷：在3L水中加入4~6滴精油。

注意：数位基于1ml = 20滴。

七、精油对治疗师的危险影响

芳香疗法治疗师比大众接触精油的时间更长,所以需要时刻注意防范,包括因接触低水平毒素引起的过敏、皮炎、头疼等。

可以通过以下方式减少危险:① 培训有关安全用法和剂量;② 立即清洁任何溢出或滴漏;③ 避免接触未经稀释的油;④ 通风。

第三节 芳香疗法禁忌

芳香疗法禁忌是指接受芳香疗法治疗的个人可能遭受伤害的状况。有些人因不同的原因需要禁忌使用芳香疗法。详见以下情况。

一、完全禁忌使用芳香疗法

(1) 患有传染性疾病(例如肺结核、流感)。

(2) 皮肤感染(脓包、疥疮)。

(3) 急性哮喘。

(4) 大手术后6个月内,或者咨询医生。

(5) 接受过挽救生命的治疗如重症监护,须咨询家人和医生。

(6) 麻醉后。

(7) 严重糖尿病(丧失健康的组织和循环)。

(8) 严重的血友病。

(9) 重度贫血。

(10) 急性肝炎。

(11) 晚期肝硬化。

(12) 急性尿路感染。

(13) 急或慢性肾衰竭。

(14) 急性痉挛。

(15) 肾绞痛。

(16) 疫苗接种后48h内,咨询医生。

(17) 仍受酒精和(或)消遣性药物的影响。

(18) 癌症患者须咨询肿瘤学家,并且只有学习过癌症和按摩的专业发展课程才能进行治疗。

(19) 血栓和(或)严重静脉血栓(确诊后3~6个月内;寻求医生建议)。

(20) 尚未确诊的疼痛部位(除肌肉疼痛之外)。

(21) 发热。

(22) 妊娠期(尚未稳定或有流产史和并发症)。

(23) 接受过整骨疗法、脊椎推拿、理疗治疗之后。

(24) 脑膜炎。

(25) 中风和(或)短暂性脑缺血发作。

(26) 突发严重头痛。

(27) 带状疱疹。

(28) 偏头痛。

(29) 头虱。

(30) 心肌梗死3个月内,之后咨询医生意见。

(31) 大面积皮癣。

二、局部或部分禁忌

(1) 静脉炎、静脉曲张。

(2) 发炎部位(例如关节炎、黏液囊炎、皮肤炎症),除非经过特别芳疗培训。

(3) 烧伤和晒伤。

(4) 近期的瘢痕组织(大手术2年内;小手术6个月内)。

(5) 骨折。

(6) 甲状腺肿大。

(7) 1型糖尿病(注射1h后,避开注射区域)。

(8) 急性三叉神经痛。

(9) 子宫内膜异位症(避开腹部深度按摩)。

(10) 子宫下垂(避开腹部按摩)。

(11) 急性损伤,例如扭伤、拉伤,除非经过特别芳疗训练。

(12) 开放性伤口、擦伤、撞伤、水泡、压疮、疖子、痈、唇疱疹(单纯性疱疹)。

(13) 腹疝。

(14) 小区域皮癣。

(15) 香港脚。

(16) 孕期头3个月(避开腹部和小背部按摩)。

(17) 行经(经期第1~2天避开腹部和下背部按摩,因人而异)。
(18) 椎间盘突出。
(19) 急性损伤,除非经过专门芳疗培训。
(20) 肉赘和疣。

三、建议寻求医生或专业意见的禁忌证

(1) 服药(大量)。
(2) 骨质疏松区域。
(3) 软骨病、佝偻病、佩吉特病、重症癫痫。
(4) 薄皮,例如老年客户,化疗/放疗后。
(5) 肺气肿。
(6) 失智症。
(7) 不稳定型心绞痛、心脏衰竭、高血压、动脉硬化。
(8) 轻微血友病。
(9) 贝尔面瘫。
(10) 淋巴水肿的癌症后治疗。

第四节 危险标识和安全说明

一、使用精油的潜在危险

见表5-1-1。

表5-1-1 精油的潜在危险

疾病	病征	可能引发这些问题的精油
皮肤刺激	刺激皮肤	山鸡椒、柠檬香茅、尤加利
过敏	刺激(皮肤、呼吸)	柠檬、葡萄柚以及大部分柑橘类
原发性过敏	未知原因引起的过敏	赤松、丁香、橙花、玫瑰、乳香
光敏性	皮肤过敏,在阳光下可能褪色	佛手柑、柠檬

(续表)

疾病	病征	可能引发这些问题的精油
致癌性	可能引起癌症	热带罗勒
神经毒性	可能损伤神经系统	鼠尾草
肝毒性	可能损伤肝脏	菖蒲、肉桂、丁香、茴香
肾毒性	可能损伤肾脏	杜松果
通经	可能终止早期妊娠	红花、川芎
堕胎	引起早产	本樟、鼠尾草
高血压	提高血压	黑胡椒、百里香
癫痫	诱发癫痫	本樟、绿薄荷、樟脑迷迭香
激素紊乱	可能引起激素紊乱	洋茴香

二、妊娠期的芳香疗法安全使用原则

妊娠期间,当按照专业的指导和正确的剂量使用时,绝大多数精油对孕期妇女而言都是安全的。没有任何确凿的证据显示,任何精油以正确的用量外用时发生危险,例如吸入或皮肤吸收。精油造成问题一般发生在不慎内服时,尤其大量服用时。

为了安全起见,使用客户熟悉并且已知安全的精油。如果是首次使用的配方,需先进行皮肤测试。妊娠期间,身体处在变化与敏感期,遵循安全用油原则非常重要。

请勿使用任何光线直晒或存放6个月以上的油,尤其注意零售商会将精油长期展示在光线下,这些精油的治疗效果较差,并且更可能引起皮肤敏感。精油与食物一样,质量和新鲜度也非常重要,特别是在怀孕期间,敏感度更高。

三、危险信号

致死剂量50(Lethal Dose,LD50)指的是一次剂量致使一组动物测试产生50%的死亡率。LD50是衡量受体的短期中毒可能性(即急性毒性)的一种方法。

毒理学家可以运用多种动物进行试验,但大多数情况下通常是用大鼠和小鼠进行试验。通常表示为测试动物体重的每100g(较小的动物)或每1000g(较大的测试对象)的制剂的用量。LD50可用于任何进入或施药途径,但最常见的使用方法是皮肤渗透和口服。

口服LD50是指制剂口服,皮肤LD50指的是经由皮肤吸收制剂。

LC指的是致命浓度（Lethal Concentration）。LC值通常指空气中化学物质的浓度，但在环境研究中，它也可以指化学物质在水中的浓度。

在吸入实验中，在特定时间内（通常4h），空气中的化学物质杀死50%测试动物的浓度是LC50值。

化学品对我们的健康有着广泛的影响。根据化学品的使用方式，需要进行多种毒性测试。

由于不同的化学物质会导致不同的毒性作用，因此不同化学物质之间的毒性难以相互比较。我们可以测量损伤肾脏的化学物质的量，但并非所有的化学物质都会损伤肾脏。因此可见，当使用10g化学物质A时，观察到出现神经损伤，而使用10g化学品B时，则观察到出现肾脏损伤。

但是这些信息并不能告诉我们A或B是否更具毒性，因为无法比较哪种损伤更严重或更危险。因此，研究人员必须通过相同的作用，比较不同化学物质的毒性的效力或强度。一种方法是通过测量足以致亡的化学品的量来进行致死性测试（LD50测试），这种类型的测试也被称为"量子"测试，因为实验中只有2种可能性，或者死或者活，亦或者全有或者全无。

其他毒性剂量术语：①LD01动物测试中，1%致亡率的剂量；②LD100动物测试中，100%致亡率的剂量；③LDLO致亡的最低剂量；④TDLO产生毒性作用的最低剂量。

急性毒性指的是化学品在口腔服用或吸收空气中的化学品4h之后，该化学品在相对较短时间内，发生的不良效果。相对较短通常被定义为几分钟、几小时（最多24h）或几天（最多约2周），但极少时间更长。

四、口服毒性

大部分的精油，是不被允许口服的。一方面是精油对口腔黏膜易造成刺激、腐蚀；另一方面，这些物质几乎都通过肝脏代谢，会增加肝的负担。精油经过动物实验证实在大量口服下会有致死性，致死原因多半是所含成分会严重损害肝、肾，导致衰竭，少数则是影响脑部神经。要谨慎小心！

当然也不需要害怕，大量口服致死是有参考资料的，表5-1-2便是根据各精油的LD50所列举的警告名单。

1. 危险A区　绝对不可口服!!

LD50在1g/kg以下：

表 5-1-2 精油的 LD50

精油	危险分子
波多叶 Peumus boldus	驱蛔素
蛔蒿 Seriphidium cinum	驱蛔素
芥子 Brassica nigra	烯丙基异硫氰酸
艾属 Artemisia spp.	侧柏酮
胡薄荷 Mentha pulegium	胡薄荷酮
艾菊 Tanacetum vulgare	侧柏酮
侧柏 Thuja orientalis	侧柏酮
菖蒲 Acorus calamus	细辛醚
苦杏仁 Prunus dulcis var. amara	氢氰酸
南木蒿 Artemisia arborescens	异侧柏酮
椭圆叶布枯 Buchu crenulata	胡薄荷酮
辣根 Armoracia rusticana	烯丙基异硫氰酸
阿法蒿 Artemisia afra	侧柏酮
苦艾 Artemisia abrotanum	侧柏酮
北美乔柏 Thuja plicata	侧柏酮

2. 危险B区 毒性较低，多半是肌肤刺激性，但是仍不可口服。

LD50 在 1~2g/kg，包括：①芳香白珠（Gaultheria fragrantissima）；②美洲野薄荷（Mentha arvensis）；③冬季香薄荷（Satureja Montana）；④丁香叶（Eugenia caryophyllata）；⑤神圣罗勒（Ocimum sanctum）；⑥牛膝草（Hyssopus officinalis）；⑦黄樟（Sassafras albidum）；⑧桦木（Betula spp.）；⑨布枯（Barosma buchulina）；⑩香叶多香果（Pimenta）；⑪野马郁兰（Origanum vulgare）；⑫绿薄荷（Mentha spicata）。

3. 其他 还有一些虽不在B级以上，仍具有口服危险性的精油：①鼠尾草（Salvia officinalis）；②尤加利（Eucalyptus globulus）；③肉豆蔻（Myristica fragrans）；④肉桂（Cinnamomum zeylanicum）；⑤樟树（本樟）（Cinnamomum camphora）。

五、肝毒性

肝脏负责体内化学物质的转换与代谢，也是重要的内分泌器官，全身的血液都必须经过肝脏过滤解毒,否则将造成身体重大伤害。而某些精油会导致肝脏过度负担,破坏解毒机制,不过这是在长期、大量并且口服的状况下产生的危害,一般按摩并不会造成肝毒性。

接着我们来看看有哪些类型的精油会造成肝毒性(表5-1-3):

表5-1-3 具有肝毒性的精油

化学类型	代表精油	造成的影响
肉桂醛	肉桂皮、叶	降低"谷胱甘肽"浓度
丁香酚	丁香、多香果	抑制谷胱甘肽生成,造成肝细胞死亡
反式-茴香脑	洋茴香、茴香、八角	代谢过程中大量消耗谷胱甘肽
胡薄荷酮	胡薄荷、椭圆叶布枯	破坏重要的细胞色素 P_{450}
薄荷呋喃	胡薄荷、胡椒薄荷	破坏重要的细胞色素 P_{450}
苯基衍生物(甲基丁香酚、甲基胡椒酚、黄樟素)	桧柏、黄樟、樟树、苞叶茶树	导致肝细胞突变
香豆素	零陵香豆	肝脏不容易分解,很有负担
土木香素	山金车、土木香	降低肝脏解毒酶浓度,使得毒物无法分解
细辛醚	菖蒲	干扰细胞DNA复制,使得制造 P_{450} 的细胞不正常,因而 P_{450} 浓度降低

谷胱甘肽是肝脏中重要的解毒酶,目的是扫荡自由基,防止DNA、蛋白质被自由基破坏。若此酶暂时性消失,在恢复原有浓度之前,自由基将会肆意攻击肝脏细胞、红细胞,最严重的状况是,若此时服用阿司匹林(退热药),将可能导致肝脏衰竭或是溶血性贫血。

P_{450} 为许多药物、环境污染物或致癌物在肝脏代谢时发挥主要作用的酶,大部分可以在肝细胞的线粒体和微粒体中找到。若此酶被大量破坏,会严重造成肝损伤。

六、神经毒性

神经系统的信息传递所倚靠的就是电位与微量化学分子,因此神经信息很容易受到外在的化学物质影响。我们的身体为了保护大脑,避免过度干扰,有一层血脑屏障用来隔绝外界化学物质。但是精油具有脂溶性、分子小、穿透性强特质,恰好能够突破血脑屏障,这大幅增强了精油对于神经系统的益处,也同时增强了某些精油对于神经系统的毒性。引发痉挛,是其中最容易看到的中毒表征。我们来看哪些精油在高剂量使用下,会有神经毒性(表5-1-4)。

表 5-1-4 神经毒性精油

精油种类	危险剂量	危险分子	造成的影响	类似精油
牛膝草	0.13g/kg（此实验采用注射入体内）	松樟酮、异松樟酮	引发痉挛、神经抽搐、癫痫、心跳不规律、呼吸急促不规律、昏厥	
鼠尾草	0.5g/kg（此实验采用口服）	侧柏酮 由于鼠尾草精油中的侧柏酮浓度仅约50%，除非大量口服，否则难以引发神经毒性	精神异常、迷乱、幻觉、过度兴奋	侧柏、艾菊、蛔蒿
樟树（本樟）	3.73g/kg	樟脑 其实不算很毒的物质，但是对于癫痫患者特别致命	恶心、呕吐、头晕、神经抽搐、痉挛、引发癫痫	
茵陈蒿	3g/kg	樟脑、α侧柏酮	引发癫痫	艾蒿、南木蒿
胡薄荷	0.025g/kg	胡薄荷酮	引发癫痫 穿越血脑屏障造成脑部病变	椭圆叶布枯
绿薄荷	0.2g/kg	薄荷酮	主要影响小脑。抽搐、运动失调、无法平衡、左右不协调、神经麻痹	无
薰衣草棉	非常大量的口服	蒿酮	剂量大会头晕想吐，但是蒿酮比例最多才45%，所以并不危险	
肉豆蔻	非常大量的口服	肉豆蔻醚、榄香素。这两个物质在身体代谢的途中会转化成TMA、MMDA类似安非他命的成分	中枢神经兴奋、引发幻觉，改变感官 狂喜、狂悲等情绪起伏	肉豆蔻种子油、肉豆蔻种皮油
大麻（植株蒸馏）	大量口服	四氢大麻酚可以直接进入脑部，左右感知。精油中含量为1%~2%，除非大量口服才会超过剂量	低剂量可以麻醉、减少恶心感、刺激食欲。减缓阿尔茨海默病、帕金森病、多发性硬化症等问题 高剂量则会造成感知变化、产生幸福感、疲劳感、空虚感等幻觉	大麻籽油的四氢大麻酚极微量近乎于0

(续表)

精油种类	危险剂量	危险分子	造成的影响	类似精油
洋茴香	0.3g/kg	反式洋茴香脑	低剂量可以提高神经敏锐度、类雌激素效应 高剂量则会造成反应迟缓、全身兴奋、昏厥、呼吸困难	茴香
黄樟	口服	黄樟素是可做为MDMA(摇头丸)的前身,但人体能成功合成MDMA的概率极低,且必须使用非常大的量		

七、致癌性

癌症是在致癌物质的不断刺激下形成的。我们体内有抗癌组织(或基因)去修复受损的细胞,只有在长期刺激下,大规模细胞突变——直接进入细胞染色体中,改变DNA造成细胞突变,让正常细胞变成变异(癌)细胞后才会产生无法挽回的结局。

所以在肌肤外用上,不用太过担心。此类精油并不会导致癌变以及癌症转移。

但是怀孕妇女请避免使用黄樟素,此成分会进入胎盘造成胎儿畸形(表5-1-5)。

表5-1-5

化学类型	精油
百里酚、香荆芥酚、丁香酚	百里酚百里香、野马郁兰、丁香
柠檬醛、肉桂醛	柠檬香茅、肉桂
水杨酸甲酯	黄桦、白珠树
安息香酸	安息香、秘鲁香脂
溶剂萃取法 (溶剂残留太多、品质差的花香类精油)	摩洛哥玫瑰、茉莉、黄玉兰、零陵香豆

八、肌肤刺激性

肌肤刺激性分为3种:

1. 刺激 由于每个人的生活环境、饮食习惯、肌肤状态都不同,很难完整列出所有刺激性的精油。当肌肤刺激产生后,有可能发红、丘疹、灼伤、脱皮、接触性皮肤炎等状况,而出现这些状况的原因一般是精油未经稀释就涂抹在皮肤上。因此建议,在使用稀释油前先做肌肤测试。将你认为稀释足够的按摩油,擦在较敏感肤质(例如手腕内侧、耳后)的局部,过几分钟后观察两边肌肤的反应,就能测知此浓度是否会造成肌肤刺激。

2. 过敏 由于每个人的过敏原差异太大,无法列出什么才是会过敏的精油。人体免疫系统可能对于单一成分过敏,第一次使用完全不会有问题,之后每一次使用的过敏强度会加倍,最严重的过敏可能导致呼吸困难、休克。所以要记住自己的过敏物质,尽量不接触相关过敏原。例如:德国洋甘菊精油过敏,可能是使用质量差,或者连带枝叶杂草一起蒸馏的德国洋甘菊精油出现过敏反应。由于德国洋甘菊的枝叶较容易导致过敏反应,一旦人体免疫系统记忆后,即使往后使用高质量德国洋甘菊仍会造成过敏。玫瑰精油过敏,则多半是化工等级玫瑰香料所引起的,由于玫瑰香精被滥用在各种洗剂用品上,成分可能相当的低劣,若第一次对于此香精过敏,则往后使用到真正玫瑰精油也易造成过敏。薰衣草精油过敏的原因与玫瑰精油相似。

琼崖海棠植物油过敏的原因是香豆素所致,香豆素是比较大的分子,少数人对于此成分有过敏反应,因此含有香豆素类成分的精油、植物油或纯露可能都会有过敏反应。佛手柑精油和柠檬精油使用后会使肌肤感亮度增加,而易使紫外线破坏肌肤底层,导致过敏反应,并会出现黑斑沉淀、久久不退,或皮肤角化等现象。

进行过敏测试是在尝试未知精油前的一个好方法。把预定使用的精油剂量先调和成2倍的浓度,即如果使用配方比例是5%,则调配浓度比例10%进行过敏测试。将过敏测试剂涂抹在手臂内侧后,使用创可贴封住,等候48h,然后再重复一次测试。在第二次时若出现红、肿、痒、痛,就表示对此精油成分有过敏现象。

3. 光敏性 所谓光敏性,就是有些成分能让肌肤感光的能力增强,这不仅容易晒黑,也容易晒伤。其中成分有佛手柑内酯(bergapten)、伞形花内酯(xanthotoxin)等呋喃香豆素,这些感光物质吸收紫外线后,呈现激活状态,接着参与氧化反应,产生自由基与过氧化物,进而造成细胞损伤。从成分上大概可以想见,会造成光毒性的精油不外乎就是柑橘类精油、伞形科精油。

(1) 柑橘类的榜首　佛手柑。

(2) 伞形科的榜首　圆叶当归。

只要尽量避免在白天使用就不用担心光敏性影响。精油停留在肌肤2~4h后会自行被吸收分解,所以晚上一觉过后也就没有光敏性了。

第五节 危 险 标 志

英国政府健康和安全执行委员会制定的全国性认可的符号,帮助我们了解哪些化学品是易爆的、易氧化的、高度或极其易燃的、(强)毒性的、有害或刺激性的、腐蚀性或是对环境有害。

危险识别和警告的重要性：

标签上的信息有助于员工识别危险化学品,并且执行有害于健康的物品的控制法规2002(COSHH)。

根据法律规定,如果属于危险化学品,化学品供货商必须在其产品贴上危险标志、警示和安全建议；保存或使用化学品的工作场所的管理者必须确保化学品的安全使用。

安全说明应在标签上或产品随附的宣传单上写清注意说明。例如:就精油而言,可能会标识"儿童不能接触""不可内服"。

供货商必须提供化学品安全技术说明书,向其客户提供详细信息表,客户应要求精油供货商提供信息表复印件。

化学品安全技术说明书提供了更多关于化学品的技术和详细信息,以及有关如何安全使用以及如何处理紧急情况的信息。

第二章
掺假、品控和储存

第一节　质量控制和安全相关定义

一、保质期

超过保质期的植物提取液不建议使用,因为其品质可能打折或变质。

二、生产日期

植物提取液的生产日期。

三、浊度

植物提取液油中的沉淀物或异物的数量。

四、毒性

指质量、状态或有毒的相对程度(即对人体健康有害)。

五、降解

在芳香疗法中,生物降解、有机物质被生物分解的过程。

六、提取方法

从植物部位提取精油、纯露或基础油的方法,包括蒸馏、压榨和精炼。

七、正确的包装

适合存储植物提取液的包装,通常采用深色玻璃、密闭、带滴管,标签在正确的包装中也很重要。

八、材料安全数据表

来自植物提取液供应商的信息表,详细说明材料的安全性、处理和储存。

九、原产国

供应植物提取液的工厂来自哪个国家。请注意,同一类型植物提取液可能会出现提取的国家不同。

十、植物学名

植物的拉丁学名。

十一、氧化

有机植物或动物物质在氧气中的变质、分解,导致酸败。

十二、酸败

酸败来自拉丁语"rancidus"中的腐臭酸,植物提取液极易发生酸败,因为它们的化学特性使其易氧化损坏。当食品科学家谈论酸败时,经常会谈论氧气损害食物的特定类型的酸败,这种酸败被称为"氧化酸败"。

在氧化酸败的过程中,氧气分子与植物提取液的结构相互作用并破坏其天然结构,闻起来味道不佳、发臭甚至有毒。在某些情况下,氧化(并因此酸败和破坏维生素)迅速发生。有些植物提取液比其他更容易氧化和酸败。如小麦胚芽变酸迅速,而椰子油可以在相当长的一段时间内相对稳定。

十三、污染

不应该存在于产品中的物质或病原体。它可能是装瓶前,瓶里的一个昆虫,或者可能是另一种植物提取液(如果瓶盖错误更换),它也可能是灰尘、化学物质或病原体,如细菌和真菌。

十四、黏膜

通常可在人体的口鼻或者眼睑找到黏液生成的黏膜。这些区域一般比正常的皮肤区域更加敏感。

十五、光催化活性

光催化是在催化剂作用下,加速光反应。在芳香疗法中,光催化活性指的是光照下,精油或植物油的分解和变质。精油通常对光催化活性敏感,因此应该储存在深色玻璃中以降低风险。

十六、保质期限

在芳香疗法中,保质期限是指精油或基础油在一段时间内保持最佳疗效、符合品质标准,适合用于专业的芳香疗法。一般柑橘类精油这类高音阶精油比中音阶精油如天竺葵,或者低音阶精油如乳香保质期限更短。

1. **保质期超长的精油和植物油范例** 安息香、雪松、檀香、椰子油。
2. **保质期中等的精油和植物油范例** 广藿香、薰衣草、洋甘菊、杏仁、月见草、甜杏仁油。
3. **保质期较短的精油和植物油的范例** 莱姆、橘、柠檬、葡萄柚、小麦胚芽、亚麻籽油。

第二节 精油、植物油造假工艺

根据英国2017年的统计数据,世界范围内的精油或植物油造假比例依旧占市场总比例的20%,一般通过以下手段达到造假。

一、掺假

通过稀释、污染或是使用替代品,影响油的品质或增加基础油或精油的量。

二、削减

用更便宜的成分稀释精油,典型的例子是被"削减"的檀香精油可能含有80%的檀香和20%的甜杏仁油。

三、替代

使用便宜的替代品,例如甜橙、依兰和佛手柑来冒充橙花精油。

四、稀释

稀释与削减一样,添加另一种便宜的精油,通常为基础油,从而导致精油的功效降低。

五、添加

添加性质相同的合成油、低品质或是其他更加便宜的精油,使得精油的量增加。例如,薰衣草精油添加醒目薰衣草精油,玫瑰精油添加玫瑰天竺葵精油,橙花精油添加苦橙叶精油。另外,精油里还有可能添加人工合成或是天然的化学物质。

第三节 精油品质

为了使芳香疗法有效,精油必须具有优质的治疗品质。植物提取液的质量受到多种因素的影响,如原产国、气候、土壤条件、栽培方法、提取方法和精炼程度。尽管追溯工厂的详细信息并不总是可以获取,但有多种方法可用于确保品质。

并非所有的精油都具有一样的作用。使用2种不同种类薰衣草精油用于心外膜切开术患者情绪干预的随机双盲试验后,发现精油的品质是决定其使用效果的重要因素。随机选择的28名患者,连续2天接受其中一种薰衣草精油进行芳香疗法按摩,并在治疗前后评估他们的情绪和行为压力水平。结果显示,2种精油的治疗效果有明显的区别,其中一种薰衣草的效果几乎超过另一种的2倍。这个测试,有效地反驳了那些认为芳香疗法仅仅是通过抚触、按摩或安慰起作用,而非精油成分产生作用的假设。

掺杂是常见的。它涉及用植物油稀释或"削减",或用人造合成香料稀释,甚至添加复杂的天然化学物,后者可能难以验证。掺假的目的在于降低成本或生产更甜或更具商业化的香味。

使用性质相同的人造合成油、更低等级或其他更便宜的精油增加体量,称为增量。例如,薰衣草精油通常用醒目薰衣草精油增量,玫瑰精油用天竺葵精油增量,橙花精油用橘精油增量,甚至通过添加天然或合成的化学成分增量精油。

第四节　掺假的危害

当使用削减、合成或掺杂的油时,会引起皮疹、烧伤和其他刺激。掺杂和欺诈标注的精油尤其会对可能有过敏症的消费者造成危险。例如,醒目薰衣草有高达12%~18%含量的樟脑,能灼伤皮肤。相比之下,高品质的真正薰衣草几乎不含樟脑,并且具有醒目薰衣草不具有的烧伤修复因子。

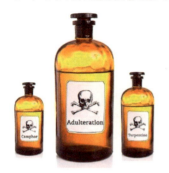

精油也可能被杀虫剂或病原体(特别是真菌)污染,这些都可能增加致敏或毒性的风险。

用合成添加剂削减的掺杂油非常危险,易引起皮肤过敏。石化溶剂(如二丙二醇和邻苯二甲酸二乙酯)都可引起过敏反应,而且缺乏很好的治疗方法。

相信合成油和掺杂油已遍布世界各地。据估计,每生产1000g纯精油,就有双倍的合成精油产生。

由于获得的利润较少,因此基础油较少被掺杂。但是它们可以通过添加蜡、硬脂、动物脂或其他更便宜的基础油削减。例如,昂贵的月见草油可能会用更便宜的葡萄籽油削减。其他通常掺杂的基础油包括由菜籽油或大豆油混合的葵花籽油。引入转基因植物成分原料使情况更加复杂,通常不可用于芳香疗法。

掺杂的植物油带来的危险与掺杂的精油类似。用合成添加剂削减或使用合成色素着色的掺杂油极易引起过敏反应,出现皮疹、灼痛、皮肤和黏膜刺激等症状。基础油也可能被杀虫剂或病原体污染,这些都可能增加致敏和毒性的风险。

第五节　品质保证和检测

虽然很难确保纯度和质量,但可以运用测试和采取预防措施。获得高质量纯净植物提取液的关键因素是确立来源,找到一个知名且信誉良好的供应商。拥有优质品牌的优秀供应商非常清楚他们的业务取决于他们的声誉。

测试和品控程序可以用来确保质量。品质保证测试,初步的质量测试是通过文件,亦即确认最迟销售日期、生产日期、供应商的详细信息等。

一、感官评估

感官感觉指通过感觉的物质的感官体验,包括味觉、视觉、嗅觉和触觉。感官测试是通过感官方法评估。

尽管有了先进的技术测试,但人类鼻子仍然是评估品质的最有效方法之一。鼻子可以快速识别劣质油,从而避免耗时和昂贵的测试过程。一位经验丰富的芳香疗法专家对香料黏度、颜色和清晰度的判断是很有参考价值的。

例如,在凉爽温度下,奥图玫瑰精油如具有低黏度、流动畅快,即品质不佳。由于含有蜡,真正的奥图玫瑰精油在16℃左右凝固。因此,如果在此温度或低于此温度下,它是流动的,那么很可能已经被另一种材料削减。

同样,天竺葵精油可以从埃及、中国、非洲和留尼旺等许多国家和地区以不同的高低价格大量购买。中国的天竺葵精油是绿色的,而埃及的天竺葵精油是琥珀色的,被认为是上等的精油。可以通过目视检查颜色、浊度、透明度、沉淀物。

芳氛跟踪测试可以进行蒸气尾测试以确定质量。将一瓶打开的精油从一只耳朵吹到另一只耳朵上。如果油的品质很好,被测试者应该能够察觉到蒸气痕迹。

对于优质精油来说,"纯度"测试就是皮肤的感觉。将一滴油放在示指上,并将示指和拇指揉搓在一起。如果感觉平滑和油腻,它可能不太纯净。

气味评估测试有时可检测已添加的成分,并且还可检测已经开始变质(氧化)的油。但是单纯靠人类鼻子进行气味的测试有其局限性,必须结合更科学的测试。

二、比重测试

精油的相对密度(比重)是一个独特的数字,使用密度计测量,与水的密度相比,它可以测量任何植物萃取液的密度。在精确的温度和压力下,得出比重读数,因为温度和压力会影响测量结果。特定的精油都有记录在案的相对密度(比重)的范围,如果结果超出边界值,则可能掺假。

采收劣质或劣质蒸馏得到的精油,也可能导致超出标准的相对密度(比重)读数。水的比重为1,这意味着1盎司液体水的重量为1盎司。橙精油的比重为0.89,这意味着1盎司液体精油,重量为0.89盎司。甜杏仁油的比重为0.92,这意味着1盎司的甜杏仁油液体,重量为0.92盎司。

三、折射率

通过折光仪测量,精油的折射率是一个定值,表明植物萃取油如何回应并弯曲光线的唯一数字(图5-2-1)。从本质上讲,它是一种测量方法,测试通过油的光速变化。油的折射率可以与可靠的样品进行比较。所有的油(精油和基础油)都有在册的折射率。如果油被任何方式掺杂,反射率将超出正常范围。该测试不能判断油中掺杂的东西是什么,但它会提示该产品是不符合其应有的性质。

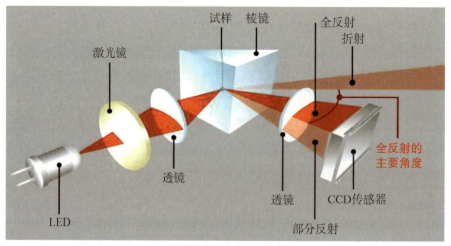

图5-2-1　自动折射计的安装示意图

四、旋光度(旋光性)

光线穿过某些材料时运动的旋转方向的度量。它出现在分子溶液中,一般是用于测量植物萃取液是否被稀释。该测试不能辨别污染物质,但它会向测试人员发出警告,说明产品不符合要求(图5-2-2)。如果植物萃取液成功通过前两个阶段,则使用气相色谱法/质谱分析法(GC/MS)进行测试。

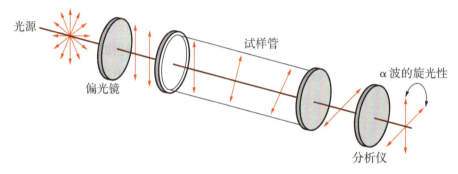

图5-2-2　旋光度测试原理

五、气相色谱法(质谱分析法(GC/MS))

GC/MS是检测油品最常用的技术。这种测试方法需要气相色谱仪的分析组件,配合质谱仪的检测组件进行测试。

六、GC-MS仪器的范例

少量的植物萃取液被引入GC,在那里被逐渐加热直至汽化。然后通过惰性气体(例如氦气)沿着化学光敏管传送。当蒸发的油植物萃取液通过色谱柱时,在与色谱管的相互作用下,分离成单独的分子成分。植物萃取液的成分在不同的温度下蒸发,光敏管可以通过计算机记录并转换成具有峰谷的线性图像。萃取液的每个单独成分都可以通过追踪峰值记录的时间来识别。然后可以将所产生的数据与针对该特定萃取液的已有资料或记录进行比较,最终确定植物萃取液的纯度。

通常可以通过这种测试手段来识别掺杂。气候条件的变化以及种植植物的土壤类型,会在同一物种生产的精油中产生自然变异,气相色谱也可以识别这些差异。

七、皂化值

这表示在特定条件下皂化1g脂肪所需的氢氧化钾的毫克数。它是存在的所有脂肪酸的平均分子量或链长的量度。

八、e碘值(或"碘吸附值"或"碘值"或"碘指数")

这是由100g化学物质消耗以克计的碘的质量。碘溶液呈黄色或琥珀色,物质中的任何化学基团达到某个精确的浓度时,与碘发生反应,碘液颜色消失。因此,将溶液保持为黄色或褐色所需的碘溶液量是碘敏感反应基团数量的量度。

碘值的一个应用是确定脂肪酸中的不饱和度。该不饱和度是以双键形式与碘化合物反应。碘值越高,脂肪中存在的不饱和脂肪酸键越多。

九、含水量

含水量是指精油中水的含量。含水量越高,精油的品质越低,变质的风险也越大。测量的方法是仔细的称重样本的原始重量,通过干燥法去除样本中的水分,然后再称重。干燥法通常是将样本放在容器中,容器内温度达到水的沸点以上,或者放入真空锅,通过降低气压来降低水的沸点祛除水分。后者可以减少对样本材料产生的影响,避免过高的温度破坏样本内的有效成分。

第六篇 中医芳香疗法精油

第一章
芳香疗法精油的采集工艺

第一节 精油和原精

精油来源于植物的花(例如洋甘菊)、叶(例如茶树)、种子(例如黑胡椒)、果皮(例如柠檬)、木心(例如檀香)、树皮或树汁或树脂(例如乳香)和芳香植物的根茎或根(如姜)。

提炼精油并非易事,提炼的方法会影响精油的化学组成或添加进其他化学成分。

历史上有段时期,蒸馏被称为是萃取精油唯一的方法。尽管蒸馏法有助于从植物中收集有益的、微小的、挥发性的芳香族分子,但蒸馏方法远非完美。蒸馏过程中过度使用热量会改变精油的化学成分,并且一些成分也会在蒸发过程中消失。

目前,新的提炼方法如水分子扩散和植物醇提取(提供高品质精油),增加了"精油"这个定义的周边灰色地带。如此,部分精油可以以多种方式从植物中提取。

第二节 萃 取 方 法

主要有蒸馏法、水扩散(渗透)法、冷压榨法、溶剂萃取法、脂吸法、浸渍法、二氧化碳提取法和植醇提取法。

一、蒸馏法

蒸馏法是将植物材料浸入水中加热或搁置在蒸格上加热,使挥发性芳香小分子汽化并通过冷凝管进入收集器静置一段时间,此时收集器内的冷凝液将出现分层,上层油性的液体就是精油。也是最古老、最广泛使用的从植物中提取精油的方法,也被认为是最经济的方法。但它不是没有缺点的,如果萃取过程中温度过高可能改变精油的化学成分,导致一些芳香分子经蒸发而散失。

植物采收后,蒸馏过程的时间因植物不同而不一样,因此蒸馏萃取技术对于获得最高数量的精油至关重要。

图6-1-1为蒸馏过程的展示:

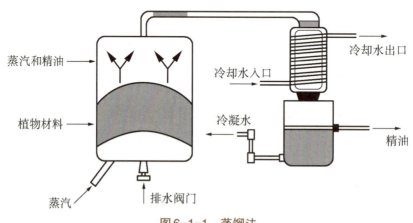

图6-1-1 蒸馏法

蒸馏的过程可以分解为6个步骤:①运用热水或蒸汽,从底部加热植物材料。②高温导致构成精油的微小挥发性分子蒸发。③承载这些小分子的蒸汽沿着管道进入冷凝器。④在冷凝器中,含有精油分子和水的蒸汽管道穿过冷水。⑤温度的降低使蒸汽冷凝成液体形式。⑥因为精油的密度与水的密度不同,如果比重轻则浮在上层,如果比重重则沉在下层,这使得精油可轻易地与水分离。

蒸馏过程产生副产品芳香水。芳香水含有精油的一些可溶性成分,以及一些较大的植物分子,虽然它们不蒸发,但也是水溶性的。

由于精油成分的存在,芳香水确实具有一些精油的特性,但是,也因为含有其他分子而香型与精油有所不同。

二、水扩散法

又称渗透法,水分子扩散蒸汽从上至下渗透植物材料,导致小的、可挥发的、芳香分子汽化。这个过程和蒸馏类似,然后蒸汽凝结,精油从水中分离出来。这是一种非常新的提取方法,过程既简单又快捷。蒸汽通过容纳植物材料的容器传递。然后用与蒸馏相同的方式处理所产生的蒸汽,冷凝后分离(图6-1-2)。

水扩散法通常比蒸馏法时间更快,植物材料在较短的时间内受到蒸汽作用,萃取的精

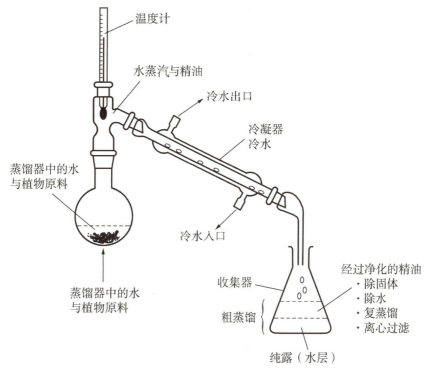

图6-1-2 水扩散法

油往往质量更好,香味更接近植物本身。

三、冷压榨法

冷压榨法多用于柑橘类精油萃取或植物油的萃取,通过挤压柑橘类果皮萃取精油。冷压榨法是精华被"挤出"的过程,此萃取法仅用于萃取柑橘属植物精油。柑橘类精油均位于果皮表面下的液囊内,例如柠檬、橙、佛手柑、葡萄柚、橘和柑等。

最初压榨法是工人用一个有突棘的工具挤压果皮萃取精油,直到大约1930年,"海绵"方法才被使用,即用海绵挤压果皮,被挤压出的精油被海绵吸收,当海绵饱和时将精油挤入收集器。这是一个劳动密集的过程,现在已经由机器完成。

由于冷压榨法不使用蒸汽,所以用于提取柑橘类精油比较适合。萃取的精油含有小分子(如蒸馏中收集的)和大分子(如蜡)。

四、溶剂萃取法

溶剂萃取法是一种使用溶剂从植物中吸收芳香族分子的过程。即选用碳氢化合物和醇类等溶剂吸收植物中的芳香族分子的萃取方式,虽然溶剂萃取的芳香产品常不被列入芳香疗法使用范围,但是部分芳香产品还是会被芳香疗法治疗师运用。最终产品如树脂、凝香体和原精虽不归类为精油,但仍然是具有高度治疗和高度芳香的产品,有一些仍被芳

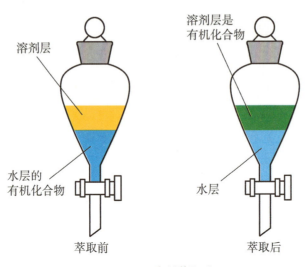

图6-1-3 溶剂萃取法

香疗法治疗师使用(图6-1-3)。

1. 树脂 是树木或灌木的树皮产生的胶状物质。溶剂萃取法通常使用烃如苯、己烷或醇,从树脂中提取芳香族分子,然后通过蒸馏除去溶剂,留下高度芳香的固体或半固体树脂。

2. 凝香体 是固体的蜡状物质,通常选用碳氢化合物如苯、己烷作为溶剂,从植物材料如叶、花和根中提取后,通过蒸馏除去溶剂。凝香体常用于食物香料。

3. 原精 通过醇从凝香体提取芳香族分子,然后酒精蒸发,留下一种微浓稠、有色的液体,称为原精。由脂吸法和二氧化碳提取法萃取的精油也被称为原精。

原精广泛应用于香水业,也用于芳香疗法。由于原精的提取方法,正如其名称所表述,完全存在于芳香化合物。它们不仅含有类似在蒸馏过程中收集的微小挥发性芳香分子,也含有重分子、蜡、色素、脂肪酸、维生素和矿物质等,原精还可能保留提取过程中所使用的溶剂,因此可能会刺激皮肤。

由于缺乏某些成分的治疗价值和溶剂的遗留,有些芳香疗法流派会质疑原精是否可以在芳香疗法中使用。然而,现代研究表明原精并不总是含有溶剂的痕迹,并且对原精的正面认可度正在增加。

必须注意的是原精属于高纯度的液体,这一点很重要。因此它们的使用浓度应低于精油。

五、脂吸法

脂吸法是一种使用专门制备的冷植物油脂来吸收植物芳香分子的过程。即将鲜花或鲜花花瓣粘贴在涂满植物油的玻璃上或浸入植物油中,当鲜花中芳香分子被油脂吸收直至饱和时,放入酒精中冲洗,酒精挥发后剩下的就是原精。此方法萃取的精油成为原精。

将一薄层冷植物油脂平铺在一片玻璃上,并安装于矩形框架。然后将一层新鲜采摘的花朵平铺在油脂上。大约24h内,所有的芳香族分子被吸收。然后小心地剥下花朵并铺上另一层花朵(图6-1-4)。

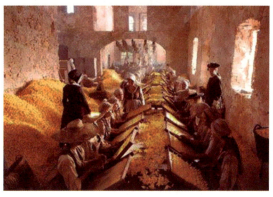

图6-1-4　脂吸法

这个过程需要数日多次操作,直到油脂内含的芳香分子饱和。在这个阶段,这种芳香的油脂被称为油蜡,然后用酒精洗涤油蜡,提取芳香分子。待酒精蒸发后,就是高度浓缩、高度芳香的原精。

脂吸法非常耗时耗人工,所以现在并不是很常见。

六、浸渍法

浸渍法使用热植物油作为溶剂。将切碎的花朵,浸入热的植物油并保温几天。植物油穿透植物细胞并吸收芳香分子,然后将花残渣从油中滤出,并加入新的鲜花,重复该过程直至油饱和。

最后,过滤得到的鲜花浸泡油高度芳香,可以单独使用,也可以采用更进一步的制作。浸泡油可以用酒精洗涤,酒精蒸发后产生原精。这种方式在中药制剂中也广泛存在。

七、二氧化碳萃取法

这是一种相对较新的萃取技术,利用二氧化碳在高压和低温下是液态的特性提取原精。通过此方法萃取的精油中检测不到二氧化碳的痕迹,因此这种方法显然消除了原精中可能存在溶剂的问题。

二氧化碳萃取法需要非常专业的设备和复杂的工艺,成本比较高,因此萃取的精油价格也相对比较昂贵。其萃取的精油与其他萃取法萃取的精油非常相似,质地纯净、稳定,闻起来的气味也与植物本身气味一致。

八、植醇萃取法

由植醇法所萃取的精油是选用有机生长的新鲜药草和花朵,放置在一个顶部和底部都密封的玻璃圆筒中,在常温或低温状态下,使用植物溶剂作为一种环保媒介来提取植物中的精油,整个过程不采用高温、酸、酒精、氧气、有毒溶剂甚至水等任何媒介。因此,生产的精油是纯净且完整的,具有所有天然芳香和活性成分。

第二章
芳香疗法药理学

第一节 精油的运用

精油是高纯度的,在整体和临床芳香疗法的实践中,精油绝不可内服,且极少未经稀释直接用于皮肤。

除了薰衣草(烧伤、割伤和昆虫叮咬)、茶树(在斑点和真菌条件下)和柠檬(在疣上)等例外,精油使用中需要被稀释于稀释剂中,诸如基础油、牛奶、水或空气。这种灵活性使得精油得以运用于各种用途,例如,按摩、沐浴和扩香。

通观整体,选择合适的使用方法,将客户的身体和情绪状况、禁忌证、预想的干预效果、精油的特性等均纳入考虑范畴。无论使用何种方法,精油进入人体的方式只有2种:皮肤渗透和吸入(嗅闻)。

第二节 芳香分子的吸收

一、皮肤渗透

如果将纯精油或高浓度精油用于皮肤,可能会出现皮肤刺激或过敏等症状。因此,在使用之前,通常用稀释剂(例如,基础油、乳液、霜等)稀释。

稀释剂常常具有其自身的优势,因此采用稀释剂对精油进行稀释是任何治疗的重要环节。应用于皮肤的精油渗透到细胞外液（细胞外的液体），然后细胞外液将其输送到循环系统和淋巴系统。通过这些途径精油被输送至全身所有器官，芳香分子在器官中，直接与人体发生化学反应。

这里需要注意的是，精油未经消化系统，进入血液循环。"绕过"消化系统是精油相较于常规药物的优势。常规药物通过消化系统进入人体，可能会引起诸如便秘、胃部刺激等问题。显然，精油不存在这样的问题。而且由于精油简单快速地经过人体，可以产生实时强效的作用。

精油的皮肤吸收速度不同。例如：尤加利、百里香为20~40min，薰衣草、赤松、天竺葵60~80min，胡椒薄荷为100~120min，一旦进入人体，精油不会永远留在体内！

由于精油经过身体的速度快，它们很快被代谢。这使得它们很安全，只要使用得当，很少发生不良反应，并且很少积聚于肝脏。精油通过尿液、粪便、汗液和呼气排出体外。在健康的身体中，排泄精油需要3~6h，但在肥胖或不健康的身体中，排泄精油的时间长达14h。

二、吸闻法（嗅闻）

吸闻法是使用精油的另一种方式。精油浓度高，通常与热水混合或放在非合成材料上，吸入蒸汽。

当精油被吸入时，与用于皮肤相比，进入血液的精油更少。吸闻不是处理皮肤问题的有效手段，但在其他问题上有较强的疗效。

吸闻可以治疗鼻腔、喉咙和肺部疾病。虽然大部分气味被肺呼出，但支气管分泌物的增加，证明其对许多呼吸道疾病有益。尽管吸入不适合应用于皮肤，吸入也是作为使用精油的方法。

精油的吸闻也会影响我们的情绪和精神状态，这有一个生理原因。嗅神经（嗅觉神经）连接鼻腔与记忆和情绪有关的大脑部位，因此，香气可以产生实时强效的反应。

吸入是精油能够进入人体的最古老、最简单、最快速的方式。涉及吸入的使用方法在处理鼻窦或喉咙问题、胸部感染、充血、黏膜炎、咳嗽和焦虑的情况中特别有效。当精油被吸入时，它们被吸入肺部。虽然大部分香气都被呼出，但一些香气很快被吸收到血液中，并在体内循环。

精油的吸入也通过负责嗅觉的嗅觉系统，对身体产生强大的影响。嗅觉系统的刺激可能会引起生理和心理变化，并可能引发强烈的记忆。

当精油被吸入时，刺激位于鼻子上部的嗅细胞的纤毛（毛发），感官信息沿着嗅觉神经直接传递到大脑。大脑的嗅觉中枢通过神经连接下丘脑，下丘脑位于大脑的底部，并参与许多主要的调节和新陈代谢活动。例如：①体温；②化学成分；③激素释放（影响生长、性和新陈代谢）；④饥饿和消化；⑤心率；⑥呼吸率；⑦血压；⑧睡眠模式。

下丘脑还可以作为一种情绪调解部位,缓解焦虑和抑郁。因此,关于吸入精油可以立即产生强有力的反应并不惊讶。

在第一次接触香气时,嗅觉感官快速而敏锐地反应。但是在相当短的时间内,感知香气能力就会消失,这被称为嗅觉丧失症。使用精油时,必须牢记这一点。例如,不要认为经过一段时间后,无法闻到扩香机中的精油,这并不代表需要添加精油,而是吸入各种香味后,出现嗅觉疲劳,失去嗅觉的分辨能力。

不管如何使用精油,接受者受到的影响分为3类:

1. **药理学**　当精油进入血液并与激素和酶等反应时产生的化学变化。
2. **生理学**　精油影响个别器官或身体系统的方式,例如,无论是镇静还是刺激作用。
3. **心理学**　当吸入精油时发生的情绪反应,通常因记忆刺激引起。

除了治疗现有的疾病外,精油的药理、生理和心理效用在预防医学中发挥巨大作用。例如,一部分精油刺激免疫系统,另一部分减轻心理压力。

芳香疗法的治疗潜力尚未完全实现。尽管植物提取物已经与药物结合使用了数千年,但我们仍需要继续大量地研究了解它们的属性。

第三节　使 用 方 法

有以下13种使用方法:①泡浴;②坐浴盆或灌洗或浴缸坐浴;③布敷;④霜或乳液;⑤扩香器;⑥按摩浴缸;⑦按摩;⑧香水;⑨空间喷雾;⑩桑拿;⑪淋浴;⑫蒸汽吸入;⑬纸巾或手帕。

一、泡浴

几千年来芳香泡浴一直是快乐和治疗的源泉。最早的香薰泡浴是将一束香草或花束一起包在布中,然后浸入水中。现在有了这么多精油,更容易打造一个方便干净的芳香泡浴。然而,与芳香疗法有关的一切一样,仍有重要的安全事项。

一些精油未经稀释可以在泡浴中使用,但必须非常谨慎。当精油浮在水面上时,直接与皮肤接触,因此可能会引起刺激。因此这种方法的适用性取决于使用者皮肤的敏感度和精油的选择。

不太容易引起过敏的精油,如薰衣草和茶树纯精油,最适合在浴缸中使用,但不要超过5滴。最好滴上一滴测试有无过敏反应,如果没有任何反应发生,在数天中逐渐增加到

5滴。

加入泡浴水前,大部分的精油需要经过稀释。可以稀释于:①基底油,例如葡萄籽油、鳄梨油、甜杏仁油或杏桃仁油;②无香低敏沐浴露;③牛奶;④伏特加。

当在浴中使用时,精油应稀释到2.5%,即在6ml基底油中滴3滴精油。儿童、婴幼儿或者待产孕妇使用的精油应稀释至1%,即5ml基底中加入1滴精油。一次泡浴5~10ml混合油足矣。

辛香类精油例如肉桂(叶)、丁香(花苞)、肉豆蔻、黑胡椒和罗勒(欧洲)不应用于泡浴,因为可能刺激皮肤。柑橘类精油具有光敏性。如果使用者皮肤敏感,这些油在加入浴液前必须稀释。如未稀释使用,请勿使用超过2滴。

无论使用的是纯油还是稀释于稀释剂中,浴缸需要先装满水,然后加入油。用手搅动水,再浸泡洗浴15~20min。离开浴缸时,只需拭干。沐浴中,保持浴室门关闭,因为这有助于防止蒸汽逸出。沐浴是精油使用的一个很好的方式,精油能渗透皮肤并被鼻腔吸入,因此这是一种充分使用两者的方式!

如需调整,精油可以添加到自制浴盐中。浴盐只是简单地由粉碎的苏打晶体制成,添加精油和一点点食用色素。每250g苏打浴盐加入20滴精油。每个泡浴浴盐的使用量不超过60g。

芳香疗法中,芳香泡浴是最重要、最万能的治疗方法之一。假如选择合适的油、适当的用量,泡浴是安神的、放松的、提振的、温暖的、清凉的、滋补的,能够缓解肌肉紧张和压力。水温也起到一定作用。温热的泡浴令人感到放松、宁静。短时的高温泡浴具有提振效果,但长时高温泡浴,则使人虚弱。

我们看看另外2种泡浴方式:手浴和足浴。

(一) 手浴

在一个装着温水的玻璃或者搪瓷碗中加入2~4滴精油,双手在水中浸泡最多10min。

(二) 足浴

这种使用方法是精油渗透皮肤的有效方式,因此在许多条件下受益。将2~6滴精油滴入装有温水的搪瓷碗(或强力耐热玻璃碗)中,双足浸泡约20min。

为加强免疫系统,滴入2~6滴茶树精油和一个碾碎的蒜瓣。

打造清凉的足浴,则滴入1~3滴胡椒薄荷或尤加利,也可用于退热。

二、坐浴盆、灌洗、浴缸坐浴

所有的这些方法包括阴道、尿道、阴唇和肛门浸泡在稀释的精油坐浴水中,所以必须十分小心,因为娇嫩的黏膜可能会受到刺激。

这些方法有助于生殖泌尿感染如鹅口疮、膀胱炎和瘙痒的治疗,但必须在合格的芳香疗法治疗师的明确建议下使用。

(一) 坐浴盆或浴缸坐浴

将1~2滴精油滴入一茶匙的植物油。在浴盆或浴缸中加入齐臀高的水或使用一个足够臀部坐浴的大盆。加入稀释的油,充分混合后坐浴。

(二) 灌洗

这只能由专业的从业者指导使用。使用瓶装泉水或冷却的开水。将水和稀释的精油加入灌肠或灌洗器中并充分摇匀,直至充分混合。

三、布敷

热敷和冷敷皆为缓解疼痛和消炎的有效方式。

(一) 热敷

一个耐热玻璃碗或者搪瓷碗加满热水,加入4~5滴精油,浸入一张棉布、脱脂棉或毛巾。从碗中取出这块布(小心,因为水温高),拧去多余水分,敷在需要的区域,直至温度降至体温,取走棉布,再重复进行。这种治疗方法有助于治疗背痛、风湿病、关节炎、脓肿、耳痛和牙痛,但应注意,以这种方式用于皮肤的一些油可能刺激皮肤。

(二) 冷敷

除使用的是冷水之外,冷敷和热敷的步骤相同。冷敷可用于前额或者后颈,治疗头疼。冷敷也有益于肌肉损伤、扭伤和其他炎症。1滴胡椒薄荷精油和3滴薰衣草精油可有效治疗头疼。2滴洋甘菊精油和3滴薰衣草精油有助于治疗坐骨神经痛。

四、霜或乳液

低敏无香霜和乳液可以作为精油的载体。它们是家居使用的手部和身体产品的介质。

使用这个简单但有效的方法时,不能忘记芳香疗法的整体观点。调配精油时,应考虑到客户的身体和心理状况。例如,用于处理皲裂的膏霜里加1滴玫瑰精油可以帮助抑郁的客户。

五、扩散器

扩散器是一种使用热量扩散精油的香气的设备。一些扩散器使用蜡烛加热,也可利用电能加热,但效果是相同的。

扩散器的盛器应该是无孔的,方便擦拭干净。冷水填满盛器,然后加入1~4滴油。混合物被加热时,足以释放香气。注意不可使用纯精油。精油浓度高易燃,蜡烛加热或电能加热影响其化学性质。警告!扩散器使用时,不可无人照看。许多蜡烛加热的扩散器只带一个小水碗。蜡烛燃尽之前,水可能蒸发殆尽,因此可能需要加水。不能使用普通蜡烛。普通蜡烛太高,会产生过多热量,并且无法收集热能。可购买带不易燃附件的灯泡,利用灯泡产生的热量蒸发精油。注意切勿让油直接接触热灯泡,小心用电,精油和电不可接触。

散热器散发的热量可用于加热精油。在散热器上放一小碗水,滴入几滴油。或者,在一块脱脂棉上滴几滴油,并用管子将其放入。几滴(1~9滴)精油也可加入加湿器的水里。

六、按摩浴缸

精油可以添加到按摩浴缸。每人滴3滴精油。抗菌精油对加强公共按摩浴缸的卫生特别有用。

注意按摩浴缸的某些部件(如塑料部件)在接触油时,可能会受到不良影响。

七、按摩

按摩是最古老的治疗方式之一,在芳香疗法中扮演非常重要的角色。它结合精油的重要特性与无外物的物理接触。

按摩师和客户的接触在发挥按摩的有效性起着至关重要的作用。按摩师用他们的双手作为敏感而令人放心的交流工具,发现淤堵、肿胀、疼痛的部位。

这种无条件身体接触通常令人感受到安心、舒适、自在。触摸也被证明可以降血压、缓解焦虑、缓解抑郁、平静头脑、缓解压力、协助放松。

芳香疗法按摩使用不同的动作和按压动作。自下向上朝着心脏方向,围着腹部顺时针方向用力按压。

这些动作用于缓解劳损肌肉的疼痛和紧张。按摩提高血液和淋巴液循环,促进排毒。按摩也能刺激免疫系统。按摩影响身体的每个部位,作为整体治疗,考虑头脑、身体和精神的需要。

为了充分发挥按摩疗法的卓越疗效,注意确保按摩的环境卫生有助于放松。按摩前,清洗双手,为每位客户准备一干净的毛巾。空间应该是干净、温暖、明亮和通风。不能让宠物进入治疗室,因为许多人对宠物过敏。必备急救箱。

所选的精油会影响治疗的结果。通常,精油以1%~3%比例稀释在基础油中(儿童和准妈妈使用的稀释比例是1%~2%)。20~30毫升的油足够用于全身按摩。

以整体观点选择精油,考虑精油的特性和客户的状况,不可超过推荐的剂量。按摩并不总是最适合的使用方法。芳香疗法作为一个整体疗法将在"安全"部分讨论禁忌,并且也有按摩禁忌证。按摩的禁忌要么是不可进行按摩,要么限制身体某些部位的按摩。

(一)不可进行按摩的禁忌证

1. **体温过高** ①血压过高(除非经医生许可);②急性感染;③服用大量药物(除非经医生许可)。

2. **在24h内注射接种**

3. **传染病或接触传染病**

4. **运动、热浴或者桑拿之后(因为身体正在排汗,无法吸收)** ①最近摄入酒精(按摩加速其作用);②饱餐之后(可能引起恶心);③非常饥饿(可能引起昏厥);④有流产史的女性在孕期的头3个月内。

(二)限制按摩的禁忌证

(1)癌症或严重的心脏疾病　除非经过医生许可,按摩只能在手部和足部进行。

(2)破损的皮肤和脓疮　避免问题部位。

(3)静脉曲张　绝对不要在静脉曲张上面或静脉曲张下面按摩,只能在距离静脉曲张一段距离外使用。

(4)经期头2天　避开腹部。

(5)近期的骨折　至少2~3个月内,避开按摩大面积的瘢痕组织。

(6)孕期头3个月　避开腹部。

(7)小伤口　创可贴包扎,避开此区域。

(8)2年内动过手术　避开手术区域,因为内部组织比外部组织需要更长时间愈合。

按摩是使用精油的高效手段,这项治疗的能量不可小觑。

八、香水

精油可用于制作香水。精油稀释1%~3%在伏特加或者稀释剂中,如使用其他香水一样。

在皮肤的一个小部分区域进行酒精测试是明智的,因为酒精具有刺激性。如果经常使用香水,请谨慎选择油,避免使用易敏感的油。

九、空间喷雾

取一个新的喷雾瓶,加入20ml食用级酒精(伏特加),滴入25滴精油,加入75ml水,充分摇匀。选择抗菌、抗病毒或杀菌精油,这个方法用于预防交叉感染。

十、桑拿

利用桑拿的温度蒸发精油。

在100ml水中加入12滴精油,充分摇匀,放在热源上(注意不要使用酒精乳化,因为可能发生火灾)。精油通过吸闻,经身体吸收,通过汗液排出。

尤加利、茶树或者赤松精油最适用于桑拿。

十一、淋浴

平常淋浴使用方法一样。将精油(1%~3%稀释于合适的载体中)倒在毛巾上,擦拭全身。继续站在流动的水下面,吸入蒸汽。无香沐浴露是这种使用方法的良好载体。

十二、蒸汽吸入

许多方法,例如泡浴和淋浴,都有蒸汽吸入的元素。蒸汽吸入是用于治疗鼻子、喉咙和肺部疾病最有效的方法。

最直接有效的方式是蒸汽吸入,在耐热玻璃碗和搪瓷碗加入500ml热水,最多滴入15滴精油,儿童则更少量,最多滴入5滴。头部盖上一张毛巾,倾身靠着碗,距离25~30cm。闭上眼睛,通过鼻子深深呼吸1min。重复4~5次,每天2次。

出于安全原因,最好先用1滴油测试人体的耐受性,如果没有不良反应,逐渐将量增加至3~4滴。由于可能发生烫伤,儿童使用时需有人照看。

以这种方式吸入蒸汽对上呼吸道和下呼吸道有益,具有抗痉挛和放松作用,有助治疗鼻窦炎、花粉热、头痛、黏膜炎和恶心。

警告!患有慢性胸部疾病的患者,包括哮喘患者,在使用此方法前,应咨询合格的芳香疗法治疗师。首次吸入时间应减少到30s。

倚着一盆含有几滴精油的热水可以用于面部桑拿。柠檬和茶树精油有助于疏通毛孔并清洁皮肤。使用恰当的面部桑拿设备时,请仔细阅读说明,通常情况下,只需要往水中加入1滴精油。

十三、面巾纸或手帕纸

需要时,可直接将1滴未经稀释的精油滴到面巾纸和手帕纸上。或者,可在枕套的一角滴1滴精油。例如,尤加利精油可以运用于这2种方法,帮助缓解鼻塞。

第三章
储存、安全和操作指南

第一节 购买精油

从信誉良好的供应商处购买精油（和其他材料），并检查确认标签（通用名称、学名、原产国、生产日期）和恰当的包装（带滴管和儿童安全盖的玻璃或金属容器）。要求提供材料安全数据表。

第二节 储存和保质期

一、储存

精油要放置于儿童和宠物无法接触到的地方。

储存于深色、带有固定滴管和螺旋盖的玻璃瓶中。如果量大，则储存于精油供应商提供的金属容器里。

远离热源或光线以避免蒸发和光催化活性。

远离明火或火源。

所有瓶子都必须贴标签（通用名称，植物学名称，使用期限和或生产日期、原产国）。

二、保质期

随着时间的推移,纯精油不会像基础油一样变质,例如鳄梨油、葵花油、橄榄油。然而,某些精油会氧化,变质并逐渐失去其治疗价值和芳香品质。与基础油不同,精油也会减少,它们具有不同程度的挥发性(柑橘类精油的挥发性最强)。

保质期解决化学稳定性的问题。精油是许多化合物的混合物。如果化合物的混合物保持稳定,即如果长期的储存无发生分解或化学性质的改变,则被认为具有较长的保质期。精油的"保质期"变化很大,实际上它们的保质期受许多不同因素的直接影响。

从这批到下一批以及一个供应商与另一个供应商,精油的使用寿命或保存期限差异巨大。直接影响精油保质期的因素包括所提取的植物的品质、何时以及如何采收植物原料。蒸馏方法、蒸馏条件、蒸馏器的操作及储存、销售公司的储存条件,以及购买后的储存方式也会影响精油的保质期。

由于变量很多,所以天然产品如精油的所谓"保质期"非常难以确定地预测。精油与奶油不同。奶酪或面包,超过一定的时间便会可见地快速变质。精油的保质期受其化学稳定性的控制,任何干扰该稳定性的物质都会导致油开始缓慢变质。对于治疗用油,通常认为2年是具有疗效的使用期限。

第三节 精油的化学成分及变质

精油属于不同的化学家族。了解精油所属的化学家族将会帮助治疗师了解精油具有的一些治疗特性以及在特定化学家族中,每种精油的保质期的通用指南。

一、化学家族

包括:单萜烯(Monoterpenes)、倍半萜烯(Sesquiterpenes)、单萜醇(Monoterpenols)、倍半萜醇(Sesquiterpenols)、醛类(Aldehydes)、酯类(Esters)、氧化物(Oxides)、酮类(Ketones)、酚类(Phenols)。

(一)单萜烯

单萜精油是有效的空气除臭剂和净化剂。它们具有:①提振情绪和精力,经常用于疼痛和僵硬的肌肉提供止痛作用。②有助于减少生理和精力的迟滞,因为单萜烯可支持人体活动和变化。③单萜是小分子,所以是极好的皮肤渗透促进剂。④单萜烯是不饱和分子,并且不具稳定性、易氧化。⑤单萜油储存妥当非常重要,严密密封,远离热源和光源。⑥含单萜超过60%的精油包括:佛手柑、黑胡椒、丝柏、乳香、葡萄柚、杜松浆果、柠檬、红没药、甜橙、罗文莎叶和西伯利亚冷杉。⑦保质期一般为2~3年。

(二)倍半萜烯

大量的精油含有倍半萜烯,其治疗效果不能一概而论。在这个化学家族中,包括这些疗效:①镇痛(黑胡椒、德国洋甘菊、姜、没药、依兰依兰);②抗菌(雪松、姜、没药、岩兰草);③消炎(雪松、德国洋甘菊、姜、没药、广藿香、穗甘松、依兰依兰);④抗痉挛(德国洋甘菊、姜、红没药、穗甘松);⑤镇静(德国洋甘菊、没药、广藿香、穗甘松、依兰依兰)。

富含倍半萜烯的油趋向帮助情绪和能量落地、平静和集中。

大多数情况下,它们属于中音阶和低音阶,特别是较重的油。保质期一般为8~10年。

(三)单萜醇

富含单萜醇的精油通常是有效的抗感染剂;也是抗菌剂、抗痉挛剂、抗真菌剂和(或)抗病毒剂。它们具有:①无毒性,对皮肤和黏膜无刺激。②可长期使用。③单萜醇含量高的精油非常适合用于皮肤护理,因为它们具有抗菌与消炎的特性。④它们滋养、支持神经系统,平衡情绪,加强免疫系统。⑤单萜醇含量最高的精油包括:玫瑰原精(93%)、花梨木(91%)、玫瑰草(80%)、沉香醇百里香(61%)和罗勒(56%)。⑥富含单萜醇的精油的保质期为5~6年。

(四)倍半萜醇

富含倍半萜醇的精油,如同倍半萜烯,具有各种不同的治疗特性。①这个家族内的精油具有落地、镇静、抗痉挛、抗菌、消炎、促进皮肤愈合和免疫刺激的疗效。②一般认为这些精油是基调类精油,较重的精油具有能量和情绪落地的特性。单个成分具有独特的效果,因此应该查看每种精油的特性。③一些富含倍半萜醇的精油能滋补静脉和淋巴系统。④通常,倍半萜醇的油是安全的,并且不具皮肤刺激性。⑤檀香含有85%的倍半萜醇。⑥富含倍半萜醇的精油保质期为10~15年。

(五)醛类

富含醛类的精油具有:①镇静、抗炎、抗痉挛和抗感染的特性。②具有冷却、冷静和平静的作用。③强大的抗真菌剂,并且滋补神经系统,降低温度。④属于中音阶精油,带着特有的柠檬香气。⑤富含醛类的精油可能刺激皮肤,特别是在氧化后。⑥香蜂草和柠檬香茅两者约含有80%醛类。⑦富含醛类精油的保质期为4~5年。

（六）酮类

（1）富含酮的精油对于处理呼吸道感染很有价值,例如感冒和流感,因为它们是非常有效的黏液溶解剂,并且也可作为祛痰剂,减少黏液和缓解疼痛。

（2）酮类也是镇痛剂。有些酮类具有促进伤口愈合,其他则具有循环作用。

（3）富含酮类的精油通常为中音阶精油。

（4）注意：请确认个别含酮量高的精油的安全性。

（5）依据具体的成分确定精油的安全性。婴幼儿和儿童避免使用含有樟脑成分的精油。

（6）胡椒薄荷比其他大多数精油含酮量更高,然而,迷迭香、岩兰草和穗花薰衣草则含有效含量。

（7）酮类含量高的精油的保质期为5~7年。

（七）氧化物

（1）富含氧化物的精油具有抗病毒、溶解黏液、祛痰的作用。

（2）有效辅助呼吸疾病治疗。

（3）部分具有消炎、抗痉挛、抗真菌、杀菌、镇痛的效果。

（4）它们通常具有增强心理过程的作用。

（5）富含氧化物精油的保质期为3~5年。

（八）酯类

（1）富含酯类的精油具有抗痉挛作用。他们通常具有镇静、平衡、镇痛、镇静、舒缓和提振的特性。

（2）一些富含酯类的精油是良好的消化促进剂,其中许多精油有消炎、止痛作用并且其中大多数精油助益皮肤。

（3）它们的香气一般是花香与水果味的中音阶气味。

（4）酯含量最高的精油是罗马洋甘菊（80%）、茉莉原精（52%）和永久花（49%）。

（5）富含酯类的精油保质期为5~7年。

（九）醚类

（1）醚类精油的气味类似甘草或者茴香气味。

（2）具有镇静、抗痉挛和驱风作用。

（3）帮助减轻疼痛与痉挛。依据具体化学成分确定醚含量高的精油的安全性。
（4）部分醚类可能刺激皮肤。
（5）富含醚类的精油的保质期为5~7年。

（十）苯酚

（1）富含苯酚的精油具有很好的防腐、抗菌、抗感染和杀菌消毒的特性，并且也有强大的刺激治疗特性。

（2）请注意：高苯酚的精油应以低浓度、短期使用。如果长期使用，可能产生毒性。苯酚对皮肤和黏膜具有最强的刺激性。

（3）丁香花苞精油含67%苯酚，能够有效抗感染，但由于丁香油苯酚含量高，服用血液稀释剂的人群避免使用。

（4）苯酚含量高的精油的保质期为4~6年。

注意：随着时间增长，大部分精油的成分发生氧化，高温则加速氧化反应。

氧化一旦发生，便很难停止，虽然这个过程非常缓慢——需数月时间。因此需存放于阴凉，但温度降低并不会影响到已经开始的氧化过程。

柑橘类精油的柠檬烯含量高，柠檬烯极易氧化。一旦柠檬烯氧化为其他成分，则柠檬精油中的柠檬烯含量急剧下降。

第四节　濒危物种

部分精油供应链的植物属于濒危物种，特别是那些生长地减少的植物，如萎缩的热带雨林。

全球农情遥感速报系统是一个密切关注天然芳香剂行业的非盈利性组织，因精油贸易快速发展，它记录了受此影响的野生物种名单。

特别值得关注的是，来自紫檀木、檀香木、阿米香树、百里香、雪松、穗甘松、龙胆、苦艾和肉桂等的精油，因为其反映硬木森林砍伐以及稀有物种消失。

一、檀香

檀香（*Santalum album & Santalum*）是半寄生树，需要特定的"寄主树"才能生长，如金合欢。精油只存在于树干中心部位，"木心"和根部，因此必须砍伐树木生产精油。野生环境中,树木未到30年成熟之后,不会产生可用的富含精油的木心。檀香木主要有2种类型:澳大利亚檀香木,一般为种植且符合伦理道德;印度檀香木因过度采收而处于危机之中,并且无项目确保其可持续性发展。

二、乳香

乳香(*Boswellia carterii*)树是地球上最坚硬的树之一。生长在环境恶劣的地区埃塞俄比亚、索马里、也门,尽管这些树经受恶劣的条件,但为许多人提供生命线。树皮上一个小伤口都能让树哭泣。它形成了金色树脂的泪珠,人们收集这些树脂并在市场上作为乳香出售。乳香被作为香或被香水行业蒸馏为油。由于需求增加,市场的压力导致树脂过度采收和树木损坏。

三、依兰依兰

原产于印度尼西亚的依兰依兰(*Canaga odorata*)树在马达加斯加和科摩罗群岛找到栖身之所,而这些岛屿已经成为精油行业的核心。在科摩罗,因为人们滥砍滥伐,烧毁了灌木丛,由于很多家庭作坊蒸馏萃取使用硬木作为燃料,依兰依兰的供给受到威胁。因为土地需要被清理用于种植依兰树,森林被大量砍伐,这也是一个非常矛盾的问题,而找到一个和谐的解决办法非常困难。

四、穗甘松

穗甘松(*Nardostachys jatamansi*)是一种开花药草,生长于喜马拉雅山高海拔地区。山麓地区的种植面积有限,大部分植物都是野生的。整株采收,因为使用的是根部,且植株恢复缓慢。该物种数量正在迅速下降,并已被列入IUCN极危物种名单。目前正在采取措施限制穗甘松的采伐,但可能会影响成千上万依靠穗甘松为生计的尼泊尔家庭。

五、花梨木

花梨木(*Aniba rosaeodora*)是亚马逊热带雨林的原生树。传统来说,花梨木精油来自砍伐的树木。由于树木是硬木,生长缓慢且没有自然更新,导致森林退化、丧失多样性。此外,雨林退化对整个地球都是毁灭性。该物种现被列入IUCN濒危物种名单。现已努力建立可持续的红木种植园,可以获得精油。出于环保目的,许多芳香疗法医生也选择使用芳樟木替代花梨木使用。

第四章 常见精油

第一节 松、柏科

一、雪松(Cedarwood)

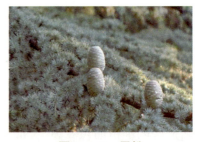

图6-4-1 雪松

【中文名】大西洋雪松(图6-4-1)。
【别名】北非雪松、亚特拉斯雪松。
【拉丁名】*Cedrus atlantica*。
【科属】松科雪松属。
【萃取部位】木材。
【产地】摩洛哥。
【归经】归肾经。
【化学成分】雪松醇(乙醇)、杜松萜烯(倍半萜烯)。
【功效】祛痰化湿、镇静提神、抗菌消炎、平衡油脂、修复肌肤、去屑止痒。
【主治】咳嗽气喘痰多等支气管感染、小便淋漓不尽、尿频尿痛、泌尿系感染、膀胱炎、黏膜炎、脂漏性皮肤炎、蜂窝织炎、水肿、静脉炎、静脉曲张、动脉硬化、橘皮样皮肤、妊娠纹、头屑头痒。
【心理方面】注意力不集中、强迫症、焦虑、过于偏执的情绪,提振情绪。
【使用禁忌】怀孕头3个月慎用。
【常规配伍】

1. **抗菌消炎**　常与天竺葵、桉油樟、百里香、玫瑰草等配伍使用。
2. **祛痰化湿**　常与丝柏、尤加利、广藿香、葡萄柚等配伍使用。

3. **镇静提神**　常与黑云杉、迷迭香、胡椒薄荷、柠檬等配伍使用。

4. **平衡油脂、去屑止痒**　常与苦橙叶、天竺葵、花梨木、真正薰衣草等配伍使用。

5. **修复肌肤**　常与玫瑰、没药、乳香、鼠尾草等配伍使用。

【常见特性】

1. **生长背景**　大西洋雪松是一种高大的针叶树种,木材细致坚固,大量被用于制造家具。大西洋雪松又名亚特拉斯雪松,原产于摩洛哥的亚特拉斯山而被取名。

2. **文化特性**　大西洋雪松,远古时期它是一种高大的常青树,木质芳香浓郁,寿命可达1000多年。雪松精油在古埃及被用来防腐,也用于美容和改善体味。现在雪松仍是藏药的传统药物之一,也是寺庙中的敬香。

雪松自古以来就以其"力量"而闻名,所罗门选择它来建造耶路撒冷的圣殿。另外,它被称作"生命之树",而它的精油则被认为可以用于提升勇气和力量。大西洋雪松精油通过蒸汽蒸馏木材而得,颜色为较为浓重的黄色,有着明显的木材味道。在调香中,随着印度檀香被保护,大西洋雪松精油在很多配方中代替檀香作为底调而存在。

药用的雪松有很多种,最为常见的为大西洋雪松。比方说维吉尼亚雪松精油的英文也是Cerdarwood,因此常让人与松科雪松属的植物搞混,实际上维吉尼亚雪松的柏科,中国俗称为铅笔柏。购买时需要确定学名。

3. **科学研究**　大西洋雪松精油在身体护理方面,具有显著的消炎、抗菌、收敛、利尿、柔软、化痰、杀真菌、补身、疏通淋巴、减轻水肿和蜂窝织炎的作用,也常用在洗护产品中处理油脂过度或是真菌引发的落发和头皮屑,它的味道也适合男女皆宜的护肤品,可用于清洁、抗菌和促进愈合,用途非常广泛。

大西洋雪松精油曾经因为含有酮类而被认为需要小心使用,但是现代研究证明,大西洋酮属于较安全的酮,并不会造成神经毒性和孕妇流产。

二、杜松(Juniper)

【中药名】杜松(图6-4-2)。

【别名】刺柏。

【拉丁名】*Juniperus communis*。

【种属】柏科刺柏属。

【萃取部位】球果和(或)枝叶。

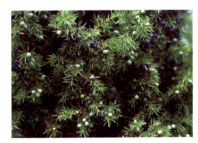

图6-4-2　杜松

【产地】地中海地区、尼泊尔。

【性味归经】辛、温,归三焦经。

【化学成分】松油萜、桧烯、樟烯、萜品烯-4-醇、β-丁香油烃、大根老鹳草烯D。

【功效】清热发汗、补肾益气;促进循环、消炎利尿。

【主治】小便不利、水肿、呼吸道炎症、静脉炎、关节炎、风湿、痛风、坐骨神经痛等。

【心理方面】扫除内心的阴影,以及环境的不适应和恐惧。

【使用禁忌】肾脏病患慎用。

【常规配伍】

1. **清热发汗**　常与柠檬、姜、茶树、月桂等配伍使用。

2. **促进循环**　常与葡萄柚、丝柏、黑胡椒、甜茴香等配伍使用。

3. **补肾益气**　常与白松香、大西洋雪松、檀香、天竺葵等配伍使用。

4. **消炎利尿**　常与丝柏、橙花、黑胡椒、甜茴香、穗花薰衣草等配伍使用。

【常见特性】

1. **文化特性**　杜松是乔木类植物,长有红色的树干、针状叶,开小小的黄花,结蓝黑色的浆果,果子表面有一层白霜。杜松本身就可以作为中药材使用,在西藏历史上,曾经有用杜松来防瘟疫。在罗马、希腊等地的医生都认为它具有很好的抗菌作用。

欧洲常用杜松精油净化空间。就其气味而言,杜松的气味偏向阳刚,可给人带来勇气和信念,让人在升起信心的同时,恐惧阴暗自然不易侵袭内心。

2. **科学研究**　杜松具有促进新陈代谢的作用,因此就减肥精油而言,常与葡萄柚、甜茴香配合外用。

杜松具有激励肾脏强化过滤血液的作用,可以帮助利尿消肿。杜松精油还常用于呼吸道炎症,并具有化痰作用。

杜松也能帮助收敛静脉,缓解静脉发炎的症状。也能帮助肌肉、骨骼促进代谢循环,对于习惯久站或久坐的人而言,可说是很好的保养用油。

一般杜松都是以浆果(球果)做萃取,但是也有用枝叶萃取的精油。但枝叶萃取的油可能较为刺激,因此不建议肾脏较弱的人使用杜松枝叶的精油。

三、穗甘松(Spikenard)

【中药名】穗甘松(图6-4-3)。

【别名】匙叶甘松。

【拉丁名】*Nardostachys jatamansi*。

【种属】败酱科甘松属。

【萃取部位】根。

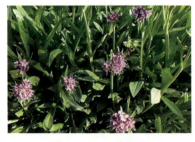

图6-4-3　穗甘松

【产地】尼泊尔、印度。

【归经】归大肠经。

【化学成分】广藿香烯、古芸烯、缬草酮、β紫罗兰酮、广藿香醇、缬草醇、缬草醛。

【功效】滋补神经系统、调节激素、强化静脉、调节血压。

【主治】自主神经功能失调、失眠、银屑病、神经性皮肤炎、静脉曲张、心跳过速、心悸。

【心理方面】安抚内在过度紧张不能释放的负面情绪。

【使用禁忌】使用过量可能造成晕眩。

【常规配伍】

1. **滋补神经系统**　常与檀香、岩兰草、乳香、缬草等配伍使用。

2. **调节激素**　常与快乐鼠尾草、依兰依兰、玫瑰、天竺葵等配伍使用。

3. **强化静脉**　常与大西洋雪松、丝柏、广藿香、花梨木等配伍使用。

4. **调节血压**　常与佛手柑、苦橙叶、甜马郁兰、罗马洋甘菊等配伍使用。

【常见特性】

1. **生长背景**　穗甘松是缬草家族的开花植物,大多归于败酱草科,目前也被归类于忍冬科,因此在科别上会有2种。原产于海拔3500~4500m的喜马拉雅山麓地区,除了印度、尼泊尔、不丹外,中国四川、云南、西藏等地亦有分布。穗甘松个头矮小,连根带叶不过10~60cm长,全株具有强烈的气味。

2. **文化特性**　由于穗甘松并没有商业栽培,靠的仍是野外摘采,穗甘松多生长在25°~45°的斜坡上,加上高海拔,采收很艰难,因此穗甘松精油非常的珍贵,所以价格高昂,近年来印度穗甘松的出口也已经被限制。

穗甘松自古就以高贵出名、受人推崇,《圣经》记载,马利亚以真哪哒香膏礼敬地涂抹耶稣,这段故事中所提的真哪哒就是穗甘松,到现在基督教还会使用真哪哒香膏,以作为净化用途。我们可以从穗甘松出现于《圣经》的章节中,得知这是一种相当具有神性的植物。

穗甘松精油提取自植物的根部,有着极为浓郁的草木泥土芳香。

3. **科学研究**　现代实验证明,穗甘松精油多方面作用于人体,在皮肤上有滋补毛发、促进毛发生长,保持光泽、皮肤溃疡愈合作用;呼吸系统缓解支气管炎、咳嗽;消化系统能祛胀气和胃部不适。穗甘松对于心脏较为虚弱的人也是很好的滋补剂,可用于处理心律不齐、心悸、心跳过快、降血压,对于神经系统问题的改善,穗甘松能镇定中枢神经、辅助治疗舞蹈症(身体出现无意识的摆动)。基于穗甘松具有调节脑下腺功能,常被使用在平衡内分泌的问题上。

第二节　橄榄科

一、乳香(Frankincense)

【中文名】乳香(图6-4-4)。

【别名】乳头香、天泽香。

【拉丁名】*Boswellia carterii*。

【科属】橄榄科乳香属。

【萃取部位】树脂。

【产地】索马里、埃塞俄比亚、印度。

【性味归经】温、苦辛,归心、肝、脾经。

【化学成分】柠檬烯、松油萜、樟烯、水芹烯、桉油醇、龙脑、松香芹醇、金合欢醇、古芸烯、愈创木烯、乙酸正辛酯、因香醇。

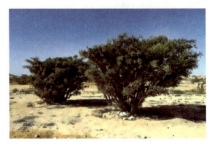

图6-4-4　乳香

【功效】活血定痛、消肿生肌、宁心敛神、收敛固摄、舒缓呼吸、强化细胞防御力。

【主治】胸痹心痛、胃脘疼痛、干咳、哮喘、癥瘕腹痛、风湿痹痛、筋脉拘挛、跌打损伤、痈肿疮疡、痛经经闭、产后瘀阻。

修复伤疤、皮肤溃烂、黏膜炎。

【心理方面】舒缓焦虑、紧张、抑郁等与压力相关各种症状和情绪,消除恐惧,调整心理偏执,帮助缓解重大的心理创伤如悲伤之痛。

【常规配伍】

1. **活血定痛**　常与玫瑰、白珠树、依兰依兰、永久花等配伍使用。

2. **消肿生肌**　常与没药、真正薰衣草、永久花、大西洋雪松等配伍使用。

3. **舒缓呼吸**　常与山鸡椒、绿花白千层、蓝胶尤加利、胡椒薄荷等配伍使用。

4. **强化细胞防御力**　常与茉莉、檀香、玫瑰、橙花等配伍使用。

5. **宁心敛神**　常与依兰依兰、香蜂草、佛手柑、玫瑰等配伍使用。

6. **收敛固摄**　常与迷迭香、葡萄柚、芳樟、芹菜籽等配伍使用。

【常见特性】

1. **生长背景**　乳香树生长于沙漠地带,主要产区为索马里、埃塞俄比亚、印度、阿曼。风沙吹拂,树皮受伤的时候,会分泌出树脂对树皮进行自我修复。

乳香树的树干在受伤并产生深深的刻痕后,流出来的树胶和树脂会凝固成乳状含蜡的颗粒物质,这些形似泪珠的颗粒,即是乳香。将乳香经过蒸馏萃取后,得到最精纯的乳香精油。

2. **文化特性**　因为生长于沙漠地区,乳香也被称为为"沙漠的眼泪"。乳香对于东西方宗教都具有特别的意义。《圣经》中记载:东方三博士特别挑选乳香作为礼物,送给刚诞生的耶稣,表示对他敬畏和虔诚的心,因而乳香又被称为"基督的眼泪"。

埃及法老很喜欢用乳香陪葬,它具有防腐,且净化灵魂的功效。图坦卡门法老墓中出土的膏罐中的乳香,至今已经3300多年,但香味依旧可以闻到。阿曼采集这些树脂作为口香糖,咀嚼保持口腔清新。

乳香传入中国的具体时间不可考，南越王墓的发现是目前所知最早的证据，说明至少在西汉时期乳香已经传入中国。乳香在中国使用范围很广。中医主要用以调气活血、定痛、消肿、生肌，用以风湿、肌肉疼痛、化瘀消肿，后逐步扩大包括皮肤以及女性经期问题。

3. 科学研究 每个产地的乳香味道和成分有所差别。印度产乳香单萜烯含量较多，味道略酸，在功能上抗炎症效果明显。

索马里乳香和埃塞俄比亚乳香含有较高的乙酸正辛醇和双醇，调节激素，气味相对甜美。阿曼的乳香精油具有温暖的树脂香气，调香者喜爱。乳香同时也是阿曼的国香，供不应求，出口很少，价格非常昂贵，仅为收藏。

在皮肤上，乳香在古埃及便作为抗老面膏的成分，现如今也广泛用在高档护肤品上，从眼部的护理到成熟皮肤的抗衰。乳香对于皮肤伤口的愈合有良好的作用，很适合各种创伤发炎的症状，加上它的抗感染能力，不仅对于皮肤有作用，对于黏膜发炎也有很大的效果，可针对呼吸道、口腔黏膜、阴部与肛门黏膜等地方，尤其对于反复发炎的状况有极佳的作用。

近年来，对于乳香精油防治癌症的研究一直在进行中，主要是针对乳香精油所含有的丰富的左右旋柠檬烯、抗炎功效和靶向性的杀死癌细胞方面，但这部分的研究依旧在开展，关于乳香精油是否可以抗癌症，还在研究中。

二、没药（Myrrh）

【中文名】没药（图6-4-5）。
【别名】末药。
【拉丁名】*Commiphora myrrha*、*Commiphora momol*。
【科属】橄榄科没药属。
【萃取部位】树脂。

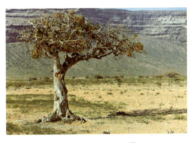

图6-4-5　没药

【产地】衣索比亚、索马利亚。
【性味归经】辛，苦，平。归心、肝、脾经、胆经。
【化学成分】檀香醇、罕没药烯、β-榄香烯、γ-榄香烯、δ-榄香烯（倍半萜烯）、呋喃二烯酮（倍半萜酮）、甲基异丁基酮（单萜酮）。
【功效】活血定痛、消肿生肌、消痈祛痰、抗菌消炎。
【主治】血瘀气滞诸痛、心腹疼痛、胃脘痛、跌打损伤、风湿痹痛、痈疽肿痛、疮疡肿毒初起、痈疽瘰疬、痰核坚硬不消。
真菌性口炎、胸腔感染、肺炎、黏膜炎、湿疹、银屑病、足癣。
【心理方面】消除消极、恐惧的情绪，提升判断力，改善优柔寡断的状态。

【使用禁忌】

（1）胃弱者慎用。

（2）孕妇及未气滞者禁用。

【常规配伍】

1. **活血定痛** 常与艾叶、肉桂、德国洋甘菊、白珠树等配伍使用。

2. **消肿生肌** 常与永久花、乳香、樟脑迷迭香、牛膝草等配伍使用。

3. **消痈祛痰** 常与乳香、杜松、丝柏、广藿香等配伍使用。

4. **抗菌消炎** 常与尤加利、罗文莎叶、月桂、玫瑰草等配伍使用。

【常见特性】

1. **生长背景** 没药是从一种低矮、多刺的橄榄科植物上取得的树脂,主产于非洲索马里、埃塞俄比亚以及印度等地。没药树被日晒风干造成树干上的裂口,后来也有人工切开裂口,裂口中流出液体的树脂,这些树脂凝固成规则的棕红色块状物,就是没药树脂。没药精油就是蒸汽蒸馏没药树脂而萃取的,颜色为淡黄色至琥珀色,精油味道温暖的香酯味中带着苦涩药味,黏度非常高。没药精油容易氧化而结块,建议使用后,瓶口与盖子内侧要擦拭干净,以免之后打不开瓶盖。

2. **文化特性** 《圣经》记载了耶稣降生时,东方三博士送来三件礼物,其中两件即是没药与乳香,另一款是黄金,可见没药堪比黄金,价值不菲。没药常为祭祀的贡品及用来制作木乃伊,具有极佳的防腐功效。埃及妇女用的保养品中常常使用没药,可以帮助修复皮肤创口皱纹,具有抗老功效。传统中,没药是很重要的伤药,对于皮肤问题有很好的帮助,如割伤、创伤、发炎、感染等等问题,均有良好的止痛效果。古希腊人知道它对伤口的愈合有不错的功效,所以战士身上都会携带没药。没药常在传统中医和印度阿育吠陀中使用。《本草纲目》记载其对外伤以及妇女子宫上的效用。

3. **现代研究** 在实验室研究中,没药精油似乎对金黄色葡萄球菌的感染有很强的抑制作用。在使用中,没药精油和乳香精油常放在一起使用时,其抗菌特性似乎得到了增强。

没药具有增强白细胞功能和抗氧化的能力,这对伤口愈合和抗击衰老至关重要。《免疫毒理学杂志》发表的一项研究发现,没药精油涂抹在皮肤和黏膜组织上,可以降低溃疡的发病率,促进细胞再生,促进溃疡愈合。

现代研究没药精油在人类癌细胞的增殖或复制方面有减少的研究,尤其妇科癌症方面的治疗,这部分研究值得期待。

第三节 樟 科

一、中国肉桂（Cinnamon）

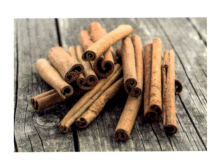

图6-4-6 中国肉桂

【中文名】中国肉桂（图6-4-6）。

【别名】菌桂、玉桂、牡桂、玉树、大桂、辣桂、平安树、中国桂皮。

【拉丁名】*Cinnamomum cassia*。

【科属】樟科樟属。

【萃取部位】树皮。

【产地】中国广西、广东、海南等地。

【性味归经】辛、甘，大热。归肾、脾、心、肝经。

【化学成分】肉桂醛、依兰烯、乙酸肉桂酯。

【功效】补火助阳，散寒止痛，温经通脉，引火归元、活血通经、消炎抗病毒。

【主治】畏寒肢冷、食少神疲、胸痹心痛、脘腹冷痛、风寒湿痹、腰膝冷痛、阴疽、痛经闭经、月经不调、宫冷不孕、阳痿滑精、腹泻便溏、寒疝腹痛。

各种严重感染、糖尿病、低血压。

【心理方面】帮助提升对于异性的关注与性欲，消除绝望情绪。

【使用禁忌】

(1) 里有实热、阴虚火旺、血热出血者忌用。

(2) 孕妇忌用。

(3) 不与赤石脂同用。

【常规配伍】

1. **补火助阳** 常与黑胡椒、欧白芷根、玫瑰草、黑云杉等配伍使用。
2. **散寒止痛** 常与甜罗勒、安息香、龙艾、姜、甜茴香等配伍使用。
3. **温经通脉** 常与艾叶、当归、玫瑰等配伍使用。
4. **引火归元** 常与乳香、丁香花苞、永久花、川芎等配伍使用。
5. **活血通经** 常与大西洋雪松、胡萝卜籽、甜橙、岩兰草等配伍使用。
6. **消炎抗病毒** 常与百里香、柠檬、香蜂草等配伍使用。

【常见特性】

1. 生长背景 中国肉桂树主要产于中国西江流域(两广地带)。多为人工栽种,较少野生。喜欢生长在水气充足的地方,常在大江岸边。肉桂树很好种,两广地区人们称肉桂树为"懒人活",唯一要做的是春天除草,让出生长空间便可以生长得很好,在两广地带,肉桂树常常大范围种植。

肉桂树的叶片有樟科典型的三出脉,花小但挺立。且长得高大挺拔,气味浓烈。

2. 文化特性 芳疗界常说的肉桂精油并不是中国肉桂,而是指锡兰肉桂,是一种国外的肉桂,在国外的甜点和咖啡上的肉桂粉末便是这个品种。

中国肉桂是甜点与肉食中最喜欢用的香料之一,其本身带着甜味。

3. 科学研究 中国肉桂精油号称抗菌力第一名的精油。据研究证明,肉桂精油所含的肉桂醛具有强大的抗感染和刺激免疫力的能力。

现代对于肉桂的研究非常多,近10年的研究发现,肉桂对改善糖尿病症状效果十分显著,可以激励胰岛素分泌,并促进身体新陈代谢。肉桂作为料理的口感自带甜味,可以令糖尿病患者有食糖解馋感觉。

但是肉桂醛具有醛类所常有的刺激性,易造成皮肤黏膜的损伤,因此在使用时必须稀释低浓度,以免刺激黏膜。

二、山鸡椒(May Chang)

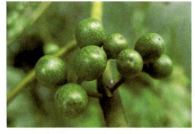

图6-4-7 山鸡椒

【中文名】山鸡椒(图6-4-7)。

【别名】山胡椒、山仓子、荜澄茄。

【拉丁名】*Litsea cubeba*。

【科属】樟科木姜子属。

【萃取部位】果实。

【产地】中国广西、广东、湖南等地。

【性味归经】辛,温。归脾、胃、肾、膀胱经、心经。

【化学成分】柠檬醛、柠檬烯、香茅醛、沉香醇、牻牛儿醇。

【功效】温中散寒,行气止痛,健脾消食,抗感染、抗真菌、调节中枢神经系统功能。

【主治】脾胃寒痛、寒疝腹痛、消化不良、头痛、腰酸背痛、神疲乏力、饮食不节、小便不利、小便浑浊、焦虑型失眠、宿醉神昏。

【心理方面】焦虑、情绪焦躁。

【使用禁忌】阴虚火旺者禁服。

【常规配伍】

1. 温中散寒 常与肉桂、姜、欧白芷根、柠檬香茅等配伍使用。

2. **行气止痛** 常与甜罗勒、柠檬、黑胡椒、胡椒薄荷等配伍使用。

3. **健脾消食** 常与甜橙、杜松、广藿香、莱姆等配伍使用。

4. **抗感染、抗真菌** 常与松红梅、百里香、香桃木、广藿香、茶树、真正薰衣草等配伍使用。

5. **调节中枢神经系统功能** 常与苦橙叶、芳樟、广藿香、香蜂草、依兰依兰等配伍使用。

【常见特性】

1. **生长背景** 山鸡椒是一种樟科常绿乔木，又名木香子、木姜子、山苍子、山苍树、青皮树、山胡椒、野胡椒，分布在中国除高海拔地区外的大部分地区，广泛生长于中国华南、台湾等地，南部地区常见，东南亚及南亚各国也有出产。

2. **文化特性** 日常生活中，山鸡椒是重要的调料品，果实口感有柠檬的果香以及酸味，是湖南芷江鸭的重要调料，湖北用作研制泡菜，在台湾等地区曾经代替盐来使用。山鸡椒精油萃取量颇高，蒸汽蒸馏果实而得，因此价格并不昂贵，生长于中国，非常适合国人使用。

3. **科学研究** 山鸡椒在中医上广泛运用，有祛风散寒、理气止痛的效果，常被用于预防和治疗感冒。

果实种子进行蒸馏可以得到山鸡椒精油，含有丰富的醛类，有帮助消化系统和呼吸系统的效果。山鸡椒可以帮助处理各种情绪压力所引发的失眠，以及消化系统问题，缓解骨骼肌肉疼痛，很适合处于紧张节奏的现代人。

另外，高浓度使用山鸡椒精油容易刺激皮肤，故使用时需注意安全剂量。

三、月桂（Laurus / Bay）

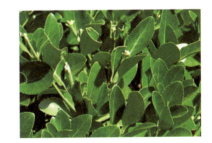

图6-4-8 月桂

【中药名】月桂（图6-4-8）。

【拉丁名】*Laurus nobilis*。

【种属】樟科月桂属。

【萃取部位】叶片。

【产地】土耳其。

【性味归经】辛，微温，归大肠经。

【化学成分】1,8桉油醇、松油萜、沉香醇、乙酸萜品酯、甲基醚丁香酚、丁香酚、丁香油烃。

【功效】化痰止咳、祛皱养颜、抗菌消炎、解痉、调整神经系统、促进皮肤代谢更新。

【主治】呼吸道感染、咳嗽痰多、肠胃道痉挛、肌肉痉挛、神疲懈怠、肌肤老化松弛。

【心理方面】振奋情绪，给予安慰。驱赶倦怠慵懒的心绪。

【使用禁忌】忌大剂量使用。

【常规配伍】

1. **化痰止咳**　常与土木香、雪松、尤加利、白玉兰等配伍使用。
2. **抗菌消炎**　常与茶树、绿花白千层、香桃木、肉桂等配伍使用。
3. **解痉**　常与德国洋甘菊、罗勒、柠檬草、胡椒薄荷等配伍使用。
4. **调整神经系统**　常与橙花、苦橙叶、岩兰草、甜橙等配伍使用。
5. **祛皱养颜、促进皮肤代谢更新**　常与玫瑰、没药、茉莉、天竺葵等配伍使用。

【常见特性】

1. **生长背景**　不同于其他樟科植物多生于热带与亚热带地区，月桂生长在温带纬度的地中海，虽然长在冬季寒冷的地区，却有着终年长青不落叶的特性。月桂有长矛状的长叶，又厚又亮，小小的花朵呈乳黄色，结的是黑色浆果。月桂精油的产地主要是摩洛哥及西班牙。

2. **文化特性**　埃及人月桂用得极多，也受罗马人的青睐，罗马人视之为智能、护卫与和平的象征。在希腊罗马时期，月桂的神话传说，让它有了侍奉太阳神阿波罗的使命，也赋予了它神性。月桂的拉丁字源Laudis意为"赞美"，在奥林匹克竞赛中获胜的人，都会受赠一项月桂编成的头环。

在希腊，人们在教堂的楼层上遍洒月桂叶，这大概是要借重它的抗菌特质。月桂树的木材很耐用，所以人们拿它来做手杖。月桂也是是欧洲料理中常见的香料，可以赋予料理特殊的香气，其本身也有促进唾液分泌，帮助消化的功效。

3. **科学研究**　在精油当中，月桂的属性较为特殊，不但能激励身体，同时又能安抚过激的身心状态。

月桂对于呼吸道问题、肌肉骨骼问题，以及消化道问题特别有用，这是因为它含有能帮助排出体内多余水分和促进淋巴循环的1,8桉油醇，同时又含有能对痉挛有帮助的乙酸萜品酯，因此常常用作排痰、风湿痛、一般性疼痛或是扭伤。

不仅如此，月桂的护肤能力也很强大，可以让肌肤保持着光亮，抗炎；刺激毛发生长并清除头皮屑。反之，月桂如果使用过度可能造成皮肤或黏膜干燥。

月桂精油的抗病毒能力被广泛重视，对于SARS病毒抑制的研究一直在进行。

四、花梨木(Rosewood)

【中文名】花梨木(图6-4-9)。

【别名】玫瑰木。

【拉丁名】*Aniba rosaeodora*。

【科属】樟科阿尼巴木属。

【萃取部位】木、枝。
【产地】巴西、秘鲁。
【性味归经】膀胱经。
【化学成分】天沉香醇(醇)、沉香醇氧化物(氧化物)。
【功效】和胃止呕、补中益气、抗菌消炎、美容养颜。
【主治】各种感冒、咽喉肿痛、神疲乏力、倦怠懒言、恶心、疲劳、肌痛性脑脊髓炎、传染性单核白细胞增多、各种慢性疾病及亚健康状态。

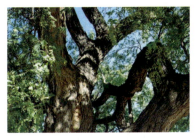

图6-4-9　花梨木

【心理方面】提振情绪、缓解抑郁沮丧情绪、修复精疲力竭的状态。
【常规配伍】
1. **抗菌消炎**　常与月桂、百里香、罗文莎叶、绿花白千层等配伍使用。
2. **和胃止呕**　常与豆蔻、黑胡椒、姜、甜橙等配伍使用。
3. **补中益气**　常与欧白芷根、檀香、岩兰草、香蜂草等配伍使用。
4. **美容养颜**　常与橙花、玫瑰、天竺葵、茉莉等配伍使用。

【常见特性】
1. **生长背景**　花梨木原生于南美洲热带雨林,树干挺拔,高达30~50m。树皮与心材为玫瑰红色,木质细腻,纹理漂亮,具有芳香。花梨木精油的香气很有特点,在深沉的木质香气中带着淡淡的花香,甜美与温润,常被作为高档家具用材。
2. **文化特性**　早期的花梨木精油萃取树木的木心。花梨木精油为调香所喜爱,大量使用于香水工业中,巴西是花梨木的主要输出地。花梨木的生长赶不上花梨木的使用,面临绝种危机,被华盛顿公约列为濒危植物,属于被保护植物。巴西政府在1932年颁布了保育法令,只要生产20kg的精油便要种植一棵花梨木树苗,未满15年的幼龄植株和树干直径低于12cm皆不得砍伐。花梨木精油后来使用花梨木枝叶所萃取,代替原来的木心花梨木精油。木心萃取的花梨木精油颜色呈无色至淡黄色,或者是黄色带有红棕色,味道较为醇厚,具有木质香,并伴有浓郁的花香味;叶片萃取的花梨木精油则比较清新,颜色多为淡黄色。
3. **科学研究**　无论是花梨木木心萃取还是花梨木叶片萃取,经检测分析两款精油的主要成分都是沉香醇。

花梨木精油具有促进细胞再生的功效,常用于刺激细胞再生,预防老化,补水淡斑等方面,适合于各类皮肤包括敏感肌肤人群。经常用在皮肤的各种保养品中,加上花梨木精油是很温和的抗菌剂,也适用于黏膜组织,如尿道的黏膜处。

花梨木精油对微血管循环和静脉循环有促进和调节的作用,适用于减轻头痛,稳定中枢神经,振奋精神,改善抑郁等负面情绪。

五、芳樟(Ho leaf)

【中文名】芳樟(图6-4-10)。

【别名】香樟。

【拉丁名】*Cinnamonum camphora*, *Sieb. Var.*, *Linaloolifera*。

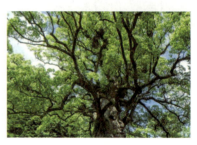

图6-4-10 芳樟

【科属】樟科樟属。

【萃取部位】树枝。

【产地】中国。

【性味归经】膀胱经。

【化学成分】沉香醇(90%)、黄樟素、β丁香油烃。

【功效】清热解表、解痉止痛、镇静安神、抗菌消炎、洁净肌肤。

【主治】外感发热、咽痛、头痛、咳嗽;风湿痹痛;焦虑躁怒、痤疮痘痕。外用于暗沉肌肤、妊娠纹。

【心理方面】舒解压力、镇定并放松紧张情绪。

【使用禁忌】孕妇禁用。

【常规配伍】

1. **清热解表** 常与百里香、绿花白千层、薄荷、葡萄柚等精油配伍。
2. **解痉止痛** 常与甜罗勒、杜松、冬青、柠檬香茅等精油配伍。
3. **抗菌消炎** 常与月桂、丁香、野马郁兰、香蜂草等精油配伍。
4. **镇静安神** 常与薰衣草、德国洋甘菊、苦橙叶、橙花、檀香等精油配伍。
5. **洁净肌肤** 常与天竺葵、茉莉、依兰、葡萄柚等精油配合。

【常见特性】

1. **生长环境** 芳樟,别名香樟、油樟、樟木等,属于樟科的常绿性乔木,树木高大,可高达50m。树龄成百上千年,喜阳光充足,不耐干旱和严寒。

2. **文化特性** 根、果、枝和叶入药。木材及根、枝、叶可提取樟脑和樟油,樟脑和樟油供医药及香料工业用。果核含脂肪,含油量约40%。木材为造船、橱箱用材。芳樟枝叶茂密,涵养水源、固土防沙和美化环境,是城市绿化的优良树种。

3. **现代研究** 芳樟因为含有大量的沉香醇(85%~92%),气味比起其他的樟树柔和好闻,因它的气味与结构类似花梨木,因此一开始有人提出以芳樟代替日渐稀少的花梨木。芳樟广泛使用在护肤品中,不仅因沉香醇具有广泛的抗菌能力,同时也能协助调香配方,缓和各种气味,达到良好的协同效益。

第四节 桃金娘科

一、蓝胶尤加利（Eucalyptus）

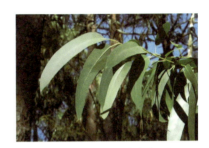

图6-4-11 蓝胶尤加利

【中药名】蓝胶尤加利（图6-4-11）。
【别名】蓝桉。
【拉丁名】*Eucalyptus globulus*。
【种属】桃金娘科白千层属。
【萃取部位】叶片。
【产地】澳大利亚、西班牙、中国、印度。
【归经】肺经。
【化学成分】1,8桉油醇、松油萜、香树烯、蓝胶醇、喇叭茶醇、松香芹醇、松香芹酮、藏茴香酮、丁醛、己醛、缬草醛。
【功效】芳香解表、祛湿利水、活血止痛。抗菌抗病毒、提振精神、净化空气。
【主治】鼻塞、痰多等呼吸道感染、肌肉酸痛、痛风；甲状腺功能低下、精神委靡。
【心理方面】排除内心的郁积及不快，敞开心扉，以明亮轻快的心情看待周遭。
【使用禁忌】
（1）不可内服。
（2）6岁以下儿童慎用。
（3）稀释低剂量使用。
【常规配伍】

1. **清热解表** 常与紫苏、柠檬、莱姆、薄荷、昆士亚等精油配伍使用。
2. **祛湿利水** 常与杜松、丝柏、柠檬香茅、甜茴香等精油配伍使用。
3. **活血止痛** 常与永久花、降香、冬青、姜、艾叶等精油配伍使用。
4. **抗菌抗病毒** 常与百里香、绿花白千层、月桂、桉油樟、岩玫瑰等精油配伍使用。
5. **提振精神** 常与迷迭香、胡椒薄荷、赤松等精油配伍使用。

【常见特性】
1. **生长环境** 在澳大利亚，桉属植物达到600~900种，著名的澳大利亚蓝山便是因为众多尤加利树所散发出来的芳香分子，经由阳光照射与尘埃反射，一眼望去如同覆盖着蓝色的雾。无尾熊(考拉)最喜欢的食物就是尤加利。

尤加利品种繁多,全世界大约有600种,其中能够用来生产精油的却只有15种左右,其中又以蓝胶尤加利最为人熟知。

2. 文化特性 尤加利被澳大利亚居民称为"抗热树",很早就用其树叶治疗发热,将尤加利叶片捣碎覆盖伤口用来治疗伤口及伤口发炎。

当地居民常焚烧尤加利枝叶来驱虫、清洁四周环境;而地处地中海西西里岛上的人们种植尤加利则多用于治疗疟疾。

3. 科学研究 19世纪尤加利引进欧洲之后,研制出尤加利的医用抗菌剂以及工业量产的日用杀菌剂。

蓝胶尤加利含有高比例的1,8桉油醇,这是它最重要的成分,许多润喉糖或口香糖中,也都会含有1,8桉油醇,这个成分会带来清凉呛鼻的感觉,舒缓喉咙不适,协助排痰。

对于呼吸系统,蓝胶尤加利可说是很重要的精油。蓝胶尤加利能够预防感冒病毒(包含流感),同时可以缓解鼻塞与咳嗽的症状,是呼吸道疾病的良方。但是大剂量使用会造成支气管痉挛。

用蓝胶尤加利薰香,具有净化空气、杀菌、抗螨的作用,很多喷雾中也含有尤加利精油,可以驱除蚊虫和宠物身上的跳蚤。

蓝胶尤加利可促进肌肉的循环,帮助水分代谢,因此对于肌肉酸痛也有帮助。

二、茶树(Tea Tree)

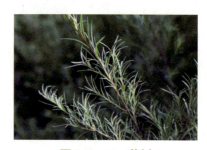

图6-4-12 茶树

【中文名】茶树(图6-4-12)。

【别名】互叶白千层、澳大利亚茶树。

【拉丁名】*Melaleuca*, *alternifolia*。

【科属】桃金娘科白千层属。

【萃取部位】枝叶。

【产地】澳大利亚。

【性味归经】肺经。

【化学成分】萜品烯-4-醇(醇)、1,8桉油醇(氧化物)、松油萜(单萜烯)。

【功效】清热解表、抗菌消炎、调理肌肤。

【主治】外感风热或流行性感冒。呼吸系统各种炎症、扁桃腺炎、咽喉炎、鼻窦炎、口唇疱疹、痤疮;或真菌性口炎、疣、肉赘、丘疹、假丝酵母菌性阴道炎、膀胱炎、手足癣等。

【心理方面】镇静安神缓解抑郁症。

【使用禁忌】对茶树精油过敏者禁用。

【常规配伍】

1. **清热解表**　常与紫苏、红橘、连翘、昆士亚等精油配伍使用。
2. **抗菌消炎**　常与天竺葵、绿花白千层、百里香、肉桂等精油配伍使用。
3. **调理肌肤**　常与快乐鼠尾草、穗花薰衣草、花梨木、迷迭香等精油配伍使用。

【常见特性】

1. **生长环境**　芳香疗法中的茶树精油，并不是我们熟知山茶科的"茶"，而是原产于澳大利亚湿地中的白千层属植物，在命名上，互叶白千层可能比较适合。
2. **文化特性**　互叶白千层是1770年地理大发现的库克船长将其命名为"茶树"的。

第一次世界大战时期，法国瓦涅医生将茶树精油用于对士兵伤口的消毒，效果显著，茶树精油由此而开始崭露头角。

3. **现代研究**　茶树精油经瓦涅医生的临床使用后，诸多医学及芳疗书籍中都会提及茶树与真正薰衣草萃取的精油可直接涂抹皮肤，但是根据现代研究证实茶树精油其实相对具有刺激性，对于某些特定人群而言，不经稀释直接涂抹具有一定的刺激性。

近代科学研究发现，茶树精油对于许多细菌都有很好的抑制作用，尤其是对抗病毒与真菌方面。由于其出色的抗感染能力，以及帮助提振免疫力的功能，对于各种感染性疾病都有一定的疗效。

经证实茶树精油的收敛作用，不仅能帮助伤口收敛愈合，还适用于粉刺、疱疹、油性肌肤毛孔粗大等各类皮肤问题的收敛修复。

三、绿花白千层（Niaouli）

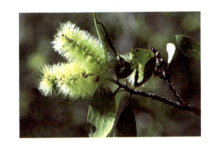

图6-4-13　绿花白千层

【中文名】绿花白千层（图6-4-13）。

【别名】五脉白千层。

【拉丁名】*Melaleuca quinquenervia*。

【科属】桃金娘科白千层属。

【萃取部位】枝叶。

【产地】澳大利亚。

【性味归经】归肺经。

【化学成分】1,8桉油醇、松油萜、柠檬烯、萜品醇、绿花白千层醇、橙花叔醇、β丁香油烃、萜品烯-4-醇、含硫化合物。

【功效】清热解毒、宣肺解表、活血通络、利尿通淋、疏肝解郁。

【主治】外感发热、咳嗽气喘、尿频尿急尿痛、痈疖、痤疮、蚊虫叮咬、皮肤损伤。

【心理方面】对于情绪脆弱、焦虑者，以及自感孤独、易愤世嫉俗的状态，具有安抚作用。

【使用禁忌】干性肌肤忌大剂量外用。

【常规配伍】
1. **清热解毒**　常与蛇床子、薄荷、丝柏、昆士亚等配伍使用。
2. **发汗解表**　常与蓝胶尤加利、芳枸叶、桉油樟、薄荷、西洋蓍草等配伍使用。
3. **活血通络**　常与乳香、薰衣草、雪松、迷迭香、白珠树、香蜂草等配伍使用。
4. **利尿通淋**　常与丝柏、甜茴香、茶树、葡萄柚、杜松等配伍使用。

【常见特性】
1. **生长环境**　绿花白千层主要生长在新喀里多尼亚岛（New Caledonia）与澳大利亚。系常青树，有会剥落的树皮、长茅状的叶子以及穗状花序的白花。叶子味道浓郁，新鲜叶子与树枝用来蒸馏出精油，传统在新喀里多尼亚岛附近的高门岛萃取，这种精油也称为高门油。

2. **文化特性**　绿花白千层与白千层同属白千层属，作用很类似，但是绿花白千层精油的气味比白千层精油则更为丰富并富有层次感。绿花白千层在当地人中广泛使用，用于退热、处理伤口，并认为适用于腹泻与风湿，但似乎直到17世纪，绿花白千层才传入欧洲。

3. **现代研究**　绿花白千层是桃金娘科植物精油中比较温和的精油，由于其抗菌抗真菌，亲肤性强，适合用于各种问题肌肤的护理之上，例如痤疮和各种癣症。现代研究，绿花白千层温和且具有强效的抗菌剂，是药剂师与芳香疗法师用于处理泌尿系统，如膀胱炎与白带以及呼吸系统疾病，如气管炎、黏膜炎、流鼻水或鼻塞的处方，有效且无不良反应。

根据现代研究证实，绿花白千层具有预防放射线之伤害效果，同时还可以使受到放射线伤害的皮肤修复，减轻病患的痛苦。

另外，绿花白千层具有广效抗微生物作用，因其温和特性，故绿花白千层被称为温和的天然抗生素。

四、丁香（Clove Bud）

【中文名】丁香（图6-4-14）。

【别名】丁子香。

【拉丁名】*Syzygium aromaticum Eugenia caryophyllata*。

【科属】桃金娘科蒲桃属。

【萃取部位】花苞。

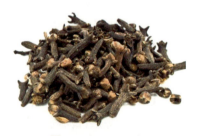

图6-4-14　丁香

【产地】印度尼西亚、斯里兰卡。

【性味归经】辛温，归胃、脾、肺、肾经。

【化学成分】侧柏酮、樟脑、1,8桉油醇、松油萜、樟烯、β丁香油烃、α葎草烯、丁香油烃氧化物、绿花白千层醇、龙脑、乙酸龙脑酯、香紫苏醇、丁香酚。

【功效】温中降逆，补肾助阳。

活血升压、抗菌消炎、抗敏驱虫、增强免疫力。

【主治】呃逆呕吐、食少吐泻、肾虚阳痿、心腹冷痛、四肢冰冷、经痛。肌肉骨骼酸痛、牙龈红肿发炎、口臭牙痛。

【心理方面】提高肾上腺素分泌，提振精神，给予内在的支持和力量，对抗压力，舒缓解郁。

【使用禁忌】

（1）高浓度可致肌肤过敏。

（2）高血压史患者慎用。

（3）低剂量稀释至0.1%或以下使用。

（4）妊娠期禁用。

【常规配伍】

1. **温中降逆**　常与姜、甜橙、薄荷、肉桂等配伍使用。

2. **补肾助阳**　常与黑云杉、欧白芷根、杜松、五味子等配伍使用。

3. **活血升压**　常与当归、迷迭香、赤松、艾叶等配伍使用。

4. **抗菌消炎**　常与乳香、没药、茶树、玫瑰草等配伍使用。

5. **抗敏驱虫**　常与芳樟、柠檬、白珠树、薰衣草等配伍使用。

6. **增强免疫力**　常与香蜂草、黑胡椒、罗马洋甘菊、安息香等配伍使用。

【常见特性】

1. **生长背景**　原产于印度尼西亚和马六甲海峡的岛屿，是一种常绿乔树，可以长到大约10m高，叶片光亮绿色。它的花苞常作为药材和香料使用，指甲形状、呈现桃红色，干后变成深红褐色，可以把花蕾从树上直接打下来后烘干。

丁香精油常常萃取干燥的丁香花苞而成。桃金娘科的植物很多都能够制作精油，但是如丁香这种含有高比例丁香酚的植物，在桃金娘科中实属少见。

2. **文化特性**　希腊人、罗马人和中国人经常用丁香来治疗牙痛的历史悠久，也用做口腔清新剂。它还有防腐杀菌的功效，经常用在预防传染性疾病方面。它是调味品贸易中重要的一种日用品，还用于制造香水、酿造葡萄酒和利口酒以及防虫剂。精油所含有的丁香酚成分具有麻醉、止痛、消炎、抗菌的作用，这也是为什么以往牙科会使用这个成分的原因。

3. **科学研究**　因丁香含有丁香酚的缘故，丁香花苞不仅有局部止痛效果，在少量使用的情况下，也具有良好的抗氧化能力，可以强化身体功能。

据报道丁香的抗病毒、抗菌、特别是抗真菌能力也非常强，可以广泛用于各种感染类问题。

近代法系芳疗中，会将丁香应用于产妇临盆前的护理用油，可以促进子宫收缩。

根据研究证实丁香花苞具有驱虫效果,可以有效地祛除蚊子和蜈蚣等虫,但是鉴于丁香具有很强的刺激性,因此要避免直接涂抹在皮肤上,如必须使用,将浓度稀释至低于1.5%方可。

第五节 菊 科

一、苍术（angShu）

【中药名】苍术（图6-4-15）。
【别名】赤木、青术、毛术。
【拉丁名】*Atractylodes lancea*。
【科属】菊科苍术属。
【萃取部位】根茎。
【产地】中国、朝鲜、俄罗斯。
【性味归经】辛、苦、温。归脾、胃、肝经。
【化学成分】苍术醇、茅术醇、β桉叶醇、仓术酮。

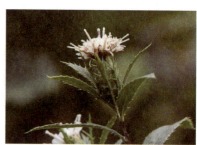

图6-4-15 苍术

【功效】燥湿健脾、祛风散寒、养肝利胆明目、抗菌消炎、调节胃肠、抑制胃酸。
【主治】湿盛困脾、倦怠嗜卧、嗳气吞酸、消化不良、胃口不佳;风湿痹症、水肿。糖尿病、流感、真菌感染、眼目昏涩、夜盲症、疲劳综合征。
【心理方面】打开心扉、学会接纳和宽容。
【使用禁忌】
（1）怀孕早期慎用。
（2）阴虚内热、表虚多汗者忌用。
【常规配伍】

1. **燥湿健脾**　常与甜橙、广藿香、罗勒、尤加利、乳香等配伍使用。
2. **祛风散寒**　常与防风、姜、柠檬、豆蔻等配伍使用。
3. **养肝利胆明目**　常与马鞭草迷迭香、胡萝卜籽、圆叶当归、柠檬等配伍使用。
4. **抗菌消炎**　常与玫瑰草、绿花白千层、茶树、佛手柑等配伍使用。
5. **调节胃肠、抑制胃酸**　常与莱姆、肉桂、黑胡椒等配伍使用。

【常规特性】

1. **生长背景** 为菊科植物南苍术或北苍术等的根茎。春、秋均可采挖,以秋季为好。分为南苍术、北仓术和东仓术,形态和萃取精油成分有些许差别。

2. **文化特性** 中医将苍术的根部入药,作为运脾药,有燥湿、化浊、止痛之效。

3. **科学研究** 苍术精油为萃取苍术根部而得。苍术精油可用于祛风除湿,治疗类风湿骨痛。苍术精油止痛止痒,可涂抹在皮肤表面,抑制皮肤表面的真菌,并能让皮肤出现的痛痒症状减轻。

二、龙艾(Tarragon)

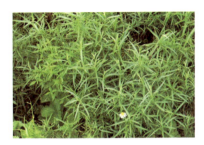

图6-4-16 龙艾

【中文名】龙艾(图6-4-16)。
【别名】龙蒿、法国龙艾、茵陈蒿。
【拉丁名】*Artemisia dracunculus*。
【科属】菊科苦艾属。
【萃取部位】全株。
【产地】欧洲。
【归经】归胃经。
【化学成分】甲基迷蒾叶酚、罗勒烯、水茴香萜、7-甲基香豆素、七叶树素、莨菪素。
【功效】健运脾胃、镇静安神、解痉止痛、排水利尿。
【主治】腹痛、胀气、便秘、小便不利、水肿、经痛。肌肉痉挛、关节炎、痛风、神经衰弱。
【心理方面】舒缓暴躁、恐惧的情绪。
【使用禁忌】孕妇,2岁以下儿童慎用。
【常规配伍】

1. **健运脾胃** 常与甜茴香、姜、柠檬、广藿香等配伍使用。
2. **镇静安神** 常与檀香、橘、橙花、佛手柑等配伍使用。
3. **解痉止痛** 常与黑胡椒、胡椒薄荷、山鸡椒、罗勒等配伍使用。
4. **排水利尿** 常与丝柏、杜松、芹菜籽、甜茴香等配伍使用。

【常见特性】

1. **生长背景** 龙艾在欧洲是常见的香料植物,在河边与溪旁长得最好。它的木质茎可以长到90cm高,橄榄绿的叶子窄而长,长起来非常繁密,有一大丛,花朵呈白或灰色。龙艾原生地却是西伯利亚,法国的龙艾后因品质较佳而逐步成为主产地。

2. **文化特性** 龙艾由征服者摩尔人带进西班牙,英国人则在16世纪时开始熟悉龙艾。在古代龙艾用来处理蛇和狗咬伤的伤口,曾经用来治疗坏血病,是欧洲著名的解毒植物。

龙艾精油是蒸汽蒸馏全株而得。龙艾精油的味道有着明显的香料味,类似于茴香,但比茴香要甜美。也较醚类架构的精油温和。

3. 科学研究 龙艾对于消化道有极佳的帮助,可用于抗痉挛、开胃、祛胀气、利消化。

临床报道龙艾具有放松肌肉的效果,还有一定的解除痉挛、止痛作用,尤其能改善内脏平滑肌的问题,例如肠胃痉挛、经痛等;当然对于痛风也可以起到辅助作用。

龙艾还有利尿功效。

三、土木香(Inula)

【中药名】土木香(图6-4-17)。

【别名】旋覆花、龙脑土木香。

【拉丁名】*Inula graveolens*。

【种属】菊科旋覆花属。

【萃取部位】全株。

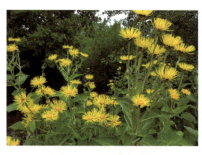

图6-4-17 土木香

【产地】法国、科西嘉岛、意大利。

【性味归经】辛、苦,温。归肝、脾、肺经。

【化学成分】乙酸龙脑酯、龙脑、τ杜松醇、樟烯、丁香油烃氧化物、土木香内酯。

【功效】健脾和胃、调气解郁、止痛安胎、养心安神。消炎止痉。

【主治】胸满腹胀、脘痞胁痛、呕吐、肠鸣泄泻、痢疾、咳嗽气喘。病毒型肠炎支气管炎、高血压、心律不齐、牙痛。

【心理方面】舒畅情志,使憋屈沉闷之气得以畅快淋漓的释放。

【使用禁忌】内热口干、喉干舌绛者忌用。

【常规配伍】

1. 健脾和胃 常与柠檬、姜、黑胡椒、豆蔻等配伍使用。

2. 调气解郁 常与天竺葵、姜黄、玫瑰、檀香等配伍使用。

3. 止痛安胎 常与姜、甜橙、红橘等配伍使用。

4. 消炎止痉 常与罗文莎叶、绿花白千层、罗勒、蓝艾菊等配伍使用。

5. 养心安神 常与香蜂草、五味子、安息香、依兰依兰等配伍使用。

【常见特性】

1. 生长背景 土木香是草本植物,高约50cm,喜欢生长在干旱的土地,有着椭圆形的叶子和雏菊般的花朵,茎叶柔软花叶均较细小。土木香主要生长于地中海地区,外表看起来不显眼,花也不具有亮丽的外表,与大花土木香有很大的差别。这两种植物的功效类似,但是土木香所含的土木香内酯只有少量,而大花土木香却可以高达30%以上。这也导致大花土木香具有皮肤黏膜刺激性,购买时应认清拉丁学名。

土木香精油是从植物的根部和地下茎中蒸馏而得,有时也会蒸馏开花的顶部而取得。

采摘400kg土木香植材,只能够萃取获得200ml不到的土木香精油,因此土木香精油价格昂贵。

2. 科学研究　土木香有分解黏液的功效,并且具有抗菌的能力。土木香精油经常用在治疗呼吸系统疾病的治疗和防御上,效果都很好,尤其适合治疗久咳多痰难咳出的症状。根据法国的实验,与多种化解黏液的精油比较,如与没药相比,使用土木香精油的效果最好。用于感冒、鼻窦炎、鼻喉黏膜炎、耳痛(鼻喉黏膜炎的并发症)和咳嗽、慢性支气管炎。

土木香精油主要的成分为乙酸龙脑酯(40%~60%),这是一种对心脏血管肌肉组织有放松作用的分子,对于心律不整、高血压患者来说,土木香可以舒缓这些状况。同时也对于平滑肌与骨骼肌的放松有所帮助,因此我们可以知道,土木香精油对抗各种痉挛,例如:对咳嗽不止、气喘、肠胃道痉挛等都很有帮助。

四、艾草(Chinese Mugwort)

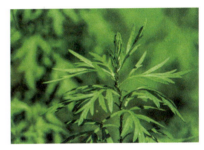

图6-4-18　艾草

【中药名】艾草(图6-4-18)。
【别名】艾蒿、艾、冰台、医草、灸草。
【拉丁名】*Artemisia argyi*。
【种属】菊科蒿属。
【萃取部位】枝叶。
【产地】中国、韩国、日本、蒙古。
【性味归经】辛温、苦,归肝、脾、肾经。
【化学成分】单萜酮、桉油醇、龙脑、α侧柏酮。
【功效】温经止血,散寒止痛,调经安胎,去湿止痒、养肝生血。抗菌消炎。
【主治】虚寒性出血、虚寒性腹痛、宫寒腹痛、小腹冷痛、经寒不调、行经腹痛、崩漏、湿疹瘙痒、灰指甲、甲沟炎、脂肪肝、乙型肝炎。
【心理方面】破除膨胀的自我,平复并耐心对待遇到的一切,努力融入多元化社会。
【使用禁忌】阴虚血热者慎用。
【常规配伍】
　1. **温经止血**　常与姜、岩玫瑰、天竺葵、薰衣草等配伍使用。
　2. **散寒止痛**　常与黑胡椒、罗勒、甜茴香、乳香等配伍使用。
　3. **调经安胎**　常与五味子、当归、岩兰草等配伍使用。
　4. **去湿止痒**　常与芫荽籽、雪松、茶树、广藿香等配伍使用。
　5. **养肝生血**　常与玫瑰、葡萄柚、姜黄、玫瑰草等配伍使用。
　6. **抗菌消炎**　常与松红梅、月桂、百里香、丝柏等配伍使用。

【常见特性】

1. 生长背景 艾草是我国南方普遍都有的一种喜旱植物,常见于缺水山坡、草原河岸,以及橡树林边与荒地。在贫瘠干燥的土壤上会长得更加枝繁叶茂,香气浓郁。

2. 文化特性 艾叶在中国有着几千年的历史了。每至端午节之际,人们总是将艾叶悬挂在门上以"避邪"。艾叶温和,毒性小,产妇多用秆枯后的株体水洗澡或薰蒸,消毒止痒。中国也有把艾叶作为食材使用,有艾叶包饭、艾叶点心及艾叶茶,以增强免疫力。

传统药性理论认为艾叶有理气血,逐寒湿、温经、止血、安胎等作用,因此中国人时常以艾叶入药或是使用艾灸疗法,艾灸则是使用艾叶加工的艾绒所成。

3. 现代研究 艾叶精油萃取于艾草的叶子。艾叶精油的抑菌实验表明,艾叶精油对金黄色葡萄球菌、沙门菌、大肠埃希菌的抑菌效果都很好。艾叶油有平喘作用,因艾叶精油具有舒张支气管平滑肌的作用。艾叶挥发油能刺激红细胞的生成,具有抗自由基损伤的作用,可以提高血液中吞噬细胞的活性的作用,从而提高机体抗感染作用,促进机体免疫保护功能。

五、德国洋甘菊(German Chamomile)

【中文名】德国洋甘菊(图6-4-19)。

【别名】蓝甘菊、母菊、真正洋甘菊、田野洋甘菊、侍女洋甘菊、忧愁花、西洋甘菊。

【拉丁名】*Matricaria recutita*。

【科属】菊科母菊属。

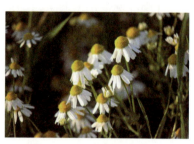

图6-4-19 德国洋甘菊

【萃取部位】花朵。

【产地】埃及、德国、保加利亚。

【性味归经】归肺经。

【化学成分】天篮烃、反式β金合欢烯、没药烯、双氢天篮烃、α没药醇、金合欢醇、匙叶桉油烯醇、没药醇氧化物A、没药醇氧化物B。

【功效】解痉止痛、镇静安神;抗敏消炎、促进伤口愈合。

【主治】偏头痛、牙痛、各类过敏、哮喘。荨麻疹、神经性皮肤炎、异位性皮肤炎、胃溃疡、十二指肠溃疡、扁桃体炎、肌肉痉挛。

【心理方面】舒缓与压力相关的焦虑、紧张、气愤等症状。

【常规配伍】

1. 抗敏消炎 常与罗马洋甘菊、姜黄、茶树、松红梅等配伍使用。

2. 解痉止痛 常与薰衣草、快乐鼠尾草、甜罗勒、西洋蓍草等配伍使用。

3. 镇静安神 常与岩兰草、苦橙叶、佛手柑、依兰依兰等配伍使用。

4. 促进伤口愈合 常与乳香、没药、永久花、广藿香等配伍使用。

【常见特性】

1. 生长背景 德国洋甘菊是一年生草本植物,遍布欧洲地区。与罗马洋甘菊相比,德国洋甘菊属于母菊属,花朵小,花瓣较少,花蕊高耸,花蕊位于花托轴的顶端,由白色放射状的环绕瓣和许多金色管状花瓣组成。

2. 文化特性 德国洋甘菊为欧洲几前年常用的药草之一。早在古希腊时期,医学之父希波克拉底用德国洋甘菊治疗发热。德国洋甘菊也经常被欧洲人作为食材,经常制作成花草茶来饮用或是加入糕点里,可以帮助缓解焦虑不安的情绪,情绪放松、调节肠胃道消化问题。也因为特别适合敏感肌肤的处理,德国洋甘菊广泛应用在许多的保养品与日用品里。

3. 科学研究 德国洋甘菊精油通过蒸馏花朵而得,比较特别的是德国洋甘菊所含的重要成分——母菊天蓝烃,并非原本存在,是蒸馏萃取的过程中所产生。天蓝烃具有抑制组胺,缓解防御性的效果较好,常常用来治疗各类过敏性疾病。

除了天蓝烃,德国洋甘菊的成分相当多元,常见的成分有α没药醇及其氧化物,具有消炎、止痒、抗螨、刺激免疫系统的作用,以及保护肝脏和促进胆汁分泌等功能。

德国洋甘菊精油因含大量的奥菊环烃,具有很好的抗菌消炎作用,适合用来治疗机体的各种炎症,缓解疼痛,包括牙痛、偏头痛等。

德国洋甘菊精油非常温和,可用于儿童。

六、罗马洋甘菊(Roman Chamomile)

【中文名】罗马洋甘菊(图6-4-20)。

【别名】春黄菊、果香菊。

【拉丁名】*Chamaemelum nobile*、*Anthemis nobilis*。

【科属】菊科春黄菊属。

【萃取部位】花朵。

【产地】法国、英国。

【性味归经】归肺经。

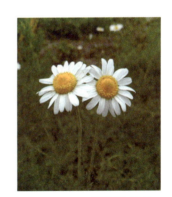

图6-4-20 罗马洋甘菊

【化学成分】欧白芷异丁酯、欧白芷异戊酯、欧白芷酸β甲基酯、顺式松樟醇、松香芹酮、松油萜、金合欢醇。

【功效】解痉止痛、补益心肾、调节皮脂分泌、抗敏消炎、降压助眠解郁。

【主治】发热、头痛、失眠、神疲乏力。各类过敏、荨麻疹、神经性皮肤炎、脂溢性皮肤炎、肠胃绞痛、胃灼热、神经紊乱、肌肉骨骼拉伤、痛风。

【心理方面】舒缓紧张、抑郁及过度敏感的情绪,缓解悲伤,改善神经质状态。

【常规配伍】

1. **降压助眠解郁**　常与佛手柑、苦橙叶、薰衣草、依兰依兰等配伍使用。
2. **解痉止痛**　常与甜罗勒、甜茴香、姜、白珠树等配伍使用。
3. **抗敏消炎**　常与姜黄、茶树、松红梅、德国洋甘菊等配伍使用。
4. **补益心肾**　常与香蜂草、依兰依兰、穗甘松、黑云杉等配伍使用。
5. **调节皮脂分泌**　常与玫瑰草、天竺葵、快乐鼠尾草、花梨木等配伍使用。

【常见特性】

1. **生长背景**　罗马洋甘菊是矮小的植物，茎干柔软，匍匐生长于地面，最多仅30cm高，常被当做地被植物而栽种。叶片灰绿色，叶子是线状的，分成裂片，花朵白色重瓣，花型饱满，外形像雏菊，散发苹果的香气，又称为大地的苹果。

2. **文化特性**　罗马洋甘菊意指高贵的花朵，药用历史悠久，使用广泛，是迄今为止记录最完整的药用植物之一。

古埃及人把罗马洋甘菊献祭给太阳，并用罗马洋甘菊治疗热病。文献记载罗马洋甘菊是属于月亮的药草，具有清凉的效果。罗马战士使用罗马洋甘菊精油提振勇气，并治疗伤口与疾病。欧洲的理疗家推荐罗马洋甘菊用以缓解炎症、克服感染与增加疗愈速度。

在6世纪的时候，罗马洋甘菊更广泛运用在民间医疗，尤其在神经方面的安抚作用。因罗马洋甘菊可以间接治疗栽种在它周围的其他灌木疾病，历史上也被尊称为"植物的医生"。

罗马洋甘菊也可加入茶和饮品中饮用。罗马洋甘菊精油是蒸汽蒸馏植物的花朵萃取出来，罗马洋甘菊精油也常见于乳霜、洗发精和香水中。

3. **科学研究**　罗马洋甘菊精油富含酯类分子，其化学成分使其具有解痉性质，可用于缓解任何类型的痉挛，可以处理各种瘙痒和疼痛。临床上用于敏感肌肤引发的各种瘙痒与疼痛，以及肠胃痛、经痛和神经痛。罗马洋甘菊精油不仅具有镇痛作用，也具有心理情绪上镇静和抗焦虑的作用。在缓和治疗中，用罗马洋甘菊进行按摩可以显著减轻疼痛和焦虑。

罗马洋甘菊为非常安全的精油，也是常见的儿童用油，常用来处理儿童的情绪、睡眠、肠胃以及牙痛等。

七、印蒿（Davana）

【中药名】印蒿（图6-4-21）。

【别名】神明草。

【拉丁名】*Artemisia pallens*。

【种属】菊科蒿属。

【萃取部位】全株。

【产地】南印度。

【归经】归脾经。

【化学成分】印蒿酮、倍半萜酮、单萜醇、醚、苯基酯、双呋喃。

【功效】舒压解郁、解痉退热。

【主治】神经衰弱、精神异常、受惊过度、发热。

【心理方面】化解长期困扰的忧伤、犹如得到神明的庇佑。

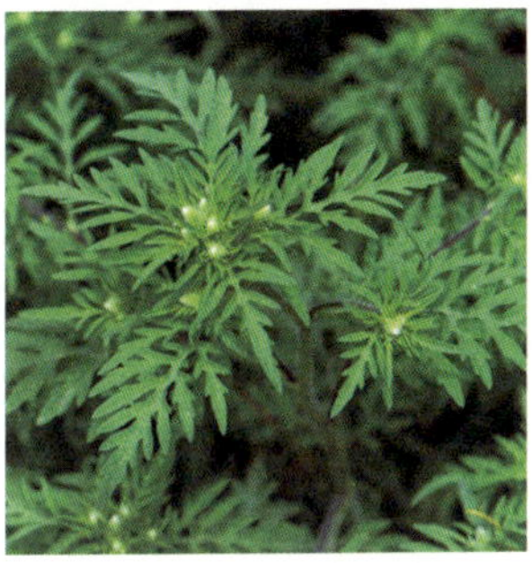

图 6-4-21　印蒿

【常规配伍】

1. 舒压解郁　常与玫瑰、葡萄柚、佛手柑、永久花等配伍使用。

2. 解痉退热　常与罗马洋甘菊、尤加利、香桃木、胡椒薄荷等配伍使用。

【常见特性】

1. 生长背景　印蒿喜欢肥沃土壤及充足的阳光,不喜潮湿多雨的气候,南印度的土壤和气候特别适合栽种印蒿。这是一种一年生草本植物,大约可以长到60cm高,耐旱的性格跟其他类似的艾属植物一样,外观灰白,有蓝绿色的叶子,夏季开金黄色的小花。

印蒿精油水蒸气蒸馏,1500kg的植物可萃取约1kg的精油。精油为红棕色的微黏性液体,散发圆润的葡萄干浆果甜香,又带点浓烈的辛辣味和类似酒香的发酵感,常被用于制造名贵香水、香料、化妆品、保养品、沐浴油等。

2. 文化特性　印蒿在印度是一种奉献给神(Shiva湿婆神)的植物。在传统印度阿育吠陀疗法中,女性从青春期到更年期常用印蒿保养,不仅用在生理外表,还用于心理情绪。印蒿是印度阿输吠陀药典的经典药草。除却其基本的医学效用,印蒿已被广泛用作治疗糖尿病的药物之一,并被用于制作糕点、烟草、肉类调味品和一些昂贵的饮料。

3. 科学研究　现代科学研究也证明了印蒿精油对身体的全面功效,具有抗细菌、微生物、真菌感染,抗病毒的能力,可以通过破坏病毒囊膜而使得病毒无法存活,对病毒性感染如流感、麻疹等均有效。印蒿精油促进伤口愈合。

研究发现印蒿具有消解黏液、降血糖、降血压、降血脂的功能,用于痰黏无法咳出及高血糖、高血压、高血脂。

八、西洋蓍草(Yarrow)

【中文名】西洋蓍草(图6-4-22)。

【别名】千叶蓍草、欧蓍草、洋蓍草。

【拉丁名】*Achillea millefolium*。

【科属】菊科蓍属。

【萃取部位】开花药草整株。

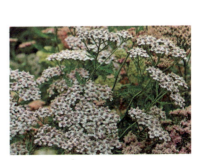

图 6-4-22　西洋蓍草

【产地】匈牙利。

【归经】三焦经。

【化学成分】母菊天蓝烃、丁香酚、樟脑、1,8桉叶素、乙酸龙脑酯、千叶蓍碱、水杨酸、α蒎烯等。

【功效】祛风除湿、解痉止痛、收敛固涩、健脾和胃；抗菌消炎、止血降压。

【主治】脘腹胀满、食积不化，肌肤破损、扭伤、烧伤、发疹、疮疡、痤疮、湿疹。

呼吸系统感染、发热、神经发炎、神经痛、肌腱发炎、膀胱炎、经期综合征、更年期综合征、银屑病、花粉热。

【心理方面】缓解神经紧张以及内在的压力。

【使用禁忌】孕期禁用。

【常规配伍】

1. **抗菌消炎**　常与百里香、罗文莎叶、月桂、茶树等配伍使用。

2. **祛风除湿**　常与姜、广藿香、艾叶、黑胡椒等配伍使用。

3. **解痉止痛**　常与白珠树、罗马洋甘菊、胡椒薄荷、柠檬草等配伍使用。

4. **收敛固涩**　常与丝柏、大西洋雪松、欧白芷根、没药等配伍使用。

5. **健脾和胃**　常与甜橙、甜茴香、豆蔻、肉桂等配伍使用。

6. **止血降压**　常与安息香、岩玫瑰、依兰依兰、香蜂草等配伍使用。

【常见特性】

1. **生长背景**　西洋蓍草主要生长于温带气候，原产自欧洲，现在中国和亚洲地区也有种植，西洋蓍草是蔓生根植物，茎上有脊，植株高30~60cm，灰绿色茎，6~11月开小白花簇，头状花序，花朵色彩丰富，常见的有红色、粉色、白色。也常常用作观赏性植物，羽状深裂叶，叶面柔软，散发着类似胡椒的辛辣气味。

2. **文化特性**　在希腊神话中，西洋蓍草是著名的外伤用药。英雄阿基里斯，骑士神，在特洛伊战争中就是运用西洋蓍草来治疗外伤的。西洋蓍草的拉丁文名就是 *Achilleus*，意为"阿基里斯之药"，解读了西洋蓍草的身心疗效功能，有强大的消炎修复能力。

在古代欧洲，西洋蓍草常用来占卜，人们相信多喝西洋蓍草泡的茶能够知道神明的意愿。如果用西洋蓍草敷眼睛，能够提高感知力。

西洋蓍草也作为食材用于烹饪，也可以帮助消化并帮助肝胆排毒。

西洋蓍草的嫩叶切成碎末加入起司和色拉的沾酱来吃，味道有点辛辣。西洋蓍草的叶子也常常作为花草茶的材料。

西洋蓍草精油采用植物开花时的整株，即生长如蕨类的羽状叶片和无数粉白色密集头状花序，使用蒸汽蒸馏而得。

西洋蓍草精油为美丽的蓝色，因为含有天蓝烃，味道是菊科所特有的药材味。

3. 科学研究 西洋蓍草对于肌肉骨骼有很好的止痛作用,对于外伤有着很大的帮助,不论是扭伤发炎,或是伤口止血等等,加上含有天蓝烃的缘故,消炎止痛镇静明显的功效,是优良的跌打损伤用油,常常用作冷敷运用。

而西洋蓍草运用在皮肤上有很好的收敛恢复的作用,用于伤口发炎,皮肤皲裂或者是皮肤溃疡,西洋蓍草精油可以帮助促进愈合。

同时,西洋蓍草精油富含抗病毒、除菌成分,因此可以用来预防感冒、舒缓感冒引发的肌肉疼痛等,也可促进女性激素的分泌,从而改善月经痛、更年期综合征等女性特有困扰。

第六节 唇 形 科

一、广藿香(Patchouli)

【中药名】广藿香(图6-4-23)。

【别名】刺蕊草。

【拉丁名】*Pogostemon cablin*。

【种属】唇形科刺蕊草属。

【萃取部位】全株。

【产地】中国广东、海南,印度、印度尼西亚。

【性味归经】辛、微温。归脾、胃、肺经。

【化学成分】广藿香醇、α布藜烯、广藿香烯、广藿香酮。

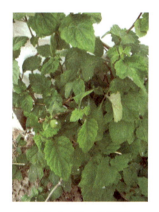

图6-4-23 广藿香

【功效】芳香化湿、醒脾开胃、发表解暑;抗感染、修复皮肤、平衡神经系统。

【适应证】暑湿或湿温初期的湿阻中焦之脘腹痞满、食少乏力、呕吐、心悸、痤疮。自主神经功能失调、孕吐、各种皮肤创伤、青春痘、静脉曲张、痔疮。

【心理方面】开阔胸怀,摆脱沉闷,进入愉悦。

【使用禁忌】

(1)建议低剂量使用。

(2)阴虚者禁服。

【常规配伍】

1. 芳香化湿 常与薰衣草、大西洋雪松、葡萄柚等配伍使用。

2. **芳香化湿**　常与菖蒲、胡椒薄荷、豆蔻等配伍使用。

3. **醒脾开胃**　常与佛手柑、甜橙、姜等配伍使用。

4. **发表解暑**　常与佩兰、胡椒薄荷、葡萄柚等配伍使用。

5. **修复皮肤**　常与苦橙叶、玫瑰、天竺葵等配伍使用。

6. **平衡神经系统**　常与檀香、依兰依兰、维吉尼亚雪松等配伍使用。

【常见特性】

1. **生长环境**　广藿香原产于印度，是印度当地常见的一种香料。后经南洋华侨传入我国广州，逐渐扩展到广西、海南等地。主要以人工栽培为主。广藿香在我国栽培的历史可追溯到宋朝。

2. **文化特性**　广藿香在印度常被作为焚香的材料之一，印度人也会拿广藿香来薰衣。

对于西方人而言，广藿香的气味是迷人且神秘的，与檀香一样，都会被当做"东方神秘香调"来看待。

在香水行业中，广藿香被广泛使用，广藿香的气味深沉且难以驾驭，但只需要微量，就可以与花果香调的精油，产生绝美的搭配。

广藿香在民间广泛用于治疗日常生活中出现的脘腹胀满、嗳气反酸、肠胃痉挛疼痛、恶心呕吐等症，效果显著。在口口相传时，广藿香习惯被称作"藿香"。在当时的医书本草中也就以"藿香"为名记录流传了下来。但是在我国本土生长的另一种唇形科藿香属的植物，名为"藿香"，在流通中本土藿香常用作代用品或干脆就把它当成广藿香，于是两者逐步开始混用。这就是典型的同名异物案例。

后来两者之间的区别被关注，如明朝《滇南本草》就明确指出本地藿香其功效与历代所载之藿香有区别，应另以土藿香为名将其与广藿香区别。民国曹炳章在《增订伪药条辨》中进一步把藿香更名为广藿香，但是在民间甚至部分书籍中，人们将广藿香叫作藿香的习惯仍难以改变，在使用中应予以注意。

3. **科学研究**　广藿香的精油是从嫩叶中蒸馏而得。广藿香是很好的皮肤护理用油，对于各种状况的皮肤均有好处，尤其是对于油性皮肤以及老化皮肤的处理上，它能帮助平衡皮肤的代谢，同时促进皮脂分泌的平衡性与收敛性质。

广藿香具有优良的抗菌力和抗真菌能力，对于皮肤各种伤口都有助益，也在脚癣和头皮屑治疗中广泛使用。

广藿香的静脉调理和消炎止痛作用对于痔疮的疗愈方面具有很好的作用。

广藿香精油能作用于自主神经系统，可用于肠胃炎、腹部疼痛、腹泻、肠胃功能紊乱。

二、薰衣草(True Lavender)

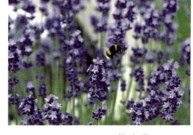

图6-4-24　薰衣草

【中文名】真正薰衣草(图6-4-24)。
【别名】狭叶薰衣草、英国薰衣草。
【拉丁名】*Lavandula angustifolia*。
【科属】唇形科薰衣草属。
【萃取部位】整株。
【产地】法国、保加利亚、克罗地亚。
【性味归经】辛、凉,归心经。
【化学成分】乙酸沉香酯、沉香醇、罗勒烯、乙酸薰衣草酯、薰衣草醇、橙花醇、金合欢醇、1,8桉油醇、樟脑。
【功效】镇静安神、散瘀止痛、舒缓降压、抗菌消炎、提高免疫力。
【主治】感冒、流感、心悸失眠、头痛、偏头痛、痛经。哮喘、喉炎、扁桃体炎、鼻窦炎、膀胱炎、银屑病、湿疹、疱疹、痤疮、高血压、真菌性口炎、烧伤、晒伤、蚊虫叮咬、各类神经痛、扭伤、静脉曲张、痔疮、雷诺病。
【心理方面】舒缓焦虑、忧郁、惊吓、恐慌等情绪,消除亢奋状态以及与压力相关症状。
【使用禁忌】
(1)怀孕初期前3个月忌用。
(2)低血压患者慎用。
【常规配伍】
1. **镇静安神**　常与德国洋甘菊、佛手柑、檀香、橙花等配伍使用。
2. **舒缓止痛**　常与甜罗勒、罗马洋甘菊、胡椒薄荷、穗甘松等配伍使用。
3. **消瘀降压**　常与苦橙叶、依兰依兰、香蜂草、丝柏等配伍使用。
4. **抗菌消炎**　常与茶树、月桂、香桃木、罗文莎叶等配伍使用。
5. **强化细胞防御力、提高免疫力**　常与月桂、黑云杉、豆蔻、岩玫瑰等配伍使用。

【常见特性】
1. **生长背景**　薰衣草最早生长于欧洲地中海地区,因使用广泛而在世界各地种植,并衍生出多个品种。薰衣草属原生种共有28种,真正薰衣草拉丁文名有3个,Lavandula angustifolia、Lavandula vera 和 Lavandula officinalis,每一个都是对其特征和属性的客观描述与解读。"angustifolia" 意思是"狭叶的","officinalis" 是指与药用相关的植物,"vera" 是指"真实的,真正的"。真正薰衣草的拉丁学名来自于 Lavare 一词,也就是洗涤之意。现代真正薰衣草有人工种植和野生的。
2. **文化特性**　在古代欧洲贵族时常用薰衣草这个植物来薰衣而得名薰衣草。薰衣草精油出油率较高,色泽为无色至淡黄色,带花香、青草、香脂和木质气味,被接受度高。在芳香疗法的临床实践中使用广泛,历史悠久。薰衣草精油是为数不多的可以纯油使用的精油。

在1世纪,药理学与植物学家迪奥科里斯撰写的《药草志》中已有薰衣草用于医疗的相关说明。波斯人及希腊罗马人会在传染病爆发时,于病房内焚烧薰衣草枝,以提升免疫力,并驱除不佳气味。而骁勇善战的罗马军队,携带薰衣草视作为必带药草,用来治疗伤兵。

1910年,法国化学家盖特佛塞在实验室意外中烧伤了手,便迅速的把手臂浸泡在装有薰衣草精油的容器里,结果发现受伤的位置止痛效果很明显,伤口修复迅速,没有留下任何瘢痕。研究发现薰衣草除了有愈合的功效,还大大缩减了修复时间。由此,薰衣草精油药用功效的消息很快地流传到各地。一战时期,在当时缺少药物的状况下,薰衣草精油被用来作为辅助治疗伤员。

3. 科学研究 真正薰衣草精油为蒸汽蒸馏,大家最熟悉的作用莫过于它的放松效果以及助眠的作用,可以让身体的副交感神经兴奋,也因此让人能够放松下来。

薰衣草精油常常作为配方中辅助角色,和各种精油混合运用。虽然薰衣草是非常温和的精油,但也不能过量使用。

三、穗花薰衣草(Spike Lavender)

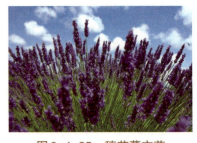

图6-4-25 穗花薰衣草

【中文名】穗花薰衣草(图6-4-25)。

【别名】宽叶薰衣草。

【拉丁名】*Lavandula latifolia*、*Lavandula spica*。

【科属】唇形科薰衣草属。

【萃取部位】花朵。

【产地】法国、保加利亚、克罗地亚。

【归经】归肺经。

【化学成分】1,8桉油醇、樟脑、沉香醇、松油萜、乙酸沉香酯。

【功效】解表祛痰、活血止痛、宁神降压、修复肌肤、抗菌消炎。

【主治】感冒、流感、喉炎、扁桃体炎、真菌性口炎、膀胱炎、鼻窦炎、哮喘、疱疹、烧伤、晒伤、蚊虫叮咬、银屑病、湿疹、痤疮、痛经、失眠、高血压、头痛、偏头痛、各种神经痛、扭伤、静脉曲张、瘀青、痔疮、雷诺病。

【心理方面】舒缓焦虑、忧郁的心情,改善萎靡状态。

【使用禁忌】

(1) 怀孕早期3个月内禁用。

（2）低血压者慎用。

（3）必须稀释使用。

【常规配伍】

1. **解表祛痰** 常与蓝胶尤加利、芳枸叶、胡萝卜籽、维吉尼亚雪松等配伍使用。
2. **抗菌消炎** 常与茶树、绿花白千层、柠檬、百里香等配伍使用。
3. **活血止痛** 常与意大利永久花、德国洋甘菊、甜罗勒、白珠树等配伍使用。
4. **宁神降压** 常与佛手柑、岩兰草、甜马郁兰、快乐鼠尾草等配伍使用。
5. **修复肌肤** 常与檀香、没药、白松香、乳香等配伍使用。

【常见特性】

1. **生长背景** 穗花薰衣草主要生长在地中海沿岸，比真正薰衣草需要更多的太阳热能，生长在高海拔地区，偏爱干燥的土地。穗花薰衣草又被称作"雄壮薰衣草"，相较于其他薰衣草品种，外形较雄壮高大，穗状花序，花朵灰蓝色。幼叶对生、有绒毛、灰白色。主茎两旁有小侧茎，叶子较真正薰衣草大，像汤匙状而非狭长形。穗花薰衣草盛产在法国南部地区贫瘠的高地和降雨量极少的沿海地带，在西班牙与葡萄牙也随处可见。形态上，穗花薰衣草的表面较为粗糙，花淡灰紫色，花从茎的下部开始生长，体型与叶片也较为宽大，全株也偏向灰绿色，花穗更长。

2. **文化特性** 穗花薰衣草精油为蒸汽蒸馏花朵居多。很多人会把穗花薰衣草精油当作真正薰衣草一样用法，其实并不相同。

3. **科学研究** 研究表明，穗花薰衣草的刺激性较真正薰衣草强，但仍然属于相对温和的精油。只要避免高浓度的使用，它在精油中属于相对温和的。适用于油性问题皮肤、皮肤受伤的修护，有着很好的抗感染能力，但对神经的安抚镇定要比真正薰衣草弱，需要区别使用。

据报道，穗花薰衣草具有降压作用，故低血压患者慎用。

四、头状薰衣草（Stoke Lavender）

【中文名】头状薰衣草（图6-4-26）。

【别名】法国薰衣草、凤梨薰衣草。

【拉丁名】*Lavandula stoechas*。

【科属】唇形科薰衣草属。

【萃取部位】新鲜开花。

【产地】法国、西班牙。

【归经】归胆经。

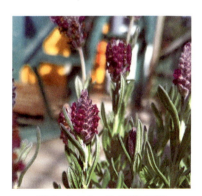

图6-4-26 头状薰衣草

【化学成分】茴香酮、樟烯、1,8桉油醇、茴香醇、沉香醇、龙脑、马鞭草酮、樟脑。

【功效】消炎化痰、抗菌消炎、修复肌肤疤痕。

【主治】感冒、流感、喉炎、中耳炎、支气管炎等各类炎症、烧伤、晒伤、疱疹,肌肤化脓溃烂。

【心理方面】舒缓焦虑、忧郁情绪,改善萎靡状态。

【使用禁忌】孕期禁用。

【常规配伍】

1. **消炎化痰** 常与香桃木、蓝胶尤加利、芫荽籽、大西洋雪松等配伍使用。

2. **抗菌消炎** 常与月桂、绿化白千层、百里香、野马郁兰等配伍使用。

3. **修复肌肤瘢痕** 常与广藿香、没药、橙花、乳香等配伍使用。

【常见特性】

1. **生长背景** 头状薰衣草与其他薰衣草品种,原产于地中海地气候区,现主要生长在法国与西班牙干燥的原野,头状薰衣草更喜欢较湿润的气候。头状薰衣草属于常绿灌木,叶片银绿色长着茸毛,全株芳香。开着像是凤梨形状的似花的苞叶,很像兔子耳朵,较容易辨识,实际的花朵非常的小,蓝紫色。

2. **文化特性** 头状薰衣草精油蒸汽萃取新鲜开放的花朵而得。头状薰衣草精油的味道辨识力很强,有明显冲鼻的樟脑味,有别于常人对薰衣草的味道认识。

欧洲有很长的一段时间因头状薰衣草含有较多的单萜醇成分,将其列入危险的精油范围。

3. **科学研究** 头状薰衣草精油含有的单萜酮是茴香酮,安全剂量外用时,对人体是安全的。临床发现头状薰衣草能化解呼吸系统的黏液和促进皮肤再生能力。

五、醒目薰衣草(Lavandin)

【中文名】醒目薰衣草(图6-4-27)。

【别名】杂交薰衣草。

【拉丁名】*Lavandula x hybrid*、*Lavandula x intermedia*、*Lavandula burnati*。

【科属】唇形科薰衣草属。

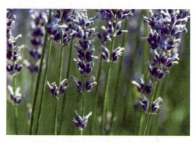

图6-4-27 醒目薰衣草

【萃取部位】花。

【产地】法国、中国、北美、澳大利亚。

【归经】归三焦经。

【化学成分】沉香醇、乙酸沉香酯、1,8桉油醇、樟脑。

【功效】宣肺化痰、抗菌消炎、促进皮肤修复。

【主治】喘咳、支气管炎、感染型肠胃炎、皮肤破损、感染流脓、青春痘、烫伤、神经性皮肤炎、带状疱疹。

【心理方面】舒缓压力综合征，缓解抑郁情绪及狂躁状态。

【使用禁忌】孕期前3个月慎用。

【常规配伍】

1. **抗菌消炎**　常与月桂、百里香、茶树、松红梅等配伍使用。
2. **宣肺化痰**　常与蓝胶尤加利、大西洋雪松、乳香、白玉兰等配伍使用。
3. **促进皮肤修复**　常与广藿香、橙花、永久花、茉莉等配伍使用。

【常见特性】

1. **生长背景**　醒目薰衣草是真正薰衣草与穗花薰衣草杂交后的品种。醒目薰衣草没有种子，无法自然生殖，因此这种薰衣草只能靠2种薰衣草的天然杂交，以及人工育种与插枝繁殖。

由于是杂交种，醒目薰衣草的生命力非常的强，一般看到的大片薰衣草地大多都不是真正薰衣草，而以醒目薰衣草居多。

2. **文化特性**　醒目薰衣草精油多为蒸汽蒸馏花朵而得。萃油率非常高，相对于真正薰衣草，出油率高1倍以上，市面上真正薰衣草的假冒产品多为醒目薰衣草混充。醒目薰衣草带有两者植物的气味和功能，精典型的薰衣草味道中带着刺激冲鼻的木质香和草香，相对而言更像穗花薰衣草。

3. **科学研究**　醒目薰衣草可以镇咳嗽，帮助痰液排出。对于皮肤的创伤修复效果非常好。

不同品种的薰衣草中，醒目薰衣草精油的抗感染能力会高于真正薰衣草，止痛修复能力高于穗花薰衣草。醒目薰衣草精油可放松肌肉系统且有止痛作用，是运动员的防护好帮手，还有调整低血压、强化心脏功能、抑制血栓和血小板凝结的功效，是血液循环的调补良方。

市面上薰衣草精油非常多，要注意根据不同的要求选择合适的品种。

六、迷迭香（Rosemary）

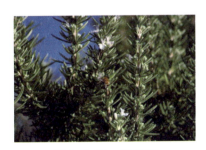

图6-4-28　迷迭香

【中文名】迷迭香（图6-4-28）。

【别名】柔丝玛丽、海之朝露。

【拉丁名】*Rosmarinus officinalis*。

【科属】唇形科迷迭香属。

【萃取部位】全株。

【产地】摩洛哥、突尼西亚、科西嘉岛、西班牙。

【性味归经】归肝经。

【化学成分】1,8桉油醇、樟脑、松油萜、樟烯、龙脑、β丁香油烃、乙酸龙脑酯。

【功效】提神醒脑、解痉镇痛、收敛利尿、养肝升阳、调节皮脂分泌、促进淋巴循环。

【主治】神疲乏力、倦怠懒言、健忘失语、脱发、神经痛、坐骨神经痛、肌肉疼痛、痉挛、扭伤、类风湿关节炎、静脉曲张、雷诺病、痤疮、疥疮、水肿、低血压。

【心理方面】舒缓压力相关的各种症状、提高记忆力、调解优柔寡断的个性。

【使用禁忌】

（1）孕妇和癫痫患者禁用。

（2）高血压史患者慎用。

（3）糖尿病患者忌用。

【常规配伍】

1. 提神醒脑　常与胡椒薄荷、柠檬、尤加利、绿薄荷等配伍使用。

2. 养肝化郁　常与姜黄、玫瑰、乳香、永久花等配伍使用。

3. 解痉镇痛　常与甜罗勒、甜茴香、罗马洋甘菊、德国洋甘菊等配伍使用。

4. 收敛利尿　常与丝柏、芹菜籽、芫荽籽、杜松浆果等配伍使用。

5. 调节皮脂分泌　常与苦橙叶、佛手柑、真正薰衣草、玫瑰草等配伍使用。

6. 促进淋巴循环　常与葡萄柚、甜茴香、尤加利、肉桂等配伍使用。

【常见特性】

1. 生长背景　原产于地中海沿岸的迷迭香，生长在较为干燥砂砾且向阳的环境，不同品种有其各自不同的姿态，或直立生长，或匍匐蜿蜒，花朵颜色也不尽相同，常见有白色、蓝色、粉色、紫色等。几乎整个欧洲都可以见到它的踪影。

2. 文化特性　迷迭香又被称作"圣母玛利亚的玫瑰"，回溯遥远而神秘的古老时代，迷迭香始终散发其神圣而高贵的气息。迷迭香是最早用于医药的植物之一，也是厨房和宗教仪式中常出现的植物。中世纪的人燃烧迷迭香来驱魔辟邪，并且将它当作消毒薰剂在病房燃烧，这传统在欧洲延续了数百年。在古代存储食物很困难的时期，迷迭香药草也常常用作腌制肉类防腐保鲜。这个传统延续到现在，迷迭香依旧是食物的常用配菜，增加食物的香气。

数百年来，迷迭香是欧洲保养皮肤和头发的重要药草。它是真正古龙水的成分之一。据说14世纪时一位年过70岁的女王，利用迷迭香为主要成分的匈牙利皇后水保养皮肤，返老还童、恢复年轻的活力和容貌，甚至还获得比自己小几十岁的波兰国王的爱慕。著名药草师、占星师卡尔培波在他的药书上写着关于迷迭香："从叶子和花瓣滴下的精油有绝对的帮助……在太阳穴和鼻翼上涂2~3滴精油可以治疗前面所提到的各种脑疾；如果依照病情服用1~3滴，也可以治疗体内疾病。但使用前必须先经过审慎的计划。它的药效很快又很强，因此使用微量就够了。"

3. 科学研究 迷迭香精油是由蒸馏植株开花的顶端或叶子而得到。曾经有实验对迷迭香精油与薰衣草、降香等常见芳香植物精油进行比对,发现迷迭香精油的抗氧化能力优于其他植物精油。迷迭香精油常用于护肤和护发,因其抗氧化能力,广泛用于抗击皮肤衰老,也经常作为护发的用品成分;对头皮抗衰老,创造更佳的头发生长环境,从而防治脱发和促进头发生长。

迷迭香精油的化学成分很多,较典型的成分有樟脑、龙脑、蒎烯和桉油醇,有另一种化学型迷迭香精油还含有马鞭草酮。迷迭香本身有不同的化学类型,其中以桉油醇型(cineole)、马鞭草酮型(verbenone)、樟脑型(camphor)3种最为人所知。桉油醇型适合呼吸道使用,马鞭草酮型则对肝脏养护和皮肤保养较为突出,樟脑型则对肌肉骨骼帮助较大。

但不论哪种形态的迷迭香,主要的作用仍是互通的。迷迭香精油也是良好的大脑刺激剂,提神醒脑,提高专注力和增强记忆力。迷迭香还具有抑制胰岛素分泌的作用,糖尿病患者需忌用。

七、小茴香(Cumin)

【中药名】小茴香(图6-4-29)。

【别名】孜然。

【拉丁名】*Cuminum cyminum*。

【种属】唇形科孜然芹属。

【萃取部位】种子。

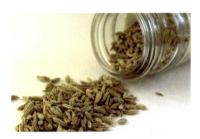

图6-4-29 · 小茴香

【产地】埃及。

【性味归经】辛、温,归肝、肾、脾、胃经。

【化学成分】小茴香醛、1,4-对孟二烯-7-醛、β松油萜、萜品烯、β丁香油烃、菖蒲二烯、花侧柏烯、惕各酸丙酯、棕榈酸、百里香酚、萜品烯-4-醇、小茴香醇。

【功效】理气和中、散寒止痛。

【主治】消化不良、食欲不振、胀气腹痛、痛经。

【心理方面】帮助打破各种陈规,勇于突破自我,不再拘泥于被限定的框架中。

【使用禁忌】宜稀释低剂量使用。孕期慎用。

【常规配伍】

1. 健脾和胃 常与甜茴香、甜罗勒、芫荽、黑胡椒等配伍使用。

2. 散寒止痛 常与姜、黑胡椒、肉桂、丁香花苞等配伍使用。

【常见特性】

1. 生长背景 小茴香与茴香同属于一个科目,但它们是两种完全不同的植物。小茴香又称孜然,也有人称之"枯茗",原产于地中海,现在亚洲也盛产,中东至南亚一带,新疆盛产地区之一。

2. 文化特性 在《圣经》时代就享负盛名,用于肉类菜肴的调味,可去除肉的腥味,它也是面包制作过程中的重要材料,小茴香也是印度人的咖喱中相当重要的成分。希腊人和罗马人将小茴香用在陪葬品中,而中世纪的英国人把小茴香当成货币,很是珍贵。

中医认为,小茴香属于味辛、性温的药材,具有散寒止痛、理气调中的作用。主要用在腹寒造成的消化不良、疼痛和女性月经不调等问题,对于习惯吃冰品的人而言,小茴香确实具有良好的帮助。 在西方,用来排除体内的毒素,很多人吃了含有小茴香的菜肴和茶水后,会经常跑厕所,但并不会觉得虚弱。

3. 科学研究 小茴香精油温暖,可释放体内积累的毒素,有助于改善肌肉酸痛及骨关节炎。 促进激励消化系统能力,特别适用于胃肠胀气、消化不良,因胃痛引起的绞痛以及腹泻。

实验证明,小茴香精油抗菌、抗病毒,甚至可以穿破病菌聚合形成的生物膜,抑制生物膜的生成。抗氧化能力强大,可减低血液中AGE的含量,可协助治疗糖尿病及糖尿病并发症,降低心脏病的发病率,降低罹患阿尔茨海默病和帕金森病的风险。

八、牛膝草(Hyssop)

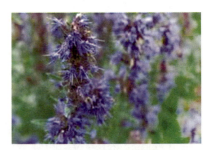

图6-4-30 牛膝草

【中药名】牛膝草(图6-4-30)。

【别名】药用神香草/柳薄荷。

【拉丁名】*Hyssopus officinalis*。

【科属】唇形科神香草属。

【萃取部位】全株。

【产地】西班牙、埃及。

【性味归经】归肺经。

【化学成分】顺式松樟酮、反式松樟酮、β松油萜、大根老鹳草烯D、榄香醇。

【功效】疏风解表,清热解毒,宣肺止咳,提神醒脑。

【主治】感冒发热、鼻塞流涕、咳嗽气急、痰多黏稠症、西医急慢性气管炎、鼻炎、鼻窦炎等症。

【心理方面】消除懈怠心理,提升大脑敏锐度,排除内心不良情绪及负能量。

【使用禁忌】

(1) 婴幼儿禁用。

(2) 孕妇禁用。

(3) 癫痫患者禁用。

【常规配伍】

1. **疏风解表** 常与德国洋甘菊、胡椒薄荷、广藿香、辛夷、薰衣草等精油配伍。
2. **清热解毒** 常与乳香、茶树、佛手柑、丝柏等精油配伍。
3. **宣肺止咳** 常与佛手柑、大西洋雪松、西洋蓍草、辛夷等精油配伍。
4. **提神醒脑** 常与胡椒薄荷、迷迭香、蓝胶尤加利等精油配伍。

【常见特性】

1. **生长环境** 牛膝草是一种广泛生长于地中海沿岸,遍布欧洲与中东地区的植物,生长于砾岩之地。

2. **文化特性** 在《圣经》中牛膝草多次出现,且《圣经》对于牛膝草的评价甚高,可说是一种宗教标记。《圣经》记载,牛膝草用于洁净的仪式中对麻风患者以及麻风患者所居住的房屋进行清洁和杀菌;用牛膝草叶片蘸血、蘸水或者蘸醋作为洁净仪式的工具。之所以称作为牛膝草,传统意义上是一种对膝盖有修复作用的药草。有学者提出《圣经》当中所提到的牛膝草,并非我们现今的牛膝草,而是另有原生于欧亚非板块交集处的植物。现在被我们称为牛膝草的植物和《圣经》当中的记载具有共通的疗效,即便它们可能存在差异,但都具有"洁净"和对于骨骼肌肉系统的药效。

3. **现代研究** 牛膝草在用于止咳化痰方面效果具有较好的效果,主要是有良好的抗氧化作用。另外,芳香疗法的临床应用研究证实,牛膝草精油有促进伤口愈合,以及调节神经系统的作用和杀菌的功能。

牛膝草所含的松樟酮,对于中枢神经系统的激励作用强大,因此孕妇、婴幼儿、癫痫患者须避免使用。

九、胡椒薄荷(Peppermint)

【中药名】胡椒薄荷(图6-4-31)。

【别名】欧薄荷。

【拉丁名】*Mentha x pipperita*。

【科属】唇形科薄荷属。

【萃取部位】全株。

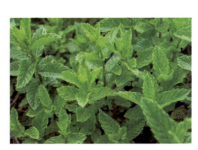

图6-4-31 胡椒薄荷

【产地】中国、美国、英国。

【性味归经】归肝经。

【化学成分】薄荷醇、薄荷酮、乙酸薄荷酯、1,8桉油醇、柠檬烯。

【功效】辛凉解表,健脾开胃,提神醒脑,活血止痛,养肝利胆。

【主治】发热恶寒、头痛头晕、恶心反胃、腹胀嗳气;外伤皮肤炎症、骨骼肌肉胀痛、平滑肌痉挛疼痛等。

【心理方面】清利头脑,消除急躁情绪,恢复冷静状态,帮助提升理性思考和逻辑思维能力。

【使用禁忌】

（1）孕妇及2岁以下儿童慎用。

（2）气管炎、肺炎、哮喘、肺心病等慎用。有文献报道，会造成气管痉挛。

【常规配伍】

1. **外感发热**　常与罗马洋甘菊、紫苏、广藿香、乳香、罗文莎叶等精油配伍。

2. **健脾开胃**　常与大高良姜、龙艾、罗勒、山鸡椒等精油配伍。

3. **提神醒脑**　常与迷迭香、柠檬、尤加利、赤松、留兰香等精油配伍。

4. **活血止痛**　常与真正薰衣草、马郁兰、德国洋甘菊、苍术、白珠树等精油配伍。

5. **养肝利胆**　常与玫瑰、迷迭香、葡萄柚、姜黄、柠檬等精油配伍。

【常见特性】

1. **生长环境**　薄荷广泛生于欧亚大陆的植物，有很多品种。其中胡椒薄荷本身是杂交种，可能是由水薄荷以及留兰香杂交而来，可生长于水边，或稍微干燥之处，并且有些许的耐阴，故在许多地区都能生长良好，但还是在湿润肥沃与阳光充足的地方生长更茂盛。

2. **文化特性**　薄荷是我们常用的香料，不论是在饮食、日常生活，还是用于制药，它的使用都非常广泛，遍布我们生活当中，可说是家庭必备精油之一。

3. **现代研究**　胡椒薄荷当中有45%~50%的薄荷醇，是胡椒薄荷当中主要的功效来源，主要的特性作用便是促进胆汁的流动，带来清凉，并且缓解因神经混乱造成的头痛、头晕，甚至恶心等。

胡椒薄荷也有广泛的抗菌力，对于预防皮肤黏膜的感染有所帮助，加上其清凉的特性，对于各种发炎产生的灼热感皆有舒缓的能力。

十、香蜂草（Melissa）

【中文名】香蜂草（图6-4-32）。

【别名】蜜蜂花。

【拉丁名】*Melissa officinalis*。

【科属】唇形科蜜蜂花属。

【萃取部位】全株。

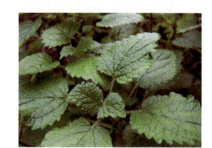

图6-4-32　香蜂草

【产地】南欧。

【性味归经】归肝经。

【化学成分】柠檬醛、β-丁香油烃、大根老鹳草D、香茅醛、沉香醇、牻牛儿醇、丁香油烃氧化物、乙酸牻牛儿酯、橙花醇。

【功效】清热解表、解毒祛疫、宁心益气、补益心智、平肝熄风、解痉止痛、健运脾胃。

【主治】外感发热,咳嗽咽痛,头痛身痛;外感时疫之疱疹口疮;心胸闷痛,心悸时作,神志不宁,焦虑忧郁,健忘失智;脘腹胀满,食欲不振;经前期紧张综合征(DMS)、更年期综合征(CMS)。

【心理方面】疏解压力,舒缓情绪紧张焦虑和抑郁,消除情感依赖性及成瘾性。

【使用禁忌】纯精油使用对皮肤有刺激性。

【常规配伍】

1. **清热解表** 常与胡椒薄荷、桉油樟、连翘、蓝胶尤加利、德国洋甘菊等精油配伍。
2. **解毒祛疫** 常与佛手柑、苦橙叶、芳樟、岩玫瑰等精油配伍。
3. **宁心益气** 常与茉莉、当归、乳香、依兰等精油配伍。
4. **补益心智** 常与檀香、五味子、薰衣草、当归等精油配伍。
5. **平肝熄风** 常与蓝莲花、迷迭香、蓝胶尤加利、玫瑰等精油配伍。
6. **解痉止痛** 常与肉桂、没药、罗勒、冬青、西洋蓍草等精油配伍。
7. **健运脾胃** 常与苍术、菖蒲、降香、芫荽等精油配伍使用。

【常见特性】

1. **生长环境** 香蜂草是一种宿根草本植物,因为分枝多,很容易形成丛生状,是一种十分耐寒的植物;原产俄罗斯及中亚各国,伊朗至地中海及大西洋沿岸。中国民间有引种栽培。香蜂草俗称柠檬香水薄荷,因为形状和薄荷属的植物很接近。香蜂草的学名可翻译为"蜜蜂花",因其香气吸引蜜蜂聚集。

2. **文化特性** 香蜂草深受中东医生阿维森纳和欧洲的帕拉塞尔瑟斯推崇,曾被认为这种植物治百病。如今依旧是欧洲很受欢迎的药草茶,作为解热之用。

3. **现代研究** 由于香蜂草精油的萃取非常微量,所以价格很昂贵。香蜂草之所以认为是长寿药,主因在于它对于心循环上的作用,以及能够安抚神经系统。它具有强化心脏、血管的作用,对于预防心血管疾病有很好的辅助治疗作用。在现代研究中,香蜂草也被认为在延缓阿尔茨海默病上有所贡献。

十一、紫苏(Perilla)

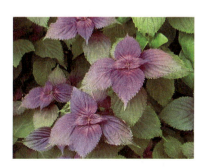

图6-4-33 紫苏

【中药名】紫苏(图6-4-33)。

【别名】青紫苏、苏叶。

【拉丁名】*Perilla frutescens*。

【种属】唇形科紫苏属。

【萃取部位】一年生唇形科植物紫苏的叶片。

【产地】中国、韩国、日本、东南亚也有栽种。

【性味归经】味辛、性温,归肺、脾、胃经。

【化学成分】紫苏醛、紫苏醇、紫苏酮、柠檬烯、紫苏烯、肉豆蔻醚、莳萝醚、榄香脂素、柠檬醛、玫瑰氧化物、丁香油烃、金合欢烯。

【功效】发散风寒、行气和中、芳香辟秽、温中散寒、条达肝气。

【主治】外感发热、咳嗽胸闷。胃脘胀闷、食欲不佳、痢疾泄泻、食物(鱼蟹)中毒。

【心理方面】舒缓心情,释放心中的郁闷与纠结情绪。

【使用禁忌】

(1)刺激性强,宜稀释低剂量使用。

(2)温病及气弱者慎用。

(3)孕妇慎用。

【常规配伍】

1. **发散风寒**　常配伍防风、茶树、广藿香、薄荷等精油配伍。

2. **行气和中**　常与豆蔻、佛手柑、莱姆、胡萝卜籽等精油配伍。

3. **芳香辟秽**　常与姜黄、当归、蛇床子、艾叶、桉油樟等精油配伍。

4. **温中散寒**　常与肉桂、姜、黑胡椒、红橘等精油配伍。

【常见特性】

紫苏在中国种植应用已有2000多年的历史,主要用于药用、油用、香料、食用等方面,是我国传统的药食两用植物。

李时珍说:紫苏、白苏,都在二三月份下种,或者往年的种子在地里自己生长。其茎方,叶圆而有尖,四周有锯齿。土地肥沃的正、背面都是紫色。土地瘠瘦时叶的正、背面都是白色的,即白苏,就是荏。《务本新书》里说,凡是低洼空旷的地方都可以种植紫苏,以遮挡六畜。

紫苏的品种繁多,并不是所有品种都可以制作精油。精油所使用的紫苏会被称作"青紫苏"。

十二、鼠尾草(Sage)

【中文名】鼠尾草(图6-4-34)。

【别名】药用鼠尾草、庭园鼠尾草、撒尔维亚。

【拉丁名】*Salvia officinalis*。

【科属】唇形科鼠尾草属。

【萃取部位】全株。

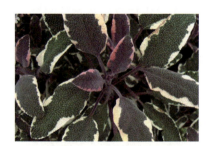

图6-4-34　鼠尾草

【产地】法国、意大利。

【归经】归胆经。

【化学成分】侧柏酮、樟脑、1,8桉油醇、松油萜、樟烯、β丁香油烃、α葎草烯、丁香油烃氧化物、绿花白千层醇、龙脑、乙酸龙脑酯、香紫苏醇。

【功效】清热解表，行气和中，健脑解郁。提振情志、消炎抗病毒、紧致肌肤。

【主治】感冒咳嗽、痰多难咳，脘腹胀满，肠痈，女子带下。支气管炎、鼻窦炎、口腔疮疡、经前期紧张综合征、体臭、阿尔茨海默病、抑郁等。

【心理方面】疏解压力引起的心理症状及情绪不适、对抗瘾症、抗忧郁。

【使用禁忌】

（1）婴幼儿、孕妇、癫痫患者禁用。

（2）精油不可口服。

【常规配伍】

1. **清热解表**　常与乳香、岩兰草、雪松、白松香等精油配伍。

2. **行气和中**　常与红橘、菖蒲、厚朴、胡萝卜籽等精油配伍。

3. **健脑解郁**　常与薄荷、真正薰衣草、檀香、橙花等精油配伍。

【常见特性】

1. **文化特性**　古欧洲流行着这么一段话："庭园种植了鼠尾草，人怎么可能还会死呢？"这段话似乎说明了鼠尾草具有非常强大的疗愈作用。

2. **现代研究**　鼠尾草能辅助糖尿病治疗；能激励神经系统，改善大脑功能，促进记忆及专注度；也能帮助调节内分泌。鼠尾草还能促进淋巴循环、刺激新陈代谢、促进细胞再生，帮助体内脂肪分解等；其抗菌消炎作用对于假丝酵母菌感染具有很好的疗愈作用。

鼠尾草含有较高含量的侧柏酮，因此被认为在安全上有所疑虑，但其所含侧柏酮种类多，分布均匀，降低了毒性，必须在安全剂量内不过量使用，以保证安全。稀释低剂量可以外用。

第七节　伞　形　科

一、胡萝卜籽（Carrot Seed）

【中药名】胡萝卜籽（图6-4-35）。

【别名】野生胡萝卜、红萝卜、蕾丝花。

【拉丁名】*Daucus carota*。

【种属】伞形科胡萝卜属。

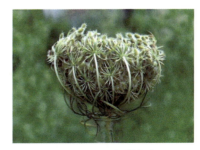

图6-4-35　胡萝卜籽

【萃取部位】种子。

【产地】欧洲、埃及、印度。

【性味归经】辛、温、苦,归肝、脾、肾经。

【化学成分】胡萝卜醇、β没药烯、细辛脑、胡萝卜醇氧化物。

【功效】促进消化、促进皮肤细胞再生、养肝淡斑、平衡内分泌。

【主治】甲状腺疾病、贫血、消化不良、黄褐斑、皱纹。

【心理方面】消除自卑,坦然面对内心,直视不完美的自己。

【使用禁忌】选用根部萃取的胡萝卜籽精油时,忌大量使用。

【常规配伍】

1. **促进消化**　　常与芫荽、肉豆蔻、甜茴香、甜橙等配伍使用。

2. **促进皮肤细胞再生**　　常与真正薰衣草、没药、广藿香、苦橙叶等配伍使用。

3. **养肝淡斑**　　常与芹菜籽、玫瑰、橙花、依兰依兰等配伍使用。

4. **平衡内分泌**　　常与岩兰草、玫瑰、苦橙叶、甜马郁兰、龙艾等配伍使用。

【常见特性】

1. **生长环境**　　胡萝卜籽精油所使用胡萝卜并非我们常食用的胡萝卜,而是野生胡萝卜。野生的胡萝卜根部并不具有实用价值,我们现今吃的胡萝卜则是改良后的品种。胡萝卜籽是二年生草本植物,紫心白花伞状花序,花型甚为美观,因此又有蕾丝花的称呼,常使用在插花与园艺造境之中。这种胡萝卜广泛生长于欧洲地区。

2. **文化特性**　　早在16世纪,法国就将胡萝卜定为医疗处方药。胡萝卜芳香分子的萃取常见有两种方式,一种为胡萝卜浸泡油,另一种为蒸馏胡萝卜籽而得到的精油。胡萝卜浸泡油是将胡萝卜切块,晒干,放到植物油中浸泡,3个月后过滤得到橙色油体。胡萝卜浸泡油含有丰富的胡萝卜素,常用来处理烧烫伤等皮肤护理。胡萝卜精油是萃取自胡萝卜的干燥种子中,呈现淡黄色和容易流动的质地,微甜中带干苦的味道。

这是因为它的气味很特殊,擦在身上,可能立马变成"会行走的胡萝卜",调香不易(常用于医药护理品)。

3. **科学研究**　　胡萝卜籽精油针对受损肌肤的修护力非常强大,能刺激肌肤底层细胞再生,同时活化皮下组织。一直以来都是护肤圣品,对于淡斑以及抚平皮肤细纹都有很大的效果。胡萝卜籽精油还具有很好的养肝护肝作用。胡萝卜籽对于平衡内分泌的疗效非常独特,由此也对放松情绪、舒缓神经紧张也有不错的作用。

二、白松香(Galbanum)

【中药名】白松香(图6-4-36)。

【别名】枫子香。

【拉丁名】*Ferula galbaniflua*。
【科属】伞形科阿魏属。
【萃取部位】植株胶脂。
【产地】伊朗。
【归经】归三焦经。
【化学成分】松油萜、δ-3-蒈烯、柠檬烯、愈创醇、吡嗪、反式丁基丙基二硫。

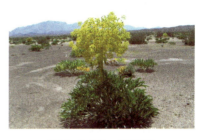

图6-4-36　白松香

【功效】消肿止痛、滋补神经、消炎抗菌。
【主治】各种感冒、消化不良、便秘、粉刺。淋巴结肿胀、关节炎、静脉曲张、痔疮。
【心理方面】释放欲崩溃的情绪。
【使用禁忌】易挥发,密封保存。
【常规配伍】

1. 消炎抗菌　　常与杜松、醒目薰衣草、柠檬、百里香等配伍使用。
2. 消肿止痛　　常与安息香、甜罗勒、乳香、岩玫瑰等配伍使用。
3. 滋补神经　　常与欧白芷根、檀香、岩兰草、黑胡椒等配伍使用。

【常见特性】

1. 生长背景　　白松香是种胶状的松脂,原产于中东地区,它的花色鲜黄,充满太阳能量,茎干也是十分坚韧。白松香树脂有软、硬两种之分,硬脂为伊朗的树脂所产,而黎巴嫩、叙利亚等地所产则是软脂,精油就是蒸馏这些树脂而得。它的味道比较独特,不若阿魏那么浓重,温暖、脂般的辛香,混合了绿叶和麝香的味道。

2. 文化特性　　在《旧约圣经》中,白松香树脂为神圣的焚香原料。在古代白松香常常和乳香一起用作制作圣油。因为白松香具有极强的防腐性,古埃及人用它作为木乃伊的材料之一。近年来则是东方情调香水中也常用到白松香精油,以及一般香水中的定香剂。在调油和调香方面,白松香的结构很类似欧白芷根,因此它在使用上与欧白芷根可说是特别搭配。

3. 科学研究　　白松香精油偏向于身心受阻塞通路的疏通,它对机体组织、淋巴循环、消化系统等有很好的帮助。常用来治疗风湿症,能够减轻持续而来的剧烈疼痛,缓和肌肉痉挛。并且,能够帮助排除滞留的水分,安抚支气管的不通,还可以处理肺部持续性的感染症状,消除黏液与舒缓咳嗽,妇科上用以月经不至和痉挛性的经痛。

白松香精油常用来治疗脓疮、疔疖、皮肤炎、皮肤感染及很难治好的皮肤溃疡等,对于堵塞的毛孔也具有清理的作用。

三、芹菜籽(Celery Seet)

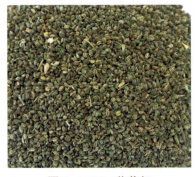

图6-4-37 芹菜籽

【中文名】芹菜籽(图6-4-37)。

【别名】旱芹、西洋芹。

【拉丁名】*Apium graveolens*。

【科属】伞形科芹属。

【萃取部位】种子。

【产地】法国、匈牙利、印度。

【性味归经】归肝经。

【化学成分】柠檬烯、蛇床烯、瑟丹内酯、丁基苯酞、苯戊醇、6-丁基-1,4-环庚二烯、芹菜脑。

【功效与作用】健脾消食、活血祛斑、养肝利胆、清热解毒。

【主治适应证】消化不良、痔疮、色斑、黄褐斑；静脉曲张、高血压。

【心理方面】缓解焦虑情绪。

【常规配伍】

1. **健脾消食**　常与胡萝卜籽、甜茴香、杜松、柠檬等配伍使用。
2. **活血祛斑**　常与玫瑰、橙花、茉莉、天竺葵等配伍使用。
3. **养肝利胆**　常与姜黄、玫瑰、马鞭草迷迭香、穗甘松等配伍使用。
4. **清热解毒**　常与罗文莎叶、茶树、胡椒薄荷、丝柏等配伍使用。

【常见特性】

1. 文化特性　芹菜起源于地中海周围的盐沼中生长的野生植物，为一年或2年生伞形科植物，高50~80cm，茎中空。现欧洲、亚洲、非洲和美洲都广泛种植芹菜。芹菜品种很多，最常见的品种是水芹、旱芹和西芹。中国芹菜栽培始于汉朝，芹菜是一种高营养价值的蔬菜，特别为中国人喜爱，一般都是吃它的茎部。芹菜籽精油一般蒸汽萃取自旱芹。芹菜籽精油不具有光敏性，芹菜叶精油有光敏性，因此芹菜籽精油比芹菜叶精油常用。芹菜籽精油的气味具有明显的香料味，带有一些辛辣性，芹菜叶精油多一些青涩味道。

芹菜具有许多药理活性成分，历史上一直被作为药草使用，大约2000年前的古罗马医学始祖凯尔苏斯编撰的著名百科全书中，记录了把芹菜种子碾碎放入药丸中用作止痛剂。在中医和印度阿育吠陀医学中，芹菜籽常用来调节血压和治疗水肿的功效。

2. 科学研究　芹菜籽精油以美白淡斑而闻名，根据实验证实是能有效抑制酪氨酸酶（这是形成黑色素的重要物质）。芹菜籽精油具有抗炎特性，可缓解关节周围的肿胀和疼痛，能有效去除关节周围堆积的尿酸结晶，用以改善风湿性关节炎、痛风性关节炎和骨关节炎。

芹菜籽具有利尿作用,可以帮助增加排尿频率和数量,改善水肿。除此之外,它还具有助于肾脏和肝脏排除毒素、强化血管、降血压、保护神经系统等功能。

请安全剂量使用,高浓度使用可能引发眩晕、恶心。

四、中国当归(Chinese Angelica)

【中文名】中国当归(图6-4-38)。

【别名】干归。

【拉丁名】*Angelica sinensis*。

【科属】伞形科当归属。

【萃取部位】根部。

【产地】中国甘肃省岷县、印度、尼泊尔。

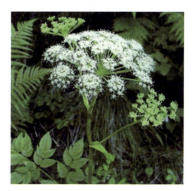

图6-4-38　中国当归

【性味归经】甘、辛,温。归肝、心、脾经。

【化学成分】藁本内酯、洋川芎内酯、d,α水芹烯、α蒎烯及当归酸。

【功效】补血调经,活血祛瘀,润肠通便,止咳平喘,消炎止痛,减慢心率。

【主治】面色㿠白或萎黄、神疲乏力、气喘久咳、体弱气虚、畏寒肢凉、寒凝腹痛、手足冰冷、风寒湿痹、关节拘挛疼痛、跌打损伤、瘀血作痛,痈疽疮疡、疮疡初起、肿胀疼痛、或溃后不敛、月经不调、经闭痛经、肠燥便秘、心悸、心律失常、高血压、偏头痛、脑卒中。

【心理方面】缓解过于敏感情绪,适用于冬季抑郁症。

【使用禁忌】

(1) 怀孕初期前3个月禁用。

(2) 湿盛中满、大便泄者慎用。

【常规配伍】

1. 补血调经　常与豆蔻、艾叶、玫瑰、岩兰草等配伍使用。

2. 活血祛瘀　常与意大利永久花、玫瑰草、乳香、甜罗勒等配伍使用。

3. 润肠通便　常与甜茴香、黑胡椒、零陵香豆、柠檬等配伍使用。

4. 消炎止痛　常与百里香、白珠树、绿花白千层、茶树等配伍使用。

5. 减慢心率　常与安息香、乳香、香蜂草、依兰依兰等配伍使用。

6. 止咳平喘　常与白玉兰、桂花、乳香、大西洋雪松等配伍使用。

【常见特性】

1. 生长背景　中国当归为伞形科植物当归的根。一般须培育3年才可采收。生长势强的多年生植物。多年生伞形科草本植物,高1m以下。茎直立,羽状复叶,开白色花,复伞状花序。当归为低温长日照作物,喜高寒凉爽气候,在中国分布于甘肃、云南、四川、青海、陕西、湖南、湖北、贵州等地,以甘肃东南部岷县产量最多,质量好。

2. 文化特性 当归属于允许加入食品的中药,当归精油具有发汗、解热等功效。精油为蒸汽蒸馏植物的根,精油味道含有龙涎香,琥珀香和鸢尾样甜香,并带有壤香、木香、膏香、麝香和新鲜胡椒样复合香气,挥发较为持久。

当归在中医上广泛使用。中医著作《雷公炮制药性解》:"归心、肝、肺三经。功能主治补血和血,调经止痛,润燥滑肠。治月经不调,经闭腹痛,症瘕结聚,崩漏;血虚头痛,眩晕,痿痹;肠燥便难,赤痢后重;痈疽疮疡,跌扑损伤。"

《本经》:"主咳逆上气,温疟寒热洗洗在皮肤中,妇人漏下,绝子,诸恶疮疡金疮,煮饮之。"《别录》:"温中止痛,除客血内塞,中风痉、汗不出,湿痹,中恶客气、虚冷,补五藏,生肌肉。"《药性论》:"止呕逆、虚劳寒热,破宿血,主女子崩中,下肠胃冷,补诸不足,止痢腹痛。单煮饮汁,治温疟,主女人沥血腰痛,疗齿疼痛不可忍。患人虚冷加而用之。"《日华子本草》:"治一切风,一切血,补一切劳,破恶血,养新血及主癥癖。"《纲目》:"治头痛,心腹诸痛,润肠胃筋骨皮肤。治痈疽,排脓止痛,和血补血。"

3. 科学研究 当归精油常用作益气补血,治疗和改善各种与血液有关的疾病,比如月经来潮、心脏和大脑局部缺血等问题。当归精油有明显的抗凝血作用,是一种有效的抗凝血剂,可以用来预防血栓。当归精油具有抗心律不齐和保护心肌细胞的功效,可以用于改善心血管方面的问题。当归精油对正常子宫平滑肌收缩功能有双向调节作用,小剂量使用时起到放松舒缓作用,大剂量使用可收缩抑制。

当归精油对平滑肌的松弛作用,同样对支气管平滑肌有显著的放松、解痉作用,因此当归精油可以强效缓解哮喘、咳嗽等呼吸系统问题。当归精油还具有改善黄褐斑、修复受损细胞,恢复肌肤的弹性与皮肤的光泽作用。

五、蛇床子(Shechuangzi)

【中药名】蛇床子(图6-4-39)。

【别名】蛇床。

【拉丁名】*Cnidium monnieri*。

【种属】伞形科蛇床属。

【萃取部位】种子。

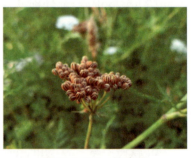

图6-4-39 蛇床子

【产地】中国河北、山东、浙江等地为主。

【性味归经】辛、苦,温。有小毒。归肾经、胃经。

【化学成分】柠檬烯、α松油萜、乙酸龙脑酯、蛇麻子素。

【功效】杀虫止痒、燥湿祛风、止咳平喘、温肾壮阳、抗菌消炎、抗过敏。

【主治】咳嗽、气喘、湿痹腰痛、皮肤瘙痒过敏、湿疹芥癣、手足癣、寒湿带下、阴部湿痒、男子阴囊湿痒、肾虚阳痿,宫冷不孕。气管炎、骨质疏松、心律失常。

【心理方面】消除沮丧忧伤等负面情绪,调节情绪低落、脾气暴躁、过于敏感等问题。

【使用禁忌】

(1) 孕期慎用。

(2) 阴虚火旺、下焦有湿热者不宜内服。

【常规配伍】

1. **杀虫止痒**　常与柠檬香茅、薰衣草、丁香、尤加利等配伍使用。

2. **燥湿祛风**　常与广藿香、菖蒲、乳香、薰陆香等配伍使用。

3. **止咳平喘**　常与丝柏、桂花、白玉兰、西洋蓍草等配伍使用。

4. **温肾壮阳**　常与肉桂、姜、黑胡椒、冬季薄荷等配伍使用。

5. **抗菌消炎**　常与罗文莎叶、白千层、鼠尾草、玫瑰草等配伍使用。

6. **抗过敏**　常与蓝艾菊、罗马洋甘菊、德国洋甘菊、薰衣草等配伍使用。

【常见特性】

1. **生长背景**　蛇床子为伞形科植物蛇床的干燥成熟果实,夏、秋二季果实成熟时采收,除去杂质,晒干。蛇床子,别名野胡萝卜子,为伞形科植物蛇床的干燥成熟果实。

2. **文化特性**　夏、秋两季果实成熟时采收,除掉杂质,然后再晒干。

蛇床子的花蕾可以用作酿造啤酒,俗称"啤酒花"。从古至今,中药蛇床子均被历代医家视为治疗皮肤病、瘙痒症的要药。

清朝名医陈士铎在其《本草新编》中曾说:"蛇床子,功用颇奇,内外俱可施治,而外治尤良。"《本经》:主妇人阴中肿痛,男子阴痿、湿痒,除痹气,利关节,癫痫,恶疮。《别录》:温中下气,令妇人子脏热,男子阴强,好颜色,令人有子。《药性论》:治男子、女人虚,湿痹,毒风,顽痛,去男子腰疼。浴男子阴,去风冷,大益阳事。主大风身痒,煎汤浴之瘥。疗齿痛及小儿惊痫。《日华子本草》:治暴冷,暖丈夫阳气,助女人阴气,扑损瘀血,腰胯疼,阴汗湿癣,肢顽痹,赤白带下,缩小便。

3. **科学研究**　蛇床子精油具有抗组胺、抑制肥大细胞脱颗粒的作用,因此具有抗过敏的作用。

六、防风(FangFeng)

【中药名】防风(图6-4-40)。

【别名】牛防风。

【拉丁名】*Saposhnikovia divaricata*。

【种属】伞形科防风属。

【萃取部位】干燥根。

【产地】中国河北、黑龙江、四川、内蒙古等地。

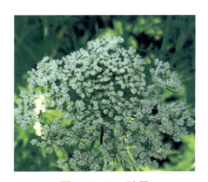

图6-4-40　防风

【性味归经】辛、甘、微温。归膀胱、肝、脾经。

【化学成分】人参醇、红没药烯、辛醛、肉豆蔻醚。

【功效】祛风解表,散寒胜湿、止痉除痹,行气止痛,镇静抗敏。

【主治】外感风寒的发热恶寒、咳嗽流涕、头痛身痛、风湿痹症、骨节酸痛,风疹瘙痒,胃脘冷痛、泛酸泄泻以及皮肤过敏性反应。

【心理方面】改善低沉萎靡的情绪。

【使用禁忌】

(1) 孕妇和婴幼儿慎用。

(2) 阴血亏虚及热极生风者忌用。

【常规配伍】

1. **祛风解表** 常与紫苏、荆芥、辛夷、尤加利、丝柏等精油配伍。

2. **散寒胜湿** 常与黑胡椒、香附、厚朴、岩玫瑰、广藿香等精油配伍。

3. **止痉除痹** 常与川芎、没药、艾草、猫薄荷、羌活、独活等精油配伍。

4. **行气止痛** 常与黑云杉、丁香、香附、肉豆蔻、红橘等精油配伍。

5. **镇静抗敏** 常与当归、蛇床子、乳香、姜花、姜黄等精油配伍。

【常见特性】

1. **生长环境** 别名铜芸、回云、回草、百枝、百种。多年生草本植物,其喜凉爽气候,耐寒,耐干旱,主要产自中国黑龙江、四川、内蒙古等地。

2. **文化特性** 防风,古代名"屏风"(《名医别录》),喻御风如屏障也。临床证根据配伍具有不同的双向作用。防风能发汗,又能止汗,具有促进血液循环、激励免疫力的作用。

《施今墨对药临床经验集》:"若属外感证,用麻桂嫌热、嫌猛;用银翘嫌寒时,荆防用之最宜。"而荆芥与防风相配有达腠理、发汗散邪之效,两者相辅相成。张元素治四时外感,表实无汗用防风配羌活等(九味羌活汤);刘河间治三焦实热用防风配荆芥、硝、黄等(防风通圣散)。前者乃解表兼除湿热之剂,后者乃表里双解之剂。《本草求真》:"用防风必兼荆芥者,以其能入肌肤宣散故耳。"

3. **现代研究** 防风精油主要通过蒸馏萃取于防风的根,色泽清澈的黄色或者黄绿色液体。防风精油具有抗病原微生物、消炎止痛、理气通络的功效。

七、甜茴香(Fennel Sweet)

【中药名】甜茴香(图6-4-41)。

【拉丁名】*Foeniculum vulgare*。

【种属】伞形科茴香属。

【萃取部位】种子。

【产地】欧洲。

【性味归经】辛、温。归肝、肾、脾、胃经。

【化学成分】反式洋茴香脑、顺式洋茴香脑、甲基醚蒌叶酚、柠檬烯、α-松油萜、桉油醇、茴香醇、茴香酮、樟脑、洋茴香酮、香豆素。

【功效】散寒止痛,理气和胃、健脾消食、温中通经、镇静安神、调节女性内分泌、畅通乳腺、促进淋巴循环。

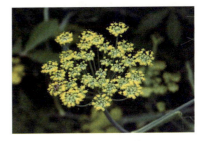

图6-4-41　甜茴香

【主治】胃寒气滞、脘腹胀痛、呕吐食少、少腹冷痛、消化不良。神衰失眠,寒疝腹痛、睾丸偏坠胀痛、痛经、产妇少乳。病毒性肠胃炎。

【心理方面】放松过于矜持的情绪,接受并感悟生命由来的欢愉。

【使用禁忌】孕妇忌用,忌内服,阴虚火旺者禁用。低剂量使用。

【常规配伍】

1. 散寒止痛　常与肉桂、姜、白珠树、黑胡椒等配伍使用。

2. 理气和胃、健脾消食　常与甜橙、柠檬、甜罗勒、广藿香等配伍使用。

3. 温中通经　常与姜、迷迭香、丁香花苞、大西洋雪松等配伍使用。

4. 镇静安神　常与薰衣草、岩兰草、橙花、甜马郁兰等配伍使用。

5. 调节女性内分泌　常与快乐鼠尾草、玫瑰、橙花、贞洁树等配伍使用。

6. 畅通乳腺　常与乳香、意大利永久花、月桂、丝柏等配伍使用。

7. 促进淋巴循环　常与芹菜籽、杜松、蓝胶尤加利、葡萄柚等配伍使用。

【常见特性】

1. 生长背景　甜茴香广泛分布于地中海沿岸,是一种宿根草本植物,其茎基部膨大,可作为蔬菜食用。甜茴香,植株可长到2m,叶子为羽毛状,花朵呈金黄色,根系发达,茎部会随时间慢慢变得中空,全株植物散发着。它的原生地在地中海地区,现今广泛种植于全欧洲、亚洲和北美。甜茴香精油的气味甜美,并散发如干草般温暖的气息。

2. 文化特性　甜茴香的种子是常见的料理香料,印度人喜欢在饭后将其与冰糖一起咀嚼,不但可使口气清新,也可以帮助消化。

3. 科学研究　甜茴香具有调理女性生殖系统的作用,可以激励女性雌激素的生成,因此它常常用于调经,同时也用于哺乳疏通乳腺,它也是很著名的丰胸精油。必须注意的是,对于因雌激素引起的癌症患者应用甜茴香有学术争议。甜茴香本身自带甜味,可作为糖尿病患者的甜味剂。

甜茴香能调整摄食神经,对于暴饮暴食,或是厌食症患者而言,它具有平衡的作用。加上它的排水能力,甜茴香常作为减肥用油。

甜茴香精油内服或大量长期使用,易引起晕眩、休克或是肝中毒,因此忌内服,或应在专业人士的指导下使用。

第八节 禾 本 科

一、柠檬香茅(Lemongrass)

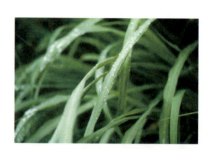

图6-4-42 柠檬香茅

【中文名】柠檬香茅(图6-4-42)。
【别名】柠檬草、西印度柠檬香茅。
【拉丁名】*Cymbopogon citratus*。
【科属】禾本科香茅属。
【萃取部位】全株。
【产地】尼泊尔、印度、东南亚地区。
【归经】归脾经。
【化学成分】柠檬醛、金合欢醇、柠檬烯、牻牛儿醇、月桂烯、金合欢醛。
【功效】健运脾胃、活血安神、驱虫;舒缓止痛、抗菌消炎。
【主治】饮食不节所致食积不化、肠胃炎、肌肉酸痛;乳酸积聚、发热、疲劳综合征、肌肉紧绷造成的失眠或头痛。
【心理方面】缓解紧张,帮助放松因疲累过于紧绷的心情。
【使用禁忌】
（1）忌高浓度大剂量使用。
（2）忌大剂量口服。
【常规配伍】

1. **舒缓止痛** 常与姜、芳樟、白珠树、甜茴香等配伍使用。
2. **抗菌消炎** 常与茶树、百里香、柠檬、花梨木等配伍使用。
3. **健运脾胃** 常与豆蔻、黑胡椒、广藿香、白松香等配伍使用。
4. **活血安神** 常与玫瑰、香蜂草、薰衣草、依兰依兰等配伍使用。
5. **驱虫** 常与胡椒薄荷、野马郁兰、罗勒、尤加利等配伍使用。

【常见特性】
1. **生长背景** 柠檬香茅为多年生草本植物。西印度柠檬香茅是人工栽培的品种,适应力强,生长旺盛,喜温暖、多湿的全日照环境和排水良好的沙土土质。种植遍布于热带地区甚至温带国家,主要产地在阿根廷、巴西、瓜地马拉、洪都拉斯、海地等加勒比海岛屿以及爪哇、越南、马来西亚、斯里兰卡、马达加斯加岛和科摩洛岛。此外,在菲律宾、中国、印度、孟加拉、缅甸、泰国和非洲等地也有种植。叶片细长,丛生,看起来像杂草,坚韧,全株散发芳香的味道。

2. 文化特性 在东南亚料理中,柠檬香茅作为香料用于烹调汤类、肉类食品,它除了增加酸甜的口感,也可刺激食欲并促进消化。比如说著名的泰式酸辣汤就是添加了柠檬香茅。柠檬香茅也常加入到烘焙食品及糕点中。柠檬香茅的干草或鲜草可泡茶饮用,也常与其他香草泡茶或制作饮品。

传统上,柠檬香茅被用来祛风除湿、消肿止痛及驱虫。也作为治疗感冒发热等感染问题的药草。印度阿育吠陀传统医学中,柠檬香茅常用于发热、消毒防腐、抗传染性的疾病。印度人会直接将柠檬香茅揉碎放入清水,作为洗发水和盥洗用水。

3. 科学研究 柠檬香茅精油有很好缓解肌肉疼痛的效果,对于肌肉紧绷、缺乏弹性的人而言,稀释后按摩肌肉,就能达到肌肉消炎止痛的目的。柠檬香茅精油还具有驱虫的效果,对于预防蚊虫叮咬有一定的作用,但若比起香茅(*Cymbopogon nardus*)精油,香茅的抗虫能力更胜一筹。

柠檬香茅富含高达75%柠檬醛,过量使用可能刺激皮肤。柠檬香茅精油也常在香水调配上,制作具有东南亚风情的香水。

二、岩兰草(Vetiver)

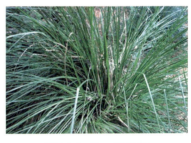

【中药名】岩兰草(图6-4-43)。

【别名】培地茅、香根草。

【拉丁名】*Chrysopogon zizanioides*。

【种属】禾本科岩兰草属。

【萃取部位】根。

图6-4-43 岩兰草

【产地】印度、尼泊尔、印度尼西亚、海地、马达加斯加。

【性味归经】归脾经。

【化学成分】岩兰草醇、愈创木醇、岩兰草烯、愈创木烯、岩兰草天蓝烃、岩兰草酯、岩兰草酮。

【功效】补中益气、养血通经;提振免疫功能、平衡激素、美容养颜。

【主治】虚弱无力、月经过少、更年期综合征、荨麻疹、脂溢性皮肤炎、青春痘、贫血、冠状动脉炎。

【心理方面】稳定心神,避免随环境变化而动摇初心。

【使用禁忌】怀孕前3个月慎用。

【常规配伍】

1. **补中益气** 常与欧白芷根、姜、黑云杉、玫瑰草等配伍使用。
2. **养血通经** 常与玫瑰、天竺葵、万寿菊、玫瑰草等配伍使用。
3. **提振免疫功能** 常与穗甘松、肉桂、檀香、黑云杉等配伍使用。
4. **平衡激素** 常与依兰依兰、橙花、茉莉、广藿香等配伍使用。
5. **美容养颜** 常与玫瑰、栀子花、安息香、乳香等配伍使用。

【常见特性】

1. **生长背景** 岩兰草是一种深根性的植物，叶片狭长，高约2m，地下根系主根可以长达10m，周围有细密的须根，紧紧地抓住土地。岩兰草生长于日照充足之地，具有耐寒与耐热、耐旱与耐湿、耐酸与耐碱的特性，可广泛生长于各种土壤地质，常常用于固定堤坝。主要生长于印度、塔西提、爪哇、海地等热带地区。

2. **文化特性** 印度常使用干燥的岩兰草根编制草鞋和睡席。回教徒常把岩兰草根磨成粉后，放在香包中以防虫、防蛾。岩兰草更是被认为具有"招财""开运"的特性。

岩兰草根部富含香气，故岩兰草精油蒸汽萃取自根部，呈现深棕色，黏稠状，味道浓郁，充满泥土味，中间夹带着烟薰味。

在香水业中，岩兰草精油被用于制作男性香水，它的气味稳定持久，并带有温暖的气息，因此颇受喜爱。但岩兰草强烈的气息，也很容易将其他精油的气味盖过，因此在调香上需要注意比例。

岩兰草精油也常用来稳定情绪，平和心情，让人脚踏实地。一般芳疗师喜欢用岩兰草保护自己的气场，这是因为岩兰草对于身心有稳固的作用。有些人在使用了岩兰草后，发现特别易入睡，这也是因为岩兰草带来气场稳定的作用，使身体不容易受到外在的干扰，很适合所谓"灵媒体质"的人使用，对于习惯打坐的人而言，岩兰草也能帮助迅速进入状态。

3. **科学研究** 岩兰草能强化血管，提升红细胞带氧力、强化内分泌系统，因此可以增强人的活力，使人精神充沛，同时不失沉稳。岩兰草精油也常用来治疗关节炎、风湿症和肌肉疼痛。岩兰草精油可杀菌消炎，用以治疗痤疮；促进身体细胞再生及愈合，也可用于妊娠纹、痔疮等。

第九节 姜 科

一、豆蔻（Cardamom）

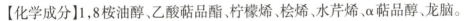

图6-4-44 豆蔻

【中文名】豆蔻（图6-4-44）。

【别名】荳蔻、小豆蔻、绿豆蔻、白豆蔻。

【拉丁名】*Elettaria cardamomum*。

【科属】姜科豆蔻属。

【萃取部位】果实种子。

【产地】印度、斯里兰卡、危地马拉，中国云南、广东、广西等地。

【性味归经】辛、温。归肺、胃经。

【化学成分】1,8桉油醇、乙酸萜品酯、柠檬烯、桧烯、水芹烯、α萜品醇、龙脑。

【功效】化湿行气、温中止呕、健脾开胃消食、化痰利尿、解痉止痛、开窍安神、抗菌消炎、驱虫。

【主治】恶心呕吐、脘腹胀满、食积不化、小儿胃寒吐乳、神疲焦虑、口臭、气管炎、肺炎、咳痰不爽、肠胃炎、胃肠痉挛疼痛、寄生虫。

【心理方面】缓解焦虑、疏解压力、提振情志、减轻心理疲惫状态；活跃思维，使人换位思考，而不是以单一眼光看待事情。

【使用禁忌】

（1）阴虚血燥者慎用。

（2）火升作呕者忌用。

【常规配伍】

1. **化湿行气** 常与尤加利、芫荽、冷杉、降香等配伍使用。

2. **温中止呕** 常与罗勒、迷迭香、姜、胡椒薄荷等配伍使用。

3. **健脾开胃消食** 常与甜茴香、柠檬、莱姆、杜松等配伍使用。

4. **化痰利尿** 常与雪松、尤加利、杜松、丝柏等配伍使用。

5. **解痉止痛** 常与德国洋甘菊、乳香、白珠树、蓝艾菊等配伍使用。

6. **开窍安神** 常与檀香、岩兰草、香桃木、花梨木等配伍使用。

7. **抗菌消炎** 常与月桂、茶树、黑胡椒、桉油樟等配伍使用。

【常见特性】

1. **生长背景** 豆蔻是原生于印度的植物,生长环境湿热,能耐阴。全株都具有芳香气息,但主要萃取精油的部位为果实(种子)部位。

2. **文化特性** 根据《吠陀药经》的记载:印度在医学上使用豆蔻已经超过3000年。借着中东的商务贸易交流,豆蔻被运往古埃及、希腊和罗马,埃及人利用豆蔻制作了香水。迪奥斯科里德斯记载豆蔻可以治疗坐骨神经痛、咳嗽、痉挛、腹痛和尿液停滞。在印度料理中,豆蔻是常见的香料,常混在咖哩粉中添加咖哩的香气。传统的应用当中,豆蔻能够帮助我们的口腔维持清新,同时帮助消化食物。

3. **科学研究** 豆蔻精油温暖的特性很适合滋养胃部,能有效预防便秘、改善胀气、反胃、口臭、腹泻等问题。豆蔻精油有助于消化,尤其是源自神经紧张的消化问题,能发挥轻泻剂的作用,用来处理绞痛、胀气、上消化道不适与胃灼热,舒解反胃的感觉。豆蔻精油是好的利尿剂,排尿困难和疝气时都适用。

豆蔻对多痰喘咳等呼吸道问题和病毒性肠胃炎很有帮助,是肠胃与呼吸道的保健高手。

二、姜(Ginger)

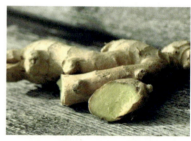

图6-4-45 姜

【中药名】姜(图6-4-45)。

【别名】生姜。

【拉丁名】*Zingiber officinale*。

【科属】姜科姜属。

【萃取部位】为姜科多年生草本姜的新鲜根茎。

【产地】中国、泰国、斯里兰卡、印度。

【性味归经】辛、微温。归肺、脾经。

【化学成分】姜烯、柠檬烯、樟烯、姜醇、水芹烯、柠檬醛、姜酮、甲基庚烯酮(CO_2的精油尚有:生姜醇、姜烯酚等大分子酚类化合物)。

【功效】发汗解表,温肺止咳,温中止呕,温肾壮阳,温经止痛,活血化瘀。

【主治】外感发热恶寒、头痛、咳嗽、消化不良、恶心、反胃、全身酸痛、关节风湿酸痛、经痛、静脉曲张、痔疮、男性阳痿。

【心理方面】使人沉稳内敛,增强自我信念,重塑自信。

【使用禁忌】

(1)超临界点萃取法的姜对于自身免疫系统有问题人群慎用。

(2)阴虚内热及热盛者慎用。

【常规配伍】

1. **发汗解表** 常与茶树、黑胡椒、艾叶、防风等精油配伍使用。
2. **温肺止咳** 常与丝柏、岩玫瑰、香蜂草、乳香等精油配伍使用。
3. **温中止呕** 常与甜茴香、乳香、柠檬、岩兰草等精油配伍使用。
4. **活血化瘀** 常与降香、蓝莲花、丁香、肉桂等精油配伍使用。
5. **温经止痛** 常与山鸡椒、月桂、白珠树、西洋蓍草等精油配伍使用。
6. **温肾壮阳** 常与肉桂、花梨木、茉莉、欧白芷根、玫瑰等精油配伍使用。

【常见特性】

1. **生长环境** 姜原产东南亚的热带地区，喜欢温暖、湿润的气候，现主要分布于热带亚洲。
2. **文化特性** 姜的使用历史悠久，除了作为料理用的香料外，也能炮制成药材使用，是药食两用中药。

在三国时期，蜀国宰相诸葛亮曾运用姜汤，治疗士兵的风寒。

3. **现代研究** 关于姜的气味变化，要看使用的姜是偏向嫩姜还是老姜。如果是嫩姜所萃取的精油，在气味上会偏向带有柠檬香；老姜则带有泥土的气息和沉稳的香气，有较多的辛香的刺激感。

目前，姜精油有2种萃取方式：蒸馏和超临界点萃取，超临界萃取的姜精油相比蒸馏的姜精油，含有大分子的酚类化合物（姜辣素，更温暖，对皮肤也更刺激）。

姜精油有具有促进循环与消化的能力，常用于消散瘀血，治创伤，肌肉骨骼酸痛的症状，并且姜并用于去头风、止头痛、缓解经痛等。姜精油也可以降低体内乙酰胆碱的作用，进而减缓恶心、呕吐等问题，常用于缓解肠胃功能不良和害喜等。

三、姜黄（Turmeric）

【中药名】姜黄（图6-4-46）。
【别名】郁金、宝鼎香、毫命、黄姜等。
【拉丁名】*Curcuma longa*。
【种属】姜科姜黄属。
【萃取部位】根。

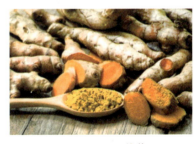

图6-4-46 姜黄

【产地】印度、斯里兰卡，中国四川、福建、广东等地。
【性味归经】辛、苦、温。归肝、脾经。
【化学成分】郁金酮、雪松酮、姜烯、郁金烯、1,8桉油醇、β丁香油烃。
【功效】破血行气、通经止痛、通利水道、养肝利胆、抗菌消炎、促进细胞再生、强化免疫系统。
【主治】血瘀气滞诸痛证、胸胁疼痛、心腹痛、经闭腹痛、口干、口苦、经血不足、痛经、风湿痹痛、风寒湿痹、瘀滞肿痛；肝炎、脂肪肝。

【心理方面】帮助梳理情绪，不将负面情绪累积在内心。

【使用禁忌】

（1）怀孕初期应忌用。

（2）血虚而无气滞血瘀者忌服。

【常规配伍】

1. **破血行气，通经止痛** 常与肉桂、甜茴香、姜、黑胡椒等配伍使用。

2. **抗菌消炎** 常与丁香花苞、百里香、天竺葵、柠檬等配伍使用。

3. **通利水道** 常与尤加利、甜茴香、芫荽籽、杜松等配伍使用。

4. **养肝利胆、强化免疫系统** 常与玫瑰、当归、欧白芷根、马鞭草迷迭香等配伍使用。

【常见特性】

1. **生长背景** 姜黄原产于东亚、南亚以及东南亚一带，生长于温暖多湿的气候，姜黄属的植物种类也繁多。

2. **文化特性** 姜黄原产于印度和印度尼西亚，颜色鲜艳，我们熟悉的印度咖喱的黄色来源就是姜黄。姜黄在印度阿育吠陀疗法和中医等亚洲传统医学中运用由来已久，在印度被称为"印度藏红花"，主要用于止痛，调节血压，促进血液循环，促消化，消除炎症等问题。姜黄味辛、苦，性温。主要作用于破血、行气之上。归脾、肝经，具有疏通血瘀之效。

3. **科学研究** 姜黄植物本身含有姜黄素，但蒸馏方式萃取的精油中不会存在此成分（除非是超临界点萃取），姜黄精油由姜黄根蒸馏萃取而来，姜黄精油有两种独特的化学成分，即姜黄酮和Ar姜黄酮，这可能是它能通血瘀最重要的原因之一。

姜黄精油的抗氧化能力非常的明显，对于需要养肝的人或气血两虚者都很有帮助。

姜黄精油够缓解与关节有关的炎症，能促进免疫系统功能。姜黄精油也广泛用在皮肤护理上，抗氧化并帮助清洁皮肤，促进血液循环，使皮肤容光焕发。

第十节 芸香科

一、甜橙（Sweet Orange）

【中文名】甜橙（图6-4-47）。

【别名】柳橙。

【拉丁名】*Citrus sinensis*。

【科属】芸香科（柑橘属）。

【萃取部位】果皮。

【产地】美国、中国、意大利。

【性味归经】温，归肝经。

【化学成分】柠檬烯、柠檬醛、沉香醇、乙酸沉香酯、柠檬醛、香茅醛、邻氨基苯甲酸甲酯。

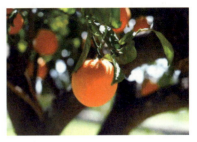

图6-4-47 甜橙

【功效】健运脾胃、疏肝解郁、温和镇静、消炎解痉、美白紧致肌肤、调整水油平衡。

【主治】胃脘胀气、腹胀积食、静脉炎、肤色暗沉粗糙、肌肤松弛、泛油。

【心理方面】疏解与压力相关的症状，如忧郁、上瘾症等。

【使用禁忌】有光敏性，忌日晒。

【常规配伍】

1. **温和镇静**　常与安息香、真正薰衣草、依兰依兰、檀香等配伍使用。
2. **健运脾胃**　常与甜茴香、柠檬、豆蔻、广藿香等配伍使用。
3. **疏肝解郁**　常与天竺葵、姜黄、胡椒薄荷、葡萄柚等配伍使用。
4. **消炎解痉**　常与罗勒、德国洋甘菊、玫瑰草、月桂等配伍使用。
5. **美白紧致肌肤**　常与没药、乳香、橙花、茉莉等配伍使用。
6. **调整水油平衡**　常与马鞭草迷迭香、茶树、苦橙叶、花梨木等配伍使用。

【常见特性】

1. **生长背景**　甜橙喜温暖湿润气候，耐寒力较差，需水量大，不耐干旱。乔木，枝少刺或近于无刺。叶通常比柚叶略小，翼叶狭长，果圆球形、扁圆形或椭圆形，橙黄至橙红色，果皮难或稍易剥离，瓢囊多瓣，果心实或半充实。

2. **文化特性**　甜橙为全世界最喜水果之一，全球各地均有种植。据考证，世界各地生长的甜橙均源自中国。中国南方（福建和广东地区）为甜橙的故乡。15世纪，葡萄牙人由中国将甜橙引入欧洲，后从欧洲转引至美洲。与此同时又从欧洲转引入北非和澳大利亚。

在市场上对于甜橙的果汁需求量很大，这也间接促使精油被大量制造。这是因为在工业生产中，会将连皮的整个果实直接压榨，因此可以得到果汁与精油，因此甜橙精油的价格也非常便宜。

3. **科学研究**　检测发现，甜橙含有高比例的柠檬烯，仅次于葡萄柚，因此气味上也偏向清淡。虽然如此，甜橙精油却有很好的皮肤与肠胃护理的帮助，对于小朋友而言，也相对温和，几乎所有人都能使用。它能温和激励我们的身心，因此在配方之中，甜橙一直都是很好的辅助者。不过，因为甜橙可能具有光敏性（不明显），因此使用甜橙精油仍然需要注意这个问题。

二、柠檬(Lemon)

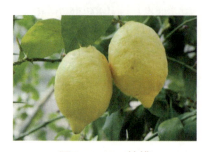

【中文名】柠檬(图6-4-48)。

【别名】黎檬。

【拉丁名】*Citrus limonum*。

【科属】芸香科柑橘属。

【萃取部位】果皮。

图6-4-48 柠檬

【产地】美国、阿根廷、以色列、意大利。

【性味归经】味酸、辛、微苦,性温,归脾、胃经。

【化学成分】柠檬烯、萜品烯、对伞花烃、水茴香烯、异松油烯、牻牛儿醛、没药烯、香柑油内酯。

【功效】行气和胃止痛。疏肝利胆;抗菌排毒。

【主治】脾胃气滞,脘腹胀痛,食欲不振、腹泻、失眠、经前期紧张综合征、更年期综合征、湿疹、高血压。

【心理方面】消除沮丧、惊吓、悲伤的情绪,舒缓紧张的神经,驱散被虐待的心理感觉。

【使用禁忌】柠檬精油具有光敏性,涂抹后12h内避免阳光直射。

【常规配伍】

1. **行气和胃止痛**　常与佛手柑、莱姆、胡萝卜籽、甜茴香等配伍使用。
2. **疏肝利胆**　常与姜黄、葡萄柚、马鞭草迷迭香、玫瑰等配伍使用。
3. **抗菌排毒**　常与香桃木、绿花白千层、百里香、天竺葵等配伍使用。

【常见特性】

1. **生长背景**　柠檬原产自东南亚,名字Lemon源自阿拉伯文和波斯文,意指柑橘类水果。中世纪的圣战期间,十字军把很多当地特产带回欧洲,而柠檬也是其中之一。柠檬是一种常绿乔木,在柑橘类家族当中,被广泛运用。它的果肉酸涩,却常用于各种饮品、甜品与料理添加酸甜香,可说是许多人的最爱。柑橘类的果肉都含有丰富的维生素C,柠檬也富含维生素C。

2. **文化特性**　柠檬也是用作食物和香水的调味剂,很受欢迎。在欧洲,柠檬是肉类和鱼类食物中毒及伤寒传染病之解毒剂。

3. **科学研究**　柠檬精油是由柠檬皮经过冷压法萃取而成的。不含有维生素C,不过果皮含有许多黄酮类成分,具有抗氧化的特性,加上柠檬烯本身对于皮肤角质更新的作用,柠檬精油广泛使用于皮肤净化。

柠檬精油酸涩的柑橘果香味道,偶尔带有些微的花香感,不仅能净化空气,同时也能预防疾病感染,提神醒脑,提高工作效率。

柠檬精油在皮肤上控制油脂分泌、清洁毛孔、去除死皮、帮助皮肤更生、促进循环代谢，常用于油性肌肤养护和头皮头发养护的产品。

柠檬精油对于消化系统也有很大的帮助，尤其对于对肝脏的强大调理效能；它能促进胆汁流动、促进肝脏解毒酵素分泌。

三、橘（Manderin）

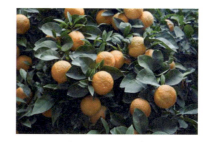

图6-4-49 红橘

【中文名】橘、红橘（图6-4-49）。

【别名】柑橘。

【拉丁名】*Citrus reticulata*。

【科属】芸香科柑橘属。

【萃取部位】果皮。

【产地】美国、阿根廷、意大利、中国四川、福建等地。

【性味归经】甘、酸，平。归肺、胃经。

【化学成分】柠檬烯、柠檬醛、沉香醇、乙酸沉香酯、柠檬醛、香茅醛、邻氨基苯甲酸甲酯。

【功效】润肺生津、理气和胃、健脾利胆、活血宁神。

【主治】感冒咳嗽、胸膈结气、呃逆嗳气、面色油暗、心悸、失眠、痉挛。

【心理方面】舒缓各类压力引起的问题，提升敏锐的自我察觉能力、解除上瘾症。

【使用禁忌】

（1）风寒咳嗽及有痰饮者不宜食。

（2）柠檬精油具有光敏性，涂抹后白天避免阳光直射。

【常规配伍】

1. **润肺生津** 常与白玉兰、桂花、芳枸叶、山鸡椒等配伍使用。
2. **理气和胃** 常与黑胡椒、甜茴香、甜罗勒、姜等配伍使用。
3. **健脾利胆** 常与天竺葵、迷迭香、佛手柑、玫瑰等配伍使用。
4. **活血宁神** 常与永久花、天竺葵、花梨木、芳樟等配伍使用。

【常见特性】

1. **生长背景** 红橘为柑橘类的一种，产地和品种十分多样，常绿灌木。与橙子不一样，外观果皮宽松，可轻易剥开外皮与果肉、果瓣间也可轻易剥离，味道甜中带有适度酸味，香气浓郁。

2. **文化特性** 橘分别有红橘与绿橘2种精油，这主要是使用的成熟度不同的因素。一般而言，绿橘的气味较为酸涩。另外，橘与柑（英文：Tangerine）也常常被混淆，也常常让人搞不清楚，其实两者品种也并不一样。

橘是一种特别能代表中国人的水果！英文名Manderin指的其实便是中国。在柑橘属的水果当中，橘是我们最普遍的水果之一。在古代中国常用来进贡，象征圆融吉利。在中国药方也被当作药材使用，进而传入欧洲、美洲，并以桔、柑橘称之。

目前红橘精油部分产地是意大利，果皮压榨萃取的精油，性质和中国的红橘接近。

橘精油非常温和，适合儿童使用，帮助儿童消化，能帮助病毒感染的儿童，祛除病毒。

3. 科学研究 橘精油的作用主要运用在消化系统与神经系统上，温和促进肠胃蠕动，促进消化、减缓肠胃不适的功效。对于神经系统而言，橘既能愉悦心情，帮助振奋精神，也能够稳定心神。橘精油虽然光敏感性极低，但是敏感肌肤还是不宜白天使用。

四、橙花（Neroli）

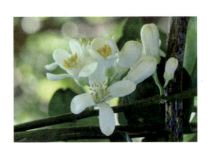

图6-4-50 橙花

【中文名】橙花（图6-4-50）。
【别名】苦橙花、玳玳花。
【拉丁名】*Citrus aurantium*。
【科属】芸香科柑橘属。
【萃取部位】花朵。
【产地】意大利、突尼西亚。
【性味归经】甘、凉，归心、肝经。
【化学成分】沉香醇、牻牛儿醇、橙花醇、松油萜、柠檬烯、乙酸沉香酯、乙酸牻牛儿酯、乙酸橙花酯、反式橙花叔醇、金合欢醇、邻氨基苯甲酸甲酯、吲哚。
【功效】镇定神志、活血生津、抗菌消炎、修复肌肤。
【主治】失眠、腹泻、湿疹、经前期紧张综合征、更年期问题、高血压。
【心理方面】消除沮丧、紧张、悲伤情绪，帮助从惊吓中恢复，解除心理虐待倾向。
【常规配伍】

1. **抗菌消炎** 常与香桃木、橘、绿花白千层、沉香醇百里香等配伍使用。
2. **镇定神志** 常与苦橙叶、岩兰草、花梨木、檀香等配伍使用。
3. **活血生津** 常与甜橙、丁香、雪松、当归等配伍使用。
4. **修复肌肤** 常与玫瑰、檀香、乳香、茉莉等配伍使用。

【常见特性】

1. **生长背景** 橙花就是苦橙的花，原产于法国南部、摩洛哥、埃及、意大利。它的花型白皙雅致，花瓣小小的，气味清雅优美略带苦涩。

2. **文化特性** 橙花素来富有贵族色彩，传说在17世纪，居住在尼罗利（Neroli）郡的意大利公主安玛丽非常喜爱橙花，她不仅把橙花当香水用，还用来熏香泡澡，让自己全身上下每一寸肌肤都充满橙花香。所以橙花的名字，就是由这位公主所居住的Neroli郡来命名的,因此苦橙花的英文为Neroli。在欧洲常常作为婚礼配花,象征着纯洁无瑕,英国维多利亚女王曾在婚礼上佩戴橙花花环和捧花,在贵族间再度流行。

3. 科学研究 柑橘属的花大多数都含有相当含量的精质,因此这类的花通常可以使用蒸馏法来萃取精油,橙花即是其中代表之一。由于苦橙并没有太高的食用价值,因此它的花、果、叶大量被制造精油。橙花萃油量还是偏低,100kg才可生产80g,因此价格昂贵。

橙花的香气优雅,具有镇定副交感神经的作用,在芳香疗法中,一直都是很好的情绪调理剂,常用于忧郁症的治疗。

橙花精油有非常好的护肤作用,可强化皮肤弹性,同时帮助收敛皮肤。由于它的质地温和,大人小孩都能用,孕妇也非常适用。

橙花精油对于孕妇呵护是多方位的,不论是怀孕时期预防妊娠纹,或减缓静脉曲张带来的疼痛,抑或准备生产时的助产,都能够全面地呵护。

同款植物的叶片也可蒸馏为苦橙叶精油,主要的化学成分为乙酸沉香酯、沉香醇。精油味道青涩的柑橘香,带有果实与花香,与苦橙花精油相比却又更为苦涩,萃油率高,价格相对低廉,很多用来冒充橙花精油,也被称作穷人的橙花。苦橙叶精油本身具有很强的抗感染、安抚神经系统、收敛皮肤的功效。也具有非常好的镇定情绪效果,注意区别。

第十一节 其他常见精油

一、金银花(Honeysuckle)

【中文名】金银花(图6-4-51)。
【别名】忍冬。
【拉丁名】*Lonicera japonica Thunb*。
【科属】忍冬科。
【萃取部位】干燥花蕾或初开的花。
【产地】中国大部分地区均产。
【性味归经】甘、寒。归肺、心、胃经。
【化学成分】芳樟醇、香叶醇、香树烯、苯甲酸甲酯、丁香酚、金合欢醇、绿原酸。
【功效】清热解毒,疏风解表,散结消痈,凉血止痢,提神醒脑,抗皱祛斑。

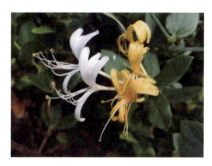

图6-4-51 金银花

【主治】感冒发热、咽痛头痛、痈肿疔疮、热毒肿痛、泄痢便血、失眠多梦、焦虑烦躁、记忆力衰退、小儿疮疖及痱子、肺部感染、急慢性支气管炎、皱纹色斑。

【心理方面】帮助舒缓和调节情绪,改善沮丧和焦虑的心理状态,帮助大脑逻辑思维能力,增加记忆力和专注力。

【使用禁忌】脾胃虚寒者忌用。

【常规配伍】

1. **清热解毒**　常与罗文莎叶、香蜂草、连翘、柠檬等精油配伍使用。
2. **疏风解表**　常与紫苏、薄荷、红橘、罗马洋甘菊、广藿香等精油配伍使用。
3. **散结消痈**　常与德国洋甘菊、蛇床子、没药、茶树等精油配伍使用。
4. **凉血止痢**　常与苍术、厚朴、肉豆蔻、热带罗勒等精油配伍使用。
5. **提神醒脑**　常与乳香、迷迭香、薄荷、花梨木等精油配伍使用。
6. **抗皱祛斑**　常与丝柏、檀香、橙花、芹菜籽等精油配伍使用。

【常见特性】

1. **生长环境**　金银花植物的花初开时花瓣为白色,而后逐渐转变成黄色,由此得名金银花。金银花的花期是每年的3月份,淡雅芳香,一蒂二花,犹如成双成对的鸳鸯雌雄相伴,故有鸳鸯藤之称。

2. **文化特性**　《本草纲目》载:"金银花,善于化毒,故治痈疽、肿毒、疮癣……"

3. **现代研究**　金银花具有抗菌、抗病毒作用,尤其抗病原微生物作用非常显著。金银花能促进肾上腺皮质激素的释放起到抗菌消炎的作用。另外,金银花具有增强免疫的功能,能促进淋巴细胞转化,增强白细胞的吞噬功能。其对多种致病菌如金黄色葡萄球菌、溶血性链球菌、大肠埃希菌、痢疾杆菌、霍乱弧菌、伤寒杆菌、副伤寒杆菌、脑膜炎双球菌、肺炎双球菌、绿脓杆菌以及流感病毒、孤儿病毒、疱疹病毒、钩端螺旋体均有抑制作用。

金银花精油味道清新,常常用在香水调配中,作为一种童真纯粹的味道,在心理学上常用以促进血清素的分泌,用以防治抑郁症和躁郁症。

绿原酸是金银花的主要成分之一,也是主要抗菌、抗病毒有效药理成分之一。金银花精油具有抑菌、抗炎、调节免疫等作用,能促进人体新陈代谢、调节人体免疫功能、提高免疫力。

因金银花精油富含沉香醇、牻牛儿醇、香叶烯和少量酯类,在护肤上可用于调理敏感和干燥皮肤,以及皮肤各种炎症,促进微血管循环。

二、紫草(ARNEBIAE RADIX)

【中文名】紫草(图6-4-52)。

【别名】新疆紫草(软紫草)、黄花软紫草(内蒙紫草)。

【拉丁名】*Lithospermum erythrorhizon* Sieb. et Zucc。

【科属】紫草科紫草属。

【萃取部位】干燥根。

【产地】中国中西部地区。

【性味归经】甘、咸,寒。归心、肝经。

【化学成分】乙酰紫草素、β羟基异戊酰紫草素、紫草素、β,β'二甲基丙烯酰紫草素。

【功效】清热凉血,活血消斑,解毒透疹。

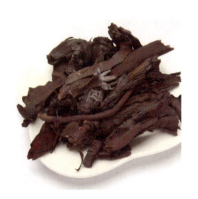

图6-4-52 紫草

【主治】斑疹紫黑、麻疹不透、热毒疮痈、湿疹瘙痒、水火烫伤。

【使用禁忌】脾虚便溏者慎用。

【常见特性】

1. **生长环境**　紫草生于向阳山坡草地、灌丛或林缘。气候土壤:紫草耐寒,忌高温,怕水浸。土壤以石灰质土壤、砂质壤土、黏壤土为佳。

2. **科学研究**　紫草具有杀菌消炎、凉血、活血化瘀、解毒透疹、加速痘印和痘疤的新陈代谢等功效。将其制成浸泡油能够起到祛痘、杀菌消炎、活血化瘀,去除痘印、暗疮、治疗烫伤烧伤、尿布疹、湿疹、蚊虫叮咬、促进伤口愈合,肌肤细胞再生,滋润干燥受损肌肤等功效。

芳香疗法选用的紫草浸泡油常使用冷压芝麻油或橄榄油、山茶油等浸泡干燥的紫草药材数月后,过滤药草而得。中医所用的紫草油是将紫草放入麻油中高温煎熬,滤去药渣而得。

紫草对肝病有一定的治疗作用,并对肠癌及肺癌晚期有缓解及辅助治疗作用。

三、白珠树(Wintergreen)

【中文名】白珠树(图6-4-53)。

【别名】芳香白珠树、冬青。

【拉丁名】*Gaultheria fragrantissima Gaultheria procumbens*。

【科属】杜鹃花科白珠树属。

【萃取部位】叶片。

【产地】尼泊尔、中国。

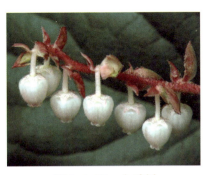

图6-4-53 白珠树

【性味归经】甘、苦,凉,归肝、肾、膀胱经。

【化学成分】水杨酸甲酯。

【功效】滋补肝肾,祛风除湿,止血敛疮、镇定神志、消炎止痛、促进局部循环、促进皮肤代谢、止痒。

【主治】风湿痹痛、关节疼痛、头痛等症、肌肉骨骼炎症、扭伤、神经痛；去除老化角质、皮肤瘙痒、痔疮。

【心理方面】缓解与压力相关的心理及情绪问题。

【使用禁忌】

（1）脾胃虚寒泄泻及阳虚者忌服。

（2）蚕豆病患者、血小板凝集不良者禁用。

（3）高浓度大剂量长期使用易造成水杨酸中毒。

【常规配伍】

1. **滋补肝肾**　常与葡萄柚、玫瑰、佛手柑等配伍使用。

2. **祛风除湿**　常与甜茴香、西洋蓍草、广藿香等配伍使用。

3. **止血敛疮**　常与岩玫瑰、真正薰衣草、罗马洋甘菊等配伍使用。

4. **消炎止痛**　常与玫瑰草、乳香、天竺葵等配伍使用。

5. **镇定神志**　常与茉莉、依兰依兰、安息香等配伍使用。

【常见特性】

1. **生长背景**　白珠树属的植物一般生长于较为寒冷的地方。应用于芳香疗法中的白珠树精油主要产于尼泊尔的芳香白珠树（Gaultheria fragrantissima），而产于北美的平铺白珠树（Gaultheria procumbens）市面上较为少见。

作为中药入药的冬青子，在《本草拾遗》中记载为冬青科常绿乔木植物冬青的果实或木皮。我国各地广为分布。

2. **科学研究**　由于白珠树精油成分中大部分是水杨酸甲酯，因此具有强力的镇静安抚效果，加上还具有刺激局部循环的作用，可缓解肌肉骨骼疼痛。还能安定紧张焦虑的情绪。

因水杨酸甲酯是许多跌打损伤药膏当中必然含有的成分，故现在市场上常以人工合成的水杨酸甲酯替代精油，通常称为"冬青油"，购买时应多加注意。

四、厚朴（Houpu Magnolia）

【中药名】厚朴（图6-4-54）。

【别名】紫朴、紫油朴、温朴。

【拉丁名】*Magnolia officinalis*。

【种属】木兰科木兰属。

【萃取部位】树皮。

【产地】中国。

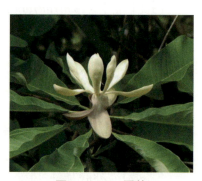

图6-4-54　厚朴

【性味归经】辛、苦、温。归肺、脾、胃、大肠经。

【化学成分】β桉叶醇、a-桉叶醇、β-丁香油烃氧化物、乙酸龙脑酯。

【功效】行气化湿、温中止痛、降逆平喘、镇定安神、养肝利胆、消炎止咳、解郁降压、抗真菌。

【主治】湿阻中焦、脾胃气滞、消化不良、积滞、痰饮喘咳、抑郁紧张、焦虑燥郁、梅核气、高血压、心律不齐、灰指甲、脚气。

【心理方面】保持情绪平衡,帮助排除外界的干扰。

【使用禁忌】孕期慎用。

【常规配伍】

1. **行气化湿** 常与豆蔻、广藿香、丝柏、芹菜籽等配伍使用。
2. **温中止痛** 常与甜茴香、乳香、罗勒、肉桂等配伍使用。
3. **降逆平喘** 常与玉兰、大西洋雪松、桂花等配伍使用。
4. **消炎止咳** 常与野马郁兰、尤加利、玉兰叶、玫瑰草等配伍使用。
5. **镇定安神** 常与冷杉、薰衣草、当归、苦橙叶等配伍使用。
6. **养肝利胆** 常与姜黄、玫瑰、天竺葵、迷迭香等配伍使用。
7. **解郁降压** 常与橙花、依兰依兰、香蜂草、茉莉等配伍使用。
8. **抗真菌** 常与茶树、松红梅、佛手柑、丝柏等配伍使用。

【常见特性】

1. **生长环境** 厚朴主要产于陕西、甘肃及四川等地,喜欢有日照,凉爽,排水良好的生长环境。外表面灰棕色或灰褐色,粗糙,有时呈鳞片状,较易剥落,有明显椭圆形皮孔和纵皱纹,刮去粗皮者显黄棕色。气香,味辛辣,微苦。根皮(根朴)有的弯曲似鸡肠,习称"鸡肠朴"。枝皮(枝朴)呈单筒状,质脆,易折断。

2. **文化特性** 厚朴具有行气化湿、温中止痛、降逆平喘的功效。厚朴煎剂对葡萄球菌、链球菌、赤痢杆菌、巴氏杆菌、霍乱弧菌有较强的抗菌作用,而且对横纹肌强直也有一定的缓解作用。

   厚朴的树皮、根皮、花、种子及芽皆可入药,以树皮为主,为著名中药。种子有明目益气功效,作妇科药用。

3. **现代研究** 厚朴精油具有促进淋巴循环,排湿气,在日本常用以消水肿和便秘,常出现在减肥保健品中。同时,厚朴精油对于焦虑、压力、癫痫等症状也有良效。

五、五味子(FIve-Flavor-Fruit)

【中药名】五味子(图6-4-55)。

【别名】玄及。

【拉丁名】*Schisandra chinensis*。

【种属】木兰科五味子属。

【萃取部位】果实。

【产地】中国辽宁、黑龙江、吉林等地。

【性味归经】酸、甘、温。归肺、心、肾、脾经。

【化学成分】β松油萜、倍半萜烯、依兰烯、γ姜黄烯。

【功效】收敛固涩、益气生津、补肾宁心、镇静安神、益智醒脑。

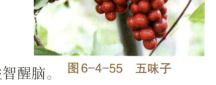

图6-4-55 五味子

【主治】久咳虚喘、津伤口渴、内热消渴、心悸失眠、多梦、自汗盗汗、久泻久痢、五更泄泻、遗精滑精、梦遗尿床、早衰羸弱。

【心理方面】适用于长期处于压力状态,培养同理心、尝试接受独处以及曾经拒绝接受的改变。

【使用禁忌】凡表邪未解、内有实热、咳嗽、麻疹初起者,均不宜用。孕期及哺乳期慎用。

【常规配伍】

1. **收敛固涩** 常与广藿香、欧白芷根、岩兰草、没药等配伍使用。

2. **益气生津** 常与柠檬、葡萄柚、丝柏、姜等配伍使用。

3. **护肝解毒** 常与天竺葵、侧柏、迷迭香、柠檬等配伍使用。

4. **镇静安神** 常与薰衣草、当归、橙花、马郁兰等配伍使用。

5. **益智醒脑** 常与当归、迷迭香、胡椒薄荷、乳香等配伍使用。

【常见特性】

1. **生长背景** 五味子为常绿的落叶木质藤木,野生于海拔1200~1700m的深谷和溪旁,喜欢微酸性腐殖土与重肥,耐旱性差。五味子攀援能力很强,缠绕在其他林木上生长,分布于中国、韩国和俄罗斯。五味子分北五味子和南五味子,北五味子质比南五味子优良。北五味子中国主要产地为东北地区,内蒙古和山西也有分布。五味子果实红色,秋季果实成熟时有光泽,种皮薄而脆,采摘、晒干或蒸后晒干,除去果梗和杂质。果实有香气,味辛、微苦。

2. **文化特性** 五味子是一味药食两用的中药,《本经》记载:五味子"主益气,咳逆上气,劳伤羸瘦,补不足,强阴,益男子精"。五味子性温而润,上能敛肺气,下能滋肾阴,具有诸多药用功效。冲泡五味子茶是中国一种广受欢迎的传统饮品。常喝五味子茶能益气强肝、增进细胞排除废物的效率、增强人体的防御能力,促进人体的新陈代谢。五味子精油萃取自干燥的五味子果实,呈亮黄色,有五味子特殊的香气。

3. **现代研究** 五味子精油采取水蒸气蒸馏法从五味子中提炼而得。α依兰烯和β雪松烯是其精油中最主要的两种化学成分,也是比较少见的两种化学成分。

五味子精油既可补益心肾,安神,可用于处理气血不足造成的心悸和失眠。五味子精油常用来处理呼吸系统问题,例如久咳气喘。五味子精油对肝脏有保护功效,大量研究证实其精油可以降低肝炎患者血清中丙氨酸氨基转移酶,治疗肝脏的化学毒物损伤;能调节胃液分泌,促进胆汁分泌,常用来处理肝脏排毒,增强免疫系统,也常用病后养身恢复。

保护神经细胞、促进脑内蛋白质合成、改善智力与体力。

六、白玉兰(White Champaca)

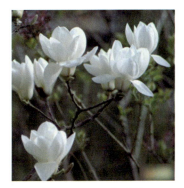

【中药名】白玉兰(图6-4-56)。

【别名】白兰花。

【拉丁名】*Michelia x alba*。

【科属】木兰科含笑属。

【萃取部位】花。

【产地】中国。

【性味归经】归肺经。

图6-4-56　白玉兰

【化学成分】沉香醇、乙酸沉香酯、2-甲基丁酸甲酯、苯乙醇、1,8-桉油醇、萜品醇、丁香油烃、香芹醇、沉香醇氧化物、甲基醚丁香酚。

【功效】宣肺通窍、止咳化痰、化湿利水、清热消炎、润白肌肤。

【主治】气促胸闷,咳嗽无痰或痰少而黏或咳吐不爽,小便癃闭,带下,肌肤晦暗欠华。

【心理方面】帮助打开心扉,启动大脑的运行及对外界的感悟,增强自信心和直觉感,修复曾经的心理创伤,并使人从心理创伤中复原、振作。

【使用禁忌】干性肌肤外敷慎用。

【常规配伍】

1. **宣肺通窍**　常与欧洲冷杉、西洋蓍草、菖蒲、尤加利、辛夷、土木香等精油配伍。

2. **止咳化痰**　常与红橘、香桃木、黑云杉、紫苏、胡椒薄荷等精油配伍。

3. **化湿利水**　常与栀子花、柠檬香茅、杜松浆果、厚朴等精油配伍。

4. **清热消炎**　常与西洋蓍草、雪松、百里香、绿花白千层、苦橙、莱姆、茉莉等精油配伍使用。

5. **润白肌肤**　常与永久花、玫瑰、橙花、茉莉等精油配伍。

【常见特性】

1. **生长环境**　白玉兰属于含笑属,是一种高大乔木,被称之为"白兰",也俗称为"玉兰"。与玉兰属的学科分类一直有相当的歧见。原产印度尼西亚爪哇,现广植于东南亚,我国福建、广东、广西、云南等省区栽培极盛,长江流域各省区多盆栽。

2. **文化特性** 白玉兰花香优雅、纯粹,与茶香颇为亲和,因此白玉兰也会用于薰制茶品或提制浸膏供药用。

3. **现代研究** 白玉兰含有多种精油,在蒸馏法中,是将花与叶一并蒸馏的。白玉兰叶萃取的精油同样具有宣肺通窍、止咳化痰,化湿利水。其中β紫罗兰酮,具有美白皮肤,以及对黑色素瘤活性有抵抗作用。

七、辛夷(Mulan Magnolia)

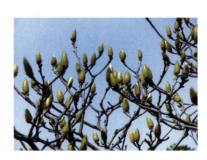

图6-4-57 辛夷

【中药名】辛夷(图6-4-57)。
【别名】紫玉兰、木兰、迎春、木笔花、毛辛夷、辛夷桃。
【拉丁名】*Magnolia liliiflora*。
【科属】木兰科木兰属。
【萃取部位】木兰科植物望春花、玉兰或武当玉兰的干燥花蕾。
【产地】中国。
【性味归经】辛、温。归肺、胃经。
【化学成分】1,8-桉叶素、荜澄茄醇、荜澄茄烯、月桂烯、柠檬烯、橙花叔醇、芳樟醇、香叶醇、乙酸龙脑酯、松油醇、石竹烯、合金欢醇等。
【功效】发散风寒,宣通鼻窍、祛痰平喘,行气止痛,抗菌消炎。
【主治】外感头痛、鼻塞流涕、头痛、咳嗽有痰;胃脘胀满、食积不消、湿疹、各种鼻炎、尿道炎、肠胃炎症。
【心理方面】帮助消除繁杂的情绪和混乱的思绪,挣脱旧有的框架,开启并提升大脑思维能力,提高专注度和记忆力,使人以一个崭新的精神状态面对一切。
【使用禁忌】孕期慎用。阴虚火旺者忌用。
【常规配伍】

1. **发散风寒** 常与防风、黑胡椒、茶树、生姜等精油配伍。
2. **宣通鼻窍** 常与苍术、薄荷、苦橙、柠檬等精油配伍。
3. **祛痰平喘** 常与紫苏、防风、尤加利、桂花、白玉兰等精油配伍。
4. **行气止痛** 常与丁香、茉莉、甜茴香、罗勒等精油配伍。
5. **抗菌消炎** 常与茶树、甜茴香、罗勒、罗马洋甘菊等精油配伍。
6. **抗癌防癌** 常与乳香、雪松、没药、永久花欧白芷根等精油配伍。

【常规特性】
辛夷具有抗菌消炎的作用,尤其针对大肠埃希菌、链球菌及金黄葡萄球菌的作用十分明显。辛夷还具有对抗自由基和抗肿瘤作用,可以预防癌症。

八、黑胡椒（Black Pepper）

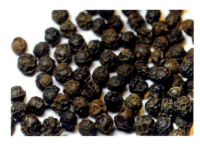

图6-4-58　黑胡椒

【中文名】黑胡椒（图6-4-58）。

【别名】黑川。

【拉丁名】*Piper nigrum*。

【科属】胡椒科胡椒属。

【萃取部位】果实。

【产地】印度、斯里兰卡、马达加斯加以及中国海南、广西、广东等地。

【性味归经】辛，热。归胃、大肠经。

【化学成分】松油萜、水茴香萜、柠檬烯、β丁香油烃、蛇床烯。

【功效】温中散寒止痛、下气消痰、健脾消食、提振精神、促进新陈代谢。

【主治】胃寒脘腹冷痛、胃寒呕吐、感冒痰多、寒虚泄泻、四肢冰冷、关节炎、风湿痛、肌肉酸痛、消化不良、经前期紧张综合征、带下、阳痿、支气管炎、鼻窦炎、牙龈发炎、黏膜溃疡、癫痫、阿尔茨海默病、假丝酵母菌感染、体臭。

【心理方面】激励和提振精神状态，让消沉和抑郁的状态得到改善。

【使用禁忌】孕妇、阴虚有火者忌用。高血压患者慎用。外用必须稀释低于0.1%浓度。

【常规配伍】

1. **温中散寒止痛**　常与肉桂、胡椒薄荷、乳香、天竺葵、没药等配伍使用。

2. **下气消痰**　常与豆蔻、尤加利、迷迭香、雪松等配伍使用。

3. **健脾消食**　常与甜橙、姜、杜松、广藿香、葡萄柚等配伍使用。

4. **提振精神**　常与乳香、香蜂草、黑云杉、丝柏等配伍使用。

5. **促进新陈代谢**　常与玫瑰草、姜黄、甜茴香、杜松、穗甘松等配伍使用。

【常见特性】

1. **生长背景**　黑胡椒是一种蔓藤植物，暗绿色叶片，白色花朵，红色果实，生长于热带地区。黑胡椒属于热带藤蔓植物，原产于印度，现在在南亚与东南亚地区广泛生长，作为药物与香料的用途由来已久。胡椒的形态有很多种，主要有绿胡椒、黑胡椒、白胡椒。黑胡椒是绿胡椒晒干后的果实。

2. **文化特性**　黑胡椒使用的历史悠久，在古时欧洲地区，其价值连城，甚至会被作为货币使用。因为黑胡椒的挥发油主要存于胡椒的外壳当中，所以萃取精油主要是用黑胡椒，绿胡椒精油气味则会带有鲜绿的清香。而白胡椒则是去除了外壳，本身的气味与原本未去壳的黑胡椒与绿胡椒有所差异，主要用于料理而无精油。

3. **科学研究**　黑胡椒对于消化系统颇有帮助，不仅能刺激食欲，同时也能强化消化。精油有很好的促进微循环作用，因此对于肌肉骨骼酸痛、四肢冰冷的人而言，可以作为长时间的养护精油。另外,黑胡椒精油能激励情绪,可使人感到振奋,强化人与人之间的互动交流。

九、天竺葵(Geranium)

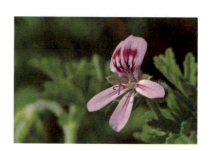

图6-4-59 天竺葵

【中药名】天竺葵(图6-4-59)。

【别名】香叶天竺葵、防蚊草。

【拉丁名】*Pelargonium graveolens*,*Pelargonium roseum*,*Pelargonium x asperum*。

【种属】牻牛儿科天竺葵属。

【萃取部位】叶片。

【产地】埃及、印度、南非、法属留尼旺岛、马达加斯加、中国。

【性味归经】辛、苦、平,归肝、胃、肾经。

【化学成分】香茅醇、牻牛儿醇、甲酸牻牛儿酯、乙酸牻牛儿酯、薄荷醇、玫瑰氧化物。

【功效】疏肝利胆、益气活血、收敛养颜、抗菌消炎、调整内分泌、抗真菌、抗病毒。

【主治】脘腹胀满、乳房胀痛、疱疹、粉刺、痔疮带下、月经不调、经痛、静脉曲张、2型糖尿病。

【心理方面】缓和过度忙碌紧绷的压力,重新给予内在力量。

【使用禁忌】气味较为强劲,宜低剂量使用。

【常规配伍】

1. **疏肝利胆**　常与玫瑰、永久花、佛手柑、马鞭草迷迭香等配伍使用。

2. **益气活血**　常与玫瑰、快乐鼠尾草、花梨木、檀香等配伍使用。

3. **收敛养颜**　常与欧白芷根、岩玫瑰、白松香、乳香等配伍使用。

4. **抗菌消炎**　常与芳枸叶、丁香花苞、野马郁兰、穗花薰衣草等配伍使用。

5. **调整内分泌**　常与玫瑰、甜马郁兰、花梨木、甜茴香等配伍使用。

6. **抗真菌抗病毒**　常与茶树、松红梅、广藿香、柠檬香茅、昆士亚等配伍使用。

【常见特性】

1. **生长背景**　天竺葵是一种亚灌木,幼年为草本肉质形态,成长后茎部逐渐会木质化,开有不同粉红色花朵。

2. **文化特性**　天竺葵种类繁多,天竺葵属的植物有许多种类,一部分可作为赏花用途,赏花的天竺葵则没有太多的香气。用于萃取精油的品种有几类,可分为玫瑰天竺葵(Pelargonium roseum)以及波旁天竺葵(Pelargonium graveolens)。玫瑰天竺葵和香叶天竺葵的产地遍布世界各地。一般波旁天竺葵也指留尼旺岛所生产的天竺葵精油。玫瑰天竺葵原为非洲特产,被引进到法国的香水之都格拉斯广泛种植,后来因为法国经济发展,土地成本升高,被引种到阿尔及利亚、摩洛哥、法属留尼汪岛。这些地区的玫瑰天竺葵已经是经过不断杂交,出现很多新的杂交品种,和原生的南非玫瑰天竺葵有了区别。而香叶天竺葵产于中国、埃及、摩洛哥等主产国。

玫瑰天竺葵因为具有玫瑰的香气,而且成本低廉,所以被用来替代玫瑰精油或假冒玫瑰精油。虽然天竺葵气味类似于玫瑰而被称作"穷人的玫瑰",但是它的气味比玫瑰更加强烈且粗犷。天竺葵在作用上与玫瑰有相似之处,对于护肤与平衡内分泌上有良好的帮助,同时也能够强化免疫。

3. 科学研究 波旁天竺葵和玫瑰天竺葵、香叶天竺葵会因生长地区不同,牻牛儿醇与香茅醇含量有所不同。对肝脏、肾脏有很好的调理作用,对内分泌系统有着很好的平衡功效。女性因为停经所出现的症状或者激素波动所引起的问题,天竺葵精油都有很好的调理作用。

所富含的香叶醇具有很好的抗氧化功效,帮助抵御紫外线的氧化损伤、保护自身细胞的活力。干性和油性的皮肤都适用,具有很好的平衡油脂的分泌。

在缓解焦虑、抑郁等不良情绪时,其中的芳樟醇可以增强神经系统中5-HT的活性,调节情绪。

香茅醇和香叶醇也是蚊虫的克星,蚊虫多的夏秋时节搭配香茅、尤加利调配喷雾可以起到很好的防虫效果,而且味道也非常好闻。

十、茉莉(Jasmine)

【中药名】茉莉(图6-4-60)。

【别名】素馨。

【拉丁名】*Jasminum officinale J. grandiflorum*(大花茉莉、秀英花),*J. sambac*(小花茉莉、中国茉莉)。

【种属】木犀科茉莉属。

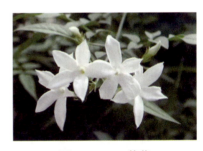

图6-4-60 茉莉

【萃取部位】花。

【产地】埃及、摩洛哥、印度、中国亚热带地区。

【性味归经】辛、微甘,温。归脾、胃、肝经。

【化学成分】乙酸苄酯、临氨基苯甲酸甲酯、沉香醇、植醇、吲哚、素馨酮、茉莉内酯、苯甲醇。

【功效与作用】理气开郁、辟秽和中、解痉止痛、养颜祛斑、修复瘢痕、助产及产后护理。

【主治】头晕头痛,目赤肿痛、迎风流泪、脘腹闷胀、腹胀腹痛、腹泻下痢、耳心痛、心因性失声、肌肤老化干燥、痘痕疤印、孕产期女性护理。

【心理方面】性冷淡、性焦虑、增强女性吸引力。

【使用禁忌】忌内服、请勿大量使用。

【常规配伍】

1. **理气开郁**　常与玫瑰、佛手柑、天竺葵、橙花等配伍使用。
2. **辟秽和中**　常与广藿香、香桃木、杜松、百里香等配伍使用。
3. **解痉止痛**　常与罗勒、苦橙叶、胡椒薄荷、白珠树等配伍使用。
4. **养颜祛斑**　常与意大利永久花、玫瑰草、檀香、玫瑰等配伍使用。
5. **修复瘢痕**　常与乳香、没药、玫瑰、安息香等配伍使用。
6. **助产及产后护理**　常与天竺葵、快乐鼠尾草、依兰依兰、玫瑰等配伍使用。

【常见特性】

1. **生长背景**　素馨属的植物多半是半蔓性的藤木，在芳疗中，我们大致可以分为大花茉莉与小花茉莉两种。叶片深绿，花星状、白色，在夜间时花朵香味最浓。茉莉花材必须在黄昏、花朵初绽时采摘，为了避免夕阳折射，采摘人必须穿黑衣。大约800万朵茉莉花才能萃取出1kg精油，1滴就需要500朵！而且萃取工艺也非常繁复，因此茉莉精油价格昂贵。茉莉起源于中国和印度北部。法国、意大利、摩洛哥、埃及、中国、日本和土耳其生产的茉莉精油最好。

这2种精油的化学类型基本是一样的，但是结构比例有所不同，因此闻起来大花茉莉的气味通常较为浓艳奔放，而小花茉莉则较为清甜婉约。西方人较喜欢大花茉莉的香气，而东方人则较爱小花茉莉的味道。

2. **文化特性**　在华人文化中，茉莉可说是家喻户晓的植物，它与文化及宗教都有很深的牵连，茉莉(Jasmine)甚至是中东与印度人常用的女性名字。

中国人会以小花茉莉的花瓣拿来熏制茶叶，味道清雅，使茶喝起来让人格外舒心，茉莉精油的香气本身也有这样的作用。西方人用茉莉花作为壮阳药草。

明朝医家李时珍提出，茉莉可蒸油取液作面脂、头油，以生发、润肤。

3. **科学研究**　茉莉精油是很多皮肤用品的成分，用来处理调节皮肤油脂，增加皮肤弹性和光泽。茉莉精油能使人身心放松，对于因情绪紧张造成的痉挛很有帮助，也能够强化我们的生殖系统，调整女性激素。也是很多香水的主要成分，使人内外在都能展现优雅气质。茉莉精油大剂量使用会引起头晕、恶心，也会出现皮肤过度干燥等现象，因此要稀释后使用。

十一、桂花(Osmanthus)

【中药名】桂花(图6-4-61)。

【别名】木樨。

【拉丁名】*Osmanthus fragrans*。

【种属】木犀科木樨属。

【萃取部位】花。

【产地】中国淮河流域及以南地区。

【性味归经】辛,温。归肺、脾、肾经、肝经。

【化学成分】紫罗兰酮、沉香醇、牻牛儿醇、罗勒烯、沉香醇氧化物、癸内酯。

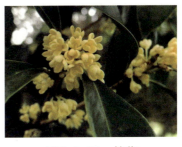

图6-4-61 桂花

【功效】温肺化饮、止咳化痰、散寒止痛、舒缓散瘀、美容养颜。

【主治】胃寒腹痛、心腹冷痛、寒凝腹痛、痰饮咳喘、经闭腹痛、经行不畅、口臭、牙痛、慢性支气管炎、发炎肿痛、肌肤松弛老化、焦虑。

【心理方面】舒缓和化解压力和紧张。

【使用禁忌】孕初期慎用。

【常规配伍】

1. **温肺化饮、止咳化痰**　常与月桂、罗文莎叶、紫苏、乳香等配伍使用。

2. **散寒止痛**　常与姜、肉桂、黑胡椒、黑胡椒等配伍使用。

3. **舒缓散瘀**　常与永久花、姜黄、没药、乳香等配伍使用。

4. **美容养颜**　常与胡萝卜籽、安息香、玫瑰、檀香等配伍使用。

【常见特性】

1. **生长背景**　桂花原产于中国华中、华南一带,有丹桂、金桂、银桂、四季桂等之分,常绿灌木或小乔木,一般秋季开花,花冠颜色范围从银白色,微红色到金黄色都有,开花时芳香四溢、入人心脾。精油则是以金桂为主,采用溶剂萃取法为主,萃取的桂花原精呈淡黄色至棕色,未经稀释的桂花原精闻起来很甜腻,经稀释后会飘散典型桂花香气。桂花精油非常难以萃取,1kg的桂花只能萃取0.3g左右的精油,所以价格昂贵。

2. **文化特性**　中国古人认为桂为百药之长,其花、果、根皆能入药。桂花也常作食用,可酿酒。桂花酒常作为祭祖和祭祖后家人一起服用,有延年益寿之称,也适用于女士饮用,被赞誉为"妇女幸福酒"。以桂花做原料制作的桂花茶和桂花糕也是中国特产,它香气柔和、味道可口。

桂花也是药食两用的中药,味辛、性温,无毒。止咳化痰,对于痰湿体质颇有帮助,化解肌肉酸痛。除此之外,桂花的芳香之性也有助于生津、辟臭,对改善消化不良造成的口臭十分有效。

明朝《本草汇言》中载有桂花"散冷气,消瘀血,止肠风血痢。凡患阴寒冷气,瘕疝奔豚,腹内一切冷病,蒸热布裹熨之"。因此桂花精油对消瘀血也有助益,对于经血排出困难的人而言,也有极佳的帮助,舒缓女性经期不适。

3. **科学研究**　桂花精油富含紫罗兰酮,是护肤的极佳圣品。它促进皮肤血液循环,改善皮肤组织,使皮肤保持活力,改善脸色,过敏、皲裂、老化等问题。

桂花精油有很多健康益处,其香气舒缓而甜美,富含多酚,能缓解压力、紧张、抑郁和疲劳,能提高注意力。

桂花精油以其独特持久的芳香常用于调配高档香水和东方香氛。

十二、檀香(Sandalwood)

【中药名】檀香(图6-4-62)。

【别名】栴檀。

【拉丁名】*Santalum album*,*Santalum spicatum*。

【种属】檀香科檀香属。

【萃取部位】木心。

【产地】印度、澳大利亚。

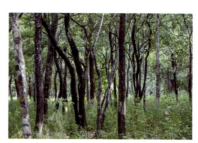

图6-4-62 檀香

【性味归经】辛,温。归脾、胃、心、肺经。

【化学成分】檀香醇、檀香烯、檀香酮、乙酸檀香酯、檀香酸。

【功效】行气温中、开胃止痛、镇静安神、抗菌消炎、除皱祛斑、修复肌肤、促进新陈代谢。

【主治】胸腹冷痛、胃脘寒痛、呕吐食少、失眠、泌尿道感染、感冒发热干咳、皮肤黏膜红肿疼痛、性焦虑。

【心理方面】具镇静特质,能安抚神经紧张和焦虑,使人放松。

【使用禁忌】阴虚火盛、有动血致嗽者禁用。

【常规配伍】

1. **行气温中** 常与豆蔻、姜、黑胡椒、罗勒等配伍使用。

2. **开胃止痛** 常与甜橙、莱姆、杜松、葡萄柚等配伍使用。

3. **抗菌消炎** 常与绿花白千层、桉油樟、德国洋甘菊、松红梅等配伍使用。

4. **镇静安神** 常与薰衣草、橙花、佛手柑、岩兰草等配伍使用。

5. **除皱祛斑、修复肌肤** 常与玫瑰、没药、永久花、乳香等配伍使用。

6. **促进新陈代谢** 常与芹菜籽、柠檬草、胡椒薄荷、穗甘松等配伍使用。

【常见特性】

1. **生长背景** 常说的檀香其实是植物的芯材。常绿小乔木,高6~9m,具寄生根。檀香根部会长出吸盘吸附其他植物的根部,以吸收其他植物的养分,如果幼苗的时候没有寄生成功,那么檀香就很容易死亡。长大后的檀香还是会有寄生特质,但此时檀香已经能自己制造养分供给自身。

檀香主产在印度、中国、马来西亚、澳大利亚及印度尼西亚等地。全年可采。檀香树被称为"黄金之树",因为它全身几乎都是宝,可用来制作器具,还具有重要的药用价值。

2. 文化特性 檀香常用以打坐或冥想时焚烧,以帮助人们获得心灵深处的感受。主要是因为它气味沉稳的因素,加上它的疗愈作用,使人对它的感官偏向于神圣宁静。

檀香在中国文化中也具有神圣的地位,皇室贵族的家具很多由檀香木所制作而成,也习惯在书房和卧室焚烧檀香。

檀香精油Sandalwood用蒸馏法萃取自檀香木的木心,精油木质、细致、甜而带有异国情调。檀香精油颜色从黄色到深棕色都有,质地非常厚重浓稠,它的气味刚开始虽然不是很强烈,但涂在皮肤上的香味会持续很久而且越来越强烈。澳大利亚的檀香精油其实是檀香近亲植物(Eucarya spicata)的精油,层次感相对较差。西印度群岛生产的"檀香精油"和檀香一点关系都没有,因此在购买时需要特别注意学名以及来源。

3. 科学研究 檀香对于各种焦虑状态都有缓解作用,尤其是躁动不安,却又难以把它强制压下的爆裂情绪。

檀香对各种感染发炎症状造成的灼烧感具有安抚作用,可帮助消炎散热。檀香具有很好的亲肤能力,对于干燥、敏感、缺水衰老、油性、毛孔粗大等皮肤都是非常适合使用的。它能改善皮肤发痒、发炎。其抗菌的功效能改善面疱、疖和感染的伤口。檀香精油能够缓解面部皮肤微血管显露。

檀香也有很良好的抗流感病毒作用,在流感期间或许可作为预防与治疗的精油之一。

十三、莎草(Cypriol)

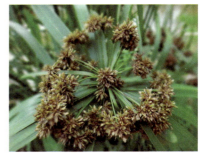

图6-4-63 香附

【中药名】香附(图6-4-63)。

【别名】香附子、莎草、雷公头。

【拉丁名】*Cyperus scariosus*。

【种属】莎草科莎草属。

【萃取部位】根部。

【产地】印度、中国。

【性味归经】辛、微苦、微甘,平。归肝、脾、三焦经。

【化学成分】香附烯(莎草烯)、β蛇床烯、β蒎烯、莰烯、α香附酮、β香附酮、藿香酮、香附醇(莎草醇)。

【功效】疏肝解郁、调经止痛、理气宽中、抗菌消炎、收敛伤口、通经解痉。

【主治】肝郁气滞诸痛证:胁肋胀痛、脘腹胀痛、寒疝腹痛、乳房胀痛、呕吐吞酸、纳呆食少;月经不调诸证:行经困难、闭经、经行腹痛,经前期紧张综合征、更年期综合征。肝炎、皮肤破损、糖尿病、痤疮、荨麻疹、暑热闷晕、脱发。

【心理方面】帮助与潜意识相连,开启智慧,提升直觉、自信,使人从心理创伤中振作复原,修复心理上的伤口。

【使用禁忌】孕期慎用、内热口干、喉干舌绛者忌用。

【常规配伍】

1. **疏肝解郁**　常与佛手柑、柠檬马鞭草、玫瑰、马鞭草迷迭香等配伍使用。
2. **调经止痛**　常与贞洁树、快乐鼠尾草、天竺葵、花梨木等配伍使用。
3. **理气宽中**　常与红橘、苦橙、广藿香、黑胡椒等配伍使用。
4. **抗菌消炎**　常与乳香、没药、白玉兰、月桂等配伍使用。
5. **收敛伤口**　常与白松香、桂花、檀香、岩玫瑰等配伍使用。
6. **通经解痉**　常与快乐鼠尾草、罗勒、永久花、辛夷等配伍使用。

【常见特性】

1. **生长背景**　莎(suō)草为多年生草本植物,具匍匐根茎和椭圆形块茎,于我国华东、华南、西南以及陕西、甘肃、山西、河北、河南等地均有生长,地下的块根称"香附子",可入药。

2. **文化特性**　莎草精油,根部萃取,气味持久、饱满、纯厚,混合了烟熏、甘草、胡椒、泥土之感,这种木质气息并带有麝香般的气味,与穗甘松相得益彰。因此,在印度阿育吠陀疗法中经常使用。李时珍认为,香附"味辛、甘、微苦而性平,为足厥阴、手少阳主药。并兼行十二经,入气、血分"。

《纲目》:"散时气寒疫,利三焦,解六郁,消饮食积聚,痰饮痞满,跗肿,腹胀,脚气,止心腹、肢体、头、目、齿、耳诸痛,痈疽疮疡,吐血,下血,尿血,妇人崩漏带下,月候不调,胎前产后百病。"香附块茎入药具有理气解郁、调经镇痛、祛风止痒、宽胸利痰等作用。

3. **科学研究**　莎草富含的香附酮具有良好的抗氧化、调节腺体的作用,还能促进细胞再生、帮助伤口愈合,同时,对于处理肝脏毒素也非常有效。

多分子的莎草有很好的抗细菌、抗真菌、镇痛、调节月经不调的作用。香附精油中的香附烯,体外实验证明对金黄色葡萄菌和宋内痢疾杆菌有抑制作用。

在香水产业中,莎草还是广藿香的替代品,莎草属植物在古代是制作燃香的重要材料。

十四、降香(jiang xiang)

【中药名】降香(图6-4-64)。

【别名】降真香、紫藤香、降真、花梨木。

【拉丁名】*Dalbergia odorifere*。

【种属】豆科黄檀属。

【萃取部位】树干和根部。

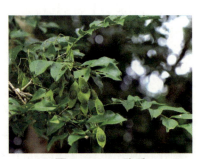

图6-4-64　降香

【产地】中国海南、广东等地区。
【性味归经】辛,温。归肝、脾经。
【化学成分】丁香油精氧化物、橙花叔醇。
【功效】行气活血、消肿生肌、抗菌消炎、止痛止血、抗氧化、抗凝血、抑制血栓。
【主治】肝郁胁痛、脘腹疼痛、跌打损伤、外伤出血、灰指甲、血液黏稠、血栓、白癜风。
【心理方面】面对世俗的眼光、外在的重压,从容淡定。
【使用禁忌】阴虚火盛、血热妄行而无瘀滞者不宜用。
【常规配伍】

1. **行气活血**　常与当归、欧白芷、黑胡椒、佛手柑等配伍使用。
2. **消肿生肌**　常与永久花、蓝艾菊、乳香、安息香等配伍使用。
3. **抗菌消炎**　常与茶树、野马郁兰、肉桂、月桂、丁香等配伍使用。
4. **止痛止血**　常与岩玫瑰、柠檬草、罗勒、薰衣草等配伍使用。
5. **抗氧化**　常与茉莉、玫瑰、雪松、丝柏等配伍使用。
6. **抗凝血、抑制血栓**　常与冷杉、丁香、黑云杉、芹菜籽等配伍使用。

【常见特性】

1. **生长背景**　原产地是海南岛海拔600m以下的地区,不畏土地瘦瘠但成材缓慢,喜光,适合温度20~30℃,密林中无法生长,开阔疏林中则可成直干大材。
2. **文化特性**　中药降香是树干和根的芯材。气香,味微苦。具有行气活血,止痛止血的功效。用来理气止痛,处理气滞血瘀之胸胁心腹痛、跌打损伤瘀肿疼痛。降香常配木香、藿香、砂仁等同用,可治湿阻气滞等恶心、呕吐、腹痛的症状。降香精油是以降香为原材料提取出来的天然药用精油。
3. **现代研究**　降香精油既有化瘀止血镇痛功效,用来处理跌打损伤以及皮肤创口,又有通经化瘀、行气活血的功效,有双向调节的作用,故孕妇需谨慎使用。

十五、玫瑰(Rose)

【中药名】玫瑰(图6-4-65)。
【别名】蔷薇。
【种属】蔷薇科蔷薇属。
【拉丁名】*Rosa damascena*,*Rosa centifolia*,*Rosa alba*。
【萃取部位】花。
【产地】保加利亚、土耳其、摩洛哥以及中国山东、江苏、浙江等地。
【性味归经】甘、微苦,温。归肝、脾经。

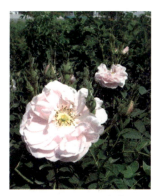

图6-4-65　玫瑰

【化学成分】牻牛儿醇、香茅醇、橙花醇、玫瑰腊、金合欢醇、大马士革酮、玫瑰氧化物、苯乙醇、丁香酚。

【功效】疏肝解郁、醒脾和胃、行气散瘀、消炎止痛、活血调经、美白养颜、平衡女性激素。

【主治】脾胃胀满、情志忧郁、跌打损伤,瘀肿疼痛、经前乳房胀痛、月经不调、经血过多、卵巢功能不佳、子宫下垂、雌激素分泌不足、各种急慢性感染、皮肤美白、肌肤松弛。

【心理方面】感受爱与热情。

【使用禁忌】阴虚火旺慎服。

【常规配伍】

1. **疏肝解郁**　常与甜橙、佛手柑、马鞭草迷迭香、永久花等配伍使用。
2. **醒脾和胃**　常与胡萝卜籽、广藿香、豆蔻、黑胡椒等配伍使用。
3. **行气散瘀**　常与永久花、安息香、罗勒、乳香等配伍使用。
4. **消炎止痛**　常与丁香花苞、月桂、玫瑰草、肉桂等配伍使用。
5. **活血调经**　常与当归、欧白芷根、天竺葵、真正薰衣草等配伍使用。
6. **美白养颜**　常与橙花、芹菜籽、檀香、岩兰草等配伍使用。
7. **平衡女性激素**　常与快乐鼠尾草、贞洁树、茉莉、薰陆香等配伍使用。

【常见特性】

1. **生长背景**　蔷薇属的植物遍布各大洲,主要生产精油的玫瑰为大马士革玫瑰(Rosa damascena),它是千叶玫瑰(Rosa centifolia)与法国玫瑰(Rosa gallica)的杂交种。常见的玫瑰萃取法有水蒸馏以及溶剂萃取,超临界萃取法等,目前以水蒸馏的奥图玫瑰精油最昂贵,它选用保加利亚Kerlovo市内玫瑰谷,萃取自大马士革玫瑰,它要经过两道既费时又昂贵的萃取工序,至少要花8周时间。

2. **文化特性**　玫瑰被称作"花中皇后",自古以来都代表爱与美,除了罗马神话中,代表了维纳斯外,甚至被作为圣母玛利亚的象征。从古至今它都被用来象征爱情,因玫瑰之香能激发性激素,唤起人们爱的激情。几千年前埃及艳后就热衷于泡玫瑰花瓣浴和涂抹玫瑰精油来保养肌肤,使凯撒大帝也成为她的爱情俘虏。

玫瑰在中西方药用历史悠久,法国人从法国革命前就开始蒸馏玫瑰至今,玫瑰纯露是有记载的蒸馏的第一种纯露;在中国著名著作《红楼梦》中提及的玫瑰清露,也是蒸馏而得的玫瑰纯露类似物。

古代主要的生产地在现今的伊朗,这也是伊朗的国花。市面上见到的玫瑰精油除了大马士革玫瑰以外,还有千叶玫瑰以及白玫瑰(Rosa alba,法国玫瑰的培育种之一)。

玫瑰之所以受到喜欢,主要原因除了外观以外,便是它的香气让人感受温馨与爱,在甜蜜的香气中使人有迷醉愉悦的感受。

玫瑰精油含量稀少,提取1kg精油约需5000kg玫瑰,因此价格高昂,常有造假玫瑰油,购买时应注意。

3. 科学研究　玫瑰精油具有很强大的生理效益,具有抗感染、抗自由基、促进皮肤更新、促进神经传导、强化内分泌腺体、提振免疫系统等作用。

玫瑰精油适用于各种肤质,尤其对干燥、敏感、衰老的皮肤有良好的修复作用。促进皮肤细胞再生,从而改善暗色斑,增加光泽,提高皮肤弹性,改善微血管扩张等皮肤问题,是温和的收敛剂。

还能有效治疗常见的妇科病症,如调节月经周期,缓解痛经、经期抑郁和更年期综合征。玫瑰也是温和的抗忧郁剂,能改善睡眠,平抚低落、忧伤、紧张等不良情绪,常常作为产后抑郁症的辅助治疗。

十六、岩玫瑰(Cistus)

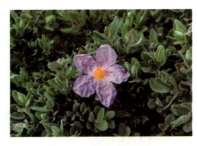

图6-4-66　岩玫瑰

【中文名】岩玫瑰(图6-4-66)。

【别名】胶蔷树、岩蔷薇、半日花、劳丹脂。

【拉丁名】Cistus ladanifer。

【科属】半日花科蔷薇属。

【萃取部位】叶片(胶脂)。

【产地】葡萄牙、西班牙、科西嘉岛、摩洛哥。

【性味归经】归三焦经。

【化学成分】α松油萜、龙脑、乙酸龙脑酯、丁香酚、异薄荷酮、劳丹醇。

【功效】镇静安神、祛痰除湿、解痉止痛、抗菌消炎、修复组织肌肤、收敛结痂。

【主治】感冒咳嗽、鼻炎、病毒感染,支气管炎、关节炎和关节疼痛,青春痘、皮肤擦伤、皮肤黏膜溃疡、免疫力低弱、静脉炎、痔疮。

【心理方面】安定、提振、稳定情绪,帮助挥别过往的混乱思绪和环境,重新面对崭新的未来。

【常规配伍】

1. **抗菌消炎**　常与月桂、桉油樟、茶树、月桂等配伍使用。

2. **镇静安神**　常与安息香、岩兰草、甜马郁兰、真正薰衣草等配伍使用。

3. **祛痰除湿**　常与丝柏、尤加利、迷迭香、柠檬草等配伍使用。

4. **解痉止痛**　常与意大利永久花、白珠树、罗勒、胡椒薄荷等配伍使用。

5. **修复组织肌肤、收敛结痂**　常与乳香、没药、广藿香、玫瑰等配伍使用。

【常见特性】

1. **生长背景**　岩玫瑰是一种灌木,生于地中海。岩玫瑰的品种非常多,大部分并不用来制作精油。用来萃取精油的品种,花通常为白色,叶片窄长、油亮、黏稠,会渗出树脂。主要油脂分布在叶片上,因此叶片看起来油亮亮的。

2. 文化特性 岩玫瑰的使用已经非常久远,过去民间收集岩玫瑰的胶脂通常用水煮叶片取得,或是利用棉布吸取胶脂,再做蒸馏。岩玫瑰气味特殊,具有琥珀、龙涎香的渊源流长感,在香水工艺上经常作为定香剂,也经常用来代替昂贵的龙涎香。在古埃及,埃及艳后常使用岩玫瑰和乳香一起抗老护肤。中世纪随着十字军传入欧洲。

购买时需注意精油浓稠度的问题。若直接取的是胶脂状,建议与酒精对半稀释。

3. 科学研究 岩玫瑰精油具有强劲的生命力和强大的止血收敛伤口功能,也展现出这样的疗愈特质,常常作为伤口的急救用油。研究证明,岩玫瑰具有很好的抗病毒和提升免疫力功效,且安全性很高,适合于治疗儿童罹患的各种病毒感染,例如肠病毒,也常常用来辅助防治流感、水痘、猩红热等疾病。

十七、莲花[Lotus flower(Hindu Lotus)]

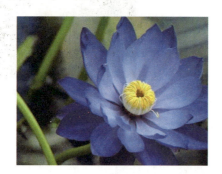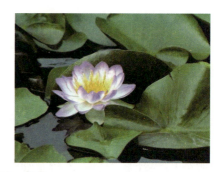

图6-4-67 莲花

【中药名】莲花(图6-4-67)。

【别名】荷花、水芙蓉。

【拉丁名】Nelumbo SP.。

【科属】睡莲科莲属。

【萃取部位】花。

【产地】中国。

【性味归经】苦、甘,平。归心、肝经。

【化学成分】以苯基酯为主。

【功效】散瘀止血,祛湿消风。

【主治】各种出血证、损伤呕血、痔漏下血、湿疹瘙痒、疥疮瘙痒。

【心理方面】净化心灵、缓解紧张与焦虑、消除恐惧、稳定情绪。

【使用禁忌】体瘦气血虚弱者慎用。

【常规配伍】
1. **散瘀止血** 常与意大利永久花、岩玫瑰、天竺葵、丝柏等配伍使用。
2. **祛湿消风** 常与白珠树、芹菜籽、侧柏、冷杉等配伍使用。

【常见特性】
1. **生长特性** 莲花是我们非常熟悉的一种植物,它与荷花同为水上花,都是浮水植物。荷花和睡莲长得很像,但也有区别,主要的区别是在叶子和花卉的生长位置和叶子的形状。莲花的叶和花贴在水面,叶有深裂缝。 莲花的叶和花伸出水面,叶圆形,无裂缝。莲花的品种多达几十种,但无论是哪一个品种,都很容易辨认出。

2. **文化特性** 中国人非常喜欢莲花,常常把莲花看作是君子的象征,出淤泥而不染。莲花也在中医中入药,具有活血止血,去湿消风。治跌损呕血,天泡湿疮。

3种莲花味道有所差别,蓝莲花精油最为浓郁,粉莲花精油中带有一些花朵的甜魅,白莲花的香气中略含苦涩。

3. **现代研究** 一般用于芳香疗法的莲花精油有3种:蓝莲花、粉莲花和白莲花,取材都是新鲜花瓣进行萃取。目前使用的萃取方式有两种。一种萃取方式是古法低温蒸馏,历时90天,使精油的有效活性成分不受温度的影响而变质;另一种是二氧化碳萃取,使精油的成分更加完整,出油率更低,价格也比古法蒸馏更高。将近3000kg鲜花才萃取1000g的精油。

莲花精油的化学成分均以苯基酯为主,具有抗自由基功效,也具有淡斑、补水、抗敏、平衡油脂分泌、消除痤疮、愈合瘢痕,味道有放松、舒缓、让人愉悦的功效,是很多高端品牌护肤所钟爱的成分之一。

十八、缬草(Valerian)

【中药名】缬草(图6-4-68)。
【别名】欧缅草、鹿子草、猫食菜。
【拉丁名】*Valeriana officinalis*。
【种属】败酱科缬草属。
【萃取部位】根。
【产地】欧洲以及印度、尼泊尔。
【归经】归心经。

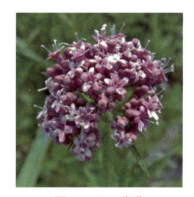

图6-4-68 缬草

【化学成分】β-丁香油烃、天蓝烃、缬草酮、缬草醛、α-松油萜、樟烯、牻牛儿醇、α-萜品醇、龙脑、乙酸龙脑酯、异缬草酸龙脑酯、异缬草酸异丁香酯、异缬草酸。
【功效】镇定神经、舒缓肌肉、抗菌消炎。
【主治】失眠、干咳、感冒、发热、组织黏膜发炎肿胀、流感、性焦虑、泌尿道感染、神经发炎。

【心理方面】稳定并收敛心神。

【使用禁忌】孕妇慎用。

【常规配伍】

1. **镇定神经** 常与快乐鼠尾草、甜马郁兰、穗甘松、苦橙叶等配伍使用。
2. **舒缓肌肉** 常与乳香、没药、葡萄柚、甜罗勒等配伍使用。
3. **抗菌消炎** 常与西洋蓍草、百里香、香蜂草、杜松等配伍使用。

【常见特性】

1. **生长背景** 多年生草本,植株1~2m,开粉红或白色小花,散发浓重气味。
2. **文化特性** 缬草与穗甘松一样,都是败酱草科宿根草本植物,两者的成分和气味也有类似的地方,在功能上也有相近之处。缬草精油的气味混合木香和麝香味道,类似浓郁的人体的体味,因此很多人不喜其味但猫喜欢这个味道,调香上难度也比较大。

在欧洲,缬草为专治失眠的著名古老药方,被称作"神灵的睡眠草",进入18世纪开始用于神经紊乱及失眠的治疗,以及作为镇静剂使用。

3. **科学研究** 缬草是很著名的精神镇定剂,现代科学家致力研究缬草成分,发现它能够帮助平衡GABA(γ氨基丁酸gamma-amino-butyric-acid,GABA),有抗焦虑作用,助眠,尤其对精神紧绷造成的失眠,情绪引发的头痛、血压升高、心悸、肌肉紧绷僵硬等改善效果显著。

缬草对于神经系统引起的各种疼痛发炎,也有相当不错的功效,可以说是神经系统的滋补剂。对于多动症患儿和恐慌症患者,均有显著改善效果。

缬草气味浓重,使用时宜低剂量使用。缬草具有通经效益,因此孕妇需谨慎使用。

十九、依兰(Ylang-Ylang)

【中文名】依兰依兰(图6-4-69)。

【别名】香水树。

【拉丁名】*Canage odorata*。

【科属】番荔枝科香水树属。

【萃取部位】花朵。

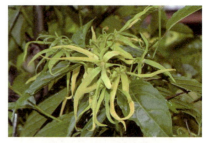

图6-4-69 依兰依兰

【产地】马达加斯加、科摩罗群岛。

【性味归经】归肾经。

【化学成分】α金合欢烯、大根老鹳草烯、金合欢醇、沉香醇、牻牛儿醇、乙酸牻牛儿醇、乙酸苄酯、苯甲酸苄酯、对甲酚甲醚、对甲酚。

【功效】镇静解郁、疏肝理气、滋养心肾、降压、调节皮脂分泌。

【主治】心悸、脘腹胀满、失眠、阳痿早泄、脱发、肠激惹综合征、高血压、油性肌肤。

【心理方面】舒缓紧张神经,平复气愤、沮丧的心情,消除嫉妒心,提升自信心。

【使用禁忌】稀释低浓度使用。

【常规配伍】

1. **镇静解郁**　常与苦橙叶、乳香、永久花、葡萄柚等配伍使用。

2. **疏肝降压**　常与姜黄、甜马郁兰、乳香、柠檬等配伍使用。

3. **滋养心肾**　常与杜松浆果、香蜂草、玫瑰、安息香等配伍使用。

4. **调节皮脂分泌**　常与迷迭香、真正薰衣草、橙花、香桃木等配伍使用。

【常见特性】

1. **生长背景**　依兰依兰是东南亚地区常见的树种,树形状为小乔木,叶片为椭圆形,花片为狭良型,形状妖娆,花朵颜色有黄色、粉红、紫蓝,精油为蒸馏花朵而得,花开时香气浓郁。依兰依兰精油以黄色花朵萃取,平均100kg的花可得到3L的依兰依兰精油。对于精油萃取所用的花朵采摘时间很重要,在清晨采摘的花朵萃取出的精油品质佳,常用来制作香水,因此叫做香水树。香气和茉莉有些像,因此又有"穷人的茉莉"之称。

2. **文化特性**　依兰依兰精油是以蒸馏花朵而得,在萃取过程中,为了要萃取相对应的芳香分子,会做不同时段的蒸馏萃取,共可分为4~5级,其中特级依兰依兰含有较多的酯类成分,而越往后则越是大分子,气味也就比较偏向草香。芳疗中最常使用完全萃取(称完全依兰)或第一道萃取(称特级依兰)的精油。

依兰依兰有着著名的催情作用,除了因花香气息营造气氛外,也能使人放松,在这些地区时常把依兰依兰花朵铺在婚床上。

3. **科学研究**　依兰依兰精油可以激励身体分泌快感激素(内啡肽),激发血清素产生,激发创造力和愉悦心情,并具有很好的助眠功效,尤其适合神经紧张性失眠的人群。

依兰依兰在适当浓度时使用具有养心的功效,对呼吸急促和心跳急促特别有效,有镇定的特性,也能降低高血压,缓解心悸,但过高浓度会起到反作用,宜引发焦虑和无法入睡。依兰依兰还具有止痛作用,对于神经痛、胃痛、经痛等都能有效缓解。但是依兰依兰气味十分强烈,因此在使用时需注意稀释,以免浓度过高、气味过浓引发头晕。

二十、安息香(Benzoin)

【中文名】安息香(图6-4-70)。

【别名】班哲明膠。

【拉丁名】*Styrax benzoin*。

【科属】安息香科安息香属。

【萃取部位】树脂。

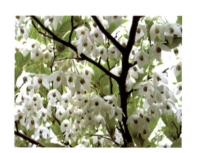

图6-4-70　安息香

【产地】印度尼西亚、中国云南、广西、广东。

【性味归经】辛、苦,平。归心、脾、心包经。

【化学成分】苯甲酸松柏酯、苯甲酸苯甲酯、肉桂酸苄酯、安息香酸、香草素。

【功效】开窍醒神、行气活血解郁、养心宁神、解痉镇痛、抗菌消炎、促进伤口愈合。

【主治】支气管炎、咳嗽、感冒等上呼吸道发炎,肺结核、肌肤破损、瘢痕、痤疮、带状疱疹、神经性皮肤炎、湿疹、干癣、风湿病、关节炎、肌肉疼痛、冻疮。

【心理方面】抒解压抑状态,安抚焦虑、紧张、恐惧、丧亲之痛等情绪问题,帮助切断过去,纠正心理偏执。

【使用禁忌】低剂量稀释使用、阴虚火旺者慎服。

【常规配伍】

1. **开窍醒神**　常与香蜂草、胡椒薄荷、迷迭香、尤加利等配伍使用。

2. **行气活血解郁**　常与意大利永久花、甜橙、佛手柑、豆蔻等配伍使用。

3. **抗菌消炎**　常与月桂、百里香、玫瑰草、绿花白千层等配伍使用。

4. **解痉镇痛**　常与白珠树、德国洋甘菊、甜罗勒、黑胡椒等配伍使用。

5. **养心宁神**　常与依兰依兰、罗马洋甘菊、玫瑰、花梨木等配伍使用。

6. **促进伤口愈合**　常与薰衣草、没药、檀香、乳香等配伍使用。

【常见特性】

1. **生长背景**　安息香原生于东南亚地区的常绿乔木,叶片背面白,开小白花,果实呈尖角状,全株皆有淡香气。安息香树木的生长速度很快,树龄较大时会产生胶汁,当树干直径30cm,约5m高,可以开始采收树脂。8岁以上树龄划伤其树干取得到树脂液体,干燥氧化后呈橘红色。

2. **文化特性**　安息香透过海陆贸易进入中东,再由中东传入中国,因传入的国家叫做安息国,因此称为"安息香",意为安息国传来的香脂。

印尼与泰国均出产安息香,但因其所产的安息香是同属不同种(*Styrax tonkinense*),在化学结构上也有所不同,因此不建议比较两者优缺点。

安息香还不能算是精油,因为它是将树脂直接以溶剂溶解而成,散发着甜蜜的香草味道。安息香精油树脂溶液呈褐色,胶质状,黏度很高,不易从瓶内滴落,建议用滴管或者竹签沾取,事先稀释成合适的浓度,使用比较方便。安息香精油许多分子会溶于水,加入水中时因为溶解水的关系,会使水变混浊,滴入油中也可见其分离的形态。综上原因,安息香在使用时,建议与其他精油混合使用,而在配制按摩油配方时应先充分摇晃均匀。

3. **科学研究**　安息香精油能够加速结疤和伤口愈合,促进上皮组织形成,适合受伤、干燥、老化的肌肤,可以用于富贵手、伤口、冻疮、皮肤皲裂、干燥肌肤、皮肤炎、面疱、瘢痕等皮肤状况,是很理想的皮肤与黏膜护理用油。呼吸系统方面,也能够祛痰,温暖心肺区域,安息香是感冒糖浆的原料,常常作为酊剂,用来处理呼吸道的问题。对呼吸道黏膜发炎有抑制作用,安息香精油也可以止咳(尤其有夜咳症状时)。

据临床研究发现,安息香具有促进肠胃道蠕动的作用,可用于消化不良的改善。另外,安息香属于温和镇静剂,常被用于长者的情绪问题。

二十一、菖蒲(Calamus)

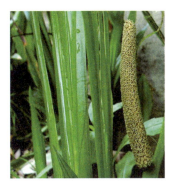

图6-4-71　菖蒲

【中文名】菖蒲(图6-4-71)。

【别名】白菖蒲、藏菖蒲。

【拉丁名】*Acorus calamus*。

【科属】天南星科菖蒲属。

【萃取部位】根部。

【产地】中国长江流域以南各省均有分布,印度、尼泊尔。

【性味归经】辛、苦,温。归心、胃经。

【化学成分】β细辛脑、细辛醛、菖蒲酮、β丁香油烃氧化物。

【功效】开窍豁痰、醒神益智、化湿健脾和胃、宁神助眠;抗菌消炎驱虫。

【主治】痰湿痰热蒙蔽清窍及中风痰迷心窍之闭证神昏、神志昏乱、癫痫抽搐、高热不退、神昏谵语、舌强不语、咳嗽、气喘、脘闷腹胀、瘖满疼痛、身热吐泻、胃痛腹痛、烦躁失眠、健忘、耳鸣耳聋、牙痛、水肿、神经衰弱、心律不齐、肺炎。

【心理方面】改善抑郁症、躁郁症。

【使用禁忌】孕妇、婴儿忌用。阴虚阳亢、烦躁汗多、咳嗽、吐血、滑精者慎服。

【常规配伍】

1. 开窍豁痰　常与大西洋雪松、乳香、丝柏、芫荽籽等配伍使用。

2. 醒神益智　常与迷迭香、尤加利、胡椒薄荷、甜橙等配伍使用。

3. 化湿健脾和胃　常与柠檬、甜茴香、豆蔻、广藿香等配伍使用。

4. 抗菌消炎驱虫　常与百里香、艾叶、花梨木、柠檬草等配伍使用。

5. 宁神助眠　常与薰衣草、佛手柑、橙花、当归等配伍使用。

【常见特性】

1. 生长背景　菖蒲为剑叶,半水栖,多年生,地下长根茎,全年可采收。菖蒲种类繁多,原产中国及日本,北温带均有分布。

2. 文化特性　在阿育吠陀医学中通常用于治疗中枢神经系统异常的传统药用植物。同时也被用来治疗失眠、高血压、抑郁症、癫痫、疫病、发热、胀气、肠胃蠕动缓慢。

尼泊尔农夫会在农田的田埂边上种植菖蒲用以驱虫。

菖蒲是中国传统文化中可防疫驱邪的灵草,每年端午节时家家户户均会在门前挂菖蒲和艾草。因为菖蒲为天中五瑞之首，被视为感百阴之气，插在门口可以避邪。所以称它为水剑，后来的风俗则引伸为蒲剑，可以斩千邪。菖蒲全株，可作香料或驱蚊虫；菖蒲的根茎可制香味料。茎、叶可入药。历代中医典籍均把菖蒲根茎作为益智宽胸、聪耳明目、祛湿解毒之药。

菖蒲精油为根部萃取，具有温暖甜美的香味（像龙眼干的气味）。

《本草图经》："采之初虚软，暴干方坚实，折之中心色微赤，嚼之辛香少滓。人多植于干燥沙石土中，腊月移之，尤易活。又蜀人用治心腹冷气㽲痛者，取一、二寸捶碎，同吴茱萸煎汤饮之良。"

《医学心悟》：菖蒲芳香化湿、燥湿，又行胃肠之气。治疗湿浊、热毒蕴结肠中所致之水谷不纳，痢疾后重等。

3. 科学研究　菖蒲精油可刺激神经和血液循环，常用来处理肌肉肿胀和风湿病、关节炎、痛风。因其具毒性（β细辛醚），菖蒲精油有抑制任何生物的生长，该属性可以用来抵抗内外部的感染。可用于处理真菌感染的皮肤病、疥癣，对细菌感染的痘痘，尤其是消红肿烂痘的效果特别好。

菖蒲精油有内部提升的效果，协助正在经历或已经经历老化造成的脑部创伤，或其他原因的记忆丧失、健忘。有助于修复完成脑组织和神经元的某些损失。

低剂量的菖蒲精油可诱发睡眠，是一个非常有效的镇定剂。对于焦虑、躁郁而造成的失眠患者能有很大的帮助。其安神的作用在于放松身体和心灵，帮助人们调整脑波获得良好的休息。

第七篇 中医芳香疗法植物油

第一章 绪论

植物油大家并不陌生,我们经常在护肤品成分中看到的荷荷巴油、玫瑰果油等,或者按摩中常看到的甜杏仁油、葡萄籽油等都是植物油。那么,植物油有哪些功效?植物油在芳香疗法中扮演何种角色?本章将为大家重点介绍。

植物油是无法挥发的的油,它停留在皮肤上不能挥发,通过植物的主要代谢产生。植物起源于世界不同地区,具有独特的环境、土壤条件和邻近地区的动植物。因此,有一些化学成分、化学类型的差异,但植物油差异化相对于精油少得多。

芳香疗法中,100%纯精油浓度是原生植物的70~100倍,过高浓度的精油直接接触皮肤,容易造成对皮肤的刺激与敏感,因此需要稀释后使用,也需要加入适当的缓冲剂。植物油具有非常好的与皮肤的亲和力以及有效渗透表皮层的能力,因此芳香疗法常常使用植物油作为稀释剂稀释精油,以协助精油"通过"皮肤进入血液和淋巴系统。因此,植物油在芳香疗法中被称为基底油,英文为 base oil、foundation oil 或称 carrier oil(即携带油,表示携带精油成分进入体内),植物油在芳香疗法中扮演如同中药处方中"佐药"的角色。

在芳香疗法中,稀释精油最常用的是植物油,被称为油剂。除了利用植物油作为基底,还有水剂、胶基、乳剂等,彼此的吸收度各不相同,需要根据个案的状况来选择使用。

芳香疗法一般不会选择矿物油,比如凡士林,这些油体来自于石油,无法为人体所代谢。

第二章
植物油的有效组成成分

油脂分为两类:油和脂肪,常温下呈液态的称为油,呈固态的称为脂肪。植物中的油脂大多呈液态。植物油中的成分主要是油脂和脂肪伴随物(维生素、矿物质、生物碱等)。油脂的主要构成是甘油和脂肪酸。植物油中的有效成分为脂肪酸和脂肪伴随物,它们不仅决定这植物油的功效,还会影响植物油的特性,例如氧化度、稳定性等。

第一节 脂 肪 酸

脂肪酸是一种有机酸,化学基本结构由碳链组成(图7-2-1)。

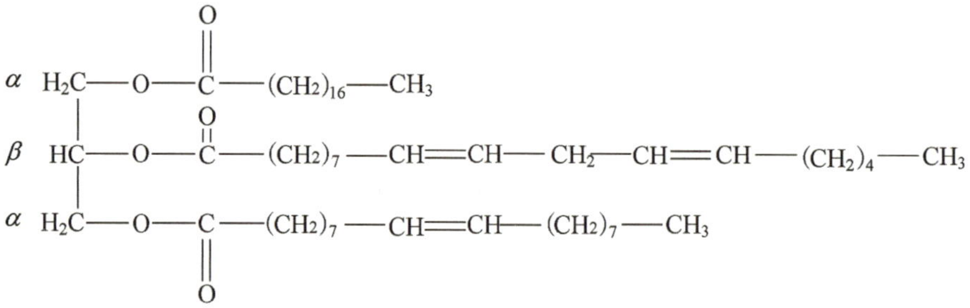

图7-2-1 脂肪酸化学基本结构

一、脂肪酸的分类

(一)脂肪酸根据其化学链中C原子的数量分类

短链(4~6个C)如:奶油的脂肪酸链;中链(<12个C)如:月桂酸(椰子油);长链(<24

个C)如:油酸(甜杏仁油)。

(二)脂肪酸根据其化学链中的双链数量分类

脂肪酸分类如图7-2-2。

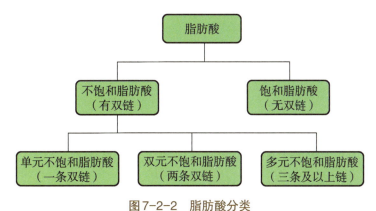

图7-2-2 脂肪酸分类

1. 饱合脂肪酸 无双键,不易变质,稳定,滋润,常温易成固态。例如:月桂酸(椰子油),动物油脂

2. 单元不饱合脂肪酸 一个双键,滋润度好,延展性好。

例如:油酸(甜杏仁油、橄榄油),棕榈油酸(酪梨油)。

3. 多元不饱合脂肪酸 疗效强,易吸收,锁水性相对差,易变质。

例如:γ亚麻油酸GLA(月见草油)、α亚麻油酸ALA(玫瑰籽油)。

4. 双元不饱和脂肪酸 功效及特点位于上面两者之间。

例如:亚麻油酸LA(葡萄籽油)。

(三)常见脂肪酸及其化学分子结构式

详见表7-2-1。

表7-2-1 常见脂肪酸及其化学分子结构式

脂肪酸	系统名称	速记表示	分子式
羊脂酸	正癸酸	C10:0	$C_{10}H_{20}O_2$
月桂酸	十二烷酸	C12:0	$C_{12}H_{24}O_2$
豆蔻酸	十四烷酸	C14:0	$C_{14}H_{28}O_2$
棕榈酸	十六烷酸	C16:0	$C_{16}H_{32}O_2$
硬脂酸	十八烷酸	C18:0	$C_{18}H_{36}O_2$

(续表)

脂肪酸	系统名称	速记表示	分子式
花生酸	二十烷酸	C20:0	C20H40O2
月桂烯酸	顺-9-十二碳烯酸	9c~12:1	C12H22O2
肉豆蔻酸	顺-9-十四碳烯酸	9c~14:1	C14H26O2
棕榈油酸	顺-9-十六碳烯酸	9c~16:1	C16H20O2
油酸	顺-9-十八碳烯酸	9c~18:1	C18H34O2
芥酸	顺-13-二十二碳烯酸	13c~22:1	C22H42O2
亚油酸	顺-9,顺-12-十八碳二烯酸	9c,12c~18:2	C18H32O2
亚麻酸	顺-6,顺-9,顺-12-十八碳三烯酸	6c,9c,12c~18:3	C18H30O2
α-桐酸	顺-9,反-11,反-13-十八碳三烯酸	9c,11t,13t~18:3	C18H30O2

第二节　脂肪伴随物

脂肪伴随物虽然在植物油中含量甚微，但是其功效却不容小觑，这些脂肪伴随物包括植物色素、维生素、植物固醇、矿物质、芳香分子等，其近年来发挥的功效越来越受到重视。研究发现，它们不仅可以让脂肪酸功效达到充分的发挥，其本身还具有阻挡体内自由基生成、提高免疫力、预防慢性疾病、保护细胞等功能。植物油中常见的脂肪伴随物如图7-2-3。

第三节　顺式脂肪酸和反式脂肪酸

不饱和脂肪酸因其结构中氢原子的方位不同分为顺式脂肪酸和反式脂肪酸。反式脂肪酸对人体有害，进入人体后，大都滞留于人体，进而增加罹患心脏血管等疾病的概率。反式脂肪酸几乎无处不在，有天然的（像牛羊肉、羊奶等中含有，但含量不高），更多的是由不饱和脂肪酸在加工中产生的反式脂肪酸，例如氢化反应（为控制产品的软硬度，将油体

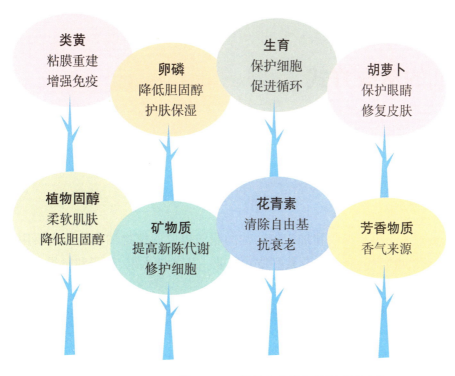

图7-2-3 植物油中常见的脂肪伴随物

硬化,如起酥油、奶等)和高温加热产生(例如制作工程中的高温或烹饪过程中的油炸、油煎等,植物油加热一般超过150℃的高温,就会产生反式脂肪酸)。

第四节 精炼植物油和未精炼植物油

精炼植物油是在未精炼植物油的基础上,通过"精炼"这一步骤提炼出来的。精炼技术包括:去黏液化、去酸化、漂白、去臭、蒸馏等。植物油在精炼时根据用途选择用那些精炼技术,例如只是想去除植物油本身的气味,可以选择蒸馏步骤。因此植物油在精炼后,其含有的脂肪酸成分会发生改变,且无法保留大部分的脂肪伴随物。因此精炼植物油相对于未精炼的植物油来说,其营养价值和功效会大打折扣,并且大部分精炼植物油无色无味。

一般美妆产品中用的植物油都是经过"精炼"处理,如漂白去色、蒸馏去味,以追求产品的"美感"。

第三章
植物油的萃取方式

植物油加工业涉及提取和加工植物油的脂肪提取。植物油和脂肪主要用于人类消费，但也用于动物饲料、医药以及某些技术行业。从各种水果、种子和坚果中提取油和脂肪的过程包括脱壳、清洁、粉碎和调节。

植物油提取过程通常是机械性的，如煮沸水果，压榨种子和果实；或涉及使用溶剂如己烷。煮沸后，液体油脱脂；压榨种子和果实后，进行过滤；在溶剂萃取之后，则分离粗油、蒸发并回收溶剂。提取完成后调节残留物，例如使用干燥技术，再加工产生副产品，如动物饲料。植物油的精炼包括脱胶、中和、漂白、除臭、深度精炼。

第一节 冷 压 法

冷压榨就是将种子或坚果在温度为38~50℃中缓慢地压榨。压榨的复杂程度决定是否可以更快出油，但人为地保持低温度可以更好地保证油的营养。

压榨时，达到的温度取决于坚果或种子的硬度。坚果或种子越坚硬，需要更多压力提取油，反过来产生更多的摩擦和更高的温度。

冷压油会花费更多成本和时间，并且也比精炼生产的油少，因此冷压作为一种生产方式并不常见。

大多数公司使用推出器进行压榨和过滤（精炼）。当推出器压榨时，温度达到80℃，有时更高，其优点是产量提高，提取过程可以减少细菌、真菌孢子和其他不良成分影响。一些传统的芳香疗法治疗师认为冷压油更好，但这是一个专业讨论的话题。冷压并不意味着低室温或寒冷，这是一个思维陷阱。实际上当进行"压榨"坚果或种子时，总会有热量产生。冷压并非"冷"，它指的是在压榨的过程中不人为地引入热量。

冷压油被认为具有更多的营养素，即维生素、脂肪酸和酶。然而，它们中也会含有细菌和真菌孢子等，它们可能会导致植物油早期腐败和酸败，这本身就会损害营养水平，并且引起更多关注的是那些销售广泛的产品中含有这种情况的冷压油后会增加皮肤反应的可能性。冷压油的保质期相对来说更短，这也是专业芳香疗法实践中的一个问题，销售的产品或被用于专业情境中，例如芳香疗法治疗，冷压油中即便是轻微氧化，也会具有更高风险，例如导致皮肤过敏。

在人为控制的温度下精炼，例如我们提供的基础油，可以减少这个问题并保持质量，而不会发生氧化。什么是最好的？这个问题没有明确的答案，因为它取决于使用环境及应用。

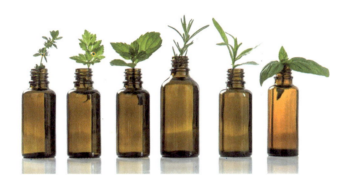

对于非专业研究环境，如水疗中心、诊所、美容院，或者由信誉良好的制造商提供的零售成品油，不会使用过高温度并避免任何化学萃取，因为保质期至关重要。如果成品油用于敏感性皮肤、破溃皮肤、痤疮或非特异性皮疹，使用精制油是可取的，可以避免细菌或真菌感染皮肤。总的来说，储存在优质条件下的新鲜未精制油不太可能发生问题。重要的是要注意到，精制油在特定环境中失去颜色，因为颜色会改变盛放成品油的瓶子的颜色和零售外观。然而，在家庭制作的情况中，个人芳香疗法环境用户可能会喜欢不同颜色的油，提供的视觉效果。

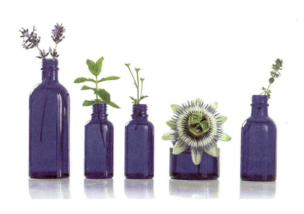

第二节 浸泡法

将花草放在植物油中浸泡加工制成的油体,称为浸泡植物油。

常用浸泡花草:金盏花、圣约翰草、山金车、紫草、积雪草、栀子花、薰衣草、迷迭香等。

常用浸泡植物油:橄榄油、芝麻油、椰子油、荷荷巴油、甜杏仁油等。

将这些花草放在植物油中一段时间,等待植物里的脂溶性高效物质慢慢溶出。将植物的精华从植物中萃取,这样的方法,更能保有植物油的疗效和营养成分。这也让浸泡萃取的植物油格外的珍贵。

第三节 溶剂萃取法

这种方法是通过将要萃取的植物种子和果实先打碎,然后在60~70℃的温度下加热,最后加入己烷等化学溶剂"溶出"油。这种方法萃取率一般高达99%,但是因为用来萃取的化学溶剂大多具有毒性,且在蒸发过程中,这些溶剂也很难完全挥发掉而残留在植物油中,这类植物油的味道会和植物油的原味相差甚远,且往往气味强烈难闻。一般这种方法萃取的植物油须得经过精炼才会拿来使用,但不建议内服。

第四章
植物油的功效及其使用方法

第一节　植物油的功效

植物油的功效常见以下几个方面。

一、作为基底油使用

植物油稀释精油，充分携带精油成分，并抑制精油挥发速度，使精油成分能充分渗透至皮下，运送有效成分至体内。

二、延展性

按摩用的精油加入植物油中，可以减轻精油对皮肤的摩擦刺激，并增加延展性，有利于按摩顺畅进行。

三、护肤、护发

不同植物油有不同的护肤、护发功效。

四、对于生理功能的调整

植物油具有平衡体内激素，提高身体免疫力，预防心血管疾病、加速新陈代谢等功能。

第二节　植物油的使用方法

一、按摩法

单独或者稀释精油后,用于面部和身体涂抹或按摩,增加按摩的延展性,同时滋养面部和身体肌肤,调理身体。使用形式包括油浴和湿敷。

二、油漱法

植物油漱口,起源于印度阿育吠陀,又称油拔法。利用植物油将口中的细菌、毒素等"拔"出来,具有美白牙齿、降低口腔细菌、改善口臭、减少口腔疾病发生、预防因为口腔问题发生的疾病等功能。

每次油漱的油量为5ml左右,时间为10~15min。

三、口服法

植物油从植物的种子和果实中萃取,因此非常的安全,可以口服。当然,口服的植物油需要选择正规生产的冷压精炼植物油。每种植物油因含有的成分不一样,口服将会达到不同的功效。例如口服月见草油可以改善女性妇科问题,口服芝麻油可以调理肌肤炎症、湿疹等。

植物油口服用量,成人每天10ml左右,儿童5ml左右。可以选择直接饮用,也可以涂抹在面包上或者做凉拌菜等方式。

第三节　植物油的储存方法

储存植物油必须注意以下几点:①储存在密封容器中;②远离热源、光源和潮湿;③所有瓶子必须贴上适当的标签,标签内容包括通用名称、植物学名称、使用期限和或生产日期、原产国等信息。

第五章
芳香疗法中常用的植物油

一、葡萄籽油（Grapeseed oil）

详见表7-5-1。

表7-5-1　葡萄籽油

学名	Vitis vinifera	科属	葡萄科	主要产地	法国
色泽	淡绿色	气味	果香	质感	清爽
萃取方式	加温萃取法			萃取部位	种子
氧化度	中			渗透力	普通
延展性	一般			稳定性	一般
主要成分	亚麻油酸70、油酸20、饱和脂肪酸10、脂肪伴随物（原花青素、类黄酮）				
主要功效	抗氧化、消炎、保湿、延缓皱纹的产生、改善血液循环，对心脏、血管及免疫系统有帮助				
适用肤质	所有肤质（尤其适合油性肌、敏感肌、混合肌肤）				
使用方法	单独使用或者混合使用，可内服				
注意事项	无				

二、甜杏仁油（Sweet almond oil）

详见表7-5-2。

表7-5-2　甜杏仁油

学名	Prunus dulcus	科属	蔷薇科	主要产地	地中海地区
色泽	淡白色至黄色	气味	坚果味	质感	清爽不涩

(续表)

萃取方式	低温压榨法	萃取部位	扁桃
氧化度	慢	渗透力	慢、强
延展性	强	稳定性	不好
主要成分	油酸80,亚麻油酸15,饱和脂肪酸6、α生育酚		
主要功效	滋润柔软肌肤,皮肤锁水能力非常好,常被化妆品添加 抗细菌,抗真菌,消炎、止痒,对因湿疹、干癣、皮肤炎引起的瘙痒感有抑制作用 抑制络氨酸酶活性化,阻止黑色素生成,具有防晒美白功效,加入具有防晒修护的精油使用效果更加,如薰衣草等 缓解龟裂、过敏和瘙痒症状 延展性好,最常用的按摩油		
适用肤质	所有肤质(尤其适合干性及敏感肌);婴儿及孕妇也可以使用		
使用方法	单独使用或者混合使用,可内服		
注意事项	对甜杏仁过敏者慎用 选用甜杏仁,不用苦杏仁(含毒性成分)甜杏仁 也有,少量 虽然含有油酸,但是与空气接触容易变质,保存时同时需要避开阳光直射		

三、杏桃仁油(Apricot kernel oil)

详见表7-5-3。

表7-5-3 杏桃仁油

学名	Prunus armeniaca L	科属	蔷薇科	主要产地	地中海地区
色泽	淡黄色	气味	坚果味	质感	浓稠
萃取方式	低温压榨法			萃取部位	核仁
氧化度	慢			渗透力	慢、强
延展性	强			稳定性	一般
主要成分	富含矿物质和维他命,尤其维他命A,并有很丰富的亚麻油酸				
主要功效	天然的保湿剂,比甜杏仁油腻,吸收度更好,具有很好的滋润软化肌肤功效,是面霜、乳液,护肤皂中常添加的植物油 促进新陈代谢,形成皮脂膜,保护肌肤免受紫外线伤害,使肌肤纹路细致化,延缓肌肤衰老 和甜杏仁一样具有很好的消炎止痒功效				

适用肤质	所有肤质（尤其适合干性及敏感肌）；婴儿及孕妇也可以使用
使用方法	单独使用或者混合使用，外用为主
注意事项	对杏桃仁过敏者慎用，与空气接触容易变质

四、荷荷巴油（Jojoba oil）

详见表7-5-4。

表7-5-4　荷荷巴油

学名	Simmondsia chinensis	科属	油腊树	主要产地	以色列、墨西哥
色泽	金黄色	气味	无	质感	不油腻、清爽
萃取方式	低温压榨法			萃取部位	种子
氧化度	非常慢			渗透力	强
延展性	极佳			稳定性	极好
主要成分	植物蜡质97%、脂肪伴随物（维E为主）				
主要功效	与皮肤相容性高，保护皮肤免受外界侵害，增强皮肤弹性；消炎控油，改善湿疹、痤疮现象；抗氧化，含有大量维E，可降低细纹和皱纹的产生；有SPF3-4的天然防晒系数，天然防晒剂；与其他植物油混合使用，可增加油品的保存期限				
适用肤质	所有肤质				
使用方法	单独使用或者混合使用，外用，不可内服				
注意事项	荷荷巴油是液态蜡，在10℃时，会变成固体，室温低于10℃时则又变回液体				

五、玫瑰果油（Rosehip seed oil）

详见表7-5-5。

表7-5-5　玫瑰果油

学名	Rosa rubiginosa	科属	蔷薇科	主要产地	智利
色泽	琥珀色	气味	青草味	质感	稍有黏性
萃取方式	低温压榨法			萃取部位	种子
氧化度	快			渗透力	快
延展性	良好			稳定性	不好

(续表)

主要成分	亚麻油酸40%、α亚麻油酸40%、脂肪伴随物1%
主要功效	促进皮肤再生,恢复细胞膜功能完整性,可预防及淡化细纹、瘢痕等;促进肌肤微循环,维持肌肤角质生成速度,具有很好的锁水保湿功效;调理皮脂腺,抑制发炎;预防皮肤老化,适合熟龄皮肤
适用肤质	所有肤质
使用方法	外用,不可内服
注意事项	玫瑰果油因为很有大量的高度不饱和脂肪酸,所以无法长期保存,鉴于其极佳的护肤功效及珍贵性,通常被制成胶囊形式来保存,增加其保存时间

六、橄榄油(Olive oil)

详见表7-5-6。

表7-5-6 橄榄油

学名	Olea europaea	科属	木犀科	主要产地	地中海地区
色泽	淡绿色	气味	橄榄果实香	质感	黏稠、厚重
萃取方式	低温压榨法		萃取部位	果实	
氧化度	快		渗透力	快	
延展性	一般		稳定性	良好	
主要成分	约75%油酸、15%饱和脂肪酸、10%亚麻油酸,脂肪伴随物1%左右				
主要功效	软化、保湿肌肤,同时可以抗老化,减少皱纹生成;杀菌消炎、镇静止痒,适合任何皮肤发炎的状况,如日晒、虫咬、烫伤、瘙痒等;头皮保养,可预防掉发、白发等;口服橄榄油,具有很好的保护心脏、消炎、降血压功效,可预防高血脂、脂肪肝,并有助于减少高血压病、冠心病、脑中风等慢性心血管疾病的发病率				
适用肤质	干燥肌、熟龄肌				
使用方法	可内服(略微加温不会影响其功效)				
注意事项	几乎不会过敏,与芝麻油、椰子油并称排毒三大植物油,中性				

七、芝麻油（Sesame oil）

详见表7-5-7。

表7-5-7　芝麻油

学名	Sesamum indicum DC	科属	胡麻科	主要产地	中国、印度等
色泽	淡黄色,偏白	气味	坚果味	质感	稍有黏性
萃取方式	低温压榨法、常温压榨法			萃取部位	种子
氧化度	慢			渗透力	强
延展性	一般			稳定性	良好
主要成分	复合性油酸亚麻油酸群(油酸42、亚麻油酸44)、不饱和脂肪酸14、芝麻酚				
主要功效	重要的净化油,其脂肪伴随物可与重金属物质及毒素结合;芝麻酚的抗氧化作用,可预防肌肤提早老化;皮肤和神经系统的滋补剂,强化皮肤免疫力,强化心灵力量;刺激血液循环,活化人体新陈代谢				
适用肤质	干燥肌、熟龄肌				
使用方法	单独使用或者混合使用,内服(可加热)				
注意事项	容易过敏,与橄榄油、椰子油并称排毒三大植物油,偏热性,炎症发作时不适合使用				

八、椰子油（Coconut oil）

详见表7-5-8。

表7-5-8　椰子油

学名	Cocos nucifera L	科属	棕榈科	主要产地	东南亚地区
色泽	白色至淡黄色	气味	清甜香	质感	固态、结晶状
萃取方式	低温压榨法			萃取部位	果肉
氧化度	极慢			渗透力	强
延展性	一般			稳定性	极好
主要成分	饱和中链脂肪酸65%(月桂酸约占45%),饱和长链脂肪酸30%(以肉豆蔻酸为主),油酸5%,脂肪伴随物1%				
主要功效	月桂酸可以促进机体代谢,抑制细菌和真菌,对黏膜组织有保护作用;月桂酸是母乳中的重要组成成分,可提高婴儿身体免疫力;帮助皮肤锁水,镇定灼热、红肿及过敏皮肤,治疗神经性皮炎;可用于护发及头皮护理				

(续表)

适用肤质	所有肤质（尤其适合干性肌肤和敏感肌肤）
使用方法	单独使用或者混合使用，内服（可高温加热）
注意事项	容易过敏，与橄榄油、芝麻油并称排毒三大植物油，偏凉性，常温下为固体脂肪态，高温下溶解为液态（熔点为24~27℃）

九、酪梨油（Avocado oil）

详见表7-5-9。

表7-5-9　酪梨油

学名	Persea americana	科属	樟科	主要产地	中美洲
色泽	清透至微微的绿色	气味	温和	质感	黏性强，厚重
萃取方式	低温压榨法			萃取部位	果肉
氧化度	慢			渗透力	强
延展性	极佳			稳定性	极好
主要成分	油酸70%、饱和脂肪酸15%、棕榈油酸6%、亚麻油酸10%、卵磷脂、鲛鲨烯				
主要功效	绝佳的皮肤柔软剂，补水锁水，帮助细胞重建，促进肌肤内结缔组织的生成；酪梨油的吸收能力极佳，可以很快进入肌肤底层，因此经常在护肤油和护肤霜中加入酪梨油，这样可以增加产品的延展性，能够很快的进入肌肤内；抗炎镇静，改善晒伤皮肤，有SPF3~4的防晒指数；刺激毛发生长，改善毛发光泽				
适用肤质	所有肤质（尤其适合干性缺水肌肤、熟龄肌肤）				
使用方法	单独使用或者混合使用，内服（可加热）				
注意事项	无				

十、乳木果油（Shea butter）

详见表7-5-10。

表7-5-10　乳木果油

学名	Vitellaria paradoxa	科属	山榄科	主要产地	非洲西部
色泽	乳白偏黄	气味	坚果香	质感	细腻
萃取方式	低温压榨法			萃取部位	种子

(续表)

氧化度	慢	渗透力	强
延展性	好	稳定性	极好
主要成分	油酸49%、亚麻油酸5%、脂肪伴随物4%~10%(三萜烯醇、维生素E、维生素A、尿囊素等)		
主要功效	锁水保湿,光滑皮肤,抗衰老;护肤品中的稠化剂,易延展,滋润皮肤;维持肌肤角质正常化(角质化的肌肤可以变得更柔软,而皮肤较薄的肌肤,能刺激它们的皮肤角质化,增加皮肤的抵抗力);可停留在肌肤表层形成保护层,清爽不油腻;抗菌消炎,愈合伤口		
适用肤质	所有肤质(尤其适合干性缺水肌肤、敏感肌肤)		
使用方法	外用		
注意事项	常温下为固态,熔点为34~35℃		

十一、圣约翰草浸泡油(St. John's Wort)

详见表7-5-11。

表7-5-11 圣约翰草浸泡油

学名	Hypericum perforatum	科属	金丝桃	主要产地	欧洲
色泽	宝石红	气味	香料味	质感	不干不涩
萃取方式	浸泡法(多以橄榄油浸泡)			萃取部位	花、叶
氧化度	快			渗透力	强
延展性	一般			稳定性	一般
主要成分	贯叶金丝桃素、类黄酮、花青素等				
主要功效	舒缓肌肉紧绷,风湿关节疼痛;抗菌抗病毒,治疗伤口、抑制发炎,适用于多种皮肤问题;镇定神经,轻微抗忧郁;金丝桃素可抗忧郁,情绪镇定				
适用肤质	所有肤质(尤其适合油性、敏感肌肤)				
使用方法	单独使用或者和其他植物油混合调配使用,可内服				
注意事项	轻微光敏性,也被称为金丝桃浸泡油				

十二、金盏花浸泡油（Calendula oil）

详见表7-5-12。

表7-5-12　金盏花浸泡油

学名	Calendula officinalis	科属	菊科	主要产地	亚洲西南部
色泽	橘黄色	气味	菊花香	质感	厚重
萃取方式	浸泡法（多以橄榄油或椰子油浸泡）			萃取部位	花
氧化度	较快			渗透力	一般
延展性	一般			稳定性	一般
主要成分	β胡萝卜素、皂苷、黄酮苷、树脂、维A等				
主要功效	菊花的味道，具阳光能量，沮丧和重病患者驱散阴霾；护肤，收敛、软化、保湿、去角质；滋补修复干性脱皮、龟裂肤质，促进愈合；消炎杀菌，治疗敏感、痤疮皮肤及发炎伤口晒后修复；预防妊娠纹、剖宫产修后修复、女性哺乳期间，保养乳头和乳晕等；婴儿可用，常用于婴儿尿布疹、湿疹等；调整女性激素，用于调理更年期障碍、月经失调等问题				
适用肤质	所有肤质（尤其适合干燥肌肤、敏感肌肤及熟龄肌肤）				
使用方法	以5%~20%的比例混合其他基底油使用，可内服				
注意事项	无				

十三、摩洛哥坚果油（Argan oil）

详见表7-5-13。

表7-5-13　摩洛哥坚果油

学名	Argania Spinosa	科属	山榄科	主要产地	摩洛哥
色泽	橘色	气味	坚果味	质感	清爽柔滑
萃取方式	冷压			萃取部位	核仁
氧化度	慢			渗透力	强
延展性	一般			稳定性	很好
主要成分	肉豆蔻酸3%、油酸40%、棕榈酸12%、亚麻油酸5%、植物甾醇、阿魏酸、植物角烯鲨等				
主要功效	预防伤口发炎，促进伤口愈合；帮助软化肌肤，刺激毛孔排毒。皮肤天然的防护屏障，防晒美白；消除细纹，抗老化，促进角质代谢，被誉为护肤圣品，是一款非常华丽的护肤用油				

(续表)

适用肤质	所有肤质(尤其适合干燥肌肤及熟龄肌肤)
使用方法	单独或混合其他基底油使用,可内服
注意事项	无

十四、其他常用植物油

(一)沙棘油

1. **沙棘果油** 主要成分:棕榈酸35%左右,棕榈油烯酸约34%,油酸25%左右,脂肪伴随物几乎包含有所有脂溶性维生素,生育酚和胡萝卜素的比例非常高。主要功效:①皮肤滋润效果极佳,同时抗衰老,强化皮肤的再生功能;②口服可以提高身体免疫能力,活化身体免疫系统,预防疾病等。

2. **沙棘籽油** 主要成分:α次亚麻油酸29%~37%、亚麻油酸33%左右、胡萝卜素、生育酚等。主要功效:①生育酚含量虽不及果肉,但是其滋润护肤的效果也是非常好;②成分和玫瑰果油成分相近,因此大部分功效类似玫瑰果油;③沙棘籽油比较容易变质,很难保存。

(二)小麦胚芽油

主要成分:亚麻油酸44%、油酸20%~30%、棕榈酸11%~21%、α亚麻酸11%、维生素E、矿物质。主要功效:①抗自由基,促进细胞再生作用,消炎保湿,特别适用于熟龄、老化肌肤以及手脚龟裂。②促进血液循环,消除肌肉酸痛,很适合做激烈运动后的按摩油。

(三)月见草油

主要成分:亚麻油酸67%、γ次亚麻油酸14%、油酸11%、饱和脂肪酸。主要功效:①预防心血管疾病、糖尿病,预防肝硬化,舒缓过敏性湿疹、气喘等;②调节体内激素平衡,适用于PMS及更年期综合征;③具有优异的保湿效果,配合口服内调,护肤效果更佳。

(四)琼崖海棠油

主要成分:油酸30%~35%、亚麻油酸17%~39%、不饱和脂肪酸约30%、脂肪伴随物14%~20%。主要功效:①伤口愈合,易发炎的皮肤问题;②促进血液循环,处理静脉曲张以及痔疮等问题。

(五) 琉璃苣籽油

主要成分:油酸35%左右、γ次亚麻油酸20%~25%、饱和脂肪酸约15%、脂肪伴随物1.5%左右。主要功效:①舒缓稳定情绪,抗忧郁及焦躁,对压力导致的情绪不稳定或者失常有很好的调理作用;②改善皮肤的新陈代谢,减少皮肤的水分流失,保持肌肤的活力;③改善女性激素问题,调理经期、更年期不适症状。

(六) 石榴籽油

主要成分:石榴酸约68%、油酸约11%、亚麻油酸10%、饱和脂肪酸6%、植物激素、类黄酮、多种维生素及矿物质。主要功效:①护肤效果极佳,可以帮助细胞再生,加强皮肤的自我防护能力,预防皮肤老化等;②降低胆固醇,保护心脏,预防心血管疾病;③维持体内激素平衡,帮助舒缓情绪,调节身心不适问题。

(七) 可可脂

主要成分:油酸35%左右、饱和脂肪酸65%左右、多种植物固醇及三萜烯类。主要功效:①是很多保养产品和药膏中的基底油;②适合干性和敏感肌肤使用,可用于老人与婴幼儿;③延展性非常的好,可以很好的滋润皮肤;④可可脂中很多脂肪伴随物(如固醇类)本身就是皮肤角质层重要构成成分,具有很好的抗菌和促进伤口愈合的功效。

第八篇 中医芳香疗法纯露

第一章 绪论

真正的芳香疗法的纯露是植物蒸馏时收集的水溶液。蒸馏植物后产生精油及纯露。通常蒸馏后,浮在上层的精油几乎被分离出来,而一种水溶性产物(纯露)留在水中。

纯露曾经一直被认为是不重要的,除了玫瑰水和橙花水常作为护肤原料,其他纯露往往会被丢弃。近来,纯露被认为有自身的疗愈价值而被市场认识并接受。一般来说,如精油不适用于儿童、动物和免疫系统脆弱的人群,那么具有安抚和镇静功能的纯露则可以安全地用于这些人群。

纯露(hydrolats),英文亦为"hydrosols",有时也称为"花水"。纯露是蒸馏精油的副产品,并且携带植物的特性(水溶性成分)。

Hydrosol源自拉丁语 *hydro*,意思是"水","sol"的含义是"溶液"。"Hydrosol"指的是任何水基的溶液,而不是特指与芳香疗法相关。

"Hydrolat"(纯露)(也拼为Hydrolate)一词来源于拉丁语"*hydro*",意为"水","*lait*"意为"牛奶"。"乳白色"反映纯露从蒸馏水中分离出来时的性状。Hydrolats一词是在1965年之前记载于法国药局的专有名词。

花水并不是一个非常准确的对它本质的描述,因为不仅仅是花朵,而且所有植物材料都可以蒸馏出纯露。"芳香水"是一种被接受用于描述这种水的方式,因为芳香水充满香气。

纯露的历史如下。

一、玫瑰纯露

纯露的历史可以说就是玫瑰纯露的历史。从近年出土的遗迹来看,最早的蒸馏应该是开始于公元前5000年。阿拉伯地区盛产玫瑰,著名医师阿维森纳(Avicenna)为了取得玫瑰精油,在改良水蒸气蒸馏法的过程中,发现精油的副产品玫瑰纯露的药用价值。从13世纪开始,玫瑰大量开始栽种,玫瑰纯露也开始盛行。随着代水冷却法的建立,玫瑰纯露的生产量突飞猛进,生产技术也由希腊、罗马传遍世界,在历史上盛传印度、中国在这个时期习得水蒸气蒸馏法的技术。根据史料记载,中国早在东汉年间便掌握了水蒸馏技术,只是广泛用于制酒业。

二、纯露的品种

17世纪开始,越来越多的植物被制造成纯露,例如薰衣草和洋甘菊,并且不再仅仅限于花朵的蒸馏,纯露也不再只等同于花水,植物的其他部位叶子和根部的药用价值被证实,也用以蒸馏。所以纯露被广称为 Hydrolats、Plant water、Herb water 等。

三、纯露的数量

在18世纪时纯露有200多种,纯露一度发展到鼎盛。但随着精油的普及,与精油相比,纯露作用温和,无法立刻产生强效,又因为水剂容易滋养菌群,保存困难,所以纯露的价值反而被忽略了,1837年法国药局所记载的纯露只有42种。

四、纯露的趋势

直到近几十年来,由于广受重视与关注的天然植物逐渐稀少,珍惜植物的每一分利用价值的观念被唤醒,再加上纯露含有许多不存在于精油中的有效成分,例如矿物质等水溶性物质,由此它的作用越来越受重视。纯露在诸多临床上尤其是婴幼儿和老人的运用上显示其安全又有效的作用,使得其再度被作为芳香疗法中重要的组成部分。

五、中国的纯露

中医将使用药材、花、果等蒸馏而成的药液或在蒸馏液中加入药料,萃取的药液称为药露,这些澄净液体,晶莹如露,是含有挥发油或其他挥发性芳香物质的饱和、或近饱和水溶液,与纯露性质相同。我国在元朝以前已能用蒸馏法造酒及取露,但直到明清两朝才被逐渐推广。

第二章 萃取

　　纯露由植物蒸汽蒸馏所得。蒸汽蒸馏是一个简单而有效的设计,用于萃取精油和纯露。蒸汽通过蒸馏设备底部格栅下的小通风口的管道,进入装有植物材料的大型容器;植物材料和蒸汽存放于密闭容器;蒸汽穿过植物材料升腾,并将植物中挥发性精油分子包裹在一起,进入顶部的冷凝管;冷凝管是一个螺旋管,置于流动冷却液的容器中,可以迅速地凝结蒸汽,凝结的蒸汽流入冷凝液收集器。

　　冷凝液收集容器的顶部和底部有排水管,纯露从底部排出,精油从顶部排出,分开收集纯露和精油。最终纯露的产量比精油多很多倍,但这取决于被蒸馏的植物,因为有些植物如薄荷,比其他植物如橙花,精油含量更高。

　　纯露的质量和有效性取决于多种因素,如蒸馏过程的温度、蒸馏器具的材料、用于产生蒸汽的水的类型和植物特性。最重要的是植物的材料。昆虫、真菌或植物材料的污染开始恶化,由此产生的纯露和精油的质量都受到影响。

　　以往,除了玫瑰、橙花等精油含量少的纯露被保留下来之外,都将蒸馏所得的水全部丢弃,近年来发现这些在制作中段所搜集到的纯露也有极高的治疗价值。因此,随着纯露的供求量越来越大,现在还有专以取得纯露为目的的萃取法。新的萃取方法为了避免高温破坏有效成分,会采用减压的低温蒸馏法、低温真空抽出法萃取(图8-2-1)。

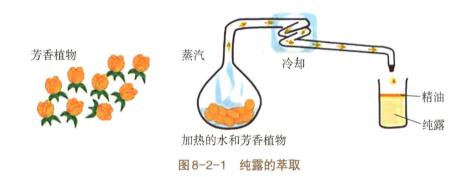

图8-2-1　纯露的萃取

第一节 纯露的品质

优良的纯露与植物精油一样,质量取决于植物的栽种、无农药、有机农法栽培并加上气候、土壤、灌溉用水或天然水资源等等都是评鉴的标准。以萃取纯露为目的的植物,干燥的比新鲜的含有效物质较多,所以必须先采收、经过空气、阳光洗礼酯化成分物质转换后萃取;与作为精油副产品的纯露相比,新鲜植物萃取的保存期较短。纯露所含精油分子的量极低,为0.02%~0.05%(依植物而不同)的水溶性离子化成分,也就是1L的纯露中仅存在10滴精油,这些成分与精油本身不尽相同。

第二节 人造纯露

使用化学乳化剂/分散剂混合水中的精油(通常少于25%),可以制造纯露/花水。分散剂可以是天然或合成。还有将精油以酒精稀释再加入蒸馏水装瓶销售。这类花水只有精油的成分,缺乏纯露中的水溶性物质、矿物质,治疗效果不可与纯露相提并论。

一些芳香疗法大师拒绝使用混合的纯露。然而,因为商业目的(例如,洗发液或沐浴露),不同批次之间必须有一致性、预算限制或需要较长的保质期时,这种方法可能更适合。对于治疗性芳香疗法来说,天然的纯露是首选。

第三节 纯露和精油的区别

精油和纯露都是蒸汽蒸馏的产物,但是这两者的化学组成和用途迥异。精油是蒸馏后的浓缩物,含有油的可溶性成分,而纯露是蒸馏过程中的水基产物,其中悬浮的油含量极低。纯露含有水溶性成分。精油和纯露都具有植物的疗愈特性。主要的区别在于治疗应用。

蒸馏液自发分离为极性相或亲水相(纯露)和非极性相或亲脂相(精油)。很大程度上,极性决定各个成分在任何一个相中的含量。化合物的极性相越强,其在纯露中的比例就越高,反之亦然。

不含氧化合物(萜烯碳氢化合物如柠檬烯、蒎烯、β-丁香烯)属于非极性分子,这些化合物不含氧,因此不会与强极性的水分子形成氢键。因此,这些化合物不与水混合,而且几乎只存在于精油中。另外,许多含氧化合物,如醇类、醛类或酚类的水溶解度较高。因此,百里香、香薄荷、牛至、肉桂、丁香或尤加利含有的纯露通常具有更多的溶解挥发性物质在性质上与精油相似,而针叶或柑橘类水果中含有的纯露,则并非如此。

每升纯露含有0.05~0.2ml(少于1%,通常为0.01%~0.04%)溶解的精油,这取决于植物水溶性成分和蒸馏参数。纯露含有羧酸,这可能解释研究纯露时发现的抗炎活性。

纯露的运用:与使用前必须在载体油中稀释的精油不同,纯露已经被有效地稀释,可以直接涂抹于皮肤。当需要非油性介质时,纯露是一个很好的选择。因此,爽肤水、头发和头皮护理、空气清新剂、沐浴添加剂和香水中使用纯露的做法很受欢迎,同时纯露也非常适合添加到轻薄的润肤霜、洁面和凝胶中。

在治疗上,相对于精油,纯露属于芳香疗法中温和的部分,可用于儿童、老人和那些非常脆弱的人群,如患者或康复期人群的治疗。

纯露拥有非常多的益处,包括:①作为产品的补水成分,例如乳霜、洁面等;②高效的爽肤水;③抗炎、镇静;④伤口恢复;⑤皮肤的补水保湿;⑥安抚晒伤皮肤;⑦安抚热潮红;⑧适合所有肤质的面部爽肤水;⑨身体喷雾;⑩家庭日用织品清新剂;⑪食物香料;⑫制作饮用的奎宁水(注意IFPA不推荐这种做法);⑬烹饪和休闲饮品。

第三章
纯露的应用

第一节　纯露与花草茶

纯露与花草茶相比,花草茶的原料都是生摘或干燥,无法判断花草茶中含有多少成分比例的药效。纯露依照既定的方式萃取,含有的芳香疗效也较高。无须再调制即可使用,增加使用的便利性。

花草茶含有类黄酮、单宁酸、无机盐等无挥发性物质,而其芳香分子与纯露类似,差异在浓度比例不同。纯露的芳香分子含量为花草茶及药草茶的10~80倍。注意:①纯露用于婴儿和年幼的孩子泡浴(1茶匙)或用于添加于汽酒是安全的。②纯露的治疗运用与精油的治疗运用相类似,但要温和得多。例如,在枕头上喷点薰衣草纯露要比运用精油按摩治疗失眠温和得多。③纯露虽然温和,但并非毫无使用禁忌;如果使用某种精油会有过敏记录者,那么使用该植物的纯露时还是要先做过敏实验:将1滴纯露不稀释置于手的内侧或是膝盖后方,观察48h内有没有变化,若有红肿、斑疹等炎性反应,则不可使用该纯露。体质异常过敏、孕妇、免疫调节失常、幼儿等人群还是应谨慎使用,过敏试验纯露用蒸馏水稀释3倍后使用。有严重消化道疾病者,如胃溃疡,不可内服使用。

第二节　纯露的安全使用

由于纯露精油含量较低,因而其致敏性几乎可以忽略,所以纯露与精油的禁忌证不同。然而,对于任何易敏感的人,都应进行皮肤测试。如客户表示对安全的担忧,则须遵守与精油同样的禁忌规则;例如,癫痫患者或高血压患者不适合使用迷迭香纯露。

一、运用于皮肤的纯露的稀释指南

在局部涂抹皮肤之前,纯露无须稀释。如果纯露的气味特别强烈,那么对于年幼的儿童或免疫系统受损的儿童来说,纯露可能需要稀释。但通常没有这个必要,而薄荷纯露和尤加利纯露除外,由于这两种纯露的气味强烈,因而使用时,需经过稀释。

二、纯露内服的稀释指南

根据针对的问题和纯露批次的气味强度决定稀释百分比。需要注意的是,稀释主要取决于味道和治疗用途,而不是安全性。

为了发挥纯露的治疗效果,稀释浓度可以达到50%。由于许多纯露具有苦味,因此将浓度稀释到25%较为常见。具体如下:①可以食用固体食物的婴儿,可以摄取5%稀释浓度,大约半茶匙纯露稀释在一杯水中;②10岁以下的儿童,可以摄入10%的稀释比例,大约1茶匙纯露稀释在一杯水中;③10岁以上的儿童,可以摄取25%的稀释比例,大约3茶匙纯露稀释在一杯水中。

纯露可以添加到休闲饮品和烹饪中,如鸡尾酒或无酒精鸡尾酒中。玫瑰水适合添加在冰淇淋和蛋糕中,薰衣草水搭配深色新鲜水果果酱或果冻效果更好,例如蓝莓。纯露用于休闲饮品和烹饪一般稀释浓度为10%~15%。

第三节 纯露的保质期

天然未处理的纯露的保质期为6~24个月。纯露保质期取决于纯露的植物特性、pH值、蒸馏的条件和过程、蒸馏后的储存条件以及如何装瓶和储存。与精油不同的是,如果将纯露存放在深色的瓶子里,远离极端的温度,其品质会保持很长一段时间。保存避免高温或低温是至关重要的,纯露最长的保质期通常为24个月。

第四节　纯露的保存

商业的保存方法包括热处理或添加合成天然防腐剂,其包装标签必须标明任何添加的防腐剂。如果芳香疗法以治疗为目的使用纯露时,大部分芳香疗法专家建议不要使用经过热处理或添加防腐剂的纯露。

但是,如果需要更长的保质期或者没有保证良好的储存条件,则需要添加防腐剂。同时也应该考虑到这样一种情况:如果纯露被氧化或被细菌或真菌污染,当用于皮肤时,会对皮肤造成伤害,用于眼睛,真菌或细菌感染甚至可能导致失明。

在购买或验收纯露时检测和记录纯露的pH值可以帮助评估储存一段时间后的纯露状况。随时间的变化,pH值发生改变则表明纯露可能被污染。

观察纯露中是否有絮状物或漂浮物也很有用。纯露本身各自有pH值范围,为2.9~6.5,而精油的pH值为5.0~5.8。当收到纯露时,用pH试纸测试一次,然后每6周再测试一次。如果数值开始下降,就表示纯露开始氧化。

第四章 纯露介绍

第一节 常用纯露

一、大马士革纯露

见表8-4-1。

表8-4-1 大马士革纯露

英文学名	Rose	拉丁学名	Rose damascena
植物科属	蔷薇科	酸碱值	4.1~4.4
口感	清凉,浓郁的花香	稳定性	十分稳定
功能关键字	激素平衡/保湿剂/女性妇科		
功效	生理	①平衡内分泌及自主神经系统,改善月经前症状及帮助排淋巴;②内服改善月经前症状及帮助排淋巴,滋补生殖系统;③疏肝理气而解郁,可用于肝气郁结、胸部闷痛等自主神经失调的状况	
	肌肤	①适用各种肤质,美白保湿功效非常好;②分子极细,可直接渗入肌肤底层,提供老化干燥肌肤所需养分,进而修补皮肤细胞;③三萜类化合物,可修护皮肤细胞、增加细胞活力、提升抗氧化力和除皱,具有良好的抗衰老作用;④玫瑰纯露pH值为5~6的弱酸性,皮肤较敏感者亦可正常使用	
	情绪	①提高自信心,特别是可以增加女性的自我魅力;②平抚情绪、舒缓紧张与压力;③与心气或心轮最贴近,使心情开朗,传达爱力	

二、橙花纯露

见表8-4-2。

表8-4-2　橙花纯露

英文学名	Neroli	拉丁学名	Citrus aurantium var amara
植物科属	芸香科	酸碱值	3.8~4.5
口感	浓郁的花果香	稳定性	稳定
功能关键字	镇静/抗忧郁/月经调理/收敛/敏感肌		
功效	生理	①改善月经不调,处理更年期综合征问题;②处理消化道问题,刺激胆汁分泌并舒缓胃灼热与食管逆流的现象,改善胀气,腹部抽痛以及便秘现象;③消炎杀菌抗病毒,可用于处理白带和鹅口疮的冲洗剂;④提升免疫,促进身体血液循环等		
	肌肤	①橙花纯露促进细胞再生和振奋皮肤,通常用于成熟、油性、痘印、暗沉、老化、皱纹皮肤,起到修复或更正作用;②橙花纯露收敛效果非常好,对于敏感以及脆弱皮肤也是良好的镇定成分;③止痒,再生,修复微血管,可用于妊娠纹预防或修复,晒伤以及烫伤等;④避免用在过于干燥的肌肤上,可与其他纯露,如薰衣草等调配使用		
	情绪	镇静,抗忧郁,放松中枢神经,助眠,消除沮丧不安感,安抚愤怒情绪		

三、茉莉纯露

见表8-4-3。

表8-4-3　茉莉纯露

英文学名	Jasmine	拉丁学名	Jasminum sambac
植物科属	木犀科	酸碱值	5.6
口感	温暖花香	稳定性	一般
功能关键字	镇静/抗忧郁/收敛		
功效	生理	①止痛、消炎、抗菌:风湿、痛风、肌肉疼痛、生理性泌尿道发炎、偏头痛、麦粒肿、口腔黏膜溃疡;②收敛、利尿、促进新陈代谢:肝脏、胰脏功能不全、食欲过盛、嗜吃甜食、水肿;③通经、刺激性欲:闭经、经期疼痛、不孕症、性无能、性冷淡;④促进子宫收缩:分娩时使用可使产妇放松,使产程顺利;⑤祛痰、抗菌:咳嗽、支气管炎、发热		

		①良好的补水润肤功效;②能帮助调理皮脂膜酸碱度,缓解干燥的角质层肌肤;③温和又可改善肌肤暗沉;④促进皮肤微循环,紧致肌肤,让肌肤呈现年轻自然的盈润状态
	肌肤	
	情绪	①放松、抗忧郁、镇定、滋补神经:悲观、太过理性主义、愤世嫉俗、麻木、缺乏正直及忠诚、敏感、情绪脆弱;②能够带来愉快、爱与丰盛的信息;③醉人的香气有助于从理性中抽离,去做自己想做的事;④它有悦性特质,增加心灵的感知,有助于接触未知的世界并增进爱与同情心

四、永久花纯露

见表8-4-4。

表8-4-4 永久花纯露

英文学名		Immortelle	拉丁学名	Helichrysum Italicum
植物科属		菊科	酸碱值	3.5~3.8
口感		苦涩温暖	稳定性	十分稳定
功能关键字		抗郁/化瘀/止痛		
功效	生理	①抗血肿剂,以湿敷方式处理撞伤、碰伤或疼痛的旧伤,能将皮下的瘀血带到表面来,显示出这些隐而未现的损害;②可当作健身或体力运动后极佳的按摩剂,因为它具有强效消炎及轻微止痛的特性		
	肌肤	①帮助治疗伤疤组织愈合,撞伤瘀血瘀青,用它湿敷,也能很快消失;②对于敏感、成熟或阻塞的肌肤都很有帮助,可以用它来敷脸。它还能改善和治疗毛发倒刺的问题		
	情绪	镇定安眠,化解心理的郁结		

五、玫瑰天竺葵纯露

见表8-4-5。

表8-4-5 玫瑰天竺葵纯露

英文学名	Immortelle	拉丁学名	Pelargonium graveolens
植物科属	牻牛儿科	酸碱值	4.9~5.2
口感	甜美清新	稳定性	中等
功能关键字	护肤/调节激素		

(续表)

功效	生理	①调节激素,可调理经前期紧张综合征、因激素引起的忧郁、闭经、经期前的痉挛、更年期热潮红等;②有益心脑血管系统,可调理高血压、痔疮、静脉曲张、腿部肿胀等;③抗痉挛、消炎,增进肝脏与胰脏功能
	肌肤	①很受欢迎的皮肤保养纯露,对于油性、干性、粉刺性及敏感性肤质有平衡与加强皮肤顺应性的效果;②止血、抗菌、促进伤口愈合,对伤口、创伤、痤疮(青春痘)、微菌感染、湿疹等的治疗有很好的帮助;③消炎,清凉,能镇静晒伤、红疹、昆虫咬伤,处理酒糟鼻
	情绪	①让人乐观,让人没有特别理由也能感到快乐;②它可化解太阳神经丛的堵塞,帮助我们在做判断、投射与感知时,能够退一步去思考,减少冲突

六、茶树纯露

见表8-4-6。

表8-4-6　茶树纯露

英文学名	Tea tree	拉丁学名	Melaleuca alternifolia
植物科属	桃金娘科	酸碱值	3.9~4.1
口感	刺激的药水味	稳定性	十分稳定
功能关键字	护肤/调节激素		

功效	生理	①强大的免疫调节剂,能快速抵抗外在感染,进而保护免疫系统;②温和的茶树纯露具有清洁、抗菌消毒的作用,可用作体表皮肤受损、擦伤及各种伤口的清洁。亦可以稀释使用,帮助处理阴道念珠菌感染与生殖泌尿道感染;③茶树纯露因具有分解黏液与去痰的效果,也适合用作处理胸腔感染等,可稀释使用作为喉咙痛、咳嗽以及牙龈炎时的漱口水
	肌肤	茶树纯露含有的醇类成分能促进皮肤的修复,收敛毛孔,平衡油脂分泌,对油性、暗疮型肌肤有很强的治愈能力
	情绪	能够提神醒脑,振奋精神,改善生理环境,使人充满活力

七、薰衣草纯露

见表8-4-7。

表8-4-7　薰衣草纯露

英文学名	Lavender	拉丁学名	Lavandula angustifolia
植物科属	唇形科	酸碱值	5.6~5.9(高山品种可低至4.6)

(续表)

口感	甜甜的肥皂水	稳定性	良好
功能关键字	助眠/痘痘肌肤/预防瘢痕		
功效	生理	消菌、抗感染，清洁割伤或擦伤的伤口，预防留下瘢痕	
	肌肤	①由于薰衣草纯露的pH值与皮肤非常接近，任何皮肤都可以使用；②保湿控油，平衡油脂、收敛毛孔，尤其适合痘痘肌肤	
	情绪	安定情绪、镇静、安抚心悸、令心情变得舒畅。喷洒有助眠效果	

八、罗马洋甘菊纯露

见表8-4-8。

表8-4-8　罗马洋甘菊纯露

英文学名	Roman Chamomile	拉丁学名	Chamaemelum nobile
植物科属	菊科	酸碱值	3.0~3.3
口感	稍苦的蜂蜜味	稳定性	强
功能关键字	婴儿可用/敏感肌肤/镇静安抚/消炎		
功效	生理	①消化系统止痛消炎，如胃痛，结肠炎（婴幼儿可用），胃溃疡等；②胃肠道抗痉挛；③安抚婴幼儿长牙期的疼痛，烦躁感；④眼部发炎；⑤助眠	
	肌肤	①敏感肌肤使用；②收敛肌肤；③镇定安抚发红（婴儿红臀），受刺激的肌肤	
	情绪	安定情绪、镇静	

九、胡椒薄荷纯露

见表8-4-9。

表8-4-9　胡椒薄荷纯露

英文学名	Peppermint	拉丁学名	Mentha piperita
植物科属	唇形科	酸碱值	6.1~6.3
口感	清新的辛辣感	稳定性	不佳
功能关键字	清凉解热/抗病毒		

（续表）

功效		
	生理	①清凉解热,夏日汗出、皮肤潮红时非常适合使用;②刺激淋巴与经脉循环,可缓解静脉曲张,腿部肿胀;③胃口不好、消化不良、呕吐时,可服用改善症状;④抗病毒（带状疱疹、水痘等）,止痛止痒
	肌肤	①适用与酒糟肌肤、发炎的青春痘等;②缓解肌肤瘙痒、红肿疼痛;③荨麻疹
	情绪	平衡神经,消除脑中杂念

十、乳香纯露

见表8-4-10。

表8-4-10　乳香纯露

英文学名	Frankincense	拉丁学名	Boswellia carteri
植物科属	橄榄科	酸碱值	4.7~4.9
口感	味苦	稳定性	一般
功能关键字	紧致/放松/感染		

功效		
	生理	①内服乳香纯露时,它会有利尿和干燥的效果,对化脓或分泌物的症状改善效果特别明显;②消炎杀菌,用于口腔或牙龈感染的处理
	肌肤	①乳香纯露对皮肤的效果非常好。轻轻地喷洒乳香纯露在脸上,让它自然风干后,会明显发现皮肤的质感立刻变得更细致;②乳香纯露可以用来调制瞬间紧肤面膜
	情绪	放松心情,帮助深呼吸,进入冥想放松状态

十一、檀香纯露

见表8-4-11。

表8-4-11　檀香纯露

英文学名	Sandalwood	拉丁学名	Santalum album L.
植物科属	檀香科	酸碱值	5.9~6.0
口感	苦涩宜人	稳定性	良好
功能关键字	滋补/镇定		

(续表)

功效		
	生理	①安抚神经性头痛,滋补神经;②抗菌效果极好;③增强身体免疫,提高抵抗力;④消炎,帮助消化,改善消化系统疾病;⑤对抗疼痛,尤其是腰椎及颈部的疼痛;⑥对尿道感染等有很好的消炎消肿功效
	肌肤	①对酒糟肌肤、青春痘、荨麻疹、皮炎等有很好的效果;②红血丝肌肤适用
	情绪	净化心灵,让思绪更清晰

十二、蓝胶尤加利纯露

见表8-4-12。

表8-4-12 蓝胶尤加利纯露

英文学名	Eucalyptus	拉丁学名	Eucalyptus globulus
植物科属	桃金娘科	酸碱值	4.1~4.3
口感	清新樟脑味	稳定性	佳
功能关键字	消除黏液/抗氧化		
功效	生理	①呼吸系统常用纯露,消除黏液、祛痰,可用于鼻炎、鼻窦炎、感冒等问题;②排毒去水肿;③湿敷眼部,对眼部过敏、结膜炎、麦粒肿等眼部问题有很好的帮助;④降血糖,刺激甲状腺	
	肌肤	①适用于油性肌肤;②抗氧化及抗菌,适合调理痤疮肌肤	
	情绪	厘清思绪,有助于打开新视野	

十三、香蜂草纯露

见表8-4-13。

表8-4-13 香蜂草纯露

英文学名	Melissa	拉丁学名	Melissa officinalis L.
植物科属	唇形科	酸碱值	5.6~5.9(高山品种可低至4.6)
口感	苦涩柠檬香	稳定性	极佳
功能关键字	温和		
功效	生理	①提高免疫力,抗感染,可预防感冒和抗过敏等;②促进消化,缓解因结肠炎引起的肠道抽痛;③非常的温和,女性怀孕期常用纯露,缓解害喜、胃口不佳等症状	

	肌肤	①极佳的抗氧化剂和消炎剂,镇静肌肤,延缓肌肤衰老;②晒后修复纯露;③带状疱疹等病毒性感染的肌肤问题也会常用香蜂草
	情绪	处理压力、焦虑及儿童歇斯底里等问题

十四、迷迭香纯露

见表8-4-14。

表8-4-14 迷迭香纯露

英文学名	Rosemarry		拉丁学名	Rosmarinus officinalis
植物科属	唇形科		酸碱值	4.6~4.7
口感	浓郁草本味		稳定性	佳
功能关键字	收敛、化解黏液、记忆力			
功效	生理	①活化肝脏,助消化;②调理女性更年期新陈代新,缓解更年期症状;③祛痰,化解黏液,对鼻炎有很好的改善效果;④在法国,迷迭香纯露可作为心理和生理的兴奋剂,与水稀释并服用可帮助改善记忆力		
	肌肤	①收敛,净化肌肤,适用于痘痘肌肤;②紧实肌肤,让肌肤充满弹性;③改善皮肤的橘皮组织		
	情绪	心灵最佳滋补活化剂,遇到任何挫折,都可以很好地站起来坚强面对		

十五、快乐鼠尾草纯露

见表8-4-15。

表8-4-15 快乐鼠尾草纯露

英文学名	Clary Sage		拉丁学名	Salvia sclarea
植物科属	唇形科		酸碱值	3.8~3.9
口感	刺激的花香		稳定性	佳
功能关键字	类雌激素/抗压			
功效	生理	①类雌激素,平衡激素,改善经前期紧张综合征,月经量少,月经失调,痛经等;②抗痉挛,消炎;③抗压,平衡神经,抗忧郁		
	肌肤	月经期间出现的皮肤问题可以用快乐鼠尾草,例如月经痘等		
	情绪	给人力量,化解深层次的恐惧		

第二节 其他纯露

一、没药纯露 Commiphora myrrha

镇静和软化皮肤。

二、金缕梅纯露 Hamamelis virginiana

补水、收敛,用于油性肌肤。

三、积雪草纯露 Centella asiatica (L.) Urban

积雪草里的积雪草苷成分,促进纤维和胶原蛋白的合成,是非常好用的护肤纯露。

四、蓝莲花纯露 Nymphaea capensis

卓越保湿能力,富含天然弱酸性亲肤成分,有柔肤、舒缓、净化及抚平的功效。

五、桂花纯露 Osmanthus fragrans (Thunb.) Lour

桂花纯露性温,香味清新迷人,能促进血液循环,美白皮肤,使皮肤保持活力。

六、白玉兰纯露 Michelia alba

皮肤修复、收敛、消炎。

七、贞洁树纯露 Vitex agnus castus

类雌激素、平衡激素、子宫与卵巢再生。

八、柠檬草纯露 Cymbopogon citratus (DC.) Stapf

清除粉刺和平衡油性肤质的功效卓著。

九、格陵兰喇叭茶纯露 Ledum groenlandicum

解毒、活化肝脏、肾脏、胰脏、促进新陈代谢、消肿等。

十、丝柏纯露 Cupressus sempervirens Linn

收敛肌肤,平衡激素,促进全身血液循环。

第九篇 中医芳香疗法诊断学

第一章 绪论

中医诊断学是在中医基础理论指导下,研究中医诊断疾病,辨别证候的基本理论、方法和技能的一门学科。诊断是对人体健康状态和病证提出的概括性判断。它是中医基础理论与临床实践的桥梁,是中医学领域的重要组成部分。

第一节 中医诊断的基本原则

疾病的诊断过程,是一个认识疾病的过程,对疾病有了认识,才能对疾病进行防治。要正确地认识疾病,必须遵循三大原则。

一、审察内外,整体察病

整体观念是中医学的一个基本特点。人是一个有机的整体,内在脏腑与外在体表、四肢、五官是统一的;而整个机体与外界环境也是统一的,人体发生病变,局部可以影响全身,全身病变也可反映于某一局部;外部有病可以内传入里,内脏有病也可以反映于外;精神刺激可以影响脏腑功能活动,脏腑有病也可以造成精神活动的异常。同时,疾病的发展也与气候及外在环境密切相关。

二、辨证求因,审因论治

辨证求因,就是在审察内外、整体察病的基础上,根据患者一系列的具体表现,加以分析综合,求得疾病的本质和症结所在,从而审因论治。所谓辨证求因的"因",除了六淫、七情、饮食劳倦等通常的致病原因外,还包括疾病过程中产生的某些症结,即问题的关键,作为辨证论治的主要依据。

三、四诊合参,从病辨证

诊断疾病要审察内外,整体察病。那么就要对患者做全面详细的检查和了解,必须四诊合参,即四诊并用或四诊并重。如果四诊不全,就得不到全面的、详细的病情资料,辨证就欠准确,甚至错误。

从病辨证,是通过四诊合参,在确诊疾病的基础上进行的,包括病名诊断和证候辨别两个方面。例如感冒是一病名诊断,它又有风寒、风热、暑湿等证候的不同,只有辨清病名和证候,才能进行恰当的治疗。但弄清病(病名)、证(证候)、症(症状)三者的概念与关系甚为重要。病是对病症的表现特点与病情变化规律的概括。而证,即证候,则是对病变发展某一阶段患者所表现出一系列症状进行分析、归纳、综合,所得出的有关病因、病性、病位等各方面情况的综合概括。一个病可以有几种不同的证候;而一个证候亦可见于多种病。

症,即症状,是患者在疾病过程中出现的背离正常生理范围的异常现象。证候由一系列有密切联系的症状组成。因而可以更好地反映病变的本质。中医学强调辨证论治,但这不等于不要辨病,应该把辨病和辨证结合起来,才可作出更确切的判定。

第二节 中医诊断学的主要内容

《中医诊断学》的主要内容包括四诊、八纲、辨证、疾病诊断、症状鉴别和病案撰写等。四诊,也叫诊法,是诊察疾病的四种基本方法。望诊,是对患者全身和局部进行有目的观察以了解病情,测知脏腑病变。闻诊,是通过听声音、嗅气味以辨别患者内在的病情;问诊,是通过对患者或陪诊者的询问以了解病情及有关情况。切诊,是诊察患者的脉象和身体其他部位,以测知体内、体外一切变化的情况。根据以上四诊合参的原则,不能以一诊代四诊,同时症状、体征与病史的收集,一定要审察准确,不能草率从事。

八纲:即阴阳、表里、寒热、虚实。张景岳称为"阴阳""六变"。四诊所得的一切资料,须用八纲加以归纳分析:寒热是分别疾病的属性;表里是分辨疾病病位与病势的浅深;虚实是分别邪正的盛衰;而阴阳则是区分疾病类别的总纲。阴阳从总的方面,亦即最根本的方面分别疾病属阴属阳,为治疗指明总的方向。辨证:包括病因、气血津液、脏腑、经络、六经、卫气营血和三焦辨证。各种辨证既各有其特点和适应范围,又有相互联系,并且都是在八纲辨证的基础上加以深化。

诊断与病案：诊断分常见疾病诊断和证候诊断两个方面。疾病诊断简称诊病。就是对患者所患疾病以高度概括，并给以恰当的病名。证候诊断即辨证，是对所患疾病某一阶段中证候的判断。病案，古称诊籍，又叫医案，是临床的写实。它要求把患者的详细病情、病史、治疗经过与结果等都如实地记录下来，是临床研究中的一个重要组成部分，为病案分析统计、经验总结、医院管理等科学研究的重要资料。因此，临床各科都应有完整病历、病案记录。

第二章 四诊

第一节 望诊

医者运用视觉,对人体全身和局部的一切可见征象以及排出物等进行有目的的观察,以了解健康或疾病状态,称为望诊。

望诊的内容主要包括:观察人的神、色、形、态、舌象、络脉、皮肤、五官九窍等情况以及排泄物、分泌物、分泌物的形、色、质量等,现将望诊分为整体望诊、局部望诊、望舌、望排出物、望小儿指纹等五项叙述。舌诊和面部色诊虽属头面五官,但因舌象、面色反映内脏病变较为准确、实用价值较高,因而形成了面色诊、舌诊两项中医独特的传统诊法。故另立章目介绍。

一、整体望诊

整体望诊是通过观察全身的神、色、形、态变化来了解疾病情况。

(一) 望神

望神就是观察人的目光、面部表情和精神意识的外在表现,即观察人的精神状态和功能状态。

神是生命活动的总称,其概念有广义和狭义之分:广义的神,是指整个人体生命活动的外在表现,可以说神就是生命;狭义的神,乃指人的精神活动,可以说神就是精神。望神应包括这两方面的内容。

神是以精气为物质基础的一种功能,是五脏所生之外荣。望神可以了解五脏精气的盛衰和病情轻重与预后。望神应重点观察患者的精神、意识、面目表情、形体动作、反应能力等,尤应重视眼神的变化。望神的内容包括得神、少神、失神、假神,神志异常等也属于望神的内容。

1. **得神** 得神又称有神,是精充气足神旺的表现;在病中,则虽病而正气未伤,是病轻的表现,预后良好。

2. **神气不足** 神气不足是轻度失神的表现,常见于虚证患者,所以更为多见。

3. **失神** 又称无神,是精损气亏神衰的表现。属重笃,预后不良。

4. **假神** 是垂危患者出现的精神暂时好转的假象,是临终的预兆,并非佳兆。

5. **神志异常** 也是失神的一种表现,但与精气衰竭的失神则有本质上的不同。

(二) 望色

望色就是医者观察患者面部颜色与光泽的一种望诊方法。古人把颜色分为五种,即青、赤、黄、白、黑,称为五色诊。由于五色的变化,在面部表现最明显,因此,常以望面色来阐述五色诊的内容。

望面色要注意识别常色与病色。

1. **常色** 是人在正常生理状态时的面部色泽。常色又有主色、客色之分。

(1) **主色** 是指人终生不改变的基本肤色、面色。由于民族、禀赋、体质不同,每个人的肤色不完全一致。我国人民属于黄色人种,一般肤色都为红黄隐隐,明润含蓄。

(2) **客色** 人与自然环境相应,由于生活条件的变动,因而人的面色、肤色也相应变化叫做客色。例如,随四时、昼夜、阴晴等天时的变化,面色亦相应改变。

常色有主色,客色之分,其共同特征是:明亮润泽、隐然含蓄。

2. **病色** 是指人体在疾病状态时的面部颜色与光泽,可以认为除上述常色之外,其他一切反常的颜色都属病色。病色有青、黄、赤、白、黑五种。现将五色主病分述如下:

(1) **青色** 主寒证、痛证、瘀血证、惊风证、肝病。

(2) **黄色** 主湿证、虚证。

(3) **赤色** 主热证。

(4) **白色** 主虚寒证,血虚证。

(5) **黑色** 主肾虚证、水饮证、寒证、痛证及瘀血证。

(三) 望形体

望形体即望人体的宏观外貌,包括身体的强弱胖瘦,体型特征、躯干四肢、皮肉筋骨等。人的形体组织内合五脏,故望形体可以测知内脏精气的盛衰。内盛则外强,内衰则外弱。

人的形体有壮、弱、肥、瘦之分。凡形体强壮者,多表现为骨骼粗大、胸廓宽厚、肌肉强健、皮肤润泽,反映脏腑精气充实,虽然有病,但正气尚充,预后多佳。

凡形体衰弱者,多表现为骨骼细小,胸廓狭窄、肌肉消瘦,皮肤干涩,反映脏腑精气不足,体弱易病,若病则预后较差。

(四)望姿态

正常的姿态是舒适自然,运动自如,反应灵敏,行住坐卧各遂所愿,皆得其中。罹患疾病时,由于阴阳气血的盛衰,姿态也随之出现异常变化,不同的疾病产生不同的病态。望姿态,主要是观察患者的动静姿态、异常动作及与疾病有关的体位变化。如患者睑、面、唇、指(趾)不时颤动,在外感病中,多是发痉的预兆;在内伤杂病中,多是血虚阴亏,经脉失养。

二、局部望诊

局部望诊是在整体望诊的基础上,根据病情或诊断需要,对患者身体的某些局部进行重点、细致的观察。因为整体的病变可以反映在各个局部,所以深入了解局部有助于了解整体的病变。

(一)望头面部

1. 望头 望头部主要是观察头之外形、动态及头发的色质变化及脱落情况。以了解脑、肾的病变及气血的盛衰。

(1)望头形 小儿头形过大或过小,伴有智力低下者,多因先天不足,肾精亏虚。

(2)望发 正常人发多浓密色黑而润泽,是肾气充盛的表现。

2. 望面部 面肿,多见于水肿病。

(二)望五官

望五官是对目、鼻、耳、唇、口、齿龈、咽喉等头部器官的望诊。诊察五官的异常变化,可以了解脏腑病变。

1. 望目 望目主要望目的神、色、形、态。

(1)目神 人之两目有无神气,是望神的重点。

(2)目色 如目眦赤,为心火;白睛赤为肺火;白睛现红络,为阴虚火旺;眼睑红肿湿烂为脾火;全目赤肿,为肝经风热。

(3)目形 眼睑微肿,状如卧蚕,是水肿初起,老年人下脸水肿,多为肾气虚衰。

(4)目态 目睛上视,不能转动,称戴眼反折,多见于惊风、痉厥或精脱神衰之重证。

2. 望鼻 望鼻主要是审察鼻之颜色、外形及其分泌物等变化。

(1) **鼻之色泽** 鼻色明润,是胃气未伤或病后胃气来复的表现。
(2) **鼻之形态** 鼻头色红,有丘疹者,多为"酒齄鼻"。
(3) **鼻之分泌物** 鼻流清涕,为外感风寒;鼻流浊涕,为外感风热;鼻流浊涕而腥臭,是鼻渊,多因外感风热或胆经蕴热所致。

3. 望耳 望耳应注意耳的色泽、形态及耳内的情况。
(1) **耳之色泽** 正常耳部色泽微黄而红润。
(2) **耳之形态** 正常人耳部肉厚而润泽,是先天肾气充足之象。
(3) **耳内病变** 耳内流脓,是为脓耳。由肝胆湿热,蕴结日久所致。耳内长出小肉,称为"耳痔"或如枣核,胬出耳外,触之疼痛者,是为"耳挺"。皆因肝经郁火,或肾经相火,胃火郁结而成。

4. 望口与唇 望唇要注意观察唇口的色泽和动态变化。
(1) **察唇** 唇部色诊的临床意义与望面色同,但因唇黏膜薄而透明,故其色泽较之面色更为明显。唇以红而鲜润为正常。
(2) **望口** 望口须注意口之形态:口噤:口闭而难张。口撮:上下口唇紧聚之形为邪正交争所致。口僻:口角或左或右斜之状,为中风证。口张:口开而不闭,属虚证。

5. 望齿与龈 望齿龈应注意其色泽、形态和润燥的变化。
(1) **望齿** 牙齿润泽,是津液未伤。
(2) **察龈** 龈红而润泽是为正常。

6. 望咽喉 咽喉疾患的症状较多,这里仅介绍一般望而可及的内容。如咽喉红肿而痛,则多属肺胃积热;红肿而溃烂,有黄白腐点是热毒深极;若鲜红娇嫩,肿痛不甚者,则是阴虚火旺。

(三) 望躯体

躯体部的望诊包括颈项、胸、腹、腰、背及前后二阴的诊察。

1. 望颈项部 颈项是联接头部和躯干的部分,其前部称为颈,后部称为项。颈项部的望诊,应注意外形和动态变化。
(1) **外形变化** 颈前颌下结喉之处,有肿物和瘤,可随吞咽移动,皮色不变也不疼痛,缠绵难消,且不溃破,为瘿瘤。颈侧颌下,肿块如垒,累累如串珠,皮色不变,初觉疼痛,谓之瘰疬。
(2) **动态变化** 如颈项软弱无力,谓之项软。后项强直,前俯及左右转动困难者,称为项强。如睡醒之后,项强不便,称为落枕。颈项强直、角弓反张,多为肝风内动。

2. 望胸部 隔膜以上,锁骨以下的躯干部谓之胸。望胸部要注意外形变化。
正常人胸部外形两侧对称,呼吸时活动自如。

3. **望腹部** 隔膜以下,骨盆以上的躯干是腹部。腹部望诊主要诊察腹部形态变化。

4. **望背部** 由项至腰的躯干后部称为背。望背部主要观察其形态变化。

5. **望腰部** 季肋以下,髂嵴以上的躯干后部谓之腰。望腰部主要观察其形态变化。

6. **望前阴** 前阴又称"下阴"是男女外生殖器及尿道的总称。前阴有生殖和排尿的作用。

(1) 阴囊　阴囊肿大不痒不痛,皮泽透明的,是水疝。阴囊肿大,疼痛不硬的是㿗疝。

(2) 阴茎　阴茎萎软,缩入小腹的是阴缩,内因阳气亏虚,外感寒凝经脉而成。如阴茎硬结,破溃流脓者,常见于梅毒内陷,毒向外攻之下疳证。

(3) 女阴　妇女阴中突物如梨状,称阴挺。因中气不足,产后劳累,升提乏力,致胞宫下坠阴户之外。

7. **望后阴** 后阴即肛门。肛门上段直肠脱出肛外,名为脱肛。肛门内外之周围有物突出,肛周疼痛,甚至便时出血者,是为痔疮。

(四) 望四肢

四肢,是两下肢和两上肢的总称。望四肢主要是诊察手足、掌腕、指趾等部位的形态色泽变化。

1. **望手足** 手足拘急,屈伸不利者,多因寒凝经脉。

2. **望掌腕** 掌心皮肤燥裂,疼痛,迭起脱屑,称鹅掌风。

3. **望指趾** 指趾关节肿大变形,屈伸不便,多系风湿久凝,肝肾亏虚所致。足趾皮肤紫黑,溃流败水,肉色不鲜,味臭痛剧,为脱疽。

(五) 望皮肤

望皮肤要注意皮肤的色泽及形态改变。

1. **色泽**　皮肤色泽亦可见五色,五色诊亦适用于皮肤望诊。临床常见而又有特殊意义者,为发赤、发黄。

(1) 皮肤发赤,皮肤忽然变红,如染脂涂丹,名曰"丹毒"。属心火偏旺,又遇风热恶毒所致。

(2) 皮肤发黄,皮肤、面目、爪甲皆黄,是黄疸病。分阳黄、阴黄二大类。阳黄,黄色鲜明如橘子色,多因脾胃或肝胆湿热所致。阴黄,黄色晦暗如烟熏,多因脾胃为寒湿所困。

2. **形态**

(1) 皮肤虚水肿胀,按有压痕,多属水湿泛滥。皮肤干瘪枯燥,多为津液耗伤或精血亏损,皮肤干燥粗糙,状如鳞甲称肌肤甲错。多因瘀血阻滞,肌失所养而致。

(2) 痘疮:皮肤起疱,形似豆粒,故名。常伴有外感证候,包括天花、水痘等病。

(3) 斑疹：斑和疹都是皮肤上的病变，是疾病过程中的一个症状。斑色红，点大成片，平摊于皮肤下，摸不应手。由于病机不同，而有阳斑与阴斑之别。

(4) 白痦与水泡：白痦与水泡都是高出皮肤的病疹，疱内为水液，白痦是细小的丘疱疹，而水泡则泛指大小不一的一类疱疹。

(5) 痈、疽、疔、疖：都为发于皮肤体表部位有形可诊的外科疮疡疾患。四者的区别是：凡发病局部范围较大，红肿热痛，根盘紧束的为痈。若漫肿无头，根脚平塌，肤色不变，不热少痛者为疽。若范围较小，初起如粟，根脚坚硬较深，麻木或发痒，继则顶白而痛者为疔。起于浅表，形小而圆，红肿热痛不甚，容易化脓，脓溃即愈为疖。

三、望舌

望舌属望诊的内容之一。其内容非常丰富，至今已发展成为专门的舌诊，故另立一节阐述。舌诊以望舌为主，还包括舌觉（味觉）诊法之问诊与扪擦揩刮之切诊。望舌是通过观察舌象进行诊断的一种望诊方法之一。舌象是由舌质和舌苔两部分的色泽形态所构成的形象。

（一）望舌的内容

望舌内容可分为望舌质和舌苔两部分。舌质又称舌体，是舌的肌肉和脉络等组织。望舌质又分为望神、色、形、态四方面。舌苔是舌体上附着的一层苔状物，望舌苔可分望苔色、望苔质两方面。正常舌象，简称"淡红舌、薄白苔"。

1. 望舌质

(1) 舌神　舌神主要表现在舌质的荣润和灵动方面。察舌神之法，关键在于辨荣枯。荣者，荣润而有光彩；枯者，枯晦而无光彩。可见舌神之有无，反映了脏腑、气血、津液之盛衰，关系到疾病预后的吉凶。

(2) 舌色　即舌质的颜色。一般可分为淡白、淡红、红、绛、紫青几种。除淡红色为正常舌色外，其余都是主病之色。

淡红舌：舌色不深不浅，淡红适中，此乃气血上荣之表现，说明心气充足，阳气布化，故为正常舌色。

淡白舌：舌色较淡红舌浅淡，甚至全无血色，称为淡白舌。由于阳虚生化阴血的功能减退，推动血液运行之力亦减弱，以致血液不能营运于舌中，故舌色浅淡而白。所以此舌主虚寒或气血双亏。

红舌：舌色鲜红，较淡红舌为深，称为红舌。因热盛致气血沸涌、舌体脉络充盈，则舌色鲜红，故主热证。可见于实证，或虚热证。

绛舌：绛为深红色，较红舌颜色更深浓之舌。称为绛舌。主病有外感与内伤之分。在外感病为热入营血。在内伤杂病,为阴虚火旺。

紫舌:紫舌是血液运行不畅,血脉瘀滞所致。故紫舌主病,不外寒热之分。热盛伤津,气血壅滞,多表现为绛紫而干枯少津。寒凝血瘀或阳虚生寒,舌淡紫或青紫湿润。

青舌:舌色如皮肤暴露之"青筋"。由于阴寒邪盛,阳气郁而不宣,血液凝而瘀滞,故舌色发青。主寒凝阳郁,或阳虚寒凝,或内有瘀血。

(3) 舌形　是指舌体的形状,包括老嫩、胖瘦、胀瘪、裂纹、芒刺、齿痕等异常变化。

苍老舌:舌质纹理粗糙,形色坚敛,谓苍老舌。不论舌色苔色如何,舌质苍老者都属实证。

娇嫩舌:舌质纹理细腻,形色娇嫩,称为娇嫩舌,多为虚证。

胀大舌:分胖大和肿胀。舌体较正常舌大,甚至伸舌满口,或有齿痕,称胖大舌。舌体肿大,胀塞满口,不能缩回闭口,称肿胀舌。多因水饮痰湿阻滞所致。肿胀舌,多因热毒、酒毒致气血上壅,致舌体肿胀,多属热证或中毒病证。

瘦薄舌:舌体瘦小枯薄者,称为瘦薄舌。多为气血阴液不足,不能充盈舌体所致。主气血两虚或阴虚火旺。

芒刺舌:舌面上有软刺(即舌乳头),是正常状态,若舌面软刺增大,高起如刺,摸之刺手,称为芒刺舌。多因邪热亢盛所致。芒刺越多,邪热愈甚。

裂纹舌:舌面上有裂沟,而裂沟中无舌苔覆盖者,称裂纹舌。多因精血亏损,津液耗伤,舌体失养所致。

齿痕舌:舌体边缘有牙齿压印的痕迹,故称齿痕舌。其成因多由脾虚不能过化水湿,以致湿阻于舌而舌体胖大,受齿列挤压而形成齿痕。所以齿痕常与胖嫩舌同见,为脾虚或湿盛。

(4) 舌态　指舌体运动时的状态。正常舌态是舌体活动灵敏,伸缩自如,病理舌态有强硬、痿软、舌纵、短缩、麻痹、颤动、歪斜、吐弄等。

2. 望舌苔　正常的舌苔是由胃气上蒸所生,故胃气的盛衰,可从舌苔的变化上反映出来。病理舌苔的形成,一是胃气夹饮食积滞之浊气上升而生;一是邪气上升而形成。望舌苔,应注意苔质和苔色两方面的变化。

(1) 苔质　指舌苔的形质。包括舌苔的厚薄、润燥、糙粘、腐腻、剥落、有根无根等变化。

厚薄:厚薄以"见底"和"不见底"为标准。凡透过舌苔隐约可见舌质的为见底,即为薄苔。不能透过舌苔见到舌质的为不见底,即是厚苔。多为病邪入里,或胃肠积滞,病情较重。

润燥:舌面润泽,干湿适中,是润苔。

腐腻:苔厚而颗粒粗大疏松,形如豆腐渣堆积舌面,揩之可去,称为"腐苔"。

剥落:患者舌本有苔,忽然全部或部分剥脱,剥处见底,称剥落苔。若全部剥脱,不生新苔,光洁如镜,称镜面舌、光滑舌。若舌苔剥脱不全,剥处光滑,余处斑斑驳驳地残存舌苔,称花剥苔,是胃之气阴两伤所致。

有根苔与无根苔:无论苔之厚薄,若紧贴舌面,似从舌里生出者是为有根苔,又叫真苔;若苔不着实,似浮涂舌上,刮之即去,非如舌上生出者,称为无根苔,又叫假苔。有根苔表示病邪虽盛,但胃气未衰;无根苔表示胃气已衰。

总之,观察舌苔的厚薄可知病的深浅;舌苔的润燥,可知津液的盈亏;舌苔的腐腻,可知湿浊等情况;舌苔的剥落和有根、无根,可知气阴的盛衰及病情的发展趋势等。

(2) 苔色　苔色,即舌苔之颜色。一般分为白苔、黄苔和灰、黑四类及兼色变化,由于苔色与病邪性质有关,所以观察苔色可以了解疾病的性质。

白苔:一般常见于表证、寒证。由于外感邪气尚未传里,所以舌苔往往无明显变化,仍为正常之薄白苔。若舌淡苔白而湿润,常是里寒证或寒湿证。

黄苔:一般见于里证、热证。由于热邪薰灼,所以苔现黄色。淡黄热轻,深黄热重,焦黄热结。

灰苔:灰苔即浅黑色。常由白苔晦暗转化而来,也可与黄苔同时并见。常见于里热证,也见于寒湿证。

黑苔:黑苔多由焦黄苔或灰苔发展而来,一般所主病证无论寒热,多属危重。苔色越黑,病情越重。

3. 舌质与舌苔的综合诊察　疾病的发展过程,是一个复杂的整体性变化过程,因此在分别掌握舌质、舌苔的基本变化及其主病时,还应同时分析舌质和舌苔的相互关系。一般认为察舌质重在辨正气的虚实,当然也包括邪气的性质;察舌苔重在辨邪气的浅深与性质,当然也包括胃气之存亡。从两者的联系而言,必须合参才认识全面,无论两者单独变化还是同时变化,都应综合诊察。

(二) 望舌方法与注意事项

望舌要获得准确的结果,必须讲究方式方法,注意一些问题,分述如下:

1. 伸舌姿势　望舌时要求患者把舌伸出口外,口要尽量张开,充分暴露舌体。伸舌要自然,不必过分用力,舌面应平展舒张,舌尖自然垂向下唇。

2. 顺序　望舌应循一定顺序进行,一般先看舌苔,后看舌质,按舌尖、舌边、舌中、舌根的顺序进行。

3. 光线　望舌应以充足而柔和的自然光线为好,面向光亮处,使光线直射口内,要避开有色门窗和周围反光较强的有色物体,以免舌苔颜色产生假象。

4. 饮食　饮食对舌象影响也很大,常使舌苔形、色发生变化。由于咀嚼食物反复摩擦,可使厚苔转薄;刚刚饮水,则使舌面湿润;过冷、过热的饮食以及辛辣等刺激性食物,常使舌色改变。因此,临床遇到舌的苔质与病情不符,或舌苔突然发生变化时,应注意询问患者近期尤其是就诊前一段时间内的饮食，服药等情况。

四、望排出物

观察患者的分泌物和排泄物，如痰涎、呕吐物、二便、涕唾、汗、泪、带下等。这里重点介绍痰涎和二便的望诊，审察其色、质、形、量等变化，以了解有关脏腑的病变及邪气性质。一般排出物色泽清白，质地稀，多为寒证、虚证；色泽黄赤，质地黏稠，形态秽浊不洁，多属热证、实证；如色泽发黑，挟有块物者，多为瘀证。

（一）望痰涎

痰涎是机体水液代谢障碍的病理产物，其形成主要与脾肺两脏功能失常关系密切。临床上分为有形之痰与无形之痰两类，这里所指的是咳唾而出的有形之痰涎。因寒伤阳气，气不化津、湿聚，而为痰。

（二）望大便

主要是察粪便的颜色及便质、便量。
大便色黄，呈条状，干湿适中，便后舒适者，是正常大便。

（三）望小便

观察小便要注意颜色，尿质和尿量的变化。
正常尿液颜色淡黄，清净不浊，尿后有舒适感。

第二节　闻　诊

闻诊包括听声音和嗅气味两个方面的内容，是医者通过听觉和嗅觉了解由病体发出的各种异常声音和气味，以诊察病情。闻诊也是一种不可缺少的诊察方法，是医者获得客观体征的一个重要途径。

一、听声音

听声音，主要是听患者言语气息的高低、强弱、清浊、缓急等变化，以及咳嗽、呕吐、呃逆、嗳气等声响的异常，以分辨病情的寒热虚实。

（一）正常声音

健康的声音,虽有个体差异,但发声自然、音调和畅,刚柔相济,此为正常声音的共同特点。

声音与情志的变化也有关系。如怒时发声忿厉而急;悲哀则发声悲惨而断续等。这些因一时感情触动而发的声音,也属于正常范围,与疾病无关。

（二）病变声音

病变声音,指疾病反映于声音上的变化。一般来说,在正常生理变化范围之外以及个体差异以外的声音,均属病变声音。

1. 发声异常　在患病时,若语声高亢洪亮,多言而躁动,多属实证、热证。若感受风、寒、湿诸邪,声音常兼重浊。若语声低微无力,少言而沉静,多属虚证、寒证或邪去正伤之证。

（1）音哑与失音　语音嘶哑,甚至不能出声,称音哑,发音不出称失音。临床发病往往先见音哑,病情继续发展则见失音,故两者病因病机基本相同,当先辨虚实。

（2）鼻鼾　鼻鼾是指气道不利时发出的异常呼吸声。正常人在熟睡时亦可见鼾声。若鼾声不绝,昏睡不醒,多见于高热神昏或中风入脏之危证。

（3）呻吟、惊呼　呻吟是因痛苦而发出的声音。呻吟不止是身痛不适。由于出乎意料的刺激而突然发出喊叫声,称惊呼。骤发剧痛或惊恐常令人发出惊呼。小儿阵发惊呼,声尖惊恐,多是肝风内动,扰乱心神之惊风证。

（4）语言异常　"言为心声",故语言异常多属心的病变。一般来说,沉默寡言者多属虚证、寒证;烦躁多言者,多属实证、热证。语声低微,时断时续者,多属虚证;语声高亢有力者多属实证。

2. 呼吸异常与咳嗽　是肺病常见的症状。肺主呼吸,肺功能正常则呼吸均匀,不出现咳嗽、咯痰等症状。当外邪侵袭或其他脏腑病变影响于肺,就会使肺气不利而出现呼吸异常和咳嗽。

（1）呼吸异常　主要表现为喘、哮、上气、短气、气微、气粗等现象。

喘,又称"气喘",是指呼吸急促困难,甚至张口抬肩,鼻翼煽动,端坐呼吸,不能平卧的现象。可见于多种急慢性肺脏疾病。

哮,是以呼吸急促,喉中痰鸣如哨为特征。多反复发作,不易痊愈。往往在季节转换、气候变动突然时复发,哮证要注意区别寒热。

（2）咳嗽是肺病中最常见的症状,是肺失肃降,肺气上逆的表现。"咳"是指有声无痰;"嗽"是指有痰无声,"咳嗽"为有声有痰。现在临床上并不区分,统称为"咳嗽"。咳嗽一症,首当鉴别外感内伤。一般说来,外感咳嗽,起病较急,病程较短,必兼表证,多属实证;内伤咳嗽,起病缓慢,病程较长或反复发作,以虚证居多。

3. 呕吐、嗳气与呃逆　均属胃气上逆所致,因病邪影响的部位不同,而见呕吐、嗳气与呃逆等不同表现。

(1) 呕吐　又可分呕吐、干呕。有声有物称为呕;有物无声称为吐,如吐酸水、吐苦水等;干呕是指欲吐而无物有声,或仅呕出少量涎沫。临床统称为呕吐。

(2) 嗳气　俗称"打饱嗝",是气从胃中上逆出咽喉时发出的声音。饱食之后,偶有嗳气不属病态。嗳气亦当分虚实。

(3) 呃逆　俗称"打咯忒"。是胃气上逆,从咽部冲出,发出的一种不由自主的冲击声,为胃气上逆,横膈拘挛所致。呃逆临床分虚、实、寒、热。

二、嗅气味

嗅气味,主要是嗅患者病体、排出物、病室等的异常气味。以了解病情,判断疾病的寒热虚实。

(一) 病体气味

1. 口臭　是指患者张口时,口中发出臭秽之气,多见于口腔本身的病变或胃肠有热之人。

2. 汗气　因引起出汗的原因不同,汗液的气味也不同。外感六淫邪气,如风邪袭表,或卫阳不足,肌表不固,汗出多无气味。气分实热壅盛,或久病阴虚火旺之人,汗出量多而有酸腐之气。

3. 鼻臭　是指鼻腔呼气时有臭秽气味。其因有三:一是鼻涕如鼻流黄浊粘稠腥臭之涕、缠绵难愈、反复发作,是鼻渊。二是鼻部溃烂,如梅毒、疬风或癌肿可致鼻部溃烂,而产生臭秽之气。三是内脏病变,如鼻呼出之气带有"烂苹果味",是消渴病之重症。

4. 身臭　身体有疮疡溃烂流脓水或有狐臭,漏液等均可致身臭。

(二) 排出物气味

排出物的气味,患者也能自觉。因此,对于排出物如痰涎、大小便。妇人经带等的异常气味,通过问诊,可以得知。一般而言,湿热或热邪致病,其排出物多混浊而有臭秽,难闻的气味;寒邪或寒湿邪气致病,其排出物多清稀而无特殊气味。

(三) 病室气味

病室的气味由病体本身及其排出物等发出。瘟疫病开始即有臭气触人,轻则盈于床帐，重的充满一室。室内有血腥味，多是失血证。室内有腐臭气味，多有浊腐疮疡。室内有尸臭气味，是脏腑败坏。室内有尿臊气，多见于水肿病晚期。室内有烂苹果气味，多见于消渴病。

第三节 问　　诊

问诊，是医者通过询问患者或陪诊者，了解疾病的发生、发展、治疗经过、现在症状和其他与疾病有关的情况，以诊察疾病。

问诊的目的在于充分收集其他三诊无法取得的与辨证关系密切的资料。如疾病发生的时间、地点、原因或诱因以及治疗的经过、自觉症状，既往健康情况等。这些常是辨证中不可缺少的重要证据之一，掌握了这些情况有利于对疾病的病因、病位、病性作出正确的判断。

因而问诊在疾病的诊察中具有重要意义。问诊是诊察疾病重要方法，是临床诊察疾病的第一步，它可以弥补其他三种诊察方法之不足。在疾病的早期或某些情志致病，患者只有自觉症状，如头痛、失眠等，而无明显客观体征，问诊就尤为重要。问诊时要做到恰当准确，简要而无遗漏，应当遵循以下原则：

确定主诉：围绕主诉进行询问。问诊时，应首先明确患者的主诉是什么。因为主诉反映的多是疾病的主要矛盾。抓住了主诉，就是抓住了主要矛盾，然后围绕主要矛盾进行分析归纳。

问辨结合：边问边辨。问诊时，不是全部问完之后再综合分析的，而是一边问，一边对患者或陪诊者的回答加以分析辨证，采取类比的方法，与相似证中的各个方面加以对比，缺少哪些情况的证据就再进一步询问哪些方面，可以使问诊的目的明确。

临床问诊时，为了达到预期的目的，还应注意以下几点：①医生要注意力集中，抛去其他杂念，认真询问，不可敷衍了事；②医生态度要和蔼可亲，语言要通俗易懂，不用医学术语以取得患者的信任和合作，必要时启发患者回答，但要避免暗示，以求病情真实；③医生要注意患者的心理活动，帮助患者解除精神负担，树立起战胜疾病的信心，不要给患者的精神带来不良影响；④对于危重患者，要以抢救为先，急则治标，对症治疗，不要先求确诊再行治疗，以免贻误时机，造成医疗事故。

问诊的内容主要包括：一般项目、主诉和病史、现在症状等。

一、问一般项目

问一般项目,包括姓名、性别、年龄、民族、职业、婚否、籍贯、现单位、现住址等。询问和记录一般项目可以加强医患联系,追访患者,对患者诊治负责,同时也可作为诊断疾病的参考。

二、问主诉和病史

(一) 主诉

主诉是患者就诊时陈述其感受最明显或最痛苦的主要症状及其持续的时间。主诉通常是患者就诊的主要原因,也是疾病的主要矛盾。准确的主诉可以帮助医生判断疾病的大致类别,病情的轻重缓急,并为调查、认识、分析、处理疾病提供重要线索,具有重要的诊断价值。

主诉包括不同时间出现的几个症状时,则应按其症状发生的先后顺序排列。一般主诉所包含的症状只能是一个或两三个,不能过多。记录主诉时,文字要准确、简洁明了,不能繁琐、笼统、含糊其词;不能使用正式病名作为主诉;不能记录疾病演变过程。

(二) 现病史

现病史包括疾病从起病之初到就诊时病情演变与诊察治疗的全部过程,以及就诊时的全部自觉症状。

1. 起病情况　要询问起病的环境与时间,自觉有否明显的起病原因或诱因,是否有传染病接触史,疾病初起的症状及其部位、性质、持续时间及程度等。

2. 病情演变过程　要按时间顺序询问从起病到就诊时病情发展变化的主要情况,症状的性质、部位、程度有无明显变化,其变化有无规律,影响变化的原因或诱因是否存在,病情演变有无规律,其总的趋势如何。

3. 诊察治疗过程　要询问起病之初到就诊前的整个过程中所作过的诊断与治疗情况。疾病初起曾到何处就医,作过何种检查,检查结果如何,诊为何病,作何治疗,服用何药物,以及剂量、用法、时间、效果如何,有否出现其他不良反应等。以上都应重点记录。

4. 现在症状　要询问这次就诊的全部自觉症状,这是问诊的主要内容,将另列于后详述。现病史是整个疾病史的主要组成部分,了解现病史,可以帮助医生分析病情,探索疾病的规律,为确定诊断提供依据。

（三）既往、生活、家族史

1. 既往史　包括既往健康状况，曾患过何种主要疾病（不包括主诉中所陈述的疾病），其诊治的主要情况，现在是否痊愈，或留有何种后遗症，是否患过传染病。有无药物或其他过敏史。对小儿还应询问既往预防接种情况。既往史与患病情况常与现患疾病有一定的联系，可作为诊断现有疾病的参考。

2. 生活史　包括患者的生活习惯、经历、饮食嗜好、劳逸起居、工作情况等。生活经历，应询问出生地、居住地及时间较长的生活地区，尤其是注意有否去地方病或传染病流行的地区。还应询问精神状况如何，是否受到过较大精神刺激。并问其生活习惯，饮食嗜好，有无烟酒等其他嗜好。妇女应询问月经及生育史。工作劳逸，应询问劳动性质、强度、作息时间是否正常等。

3. 家族病史　是指患者直系亲属或者血缘关系较近的旁系亲属的患病情况，有否传染性疾病或遗传性疾病。

三、问现在症状

症状是疾病的反映，是临床辨证的主要根据。通过问诊掌握患者的现在症状，可以了解疾病目前的主要矛盾，并围绕主要矛盾进行辨证，从而揭示疾病的本质，对疾病作出确切的判断。因此，问现在症状是问诊中重要的一环。为求问得全面准确，无遗漏，一般是以张景岳"十问歌"为顺序。即："一问寒热二问汗，三问头身四问便，五问饮食六问胸，七聋八渴俱当辨，九问旧病十问因，再兼服药参机变；妇女尤必问经期，迟速闭崩皆可见；再添片语告儿科，天花麻疹全占验。"

（一）问寒热

问寒热是询问患者有无冷与热的感觉。寒，即怕冷的感觉；热，即发热。患者体温高于正常，或者体温正常，但全身或局部有热的感觉，都称为发热。寒热的产生，主要取决于病邪的性质和机体的阴阳盛衰两个方面。因此，通过问患者寒热感觉可以辨别病变的寒热性质和阴阳盛衰等情况。

寒与热是临床常见症状，问诊时应注意询问患者有无寒与热的感觉，两者是单独存在还是同时并见，还要注意询问寒热症状的轻重程度、出现的时间、持续时间的长短、临床表现特点及其兼症等。临床常见的寒热症状有以下4种情况：

1. 但寒不热　在通常的情况下，患者只有怕冷的感觉而无发热者，即为但寒不热。可见于外感病初起尚未发热之时，或者寒邪直中脏腑经络，以及内伤虚证等。根据患者怕冷感觉的不同特点，临床又分别称为恶风、恶寒、寒战、畏寒等。

2. 但热不寒　患者但觉发热而无怕冷的感觉者,称为但热不寒。可见于里热证,由于热势轻重、时间长短及其变化规律的不同,因此临床上有壮热、潮热、微热之分。

3. 恶寒发热　恶寒与发热感觉并存称恶寒发热,是外感表证的主要症状之一。

出现恶寒发热症状的病理变化,是外感表证初起,外邪与卫阳之气相争的反映。外邪束表,郁遏卫阳,肌表失煦故恶寒。卫阳失宣,郁而发热。如果感受寒邪,可导致束表遏阳之势加重,恶寒症状显著;感受热邪,助阳而致阳盛,发热症状显著。

询问寒热的轻重不同表现,常可推断感受外邪的性质。如恶寒重,发热轻,多属外感风寒的表寒证。发热重,恶寒轻,多属外感风热的表热证。恶寒、发热,并有恶风、自汗、脉浮缓,多属外感表虚证。恶寒发热,兼有头痛、身痛、无汗、脉浮紧是外感表实证。有时根据寒热的轻重程度,亦可推测邪正盛衰。一般地说,邪轻正盛,恶寒发热皆轻;邪盛正实,恶寒发热皆重;邪盛正虚,恶寒重,发热轻。

4. 寒热往来　患者恶寒与发热交替发作,其寒时自觉寒而不热,其热时自觉热而不寒。界限分明,一日一发或一日数发,可见于少阳病、温病及疟疾。

外邪侵入体机体,在由表入里的过程中,邪气停留于半表半里之间,既不能完全入里,正气又不能抗邪外出,此时邪气不太盛,正气亦未衰,正邪相争处于相持阶段,正胜邪弱则热,邪胜正衰则寒,一胜一负,一进一退,故见寒热往来。

(二) 问汗

汗是津液所化生的,在体内为津液,经阳气蒸发从腠理外泄于肌表则为汗液。

正常人在过劳、运动剧烈、环境或饮食过热、情绪紧张等情况下皆可以出汗,这属于正常现象。发生疾病时,各种因素影响了汗的生成与调节,可引起异常出汗。发病时出汗也有两重性,一方面出汗可以排出致病的邪气,促进机体恢复健康,是机体抗邪的正常反应。另一方面汗为津液所生,过度的出汗可以耗伤津液,导致阴阳失衡的严重后果。问汗时要询问患者有无出汗、出汗的时间、部位、汗量有多少、出汗的特点、主要兼症以及出汗后症状的变化。常见有无汗、有汗、局部汗、半身汗和手足汗几种情况。

(三) 问周身

问周身,就是询问患者周身有无疼痛与其他不适。可从头至足的顺序,逐一进行询问。

1. 问疼痛　疼痛是临床常见的一种自觉症状,各科均可见到。问诊时,应问清疼痛产生的原因、性质、部位、时间、喜恶等。

(1) 疼痛的原因　引起疼痛的原因很多,有外感有内伤,其病机有虚有实。其中因不通则痛者,属实证,不荣则痛者属虚证。

(2) 疼痛的性质　由于引起疼痛的病因病机不同,其疼痛的性质亦不同,临床可见如下几类:胀痛、刺痛、绞痛、窜痛、掣痛、灼痛、冷痛、重痛、空痛、隐痛等。

(3) 疼痛部位　询问疼痛的部位,可以判断疾病的位置及相应经络脏腑的变化情况。

头痛:整个头部或头的前后、两侧部位的疼痛,皆称头痛。无论外感或内伤皆可引起头痛。外感多由邪犯脑府,经络郁滞不畅所致,属实。内伤多由脏腑虚弱,清阳不升,脑府失养,或肾精不足,髓海不充所致,属虚。脏腑功能失调产生的病理产物如痰饮、瘀血阻滞经络所致的疼痛,则或虚或实,或虚实夹杂。

胸痛:是指胸部正中或偏侧疼痛的自觉症状。胸居上焦,内藏心肺,所以胸病以心肺病变居多。胸病总由胸部气机不畅所致。

胁痛:是指胁一侧或两侧疼痛。因胁为肝胆所居,又是肝胆经脉循行分布之处。故胁痛多属肝胆及其经脉的病变。

胃脘痛:凡寒、热、食积、气滞等病因及机体脏腑功能失调累及于胃,皆可影响胃的气机通畅,而出现疼痛症状。

腹痛:腹部范围较广,可分为大腹、小腹、少腹三部分。脐周围称为脐腹,属脾与小肠。脐以上统称大腹,包括脘部、左上腹、右上腹,属脾胃及肝胆。脐以下为小腹,属膀胱、胞宫、大小肠。小腹两侧为少腹,是肝经经脉所过之处。

凡腹痛徐缓、隐痛、喜按、得食痛减者,多属虚证。凡腹痛得热痛减者,多属寒证。凡腹痛,痛而喜冷者,多属热证。

腰痛:根据疼痛的性质可以判断致病的原因。如腰部冷痛,以脊骨痛为主,活动受限,多为寒湿痹证。腰部冷痛,小便清长,属肾虚。腰部刺痛,固定不移,属闪挫跌扑瘀血。

背痛:根据疼痛的部位及性质,可以判断疼痛的病位和病因。如背痛连及头项,伴有外感表证,是风寒之邪客于太阳经;背冷痛伴畏寒肢冷,属阳虚;脊骨空痛,不可俯仰,多为精气亏虚,督脉受损。

四肢痛:四肢痛,多由风寒湿邪侵犯经络、肌肉、关节,阻碍其气血运行所致。亦有因脾虚、肾虚者。根据疼痛的部位及性质可以判断病变的原因。

周身痛:周身痛是指四肢、腰背等处皆有疼痛感觉。根据疼痛的性质及久暂,可判断病属外感或内伤。如新病周身酸重疼痛,多伴有外感表证,属外邪束表;若久病卧床周身疼痛,属气血亏虚,经脉不畅。

2. 问周身其他不适　问周身其他不适,是指询问周身各部,如头、胸胁腹等处,除疼痛以外的其他症状。常见的周身其他不适症状有:头晕、目眩、目涩、视力减退、耳鸣、耳聋、重听、胸闷、心悸、腹胀、麻木等。临床问诊时,要询问有无其他不适症状及症状产生有无明显诱因、持续时间长短、表现特点、主要兼症等。

(1) 头晕　是指患者自觉视物昏花旋转,轻者闭目可缓解,重者感觉天旋地转,不能站立,闭目亦不能缓解。因外邪侵入或脏腑功能失调引起经络阻滞,清阳之气不升或风火上扰,造成邪干脑府或脑府失养而头晕。

(2) 目痛、目眩、目涩、雀目

目痛:目痛而赤,属肝火上炎;目赤肿痛,羞明多眵,多属风热;目痛较剧,伴头痛,恶心呕吐,瞳孔散大,多是青光眼;目隐隐痛,时作时止,多为阴虚火旺。

目眩:是指视物昏花迷乱,或眼前有黑花闪烁,流萤幻视的感觉。

目涩:指眼目干燥涩滞,或似有异物入目等不适感觉。

雀目:一到黄昏视物不清,至天明视觉恢复正常的叫雀目,又称夜盲。

(3) 耳鸣、耳聋、重听

耳鸣。患者自觉耳内鸣响,如闻蝉鸣或潮水声,或左或右,或两侧同时鸣响,或时发时止,或持续不停,称为耳鸣。

耳聋。即患者听觉丧失的症状,常由耳鸣发展而成。

重听。是听声音不清楚,往往引起错觉,即听力减退的表现。多因肾虚或风邪外入所致。

(4) 胸闷:胸部有堵塞不畅,满闷不舒的感觉,称为胸闷,亦称"胸痞""胸满",多因胸部气机不畅所致。

(5) 心悸怔忡:患者自觉心跳异常,心慌不安,称为心悸。若因惊而悸称为惊悸。心悸多为自发,惊悸多因惊而悸。怔忡是心悸与惊悸的进一步发展,心中悸动较剧、持续时间较长,病情较重。

(6) 腹胀:是指腹部饱胀,满闷,如有物支撑的感觉,或有腹部增大的表现。

(7) 麻木:是指知觉减弱或消失的一种病证。多见于头面、四肢部。可因气血不足或风痰湿邪阻络、气滞血瘀等引起。其主要病机为经脉失去气血营养所致。

(四) 问饮食与口味

问饮食与口味包括询问口渴、饮水、进食、口味等几个方面。应注意有无口渴、饮水多少、喜冷喜热、食欲情况、食量多少,食物的善恶、口中有无异常的味觉和气味等情况。

1. 问口渴与饮水 询问患者口渴与饮水的情况,可以了解患者津液的盛衰和输布情况以及病证的寒热虚实。

(1) 口不渴饮　为津液未伤,见于寒证或无明显热邪之证。

(2) 口渴　口渴由津液不足或输布障碍所致。临床可见如下情况。

口渴多饮:患者口渴明显,饮水量多,是津液大伤的表现。多见于实热证,消渴病及汗吐下后。

渴不多饮:患者虽有口干或口渴感觉,但又不想喝水或饮水不多。是津液轻度损伤或津液输布障碍的表现。可见于阴虚、湿热、痰饮、瘀血等证。

临床上口渴与饮水的辨证应根据口渴的特点、饮水的多少,喜热饮或冷饮和有关兼症来加以综合分析。

2. 问食欲与食量 询问患者的食欲与食量,可以判断患者脾胃功能的强弱,疾病的轻重及预后。

(1) 食欲减退与厌食 食欲减退,又称"纳呆""纳少",即患者不思进食。厌食又称恶食,即厌恶食物。

(2) 多食易饥 是患者食欲亢进,食量较多,食后不久即感饥饿,又称为"消谷善饥",临床多伴有身体逐渐消瘦等症状。可见于胃火亢盛、胃强脾弱等证。亦可见于消渴病。

(3) 偏嗜 是指嗜食某种食物或某种异物。其中偏嗜异物者,又称异嗜,若小儿异嗜,喜吃泥土、生米等异物,多属虫积。若妇女已婚停经而嗜食酸味,多为妊娠。

3. 口味

口味,是指患者口中的异常味觉。口淡乏味,多因脾胃气虚而致。口甜,多见于脾胃湿热证。口黏腻,多属湿困脾胃。口中泛酸,可见于肝胆蕴热证。若口中酸腐,多见于伤食证。口苦,属热证的表现,可见于火邪为病和肝胆郁热之证。口咸,多属肾病及寒证。

(五) 问二便

问二便,是询问患者大小便的有关情况,如大小便的性状、颜色、气味、便量多少、排便的时间、两次排便的间隔时间、排便时的感觉及排便时伴随症状等。询问二便的情况可以判断机体消化功能的强弱,津液代谢的状况,同时也是辨别疾病的寒热虚实性质的重要依据。

有关二便的性状等已分别在望诊、闻诊中叙述。这里介绍二便的次数、量的多少、排便时的异常感觉及排便时间等。

1. 问大便 健康人一般一日或两日大便一次,为黄色成形软便,排便顺利通畅,如受疾病的影响,其消化功能失职则有黏液及未消化食物等粪便。气血津液失调,脏腑功能失常,即可使排便次数和排便感觉等出现异常。

(1) 便次异常 便次异常,是排便次数增多或减少,超过了正常范围,有便秘与泄泻之分。

便秘:即大便秘结。指粪便在肠内滞留过久,排便间隔时间延长,便次减少,通常在四至七天以上排便一次,称为便秘。

溏泻:又称便溏或泄泻,即大便稀软不成形,甚则呈水样,排便间隔时间缩短,便次增多,每日三四次以上。

(2) 排便感觉异常 排便感觉异常,是指排便时有明显不适感觉,病因病机不同,产生的感觉亦不同。

肛门灼热：是指排便时肛门有烧灼感。

排便不爽：即腹痛且排便不通畅爽快，而有滞涩难尽之感。

里急后重：即腹痛窘迫，时时欲泻，肛门重坠，便出不爽。紧急而不可耐，称里急；排便时，便量极少，肛门重坠，便出不爽，或欲便又无，称后重，两者合而称之里急后重。是痢疾病证中的一个主症。

肛门气坠：即肛门有重坠向下之感，甚则肛欲脱出，多因脾气虚衰，中气下陷而致，多见于中气下陷证。

2. 问小便　健康人在一般情况下，一昼夜排尿量为1000~1800毫升，尿次白天3~5次，夜间0~1次。排尿次数、尿量，可受饮水、气温、出汗、年龄等因素的影响而略有不同。

（1）尿量异常　尿量异常，是指昼夜尿量过多或过少，超出正常范围。

尿量增多：多因寒凝气机，水气不化，或肾阳虚衰，阳不化气，水液外泄而量多。可见于虚寒证，肾阳虚证及消渴病中。

尿量减少：可因机体津液亏乏，尿液化源不足或尿道阻滞或阳气虚衰，气化无权，水湿不能下入膀胱而泛溢于肌肤而致。可见于实热证、汗吐下证、水肿病及癃闭、淋证等病证之中。

（2）排尿次数异常　排尿次数增多又叫小便频数，系由膀胱气化功能失职而致。多见于下焦湿热、下焦虚寒、肾气不固等证。排尿次数减少可见于癃闭，在排尿异常中介绍。

（3）排尿异常　是指排尿感觉和排尿过程发生变化，出现异常情况，如尿痛、癃闭、尿失禁、遗尿、尿闭等。

小便涩痛：即排尿不畅，且伴有急迫灼热疼痛感，多为湿热流入膀胱，灼伤经脉，气机不畅而致。可见于淋证。

癃闭：小便不畅，点滴而出为癃，小便不通，点滴不出为闭，一般多统称为癃闭。

余沥不尽：即小便后点滴不禁。多为肾气不固所致。

小便失禁：是指小便不能随意识控制而自行遗出。多为肾气不足，下元不固；下焦虚寒，膀胱失煦，不能制约水液而致。若患者神志昏迷，而小便自遗，则病情危重。

遗尿：是指睡眠中小便自行排出。多见于儿童。其基本病机为膀胱失于约束。可见于肾阴、肾阳不足，脾虚气陷等证。

（六）问睡眠

睡眠与人体卫气循行和阴阳盛衰有关。在正常情况下，卫气昼行于阳经，阳气盛，则人醒；夜行于阴经，阴气盛，则入睡。问睡眠，应了解患者有无失眠或嗜睡，睡眠时间的长短、入睡难易、有梦无梦等。临床常见的睡眠失常有失眠、嗜睡。

1. 失眠 失眠又称"不寐""不得眠",是指经常不易入睡,或睡而易醒,不易再睡,或睡而不酣,易于惊醒,甚至彻夜不眠的表现。其病机是阳不入阴,神不守舍。

2. 嗜睡 嗜睡,又称多眠,是指神疲困倦,睡意很浓,经常不自主地入睡。嗜睡则为神气不足所致。

(七) 问经带

妇女有月经、带下、妊娠、产育等生理特点,发生疾病时,常能引起上述病理的改变。因此,对青春期开始之后的女性患者,除了一般的问诊内容外,还应注意询问其经、带等情况。作为妇科或一般疾病的诊断与辨证依据。

1. 问月经 应注意询问月经的周期,行经的天数,月经的量、色、质、有无闭经或行经腹痛等表现。

(1) 经期 即月经的周期,是指每次月经相隔的时间,一般为28~32天。经期异常主要表现为月经先期、月经后期和月经先后不定期。

月经先期:月经周期提前八九天以上,称为月经先期。多因血热妄行,或气虚不摄而致。

月经后期:月经周期错后八九天以上,称月经后期。多因血寒、血虚、血瘀而致。

月经先后不定期:月经超前与错后不定,相差时间多在八九天以上者,称为月经先后不定期,又称月经紊乱。多因情志不舒,肝气郁结,失于条达,气机逆乱,或者脾肾虚衰,气血不足,冲任失调,或瘀血内阻,气血不畅,经期错乱,故月经先后不定期。

(2) 经量 月经的出血量,称为经量,正常一般为50毫升左右。经量的异常主要表现为月经出血量过多和月经过少。

月经出血量过多,每次月经量超过100毫升,称为月经过多。多因血热妄行,瘀血内阻,气虚不摄而致。月经出血量少,每次月经量少于30毫升,称为月经过少。多因寒凝,经血不至,或血虚,经血化源不足,或血瘀,经行不畅而致。

(3) 崩漏 指妇女不规则的阴道出血。临床以血热、气虚最为多见。

(4) 经闭 成熟女性,月经未潮,或来而中止,停经3个月以上,又未妊娠者,称闭经或经闭。

闭经应注意与妊娠期、哺乳期、绝经期等生理性闭经,或者青春期、更年期,因情绪、环境改变而致一时性闭经及暗经加以区别。

(5) 经行腹痛 是在月经期,或行经前后,出现小腹部疼痛的症状亦称痛经。多因胞脉不利,气血运行不畅,或胞脉失养所致。

2. 问带下 应注意量的多少,色、质和气味等。

（八）问小儿

小儿科古称"哑科"，不仅问诊困难，而且不一定准确。问诊时，若小儿不能述说，可以询问其亲属。问小儿，除了一般的问诊内容外，还要注意询问出生前后情况，喂养情况、生长发育情况及预防接种情况，传染病史及传染病接触史。

第四节 切 诊

切诊包括脉诊和按诊两部分内容，脉诊是按脉搏；按诊是在患者身躯上一定的部位进行触、摸、按压，以了解疾病的内在变化或体表反应，从而获得辨证资料的一种诊断方法。

一、脉诊

脉诊，是医者以指腹按一定部位的脉搏诊察脉象。通过诊脉，体察患者不同的脉象，以了解病情，诊断疾病。它是中医学一种独特的诊断疾病的方法。

（一）脉象形成的原理

脉象即脉动应指的形象。心主血脉，包括血和脉两个方面，脉为血之府，心与脉相连，心脏有规律的搏动，推动血液在脉管内运行，脉管也随之产生有节律的搏动，因而形成脉搏，故能心动应指。血液循行脉管之中，流布全身，环周不息，除心脏的主导作用外，还必须有各脏器的协调配合，各脏腑组织功能活动的原动力，且精可以化生血，是生成血液的物质基础之一。因此脉象的形成，与脏腑气血密切相关。

（二）脉诊的临床意义

通过诊察脉象的变化，可以判断疾病的病位、性质、邪正盛衰与推断疾病的进退预后。

1. 判断疾病的病位、性质和邪正盛衰 疾病的表现尽管极其复杂，但从病位的浅深来说，不在表便在里，而脉象的浮沉，常足以反映病位的浅深。

2. 推断疾病的进退预后 脉诊对于推断疾病的进退预后，有一定的临床意义。如久病脉见缓和，是胃气渐复，病退向愈之兆；久病气虚、虚劳、失血，久泄久痢而见洪脉，则多属邪盛正衰危候。

（三）诊脉的部位

诊脉的部位，有遍诊法，三部诊法和寸口诊法。遍诊法见于《素问·三部九候论》，切脉的部位有头、手、足三部，三部诊法见于汉代张仲景所著的《伤寒杂病论》。三部，即人迎（颈侧动脉）、寸口、趺阳（足背动脉）。以上两种诊脉的部位，后世已少采用，自晋以来，普遍选用的切脉部位是寸口。寸口诊法始见于《内经》，主张独取寸口是《难经》，但当时这一主张未能普遍推行，直至晋代王叔和所著的《脉经》，才推广了独取寸口的诊脉方法。

寸口又称脉口、气口，其位置在腕后挠动脉搏动处，脏腑气血之盛衰都可反映于寸口，所以独取寸口可以诊察全身的病变。

寸口分寸、关、尺三部，以高骨（桡骨茎突）为标志，其稍内方的部位为关，关前（腕端）为寸，关后（肘端）为尺。两手各分寸、关、尺三部，共六部脉。寸、关、尺三部可分浮、中、沉三候，是寸口诊法的三部九候。

寸关尺分候脏腑，历代医家说法不一，目前多以下列为准：

左寸候：心，右寸候：肺

左关候：肝胆，右关候：脾与胃

左尺候：肾，右尺候：肾与命门

（四）诊脉方法和注意事项

1. 时间 诊脉时要求有一个安静的内外环境。诊脉之前，先让患者休息片刻，使气血平静，医生也要平心静气，然后开始诊脉。诊室也要保持安静。在特殊的情况下应随时随地诊察患者，不必拘泥于这些条件。

2. 体位 要让患者取坐位或正卧位，手臂平放和心脏近于同一水平，直腕仰掌，并在腕关节背垫上脉枕，这样可使气血运行无阻，以反映机体的真正脉象。

3. 指法 医者和患者侧向坐，用左手按诊患者的右手，用右手按诊患者的左手。诊脉下指时，首先用中指按在掌后高骨内侧关脉位置，接着用示指按在关前的寸脉位置，无名指按在关后尺脉位置。位置放准之后，三指应呈弓形，指头平齐，以指腹接触脉体。布指的疏密要和患者的身长相适应，身高臂长者，布指宜疏，身矮臂短者，布指宜密，总以适度为宜。三指平布同时用力按脉，称为总按；为了重点体会某一部脉象，也可用一指单按其中一部脉象，如要重点体会寸脉时，微微提起中指和无名指，诊关脉则微提示指和无名指，诊尺脉则微提示指和中指。临床上总按、单按常配合使用，这样对比的诊脉方法，颇为实用。单按分候寸口三部，以察病在何经何脏，总按以审五脏六腑的病变。诊小儿脉可用"一指（拇指）定关法"，而不细分三部，因小儿寸口部短，不容三指定寸关尺。

4. 举按寻 这是诊脉时运用指力的轻重和挪移，以探索脉象的一种手法。用轻指力按在皮肤上叫举,又叫浮取或轻取;用重指力按在筋骨间,叫按,又称沉取或重取;指力不轻不重,还可亦轻亦重,以委曲求之叫寻。因此诊脉必须注意举、按、寻之间的脉象变化。

5. **平息** 一呼一吸称一息,诊脉时,医者的呼吸要自然均匀,用一呼一吸的时间去计算患者脉搏的至数。

6. **五十动** 每次诊脉,必满五十动。即每次按脉时间,每侧脉搏跳动不应少于五十次。其意义有二:一为了解五十动中无促、结、代脉,防止漏诊。二为说明诊脉不能草率从事,必须以辨清脉象为目的。如果第一个五十动仍辨不清楚,可延至第二个或第三个五十动。每次诊脉时间,以2~3分钟为宜。

(五) 正常脉象

正常脉象称平脉,是健康无病之人的脉象。正常脉象的形态是三部有脉,一息四至(闰以太息五至,相当72~80次/分),不浮不沉,不大不小,从容和缓,柔和有力,节律一致,尺脉沉取有一定力量,并随生理活动和气候环境的不同而有相应的正常变化。

1. **正常脉象特点** 有胃、神、根三个特点。

(1) **有胃** 有胃气的脉象,古人说法很多,总的来说,正常脉象不浮不沉,不快不慢,从容和缓,节律一致便是有胃气。

(2) **有神** 有神的脉象形态,即脉来柔和。如见弦实之脉,弦实之中仍带有柔和之象;微弱之脉,微弱之中不至于完全无力者都叫有脉神。神之盛衰,对判断疾病的预后有一定的意义。

(3) **有根** 三部脉沉取有力,或尺脉沉取有力,就是有根的脉象形态。

2. **四时气候** 由于受气候的影响,平脉有春弦,夏洪,秋浮,冬沉的变化。此因人与天地相应,人体受自然界四时气候变化的影响,生理功能也相应地变化,故正常人四时平脉也有所不同。

3. **地理环境** 地理环境也能影响脉象,如南方地处低下,气候偏温,空气湿润,人体肌腠缓疏,故脉多细软或略数;北方地势高,空气干燥,气候偏寒,人体肌腠紧缩,故脉多表现沉实。

4. **性别** 妇女脉象较男子濡弱而略快,妇女婚后妊娠,脉常见滑数而冲和。

5. **年龄** 年龄越小,脉搏越快,婴儿每分钟脉搏120~140次;5~6岁的幼儿,每分钟脉搏90~110次;年龄渐长则脉象渐和缓。青年体壮脉搏有力;老人气血虚弱,精力渐衰,脉搏较弱。

6. **体格** 身躯高大的人,脉的显现部位较长;矮小的人,脉的显现部位较短,瘦人肌肉薄,脉常浮;肥胖的人,皮下脂肪厚,脉常沉。凡常见六脉沉细等同,而无病象的叫作六阴脉;六脉常见洪大等同,而无病象的,叫作六阳脉。

7. 情志 一时性的精神刺激,脉象也发生变化,如喜则伤心而脉缓,怒则伤肝而脉急,惊则气乱而脉动等。此说明情志变化能引起脉象的变化,但当情志恢复平静之后,脉象也就恢复正常。

8. 劳逸 剧烈运动或远行,脉多急疾;人入睡之后,脉多迟缓;脑力劳动之人,脉多弱于体力劳动者。

9. 饮食 饭后、酒后脉多数而有力;饥饿时稍缓而无力。

此外,有一些人,脉不见于寸口,而从尺部斜向手背,称斜飞脉;若脉出现于寸口的背侧,则称反关脉,还有出现于腕部其他位置者,都是生理特异脉位,是桡动脉解剖位置的变异,不属病脉。

(六)病理性脉象

疾病反映于脉象的变化,叫作病脉。一般来说,除了正常生理变化范围以及个体生理特异之外的脉象,均为病脉。不同的病理脉象,反映了不同的病证,我国最早的脉学专书《脉经》提出24种脉象,《景岳全书》提出16种,《濒湖脉学》提出27种,李士材的《诊家正眼》又增加疾脉,故近代多从28脉论述。

1. 脉象分类与主病

(1)浮脉类 浮脉类的脉象,有浮、洪、濡、散、芤、革六脉。因其脉位浅,浮取即得,故归于一类。

1)浮脉

【脉象】轻取即得,重按稍减而不空,举之泛泛而有余,如水上漂木。

【主病】表证、虚证。

【脉理】浮脉主表,反映病邪在经络肌表部位,邪袭肌腠,卫阳奋起抵抗,脉气鼓动于外,脉应指而浮,故浮而有力。内伤久病体虚,阳气不能潜藏而浮越于外,亦有见浮脉者,必浮大而无力。

2)洪脉

【脉象】洪脉极大,状若波涛汹涌,来盛去衰。

【主病】里热证。

【脉理】洪脉的形成,由阳气有余、内热充斥,致使脉道扩张,气盛血涌,故脉见洪象。若久病气虚或虚劳,失血,久泄等病证而出现洪脉,是正虚邪盛的危险证候或为阴液枯竭,孤阳独亢或虚阳亡脱。此时,浮取洪盛,沉取无力无神。

3)濡脉

【脉象】浮而细软,如帛在水中。

【主病】虚证,湿证。

【脉理】濡脉主诸虚证,若为精血两伤,阴虚不能维阳,故脉浮软,精血不充,则脉细;若为气虚阳衰,虚阳不敛,脉也浮软,浮而细软,则为濡脉。若湿邪阻压脉道,亦见濡脉。

4）散脉

【脉象】浮散无根,至数不齐。如杨花散漫之象。

【主病】元气离散。

【脉理】散脉主元气离散,脏腑之气将绝的危重证候。因心力衰竭,阴阳不敛,阳气离散,故脉来浮散而不紧,稍用重力则按不着,漫无根蒂;阴衰阳消,心气不能维系血液运行,故脉来时快时慢,至数不齐。

5）芤脉

【脉象】浮大中空,如按葱管。

【主病】失血,伤阴。

【脉理】芤脉多见于失血伤阴之证,故芤脉的出现与阴血亡失,脉管失充有关,因突然失血过多,血量骤然减少,营血不足,无以充脉,或津液大伤,血不得充,血失阴伤则阳气无所附而浮越于外,因而形成浮大中空之芤脉。

6）革脉

【脉象】浮而搏指,中空外坚,如按鼓皮。

【主病】亡血、失精、半产、漏下。

【脉理】由于精血内虚,气无所附而浮越于外,如之阴寒之气收束,因而成外强中空之象。

（2）沉脉类　沉脉类的脉象,有沉、伏、弱、牢四脉。脉位较深,重按乃得,故同归一类。

1）沉脉

【脉象】轻取不应,重按乃得,如石沉水底。

【主病】里证。亦可见于无病之正常人。

【脉理】病邪在里,正气相搏于内,气血内困,故脉沉而有力,为里实证;若脏腑虚弱,阳气衰微,气血不足,无力统运营气于表,则脉沉而无力,为里虚证。

2）伏脉

【脉象】重手推筋按骨始得,甚则伏而不见。

【主病】邪闭,厥证,痛极。

【脉理】因邪气内伏,脉气不能宣通,脉道潜伏不显而出现伏脉;若阳气衰微欲绝,不能鼓动血脉亦见伏脉。前者多见实邪暴病,后者多见于久病正衰。

3）弱脉

【脉象】极软而沉细。

【主病】气血阴阳俱虚证。

【脉理】阴血不足，不能充盈脉道，阳衰气少，无力鼓动，推动血行，故脉来沉而细软，而形成弱脉。

4）牢脉

【脉象】沉按实大弦长，坚牢不移。

【主病】阴寒凝结，内实坚积。

【脉理】牢脉之形成，是由于病气牢固，阴寒内积，阳气沉潜于下，故脉来沉而实大弦长，坚牢不移。牢脉主实有气血之分，症瘕有形肿块，是实在血分；无形痞结，是实在气分。若牢脉见于失血，阴虚等病证，是阴血暴亡之危候。

（3）迟脉类　迟脉类的脉象，有迟、缓、涩、结四脉。脉动较慢，一息不足四到五至，故同归于一类。

1）迟脉

【脉象】脉来迟慢，一息不足四至（相当于每分钟脉搏60次以下）。

【主病】寒证。迟而有力为寒痛冷积，迟而无力为虚寒。久经锻炼的运动员，脉迟而有力，则不属病脉。

【脉理】迟脉主寒证，由于阳气不足，鼓动血行无力，故脉来一息不足四至。若阴寒冷积阻滞，阳失健运，血行不畅，脉迟而有力。因阳虚而寒者，脉多迟而无力。邪热结聚，阻滞气血运行，也见迟脉，但必迟而有力，按之必实，迟脉不可概认为寒证，当脉症合参。

2）缓脉

【脉象】一息四至，来去怠缓。

【主病】湿证，脾胃虚弱。

【脉理】湿邪黏滞，气机为湿邪所困；脾胃虚弱，气血乏源，气血不足以充盈鼓动，故缓脉见怠缓；平缓之脉，是为气血充足，百脉通畅。若病中脉转缓和，是正气恢复之征。

3）涩脉

【脉象】迟细而短，往来艰涩，极不流利，如轻刀刮竹。

【主病】精血亏少，气滞血瘀，挟痰，挟食。

【脉理】精伤血少津亏，不能濡养经脉，血行不畅，脉气往来艰涩，故脉涩而无力；气滞血瘀、痰、食胶固，气机不畅，血行受阻，则脉涩而有力。

4）结脉

【脉象】脉来缓，时而一止，止无定数。

【主病】阴盛气结，寒痰血瘀，症瘕积聚。

【脉理】阴盛气机郁结，阳气受阻，血行瘀滞，故脉来缓怠，脉气不相顺接，时一止，止后复来，止无定数，常见于寒痰血瘀所致的心脉瘀阻证。结脉见于虚证，多为久病虚劳，气血衰,脉气不继,故断而时一止,气血续则脉复来,止无定数。

(4)数脉类　数脉类的脉象,有数、疾、促、动四脉。脉动较快,一息超过五至,故同归一类。

1)数脉

【脉象】一息脉来五至以上。

【主病】热证。有力为实热,无力为虚热。

【脉理】邪热内盛,气血运行加速,故见数脉。因邪热盛,正气不虚,正邪交争剧烈,故脉数而有力,主实热证。若久病耗伤阴粗,阴虚内热,则脉虽数而无力。若脉显浮数,重按无根,是虚阳外越之危候。

2)疾脉

【脉象】脉来急疾,一息七八至。

【主病】阳极阴竭,元阳将脱。

【脉理】实热证阳亢无制,真阴垂危,故脉来急疾而按之益坚。若阴液枯竭,阳气外越欲脱,则脉疾而无力。

3)促脉

【脉象】脉来数,时而一止,止无定数。

【主病】阳热亢盛,气血痰食郁滞。

【脉理】阳热盛极,或气血痰饮,宿食郁滞化热,正邪相搏,血行急速,故脉来急数。邪气阻滞,阴不和阳,脉气不续,故时一止,止后复来,指下有力,止无定数。促脉亦可见于虚证,若元阴亏损,则数中一止,止无定数,必促而无力,为虚脱之象。

4)动脉

【脉象】脉形如豆,厥厥动摇,滑数有力。

【主病】痛证、惊证。妇女妊娠反应期可出现动脉,这对临床诊断早孕,有一定价值。

【脉理】动脉是阴阳相搏,升降失和,使其气血冲动,故脉道随气血冲动而呈动脉。痛则阴阳不和,气血不通,惊则气血紊乱,心突跳,故脉亦应之而突跳,故痛与惊可见动脉。

(5)虚脉类　虚脉类脉象,有虚、细、微、代、短五脉,脉动应指无力,故归于一类。

1)虚脉

【脉象】三部脉会之无力,按之空虚。

【主病】虚证。

【脉理】气虚不足以运其血,故脉来无力,血虚不足充盈脉道,故按之空虚。由于气虚不敛而外张,血虚气无所附而外浮,脉道松弛,故脉形大而势软。

2)细脉

【脉象】脉细如线,但应指明显。

【主病】气血两虚,诸虚劳损,湿证。

【脉理】细为气血两虚所致,营血亏虚不能充盈脉道,气不足则无力鼓动血液运行,故脉体细小而无力。湿邪阻压脉道,伤人阳气也见细脉。

3) 微脉

【脉象】极细极软,按之欲绝,似有若无。

【主病】阴阳气血诸虚,阳气衰微。

【脉理】阳气衰微,无力鼓动,血微则无以充脉道,故见微脉。浮以候阳,轻取之似无为阳气衰。沉以候阴,重取之似无是阴气竭。久病正气损失,气血被耗,正气殆尽,故久病脉微,为气将绝之兆;新病脉微,是阳气暴脱,亦可见于阳虚邪微者。

4) 代脉

【脉象】脉来时见一止,止有定数,良久方来。

【主病】脏气衰微,风证,痛证。

【脉理】脏气衰微,气血亏损,以致脉气不能衔接而歇止,不能自还,良久复动。风证、痛证见代脉,因邪气所犯,阻于经脉,致脉气阻滞,不相衔接为实证。

代脉亦可见于妊娠初期的孕妇,因五脏精气聚于胞宫,以养胎元,脉气一时不相接续,故见代脉。然非妊娠必见之脉,仅见于母体素弱,脏气不充,更加恶阻,气血尽以养胎,脉气暂不接续所致。

5) 短脉

【脉象】首尾俱短,不能满部。

【主病】气病。有力为气滞,无力为气虚。

【脉理】气虚不足以帅血,则脉动不及尺寸本部,脉来短而无力。亦有因气郁血瘀或痰滞食积,阻碍脉道,以致脉气不伸而见短脉,但必短而有力,故短脉不可概作不足之脉,应注意其有力无力。

(6) 实脉类 实脉类脉象,有实、滑、弦、紧、长等五脉,脉动应指有力,故归于一类。

1) 实脉

【脉象】三部脉举按均有力。

【主病】实证。

【脉理】邪气亢盛而正气不虚,邪正相搏,气血壅盛,脉道紧满,故脉来应指坚实有力。平人亦可见实脉,这是正气充足,脏腑功能良好的表现。平人实脉应是静而和缓,与主病之实脉躁而坚硬不同。

2) 滑脉

【脉象】往来流利,如珠走盘,应指圆滑。

【主病】痰饮、食积、实热。

【脉理】邪气壅盛于内,正气不衰,气实血涌,故脉往来甚为流利,应指圆滑。若滑脉见于平人,必滑而和缓,是气血充盛,气充则脉流畅,血盛则脉道充盈征象,故脉来滑而和缓。妇女妊娠见滑脉,是气血充盛而调和的表现。

3) 弦脉

【脉象】端直以长,如按琴弦。

【主病】肝胆病,痰饮,痛证,疟疾。

【脉理】弦是脉气紧张的表现。肝主流泄,调物气机,以柔和为贵,若邪气滞肝,疏泄失常,气郁不利则见弦脉。诸痛、痰饮,气机阻滞,阴阳不和,脉气因而紧张,故脉弦。疟邪为病,伏于半表半里,少阳枢机不利而见弦脉。虚劳内伤,中气不足,肝病乘脾,亦觉见弦脉。若弦而细劲,如循刀刃,便是胃气全无,病多难治。

4) 紧脉

【脉象】脉来绷急,状若牵绳转索。

【主病】寒证、痛证。

【脉理】寒邪侵袭人体,与正气相搏,以致脉道紧张而拘急,故见紧脉。诸痛而见紧脉,也是寒邪积滞与正气激搏之缘故。

5) 长脉

【脉象】首尾端长,超过本位。

【主病】肝阳有余,火热邪毒等有余之症。

【脉理】健康人正气充足,百脉畅通无损,气机升降调畅,脉来长而和缓;若肝阳有余,阳盛内热,邪气方盛,充斥脉道,加上邪正相搏,脉来长而硬直,或有兼脉,为病脉。

2. 相兼脉与主病 是指数种脉象并见的脉象。徐灵胎称之为合脉,有二合脉、三合脉、四合脉之分。相兼脉象的主病,往往等于各个脉所主病的总和,如浮为表,数为热,浮数主表热,以此类推。现将常见的相兼脉及主病列于下:

相兼脉浮紧主病:表寒,风痹。

相兼脉浮缓主病:伤寒表虚证。

相兼脉浮数主病:表热。

相兼脉浮滑主病:风痰,表证挟痰。

相兼脉沉迟主病:里寒。

相兼脉弦数主病:肝热,肝火。

相兼脉滑数主病:痰热,内热食积。

相兼脉洪数主病:气分热盛。

相兼脉沉弦主病:肝郁气滞,水饮内停。

相兼脉沉涩主病:血瘀。

相兼脉弦细主病：肝肾阴虚，肝郁脾虚。
相兼脉沉缓主病：脾虚，水湿停留。
相兼脉沉细主病：阴虚，血虚。
相兼脉弦滑数主病：肝火挟痰，痰火内蕴。
相兼脉沉细数主病：阴虚，血虚有热。
相兼脉弦紧主病：寒痛，寒滞肝脉。

（七）诊小儿脉

诊小儿脉，与成人有所不同，因小儿寸口部位狭小，难分寸关尺三部。此外，小儿临诊时容易惊哭，惊则气乱，脉气亦乱，故难于掌握，后世医家多以一指总候三部。操作方法是医生用左手握小儿手，再用右手大拇指按小儿掌后高骨脉上，分三部以定息数。对4岁以上的小儿，则以高骨中线为关，以一指向侧滚转寻三部；七八岁可以挪动拇指诊三部；9~10岁以上，可以次第下指依寸关尺三部诊脉；16岁则按成人三部诊脉进行。

小儿脉象主病，以浮、沉、迟、数定表、里、寒、热，人以有力无力定虚实，不详求二十八脉。还需指出，小儿肾气未充，脉气止于中候，不论脉体素浮素沉，重按多不见，若重按乃见，便与成人的牢实脉同论。

（八）脉症顺逆与从舍

1. 脉症顺逆　脉症顺逆是指从脉与症的相应不相应来判断疾病的顺逆。在一般情况下，脉与症是一致的，即脉症相应，但也有时候脉与症不一致，也就是脉症不相应，甚至还会出现相反的情况。从判断疾病的顺逆来说，脉症相应者主病顺，不相应者逆，逆则主病凶。

2. 脉症从舍　既然有脉症不相应的情况，其中必有一真一假，或为症真脉假，或为症假脉真，所以临证时必须辨明脉症的真假以决定从舍，或舍脉从症，或舍症从脉。

二、按诊

按诊，就是医者用手直接触摸、按压患者体表某些部位，以了解局部的异常变化，从而推断疾病的部位、性质和病情的轻重等情况的一种诊病方法。临床上以按肌肤、按手足、按胸腹、按腧穴等为常用。兹分述如下：

1. 按肌肤　是为了探明全身肌表的寒热、润燥以及肿胀等情况。
凡阳气盛的身多热，阳气衰的身多寒。

2. 按手足　主要在于探明寒热，以判断病证性质属虚属实、在内在外及预后。凡疾病初起，手足俱冷的，是阳虚寒盛，属寒证。手足俱热的，多为阳盛热炽，属热证。

3. 按胸腹 胸腹各部位的划分如下:隔上为胸、隔下为腹。侧胸部从腋下至十一、十二肋骨的区域为胁。腹部剑突下方位置称为心下。胃脘相当于上腹部。大腹为脐上部位,小腹在脐下,少腹即小腹之两侧。按胸腹就是根据病情的需要,有目的地对胸前区、胁肋部和腹部进行触摸、按压,必要时进行叩击,以了解其局部的病变情况。

4. 按腧穴 是按压身体上某些特定穴位,通过这些穴位的变化与反应,来推断内脏的某些疾病。腧穴的变化主要是出现结节或条索状物,或者出现压痛及敏感反应。据临床报道,肺病患者,有些可在肺俞穴摸到结节,有些在中府穴出现压痛。肝病患者可出现肝俞或期门穴压痛。胃病在胃俞和足三里有压痛。肠痈阑尾穴有压痛。

此外,还可以通过指压腧穴作试验性治疗,从而协助鉴别诊断。如胆道蛔虫腹痛,指压双侧胆俞则疼痛缓解,其他原因腹痛则无效,可资鉴别。

第三章
八纲辨证

八纲,即阴、阳、表、里、寒、热、虚、实。是中医辨证论治的理论基础之一。通过四诊,掌握了辨证资料之后,根据病位的深浅,病邪的性质,人体正气的强弱等多方面的情况,再用八纲进行分析综合,将其归纳为八类不同的证候,称为八纲辨证。

疾病的表现尽管是极其复杂的,但基本上都可以用八纲加以归纳。如疾病的类别,可分为阴证与阳证;病位的浅深可分为表证与里证;疾病的性质,可分为寒证与热证;邪正的盛衰,可分为实证与虚证。其中,阴阳又可以概括其他六纲,即表、热、实证为阳;里、寒、虚证属阴,故阴阳又是八纲中的总纲。

八纲是分析疾病共性的辨证方法,是各种辨证的总纲。

八纲之间是相互联系而不可分割的。如表里与寒热、虚实相联系,寒热与虚实表里相联系,虚实又与寒热、表里相联系。疾病的变化,往往不是单纯的,经常会出现表里、寒热、虚实交织在一起的情况,如表里同病,虚实夹杂,寒热错杂。

第一节 表 里

表里是辨别疾病病位内外和病势深浅的一对纲领。它是一个相对的概念。就脏与腑而言,腑为表,脏为里;就经络与脏腑而言,经络为表,脏腑为里等,以上是广义之表里概念。狭义的表里,是指身体的皮毛、肌腠、经络为外,这些部位受邪,属于表证;脏腑、气血、骨髓为内,这些部位发病,统属里证。表里辨证,在外感病辨证中有重要的意义。

一、表证

表证是指六淫疫疠邪气经皮毛、口鼻侵入时所产生的证候。多见于外感病的初期,一般起病急,病程短。表证有两个明显的特点,一是外感时邪,表证是由邪气入侵人体所引起;二是邪病轻。表证的病位在皮毛肌腠,病轻易治。

【临床表现】恶寒、发热、头身疼痛,舌苔薄白,脉浮,兼有鼻塞、流涕、咳嗽、喷嚏、咽喉痒痛等证。

二、里证

里证是疾病深在于里(脏腑、气血、骨髓)的一类证候。它与表证相对而言。多见于外感病的中、后期或内伤疾病。里证的成因,大致有三种情况:一是表邪内传入里,侵犯脏腑所致;二是外邪直接侵犯脏腑而成;三是七情刺激,饮食不节,劳逸过度等因素,损伤脏腑,引起功能失调,气血逆乱而致病。里证的范围甚广,除了表证以外,其他疾病都可以说是里证。里证的特点也可归纳为二点,一是病位深在;二是里证的病情一般较重。

【临床表现】里证病因复杂,病位广泛,症状繁多,常以或寒或热,或虚或实的形式出现,故详细内容见各章辨证。

三、表证和里证的鉴别

辨别表证和里证,主要是审察其寒热、舌象、脉象等变化。一般说来,外感病中,发热恶寒同时并见的属表证,但热不寒,但寒不热的属里证,表证舌苔不变化,里证舌苔多有变化,脉浮主表证,脉沉主里证。

四、表证和里证的关系

人体的肌肤与脏腑,是通过经络的联系、沟通而表里相通的。疾病发展过程中,在一定的条件下,可以出现表里证错杂和相互转化,如表里同病,表邪入里,里邪出表等。

第二节 寒 热

寒热是辨别疾病性质的两个纲领。寒证与热证反映机体阴阳的偏盛与偏衰。阴盛或阳虚表现为寒证;阳盛或阴虚表现为热证。寒热辨证在治疗上有重要意义。《素问·至真要大论》说"寒者热之""热者寒之",两者治法正好相反。所以寒热辨证,必须确切无误。

一、寒证

寒证,是疾病的本质属于寒性的证候。可以由感受寒邪而致,也可以由机体自身阳虚阴盛而致。由于寒证的病因与病位不同,又可分别出几种不同的证型。如感受寒邪,有侵犯肌表,有直中内脏,故有表寒、里寒之别。内寒的成因有寒邪入侵者,有自身阳虚者,故又有实寒、虚寒之分。

【临床表现】各类寒证的临床表现不尽一致,但常见的有:恶寒喜暖,面色㿠白,肢冷蜷卧,口淡不渴,痰涎、涕清稀,小便清长,大便稀溏,舌淡苔白润滑,脉迟或紧等。

二、热证

热证,是疾病的本质属于热性的证候。可以由感受热邪而致,也可以由机体自身阴虚阳亢而致。根据热证的病因与病位的不同,亦可分别出几种不同的证型。如外感热邪或热邪入里,便有表热、里热之别。里热中,有实热之邪入侵或自身虚弱造成,则有实热和虚热之分。

【临床表现】各类热证的证候表现也不尽一致,但常见的有:恶热喜冷,口渴喜冷饮,面红目赤,烦躁不宁,痰、涕黄稠,吐血衄血,小便短赤,大便干结,舌红苔黄而干燥,脉数等。

三、寒证和热证的鉴别

辨别寒证与热证,不能孤立地根据某一症状作判断,要对疾病的全部表现进行综合观察、分析,尤其是寒热的喜恶,口渴与不渴;面色的赤白,四肢的凉温,以及二便,舌象、脉象等方面更应细致观察。

四、寒证和热证的关系

寒证和热证虽有本质的不同,但又相互联系,它们既可以在同一患者身上同时出现,表现为寒热错杂的证候,又可以在一定的条件下互相转化,出现寒证化热、热证化寒。在疾病发展过程中,特别是危重阶段,有时还会出现假寒或假热的现象。

(一) 寒热错杂

在同一患者身上同时出现寒证和热证,呈现寒热交错的现象,称为寒热错杂。寒热错杂有上下寒热错杂和表里寒热错杂的不同。

1. 上下寒热错杂 患者身体上部与下部的寒热性质不同,称为上下寒热错杂。包括上寒下热和上热下寒两种情况。上下是一个相对的概念。如以膈为界,则胸为上,腹为下。而腹部上腹胃脘又为上,下腹膀胱、大小肠等又属下。

（1）上寒下热　患者在同一时间内，上部表现为寒，下部表现为热的证候。例如，胃脘冷痛，呕吐清涎，同时又兼见尿频、尿痛、小便短赤，此为寒在胃而热在膀胱之证候。此即中焦有寒，下焦有热，就其相对位置而言，中焦在下焦之上。所以属上寒下热的证型。

（2）上热下寒　患者在同一时间内，上部表现为热，下部表现为寒的证候。例如患者胸中有热，肠中有寒，既见胸中烦热咽痛口干的上热证，又见腹痛喜暖，大便稀溏的下寒证，就属上热下寒证。

2. 表里寒热错杂　患者表里同病而寒热性质不同，称为表里寒热错杂。包括表寒里热和表热里寒两种情况。

（1）表寒里热　患者表里同病，寒在表热在里的一种证候。常见于本有内热，又外感风寒，或外邪传里化热而表寒未解的病证。例如恶寒发热，无汗头痛身痛，气喘、烦躁、口渴，脉浮紧即是寒在表而热在里的证候。

（2）里寒表热　患者表里同病，表有热里有寒的一种证候。常见于素有里寒而复感风热；或表热证未解，误下以致脾胃阳气损伤的病证。如平素脾胃虚寒，又感风热，临床上既能见到发热、头痛、咳嗽、咽喉肿痛的表热证，又可见到大便溏泄，小便清长，四肢不温的里寒证。

寒热错杂的辨证，除了要辨别上下表里的部位之外，关键在于分清寒热的多少。寒多热少者，应以治寒为主，兼顾热证；热多寒少者，应以治热为主，兼顾寒证。

（二）寒热转化

1. 寒证转化为热证　患者先有寒证，后来出现热证，热证出现后，寒证便渐渐消失，这就是寒证转化为热证。多因机体阳气偏盛，寒邪从阳化热所致，也可见于治疗不当，过服温燥药物的患者。

2. 热证转化为寒证　患者先有热证。后来出现寒证，寒证出现后，热证便渐渐消失，就是热证转化为寒证。多因邪盛或正虚，正不胜邪，功能衰败所致；也见于误治、失治，损伤阳气的患者。

寒热证的转化，反映邪正盛衰的情况。由寒证转化为热证，是人体正气尚盛，寒邪郁而化热；热证转化为寒证，多属邪盛正虚，正不胜邪。

（三）寒热真假

当寒证或热证发展到极点时，有时会出现与疾病本质相反的一些假象如"寒极似热""热极似寒"，即所谓真寒假热、真热假寒。这些假象常见于病情危笃的严重关头，如不细察，往往容易贻误生命。

第三节 虚 实

虚实是辨别邪正盛衰的两个纲领。虚指正气不足；实指邪气盛实。虚证反映人体正气虚弱而邪气也不太盛。实证反映邪气太盛，而正气尚未虚衰，邪正相争剧烈。

一、虚证

虚证是对人体正气虚弱各种临床表现的病理概括。虚证的形成，有先天不足，后天失养和疾病耗损等多种原因。

虚证的临床表现相当复杂。在此，仅介绍一些共同的、有规律性的表现。

【临床表现】各种虚证的表现极不一致，很难全面概括，常见的有：面色淡白或萎黄，精神委靡、身疲乏力，心悸气短，形寒肢冷，自汗，大便滑脱，小便失禁，舌淡胖嫩，脉虚沉迟，或为五心烦热，消瘦颧红，口咽干燥，盗汗潮热，舌红少苔，脉虚数。

二、实证

实证是对人体感受外邪，或体内病理产物堆积而产生的各种临床表现的病理概括。实证的成因有两个方面：一是外邪侵入人体；二是脏腑功能失调以致痰饮、水湿、瘀血等病理产物停积于体内所致。随着外邪性质的差异，致病之病理产物的不同，而有各自不同的症候表现。

由于实证的表现多处多样，所以也只介绍一些共性的问题。

【临床表现】由于病因不同，实证的表现亦极不一致，而常见的表现为：发热，腹胀痛拒按，胸闷，烦躁，甚至神昏谵语，呼吸气粗，痰涎壅盛，大便秘结，或下利，里急后重，小便不利，淋沥涩痛，脉实有力，舌质苍老，舌苔厚腻。

三、虚证和实证的鉴别

虚证与实证的证候表现已分别介绍如上，但从临床来看，有一些症状，可出现于实证，也可见于虚证。例如，腹痛，虚证实证均可发生。因此，要鉴别虚实，必须四诊合参，通过望形体，舌象，闻声息，问起病，按胸腹，脉象等多方面进行综合分析。一般说来，虚证必身体虚弱，实证多身体粗壮。虚证者声息低微，实证者声高息粗。久病多虚，暴病多实。舌质淡嫩，脉象无力为虚；舌质苍老，脉象有力为实。

四、虚证和实证的关系

疾病是一个复杂的发展过程,受体质、治疗、护理等诸因素的影响,虚证与实证常发生虚实错杂、虚实转化、虚实真假等证候表现。若不加以细察,容易误诊。分述如下:

(一)虚实错杂

凡虚证中夹有实证,实证中夹有虚证,以及虚实齐见的,都是虚实错杂证。虚实错杂中根据虚实的多少有实证夹虚,虚证夹实,虚实并重3种情况。

(二)虚实转化

疾病的发展过程是邪正斗争的过程,邪正斗争在证候上的反映,主要表现为虚实的变化。在疾病过程中,有些本来是实证,由于病邪久留,损伤正气,而转为虚证;有些由于正虚,脏腑功能失常,而致痰、食、血、水等凝结阻滞为患,成为因虚致实证。

(三)虚实真假

虚证和实证,有真假疑似之分,辨证时要从错杂的证候中,辨别真假,以去伪存真,才不致犯"虚虚实实"之戒。辨虚实之真假与虚实之错杂证绝不相同,应注意审察鉴别。

第四节 阴 阳

阴阳,实际上是八纲的总纲,它可概括其他六个方面的内容,即表、热、实属阳;里、寒、虚属阴。故有人称八纲为"二纲六要"。

在临床上,由于表里寒热虚实之间有时是相互交织在一起的,不能截然划分。因此,阴证和阳证有时也不是截然分开的,往往出现阴中有阳,阳中有阴的复杂证候。如上面几节所说的表里同病,寒热错杂,虚实夹杂等证型就属这类情况。

以阴阳命名的除了阴证、阳证以外,还有真阴不足,真阳不足及亡阴亡阳等证,兹分述如下。

一、阴证和阳证

(一) 阴证

凡符合"阴"的一般属性的证候,称为阴证。如里证、寒证、虚证概属阴证范围。

(二) 阳证

凡符合"阳"的一般属性的证候,称为阳证。如表证、热证、实证概属于阳证范围。

(三) 阴证和阳证的鉴别

阴证和阳证的鉴别,按四诊对照如下:

1. 阴证

(1) 望诊　面色苍白或暗淡,身重蜷卧,倦怠无力,萎靡不振,舌质淡而胖嫩,舌苔润滑。

(2) 闻诊　语声低微,静而少言,呼吸怯弱,气短。

(3) 问诊　大便气腥臭,饮食减少,口中无味,不烦不渴,或喜热饮,小便清长短少。

(4) 切诊　腹痛喜按,身寒足冷,脉象沉微细涩,弱迟无力。

2. 阳证

(1) 望诊　面色潮红或通红,喜凉,狂躁不安,口唇燥裂,舌质红绛,苔色黄或老黄,甚则燥裂,或黑而生芒刺。

(2) 闻诊　语声壮厉,烦而多言,呼吸气粗,喘促痰鸣,狂言叫骂。

(3) 问诊　大便或硬或秘,或有奇臭,恶食,口干,烦渴引饮,小便短赤。

(4) 切诊　腹痛拒按,身热足暖,脉象浮洪数大滑实而有力。

阴阳消长是相对的,阳盛则阴衰,阴盛则阳衰。如诊得脉象洪大,舌红苔燥,兼见口渴、壮热等,便可知阳盛阴衰。如诊得脉象沉迟,舌白苔润,兼见腹痛、下利等,便可知其阴盛阳衰。此外,阴阳错综复杂的变化,具体表现于表里寒热虚实等六纲中,已在前面各节述及,不再重复。

第四章
病因辨证

病因辨证是以中医病因理论为依据,通过对临床资料的分析,以确定疾病病因的一种辨证方法。病因辨证的主要内容可分为六淫疫疠、七情、饮食劳逸以及外伤四个方面,其中六淫、疫疠属外感性病因,为人体感受自然界的致病因素而患病。七情为内伤性病因,常使气机失调而致病。饮食劳逸则是影响了脏腑功能而使人生病。外伤属于人体受到外力损害出现的病变。

第一节 六淫、疫疠证候

六淫包括风、寒、暑、湿、燥、火六种外来的致病邪气。六淫的致病特点:一是与季节和居住环境有关,如夏季炎热,患暑病的人多;久居潮湿之地,易感受湿邪;二是六淫属外邪,多经口鼻、皮毛侵入人体,病初常见表证;三是六淫常相合致病,而在疾病发展过程中,又常常相互影响或转化。

疫疠为自然界一种特殊的病邪,其致病具有传染性强,并有迅速蔓延流行的特点。

一、风淫证

风证,是指因感受风邪而引起的一类病证。因风为百病之长,其性轻扬开泄,善行数变,故具有发病急、消退快、游走不定的特点。

【临床表现】发热恶风,头痛,汗出,咳嗽,鼻塞流涕。苔薄白、脉浮缓,或肢体颜面麻木不仁,口眼歪斜,或颈项强直,四肢抽搐,或皮肤瘙痒。

二、寒淫证

寒淫证,是指因感受寒邪引起的一类病证。因寒为阴邪,其性清冷,凝滞收引,故易伤人阳气,阻碍气血运行。

【临床表现】恶寒发热,无汗,头痛,身痛,喘咳,鼻塞,苔白薄,脉浮紧。或手足拘急,四肢厥冷,脉微欲绝;或腹痛肠鸣,泄泻,呕吐等。

三、暑淫证

暑证,是指夏季感受暑邪所致的一类病证。因暑性炎热、升散,故病证必见热象,也最易耗气伤津,且暑多挟湿,常与湿邪相混成病。

【临床表现】伤暑,感热,汗出,口渴,疲乏,尿黄,舌红,苔白或黄,脉象虚数。中暑,发热,卒然昏倒,汗出不止,口渴,气急,甚或昏迷惊厥,舌绛干燥,脉濡数。

四、湿淫证

湿证,是指感受湿邪所致的一类病证。因湿性重着,黏滞,阻碍气机,损伤阳气,故其病变常缠绵。

【临术表现】伤湿,则头胀而痛,胸前作闷,口不作渴,身重而痛,发热体倦,小便清长,舌苔白滑,脉濡或缓。冒湿,则首如裹,遍体不舒,四肢懈怠,脉来濡弱,湿伤关节,则关节酸痛重着,屈伸不利。

五、燥淫证

燥证,是指感受燥邪所致的一类病证。燥性干燥,容易伤津液,临床有凉燥与温燥之分。

【临床表现】凉燥,恶寒重,发热轻,头痛,无汗,咳嗽,喉痒,鼻塞,舌白而干,脉象浮。温燥,身热,微恶风寒,头痛少汗,口渴心烦,干咳痰少,甚或痰中带血,皮肤及鼻咽干燥,舌干苔黄,脉象浮数。

六、火淫证

火证,是指广义火热病邪所致的一类病证。因火热之邪,其性燔灼急迫,为病常见全身或局部有显著热象,容易耗伤阴津,使筋脉失于滋润而动风,亦可迫血妄行而出血。

【临床表现】壮热,口渴,面红目赤,心烦,汗出,或烦躁谵妄,衄血,吐血,斑疹,或躁扰发狂,或见痈脓,舌质红绛,脉象洪数或细数。

七、疫疠

是指由感染瘟疫病毒而引起的传染性病证。疫疠致病的一个特点是有一定的传染源和传染途径。其传染源有二：一是自然环境，即通过空气传染；二是人与人互相传染，即通过接触传染，其传染途径是通过呼吸道与消化道。疫疠致病的另一特点是传染性强，死亡率高。

【临床表现】病初恶寒发热俱重，继之壮热，头身疼痛，面红或垢滞，口渴引饮，汗出，烦躁，甚则神昏谵语，四肢抽搐，舌红绛，苔黄厚干燥或苔白如积粉，脉数有力。

第二节 情志致病

七情，即喜、怒、忧、思、悲、恐、惊七种情志活动。当精神刺激超越了患者自身的调节能力时，便可发生疾病。七情证候均见于内伤杂病。

情志致病有三个特点：一是由耳目所闻，直接影响脏腑气机，致脏腑功能紊乱，气血不和，阴阳失调。如怒则气上，恐则气下，惊则气乱，悲则气消，思则气结，喜则气缓；二是与个人性格、生活环境有关。如性格急躁者，易被怒伤；而性格孤僻者，常被忧思所伤；三是不同的情志变化，所影响的内脏也不同。如喜伤心、怒伤肝、思伤脾、悲伤肺、恐伤肾。

【临床表现】喜伤，可见精神恍惚，思维不集中，甚则神志错乱，语无伦次，哭笑无常，举止异常，脉缓；怒伤，则见头晕或胀痛，面红目赤，口苦，胸闷，善叹息，急躁易怒，两胁胀满或窜痛，或呃逆，呕吐，腹胀，泄泻，甚则呕血，昏厥，脉弦；思伤，可见头晕目眩，健忘心悸，倦怠，失眠多梦，食少，消瘦，腹胀便溏，舌淡，脉缓；忧伤，则情志抑郁，闷闷不乐，神疲乏力，食欲不振，脉涩；悲伤，见面色惨淡，时时吁叹饮泣，精神委靡不振，脉弱；恐伤，少腹胀满，遗精滑精，二便失禁；惊伤，则情绪不安，表情惶恐，心悸失眠，甚至神志错乱，语言举止失常。

第三节 饮食、劳逸和外伤证候

饮食、劳逸是人类生存的需要，但不知调节，也能成为致病因素。

一、饮食所伤

是指饮食不节而致脾、胃肠功能紊乱的一类病证。临床表现为饮食伤在胃,则胃痛,恶闻食臭,食纳不佳,胸膈痞满,吞酸嗳腐,舌苔厚腻,脉滑有力。饮食伤在肠,则见腹痛泄泻,若误食毒品,则恶心呕吐,或吐泻交作,腹痛如绞,或见头痛、痉挛、昏迷等。

二、劳逸所伤

是指因体力或脑力过度劳累,或过度安逸所引起的一类病证。临床表现为过劳,则倦怠乏力,嗜卧,懒言,食欲减退。过逸,则体胖行动不便,动则喘咳,心悸短气,肢软无力。

三、房室所伤

房室所伤证,是指性生活过度,或早婚,产育过多,导致肾亏而表现为生殖系统疾患的病证。临床表现为头晕耳鸣,腰膝酸软,形体消瘦。男子遗精,早泄,阳痿;女子梦交,宫寒不孕,经少经闭,带下清稀量多。

四、外伤证候

是指外受创伤,如金刃、跌打、兽类咬伤及毒虫蜇伤所引起的局部症状及整体所反映的证候。外伤致病主要伤及皮肉筋骨,导致气血瘀滞。其次为染毒,毒邪入脏,神明失主,甚至危及生命。

第五章
气血津液辨证

气血津液辨证是运用脏腑学说中气血津液的理论,分析气、血、津液所反映的各科病证的一种辨证诊病方法。

由于气血津液都是脏腑功能活动的物质基础,而它们的生成及运行又有赖于脏腑的功能活动,因此,在病理上,脏腑发生的病变,影响气血津液的变化;而气血津液的病变,也必然要影响脏腑的功能。所以,气血津液的病变,是与脏腑密切相关的。气血津液辨证应与脏腑辨证互相参照。

第一节 气 病 辨 证

《素问·举痛论篇》说"百病生于气也",指出了气病的广泛性。根据临床表现,可概括为气虚、气陷、气滞、气逆4种。

一、气虚证

是指脏腑组织功能减退所表现的证候。常由久病体虚,劳累过度,年老体弱等因素引起。临床表现为少气懒言,神疲乏力,头晕目眩,自汗,活动时诸证加剧,舌淡苔白,脉虚无力。

二、气陷证

是指气虚无力升举而反下陷的证候。多见于气虚证的进一步发展,或劳累用力过度,损伤某一脏器所致。临床表现为头晕目花,少气倦怠,久痢久泄,腹部有坠胀感,脱肛或子宫脱垂等。舌淡苔白,脉弱。

三、气滞证

是指人体某一脏腑,某一部位气机阻滞,运行不畅所表现的证候。多由情志不舒,或邪气内阻,或阳气虚弱,温运无力等因素导致气机阻滞而成。临床表现为胀闷,疼痛,攻窜阵发。

四、气逆证

是指气机升降失常,逆而向上所引起的证候。临床以肺胃之气上逆和肝气升发太过的病变为多见。临床表现为肺气上逆,则见咳嗽喘息;胃气上逆,则见呃逆、嗳气、恶心、呕吐;肝气上逆,则见头痛、眩晕、昏厥、呕血等。

第二节 血病辨证

血的病证表现很多,因病因不同而有寒热虚实之别,其临床表现可概括为血虚、血瘀、血热、血寒四种证候。

一、血虚证

是指血液亏虚,脏腑百脉失养,表现全身虚弱的证候。临床表现为面色无华或萎黄,唇色淡白,爪甲苍白,头晕眼花,心悸失眠,手足发麻,妇女经血量少色淡,经期错后或闭经,舌淡苔白,脉细无力。

二、血瘀证

是指因瘀血内阻所引起的一些证候。形成血瘀证原因有:寒邪凝滞,以致血液瘀阻,或由气滞而引起血瘀;或因气虚推动无力,血液瘀滞;或因外伤及其他原因造成血液流溢脉外,不能及时排出和消散所形成。临床表现为疼痛和针刺刀割,痛有定处,拒按,常在夜间加剧。肿块在体表者,色呈青紫;在腹内者,紧硬按之不移,称为癥积。出血反复不止,色泽紫暗,中夹血块,或大便色黑如柏油。面色黧黑,肌肤甲错,口唇爪甲紫暗,或皮下紫斑,或肤表丝状如缕,或腹部青筋外露,或下肢筋青胀痛等。妇女常见经闭。舌质紫暗,或见瘀斑瘀点,脉象细涩。

三、血热证

是指脏腑火热炽盛,热迫血分所表现的证候。本证多因烦劳,嗜酒,恼怒伤肝,房室过度等因素引起。临床表现为咳血、吐血、尿血、衄血、便血、妇女月经先期、量多、心烦、口渴、舌红绛、脉滑数。

四、血寒证

是指局部脉络寒凝气滞,血行不畅所表现的证候。常由感受寒邪引起。临床表现为手足或少腹冷痛,肤色紫暗发凉,喜暖恶寒,得温痛减,妇女月经衍期,痛经,经色紫暗,夹有血块,舌紫暗,苔白,脉沉迟涩。

第三节 气血同病辨证和津液病辨证

一、气血同病辨证

是用于既有气的病证,同时又兼见血的病证的一种辨证方法。

气和血具有相互依存,相互资生,相互为用的密切关系,因而在发生病变时,气血常可相互影响,既见气病,又见血病,即为气血同病。气血同病常见的证候,有气滞血瘀,气虚血瘀,气血两虚,气不摄血,气随血脱等。

二、津液病辨证

是分析津液病证的辨证方法。津液病证,一般可概括为津液不足和水液停聚两个方面。

(一)津液不足证

是指由于津液亏少,失去其濡润滋养作用所出现的以燥化为特征的证候。多由燥热灼伤津液,或因汗、吐、下及失血等所致。临床表现为口渴咽干,唇燥而裂,皮肤干枯无泽,小便短少,大便干结,舌红少津,脉细数。

（二）水液停聚证

是泛指水液输布，排泄失常所引起的痰饮水肿等病证。凡外感六淫，内伤脏腑皆可导致本证发生。

1. 水肿 是指体内水液停聚，泛滥肌肤而引起面目、四肢、胸腹甚至全身水肿的病证。临床将水肿分为阳水、阴水两大类。

（1）阳水 发病较急，水肿性质属实者，称为阳水。多为外感风邪，或水湿浸淫等因素引起。临床表现为眼睑先肿，继而头面，甚至遍及全身，小便短少，来势迅速。皮肤薄而光亮。并兼有恶寒发热，苔薄，舌红，脉象浮紧。或兼见咽喉肿痛，脉象浮数。或全身水肿，来势较缓，按之没指，肢体沉重而困倦，小便短少，脘闷纳呆，呕恶欲吐，舌苔白腻，脉沉。

（2）阴水 发病较缓，水肿性质属虚者，称为阴水。多因劳倦内伤、脾肾阳衰，正气虚弱等因素引起。临床表现为身肿，腰以下为甚，按之凹陷不易恢复，脘闷腹胀，纳呆食少，大便溏稀，面色㿠白，神疲肢倦，小便短少，舌淡，苔白滑，脉沉缓。或水肿日益加剧，小便不利，腰膝冷痛，四肢不温，畏寒神疲，面色白，舌淡胖，苔白滑，脉沉迟无力。

2. 痰饮 痰和饮是由于脏腑功能失调以致水液停滞所产生的病证。

（1）痰证 是指水液凝结，质地稠厚，停聚于脏腑、经络、组织之间而引起的病证。常由外感六淫，内伤七情，导致脏腑功能失调而产生。临床表现为咳嗽咳痰，痰质黏稠，胸脘满闷，纳呆呕恶，头晕目眩，或神昏癫狂，喉中痰鸣，或肢体麻木，见瘰疬、瘿瘤、乳癖、痰核等，舌苔白腻，脉滑。

（2）饮证 饮证是指水饮质地清稀，停滞于脏腑组织之间所表现的病证。多由脏腑功能衰退等原因引起。临床表现为咳嗽气喘，痰多而稀，胸闷心悸，甚或倚息不能半卧，或脘腹痞胀，水声漉漉，泛吐清水，或头晕目眩，小便不利，肢体水肿，沉重酸困，苔白滑，脉弦。

第六章
脏腑辨证

脏腑辨证，是根据脏腑的生理功能、病理表现，对疾病证候进行归纳，借以推究病机，判断病变的部位、性质、正邪盛衰情况的一种辨证方法，是辨证体系中的重要组成部分。脏腑的病变复杂，证候多种多样，本节仅介绍临床常见的一些证候。

第一节　肝与胆病辨证

肝位于右胁，胆附于肝，肝胆经脉相互络属，肝与胆相表里，肝主疏泄，主藏血，在体为筋，其华在爪。肝开窍于目，其气升发，性喜条达而恶抑郁。胆贮藏排泄胆汁，以助消化，并与情志活动有关，因而有"胆主决断"之说。

肝的病证有虚实之分，虚证多见肝血，肝阴不足。实证多见于风阳妄动，肝火炽盛，以及湿热寒邪犯扰等。肝的病变主要表现在疏泄失常，血不归藏，筋脉不利等方面。肝开窍于目，故多种目疾都与肝有关。

一、肝气郁结证

是指肝失疏泄，气机郁滞而表现的证候。多因情志抑郁，或突然的精神刺激以及其他病邪的侵扰而发病。临床表现为胸胁或少腹胀闷窜痛，胸闷喜太息，情志抑郁易怒，或咽部梅核气，或颈部瘿瘤，或癥块。妇女可见乳房作胀疼痛，月经不调，甚则闭经。

二、肝火上炎证

是指肝脏之火上逆所表现的证候。多因情志不遂，肝郁化火，或热邪内犯等引起。临床表现为头晕胀痛，面红目赤，口苦口干，急躁易怒，不眠或噩梦纷纭，胁肋灼痛，便秘尿黄，耳鸣如潮，吐血衄血，舌红苔黄，脉弦数。

三、肝血虚证

是指肝脏血液亏虚所表现的证候。多因脾肾亏虚,生化之源不足,或慢性病耗伤肝血,或失血过多所致。临床表现为眩晕耳鸣,面白无华,爪甲不荣,夜寐多梦,视力减退或雀目。或见肢体麻木,关节拘急不利,手足震颤,肌肉跳动,妇女常见月经量少、色淡,甚则经闭。舌淡苔白脉弦细。

四、肝阴虚证

是指肝脏阴液亏虚所表现的证候。多由情志不遂,气郁化火,或慢性疾病、温热病等耗伤肝阴引起。临床表现为头晕耳鸣,两目干涩,面部烘热,胁肋灼痛,五心烦热,潮热盗汗,口咽干燥,或见手足蠕动。舌红少津,脉弦细数。

五、肝阳上亢证

是指肝肾阴虚,不能制阳,致使肝阳偏亢所表现的证候。多因情志过极或肝肾阴虚,致使阴不制阳,水不涵木而发病。临床表现为眩晕耳鸣,头目胀痛,面红目赤,急躁易怒,心悸健忘,失眠多梦,腰膝酸软,头重脚轻,舌红少苔,脉弦有力。

六、肝风内动证

是指患者出现眩晕欲仆,震颤,抽搐等动摇不定症状为主要表现的证候。临床上常见肝阳化风、热极生风、阴虚动风、血虚生风4种。

(一) 肝阳化风证

是指肝阳亢逆无制而表现动风的证候。多因肝肾之阴久亏,肝阳失潜而暴发。临床表现为眩晕欲仆,头摇而痛,项强肢颤,语言謇涩,手足麻木,步履不正,或卒然昏倒,不省人事,口眼歪斜,半身不遂,舌强不语,喉中痰鸣,舌红苔白或腻,脉弦有力。

(二) 热极生风证

是指热邪亢盛引动肝风所表现的证候。多由邪热亢盛,燔灼肝经,热闭心神而发病。临床表现为高热神昏,躁热如狂,手足抽搐,颈项强直,甚则角弓反张,两目上视,牙关紧闭,舌红或绛,脉弦数。

(三) 阴虚动风证

是指阴液亏虚引动肝风表现的证候。多因外感热病后期阴液耗损,或内伤久病,阴液亏虚而发病。

（四）血虚生风证

是指血虚筋脉失养所表现的动风证候。多由急慢性出血过多，或久病血虚所引起。

七、寒凝肝脉证

是指寒邪凝滞肝脉所表现的证候。多因感受寒邪而发病。临床表现为少腹牵引睾丸坠胀冷痛，或阴囊收缩引痛，受寒则甚，得热则缓，舌苔白滑，脉沉弦或迟。

八、肝胆湿热证

是指湿热蕴结肝胆所表现的证候。多由感受湿热之邪，或偏嗜肥甘厚腻，酿湿生热，或脾胃失健，湿邪内生，郁而化热所致。临床表现为胁肋胀痛，或有痞块，口苦，腹胀，纳少呕恶，大便不调，小便短赤，舌红苔黄腻，脉弦数。或寒热往来，或身目发黄，或阴囊湿疹，或睾丸肿胀热痛，或带浊阴痒等。

九、胆郁痰扰证

是指胆失疏泄，痰热内扰所表现的证候。多由情志不遂，疏泄失职，生痰化火而引起。临床表现为头晕目眩耳鸣，惊悸不宁，烦躁不寐，口苦呕恶，胸闷太息，舌苔黄腻，脉弦滑。

第二节　心与小肠病辨证

心居胸中，心包络围护于外，为心主的宫城。其经脉下络小肠，两者相为表里，心主血脉，又主神明，开窍于舌。小肠分清泌浊，具有化物的功能。

心的病证有虚实。虚证多由久病伤正、禀赋不足、思虑伤心等因素，导致心气心阳受损，心阴、心血亏耗；实证多由痰阻、火扰、寒凝、瘀滞、气郁等引起。

一、心气虚、心阳虚与心阳暴脱证

心气虚证，是指心脏功能减退所表现的证候。凡禀赋不足，年老体衰。久病或劳心过度均可引起此证。

心阳虚证,是指心脏阳气虚衰所表现的证候。凡心气虚甚,寒邪伤阳,汗下太过等均可引起此证。

心阳暴脱证,是指阴阳相离,心阳骤越所表现的证候。凡病情危重,危症险症均可出现此证。

临床表现为心悸怔忡,胸闷气短,活动后加重,面色淡白或㿠白,或有自汗,舌淡苔白,脉虚,为心气虚,若兼见畏寒肢冷,心痛,舌淡胖,苔白滑,脉微细,为心阳虚。若突然冷汗淋漓,四肢厥冷,呼吸微弱,面色苍白,口唇青紫,神志模糊或昏迷,则是心阳暴脱的危象。

二、心血虚与心阴虚证

心血虚证,是指心血不足,不能濡养心脏所表现的证候。

心阴虚证,是指心阴不足,不能濡养心脏所表现的证候。

两者常则久病耗损阴血,或失血过多,或阴血生成不足,或情志不遂,气火内郁,暗耗阴血等因素引起。

临床表现为心悸怔忡,失眠多梦,为心血虚与心阴虚的共有症。若兼见眩晕,健忘,面色淡白无华,或萎黄,口唇色淡,舌色淡白,脉象细弱等症,为心血虚。若见五心烦热,潮热,盗汗,两颧发红,舌红少津,脉细数,为心阴虚。

三、心火亢盛证

心火亢盛证,是指心火炽盛所表现的证候。凡五志,六淫化火,或因劳倦,或进食辛辣厚味,均能引起此证。

临床表现为心中烦怒,夜寐不安,面赤口渴,溲黄便干,舌尖红绛,或生舌疮,脉数有力。甚则狂躁谵语,或见吐血衄血,或见肌肤疮疡,红肿热痛。

四、心脉痹阻证

心脉痹阻证,是指心脏脉络在各种致病因素作用下导致痹阻不通所反映的证候。常因年高体弱或病久正虚以致瘀阻、痰凝、寒滞、气郁而发作。

临床表现为心悸怔忡,心胸憋闷疼痛,痛引肩背内臂,时发时止。若痛如针刺,并见舌紫暗有紫斑、紫点,脉细涩或结代,为瘀阻心脉。若为闷痛,并见体胖痰多,身重困倦,舌苔白腻,脉沉滑,为痰阻心脉。若剧痛暴作,并见畏寒肢冷,得温痛缓,舌淡苔白,脉沉迟或沉紧,为寒凝之象。若疼痛而胀,且发作时与情志有关,舌淡红,苔薄白,脉弦,为气滞之证。

五、痰迷心窍证

痰迷心窍证,是指痰浊蒙闭心窍表现的证候。多因湿浊酿痰,或情志不遂,气郁生痰而引起。

临床表现为面色晦滞,脘闷作恶,意识模糊,语言不清,喉有痰声,甚则昏不知人,舌苔白腻,脉滑。或精神抑郁,表情淡漠,神志痴呆,喃喃自语,举止失常。或突然仆地,不省人事,口吐痰涎,喉中痰鸣,两目上视,手足抽搐,口中如作猪羊叫声。

六、痰火扰心证

痰火扰心证,是指痰火扰乱心神所出现的证候。多因五志化火,灼液成痰,痰火内盛或外感邪热,挟痰内陷心包所致。

临床表现为发热气粗,面红目赤,痰黄稠,喉间痰鸣,躁狂谵语,舌红苔黄腻,脉滑数,或见失眠心烦,痰多胸闷,头晕目眩,或见语言错乱,哭笑无常,不避亲疏,狂躁妄动,打人毁物。

七、小肠实热证

小肠实热证,是指小肠里热炽盛所表现的证候。多由心热下移所致。

临床表现为心烦口渴,口舌生疮,小便赤涩,尿道灼痛,尿血,舌红苔黄,脉数。

第三节　脾与胃病辨证

脾胃共处中焦,经脉互为络属,具有表里的关系。脾主运化水谷,胃主受纳腐熟,脾升胃降,共同完成饮食物的消化吸收与输布,为气血生化之源,后天之本,脾又具有统血、主四肢肌肉的功能。脾胃病证,皆有寒热虚实之不同。脾的病变主要反映在运化功能的失常和统摄血液功能的障碍,以及水湿潴留,清阳不升等方面;胃的病变主要反映在食不消化,胃失和降,胃气上逆等方面。脾病常见腹胀腹痛,泄泻便溏,水肿,出血等症。胃病常见脘痛,呕吐,嗳气,呃逆等症。

一、脾气虚证

脾气虚证,是指脾气不足,运化失健所表现的证候。多因饮食失调,劳累过度,以及其他急慢性疾患耗伤脾气所致。

临床表现为纳少腹胀,饭后尤甚,大便溏薄,肢体倦怠,少气懒言,面色萎黄或㿠白,形体消瘦或水肿,舌淡苔白,脉缓弱。

二、脾阳虚证

脾阳虚证,是指脾阳虚衰,阴寒内盛所表现的证候。多由脾气虚发展而来,或过食生冷,或肾阳虚,火不生土所致。

临床表现为腹胀纳少,腹痛喜温喜按,畏寒肢冷,大便溏薄清稀,或肢体困重,或周身水肿,小便不利,或白带量多质稀,舌淡胖,苔白滑,脉沉迟无力。

三、中气下陷证

中气下陷证,是指脾气亏虚,升举无力而反下陷所表现的证候。多由脾气虚进一步发展,或久泄久痢,或劳累过度所致。

临床表现为脘腹重坠作胀,食后尤甚,或便意频数,肛门坠重;或久痢不止,甚或脱肛;或子宫下垂;或小便浑浊如米泔。伴见气少乏力,肢体倦怠,声低懒言,头晕目眩。舌淡苔白,脉弱。

四、脾不统血证

脾不统血证,是指脾气亏虚不能统摄血液所表现的证候。多由久病脾虚,或劳倦伤脾等引起。

临床表现为便血,尿血,肌衄,齿衄,或妇女月经量过多,崩漏等。常伴见食少便溏,神疲乏力,少气懒言,面色无华,舌淡苔白,脉弱等症。

五、寒湿困脾证

寒湿困脾证,是指寒湿内盛,中阳受困而表现的证候。多由饮食不节、过食生冷、淋雨涉水、居处潮湿,以及内湿素盛等因素引起。

临床表现为脘腹痞闷胀痛,食少便溏,泛恶欲吐,口淡不渴,头身困重,面色晦黄,或肌肤面目发黄,黄色晦暗如烟薰,或肢体水肿,小便短少。舌淡胖苔白腻,脉濡缓。

六、湿热蕴脾证

湿热蕴脾证,是指湿热内蕴中焦所表现的证候。常因受湿热外邪,或过食肥甘酿湿生热所致。

临床表现为脘腹痞闷,纳呆呕恶,便溏尿黄,肢体困重,或面目肌肤发黄,色泽鲜明如橘子,皮肤发痒,或身热起伏,汗出热不解。舌红苔黄腻,脉濡数。

七、胃阴虚证

胃阴虚证,是指胃阴不足所表现的证候。多由胃病久延不愈,或热病后期阴液未复,或平素嗜食辛辣,或情志不遂,气郁化火使胃阴耗伤而致。

临床表现为胃脘隐痛,饥不欲食,口燥咽干,大便干结,或脘痞不舒,或干呕见逆,舌红少津,脉细数。

八、食滞胃脘证

食滞胃脘证,是指食物停滞胃脘不能腐熟所表现的证候。多由饮食不节,暴饮暴食,或脾胃素弱,运化失健等因素引起。

临床表现为胃脘胀闷疼痛,嗳气吞酸或呕吐酸腐食物,吐后胀痛得减,或矢气便溏,泻下物酸腐臭秽,舌苔厚腻,脉滑。

九、寒邪客胃证

是指阴寒凝滞胃腑所表现的证候。多由腹部受凉,过食生冷,过劳倦伤中,复感寒邪所致。

临床表现为胃脘冷痛,轻则绵绵不已,重则拘急剧痛,遇寒加剧,得温则减,口淡不渴,口泛清水,或恶心呕吐,或伴见胃中水声漉漉,舌苔白滑,脉弦或迟。

十、胃火炽盛证

是指胃火内炽所表现的证候。多因平素嗜食辛辣肥腻,化热生火,或情志不遂,气郁化火,或热邪内犯等所致。

临床表现为胃脘灼痛,吞酸嘈杂,或食入即吐,或渴喜冷饮,消谷善饥,或牙龈肿痛、齿衄、口臭,大便秘结,小便短赤,舌红苔黄,脉滑数。

第四节 肺与大肠病辨证

肺居胸中,经脉下络大肠,与大肠相为表里。肺主气,司呼吸,主宣发肃降,通调水道,外合皮毛,开窍于鼻。大肠主传导,排泄糟粕。

肺的病证有虚实之分,虚证多见气虚和阴虚,实证多见风寒燥热等邪气侵袭或痰湿阻肺所致。

一、肺气虚证

肺气虚证,是指肺气不足和卫表不固所表现的证候。多由久病咳喘,或气的生化不足所致。

临床表现为咳喘无力,气少不足以息,动则益甚,体倦懒言,声音低怯,痰多清稀,面色㿠白,或自汗畏风,易于感冒,舌淡苔白,脉虚弱。

二、肺阴虚证

肺阴虚证,是指肺阴不足,虚热内生所表现的证候。多由久咳伤阴,痨虫袭肺,或热病后期阴津损伤所致。

临床表现为干咳无痰,或痰少而黏,口燥咽干,形体消瘦,午后潮热,五心烦热,盗汗,颧红,甚则痰中带血,声音嘶哑,舌红少津,脉细数。

三、风寒犯肺证

风寒犯肺证,是指风寒外袭,肺卫失宣所表现的证候。

临床表现为咳嗽痰稀薄色白,鼻塞流清涕,微微恶寒,轻度发热,无汗,苔白,脉浮紧。

四、风热犯肺证

风热犯肺证,是指风热侵犯肺系,肺卫受病所表现的证候。

临床表现为咳嗽痰稠色黄,鼻塞流黄浊涕,身热,微恶风寒,口干咽痛,舌尖红苔薄黄,脉浮数。

五、燥邪犯肺证

燥邪犯肺证,是指秋令燥邪犯肺耗伤津液,侵犯肺卫所表现的证候。

临床表现为干咳无痰,或痰少而粘,不易咳出。唇、舌、咽、鼻干燥欠润,或身热恶寒,或胸痛咯血。舌红苔白或黄,脉数。

六、痰湿阻肺证

痰湿阻肺证,是指痰湿阻滞肺系所表现的证候。多由脾气亏虚,或久咳伤肺,或感受寒湿等病邪引起。

临床表现为咳嗽痰多质黏色白易咯,胸闷,甚则气喘痰鸣,舌淡苔白腻,脉滑。

七、大肠湿热证

大肠湿热证,是指湿热侵袭大肠所表现的证候。多因感受湿热外邪,或饮食不节等因素引起。

临床表现为腹痛,下痢脓血,里急后重,或暴注下泻,色黄而臭,伴见肛门灼热,小便短赤,身热口渴,舌红苔黄腻,脉滑数或濡数。

八、大肠液亏证

大肠液亏证,是指津液不足,不能濡润大肠所表现的证候。多由素体阴亏,或久病伤阴,或热病后津伤未复,或妇女产后出血过多等因素所致。

临床表现为大便秘结干燥,难以排出,常数日一行,口干咽燥,或伴见口臭,头晕等症,舌红少津,脉细涩。

九、肠虚滑泻证

肠虚滑泻证,是指大肠阳气虚衰不能固摄所表现的证候。多由泻、痢久延不愈所致。

临床表现为下利无度,或大便失禁,甚则脱肛,腹痛隐隐,喜按喜温,舌淡苔白滑,脉弱。

第五节 肾与膀胱病辨证

肾左右各一,位于腰部,其经脉与膀胱相互络属,故两者互为表里。肾藏精,主生殖,为先天之本,主骨生髓充脑,在体为骨开窍于耳,其华在发。又主水,并有纳气功能。膀胱具有贮尿排尿的作用。肾藏元阴元阳,为人体生长发育之根,脏腑功能活动之本,一有耗伤,则诸脏皆病,故肾多虚证。膀胱多见湿热证。

肾的病变主要反映在生长发育,生殖功能,水液代谢的异常方面,临床常见症状有腰膝酸软而痛,耳鸣耳聋,发白早脱,齿牙动摇,阳痿遗精,精少不育,女子经少经闭,以及水肿,二便异常等。膀胱的病变主要反映为小便异常及尿液的改变,临床常见尿频、尿急、尿痛、尿闭以及遗尿小便失禁等症。

一、肾阳虚证

肾阳虚证,是指肾脏阳气虚衰表现的证候。多由素体阳虚,或年高肾亏,或久病伤肾,以及房劳过度等因素引起。

临床表现为腰膝酸软而痛,畏寒肢冷,尤以下肢为甚,精神委靡,面色㿠白,舌淡胖苔白,脉沉弱。或男子阳痿,女子宫寒不孕;或久泄不止,完谷不化,五更泄泻;或水肿,腰以下为甚,按之没指,甚则腹部胀满,全身肿胀,心悸咳喘。

二、肾阴虚证

肾阴虚证,是指肾脏阴液不足表现的证候。多由久病伤肾,或禀赋不足,房事过度,或过服温燥劫阴之品所致。

临床表现为腰膝酸痛,眩晕耳鸣,失眠多梦,男子遗精早泄,女子经少经闭,或见崩漏,形体消瘦,潮热盗汗,五心烦热,咽干颧红,溲黄便干,舌红少津,脉细数。

三、肾精不足证

肾精不足证,是指肾精亏损表现的证候。多因禀赋不足,先天发育不良,或后天调养失宜,或房劳过度,或久病伤肾所致。

临床表现为男子精少不育,女子经闭不孕,性功能减退。小儿发育迟缓,身材矮小,智力和动作迟钝,囟门迟闭,骨骼痿软。成人早衰,发脱齿摇,耳鸣耳聋,健忘恍惚,动作迟缓,足痿无力,精神呆钝等。

四、肾气不固证

肾气不固证,是指肾气亏虚固摄无权所表现的证候。多因年高肾气亏虚,或年幼肾气未充,或房事过度,或久病伤肾所致。

临床表现为神疲耳鸣,腰膝酸软,小便频数而清,或尿后余沥不尽,或遗尿失禁,或夜尿频多。男子滑精早泄,女子白带清稀,胎动易滑,舌淡苔白,脉沉弱。

五、肾不纳气证

肾不纳气证,是指肾气虚衰,气不归元所表现的证候。多由久病咳喘,肺虚及肾,或劳伤肾气所致。

临床表现为久病咳喘,呼多吸少,气不得续,动则喘息益甚,自汗神疲。声音低怯,腰膝酸软,舌淡苔白,脉沉弱。或喘息加剧,冷汗淋漓,肢冷面青,脉浮大无根;或气短息促,面赤心烦,咽干口燥,舌红,脉细数。

六、膀胱湿热证

膀胱湿热证,是湿热蕴结膀胱所表现的证候。多由感受湿热,或饮食不节,湿热内生,下注膀胱所致。

临床表现为尿频尿急,排尿艰涩,尿道灼痛,尿黄赤浑浊或尿血,或有砂石,小腹痛胀迫急,或伴见发热,腰酸胀痛,舌红苔黄腻,脉滑数。

第六节 脏腑兼病辨证

人体每一个脏腑虽然有它独自特殊功能,但它们彼此之间是密切联系的,因而在发病时往往不是孤立的,而是相互关联的。常见有脏病及脏、脏病及腑、腑病及脏、腑病及腑。

凡两个或两个以上脏器相继或同时发病者,即为脏腑兼病。

脏腑兼病,证候极为复杂,但一般以脏与脏、脏与腑的兼病常见。具有表里关系的病变,已在五脏辨证中论述,本节对临床最常见的兼证进行讨论。

一、心肾不交证

心肾不交证,是指心火肾水既济失调所表现的证候。多由五志化火,思虑过度,久病伤阴,房室不节等引起。

【临床表现】心烦不寐,心悸健忘,头晕耳鸣,腰酸遗精,五心烦热,咽干口燥,舌红,脉细数。或伴见腰部下肢酸困发冷。

二、心肾阳虚证

心肾阳虚证,是指心肾两脏阳气虚衰,阴寒内盛所表现的证候。多由久病不愈,或劳倦内伤所致。

【临床表现】畏寒肢冷,心悸怔忡,小便不利,肢体水肿,或唇甲青紫,舌淡暗或青紫,苔白滑,脉沉微细。

三、心肺气虚证

心肺气虚证,是指心肺两脏气虚所表现的证候。多由久病咳喘,耗伤心肺之气,或禀赋不足,年高体弱等因素引起。

【临床表现】心悸咳喘,气短乏力,动则尤甚,胸闷,痰液清稀,面色㿠白,头晕神疲,自汗声怯,舌淡苔白,脉沉弱或结代。

四、心脾两虚证

心脾两虚证,是指心血不足,脾气虚弱共存的证候。多由病久失调,或劳倦思虑,或慢性出血而致。

【临床表现】心悸怔忡,失眠多梦,眩晕健忘,面色萎黄,食欲不振,腹胀便溏,神倦乏力,或皮下出血,妇女月经量少色淡,淋漓不尽等。舌质淡嫩,脉细弱。

五、心肝血虚证

心肝血虚证,是指心肝两脏血液亏虚所表现的证候。多由久病体虚,或思虑过度暗耗阴血所致。

【临床表现】心悸健忘,失眠多梦,眩晕耳鸣,面白无华,两目干涩,视物模糊,爪甲不荣,肢体麻木,震颤拘挛,妇女月经量少,色淡,甚则经闭。舌淡苔白,脉细弱。

六、肝火犯肺证

肝火犯肺证,是指肝经气火上逆犯肺所表现的证候。多由郁怒伤肝,或肝经热邪上逆犯肺所致。

【临床表现】胸胁灼痛,急躁易怒,头晕目赤,烦热口苦,咳嗽阵作,痰黏量少色黄,甚则咳血,舌红苔薄黄,脉弦数。

七、肝脾不调证

肝脾不调证,是指肝失疏泄,脾失健运所表现的证候。多由情志不遂,郁怒伤肝,或饮食不节,劳倦伤脾而引起。

【临床表现】胸胁胀满窜痛,善太息,情志抑郁或急躁易怒,纳呆腹胀,便溏不爽,肠鸣矢气,或腹痛欲泻,泻后痛减。舌苔白或腻,脉弦。

八、肝胃不和证

肝胃不和证,是指肝失疏泄,胃失和降表现的证候。多由情志不遂,气郁化火,或寒邪内犯肝胃而发病。

【临床表现】脘胁胀闷疼痛,嗳气呃逆,嘈杂吞酸,烦躁易怒,舌红苔薄黄,脉弦或带数象。或巅顶疼痛,遇寒则甚,得温痛减,呕吐涎沫,形寒肢冷,舌淡苔白滑,脉沉弦紧。

九、肝肾阴虚证

肝肾阴虚证,是指肝肾两脏阴液亏虚所表现的证候。多由久病失调,房室不节,情志内伤等引起。

【临床表现】头晕目眩,耳鸣健忘,失眠多梦,咽干口燥,腰膝酸软;胁痛,五心烦热,颧红盗汗,男子遗精,女子经少。舌红少苔,脉细数。

十、脾肾阳虚证

脾肾阳虚证,是指脾肾两脏阳气亏虚所表现的证候。多由久病、久泻或水邪久停,导致脾肾两脏阳虚而成。

【临床表现】面色㿠白,畏寒肢冷,腰膝或下腹冷痛,久泻久痢,或五更泄泻,或下利清谷,或小便不利,面浮肢肿,甚则腹胀如鼓。舌淡胖,苔白滑,脉沉细。

十一、脾肺气虚证

脾肺气虚证,是指脾肺两脏气虚所表现的虚弱证候。多由久病咳喘,肺虚及脾或饮食劳倦伤脾,脾虚及肺所致。

【临床表现】久咳不止,气短而喘,痰多稀白,食欲不振,腹胀便溏,声低懒言,疲倦乏力,面色㿠白,甚则面浮足肿。舌淡苔白,脉细弱。

十二、肺肾阴虚证

肺肾阴虚证,是指肺、肾两脏阴液不足所表现的证候。多由久咳肺阴受损,肺虚及肾或肾阴亏虚,肾虚及肺所致。

【临床表现】咳嗽痰少,或痰中带血甚至咳血,口燥咽干,声音嘶哑,形体消瘦,腰膝酸软,颧红盗汗,骨蒸潮热,男子遗精,女子月经不调,舌红少苔,脉细数。

第七章 经络辨证

经络辨证,是以经络学说为理论依据,对患者的若干症状体征进行综合分析,以判断病属何经、何脏、何腑,从而进一步确定发病原因,病变性质、病理机转的一种辨证方法,是中医诊断学的重要组成部分。经络是人体经气运行的通道,又是疾病发生和传变的途径。经络分布周身、运行全身气血,联络脏腑肢节,沟通上下内外,使人体各部相互协调,共同完成各种生理活动。故当外邪侵入人体,经气失常,病邪会通过经络逐渐传入脏腑;反之,如果内脏发生病变,同样也循着经络反映于体表,在体表经脉循行的部位,特别是经气聚集的腧穴之处,出现各种异常反应,如麻木、酸胀、疼痛,对冷热等刺激的敏感度异常,或皮肤色泽改变,或见脱屑、结节等。

第一节 十二经脉病证

十二经脉,包括手足三阴经和三阳经。它们的病理表现有三个特点:一是经脉受邪,经气不利出现的病证与其循行部位有关。二是与经脉特性和该经所属脏腑的功能失调有关。如肺经为十二经之首,易受外邪侵袭而致气机壅塞,故见胸满,咳喘气逆等肺失宣降的症状;三是一经受邪常影响其他经脉。可见十二经病证是有一定规律可循的,掌握其规律和特点,可以帮助我们推出病因病机与病名,以指导临床。

一、手太阴肺经病证

手太阴肺经病证是指手太阴肺经经脉循行部位及肺脏功能失调所表现的临床证候。肺主气,司呼吸、连喉系,属于太阴经。

临床表现为肺胀、咳喘、胸部满闷;缺盆中痛;肩背痛,或肩背寒,少气,洒淅寒热,自汗出,臑或臂内前廉痛,小便频数或色变等。

二、手阳明大肠经病证

手阳明大肠经病是指手阳明大肠经经脉循行部位及大肠功能失调所表现的临床证候。大肠禀燥化之气,主津液所生的疾病,属手阳明经。

临床表现为齿痛、颈肿;咽喉肿痛、鼻衄、目黄口干;肩臂前侧疼痛;拇、示指疼痛、活动障碍。

三、足阳明胃经病证

足阳明胃经病证是指足阳明胃经经脉循行部位及胃腑功能失调所表现的临床证候。脾与胃相连,以脏腑而言,均属土;以表里而言,脾阴而胃阳;以运化而言,脾主运而胃主化。

临床表现为壮热、汗出、头痛、颈肿、咽喉肿痛、齿痛,或口角歪斜,鼻流浊涕;或鼻衄;惊惕狂躁;或消谷善饥,脘腹胀满;或膝腹肿痛,胸乳部、腹股部、下肢外侧、足背、足中趾等多处疼痛,足中趾活动受限。

四、足太阴脾经病证

足太阴脾经病证是指足太阴脾经经脉循行部位及脾脏功能失调所表现的临床证候。脾为胃行其津液,为十二经脉的根本,属足太阴经。

临床表现为舌本强、食则呕、胃脘痛、腹胀善噫,身体皆重。舌本痛,体不能动摇,食不下,烦心,心下急痛、溏泻、症瘕、黄疸,不能卧,股膝内肿厥,足大趾不用。

五、手少阴心经病证

手少阴心经病证,是指手少阴心经经脉循行部位及心脏功能失调所表现的临床证候。手少阴心经少血多气,十二经之气皆感而应心,十二经之精皆贡而养心,故为生之本,神之居,血之主,脉之宗。

临床表现为心胸烦闷疼痛、咽干、渴而欲饮、目黄、胁痛、桡臂内侧后缘痛厥,掌中热。

六、手太阳小肠经病证

手太阳小肠经病证,是指手太阳小肠经经脉循行部位及小肠功能失调表现出的临床证候。小肠为受盛之官,化物所出,与心为表里,居太阳经,少气多血。

临床表现为耳聋、目黄、咽痛;肩似拔、臑似折。颈项肩臑肘臂外后廉痛。

七、足太阳膀胱经病证

足太阳膀胱经病证,是指足太阳膀胱经经脉循行部位及膀胱功能失调所表现的临床证候。膀胱为州都之官,藏津液,居太阳经,少气而多血。

临床表现为发热,恶风寒,鼻塞流涕,头痛,项背强痛;癫痫、狂证、疟疾、痔疮;腰脊、腘窝、腓肠肌、足跟和小趾等处疼痛,活动障碍。

八、足少阴肾经病证

足少阴肾经病证,是指足少阴肾经经脉循行部位及肾脏功能失调所表现的临床证候。

临床表现为面黑如漆柴,头晕目眩;气短喘促,咳嗽咯血;饥不欲食,心胸痛,腰脊下肢无力或痿厥,足下热痛;心烦、易惊、善恐、口热舌干,咽肿。

九、手厥阴心包经病证

手厥阴心包经病证,是指手厥阴心包经经脉循行部位及心包络功能失常所表现的临床证候。

临床表现为手心热,臂肘挛急,腋肿,甚则胸胁支满,心烦、心悸、心痛、喜笑不休,面赤目黄等。

十、手少阳三焦经病证

手少阳三焦经病证,是指手少阳三焦经经脉循行部位及三焦功能失调所表现的临床证候。

临床表现为耳聋、心胁痛,目锐眦痛,颊部耳后疼痛,咽喉肿痛,汗出,肩肘、前臂痛,小指、示指活动障碍。

十一、足少阳胆经病证

足少阳胆经病证,是指足少阳胆经经脉循行部位及胆腑功能失常所表现临床证候。

临床表现为口苦、善太息,心胁痛不能转侧,甚则面微有尘,体无膏泽,足外反热。头痛额痛,缺盆中肿痛,腋下肿,马刀侠瘿,汗出振寒为疟,胸、胁、肋髀、膝外至胫绝骨、外踝前及诸节皆痛,足小趾、次趾不用。

十二、足厥阴肝经病证

足厥阴肝经病证指足厥阴肝经经脉循行部位及肝脏功能失调所表现的临床证候。

临床表现为腰痛不可俯仰,面色晦暗,咽干,胸满、腹泻,呕吐,遗尿或癃闭,疝气或妇女少腹痛。

第二节　奇经八脉病证

奇经八脉为十二正经以外的八条经脉，除其本经循行与体内器官相连属外，并通过十二经脉与五脏六腑发生间接联系，尤其是冲、任、督、带四脉与人体的生理、病理，都存在着密切的关系。奇经八脉具有联系十二经脉，调节人体阴阳气血的作用。

一、督脉病证

督脉病证，是指督脉循行部位及与其相关的脏腑功能失调所表现的临床证候。督脉起于会阴，循背而行于身之后，为阳脉的总督，故又称为"阳脉之海"，其别脉和厥阴脉会于巅，主身后之阳。

临床表现为腰骶脊背痛，项背强直，头重眩晕。大人癫疾，小儿风痫。

二、任脉病证

任脉病证，是指任脉循行部位及与其相关脏腑功能失调所表现的临床证候。任脉起于中极之下，循腹而行身之前，与冲脉主身前之阴又称"阴脉之海"。任脉又主胞胎。

临床表现为脐下、少腹阴中疼痛，男子内结七疝，女子带下癥瘕。

三、冲脉病证

冲脉病证，是指冲脉循行部位及其相关脏腑功能失调所表现的临床证候。冲脉起于气街，与少阴之脉挟脐上行，有总领诸经气血的功能，能调节十二经气血，故又称为"血海""经脉之海"，与任脉同主身前之阴。

临床表现为气逆里急，或气从少腹上冲胸咽、呕吐、咳嗽；男子阳痿，女子经闭不孕或胎漏。

四、带脉病证

带脉病证，是指带脉循行部位及其相关脏腑功能失调所表现的临床证候。带脉起于季胁，绕腰一周，状如束带，总约十二经脉及其他七条奇经。

临床表现为腰酸腿痛，腹部胀满，赤白带下，或带下清稀，阴挺、漏胎。

五、阳跷、阴跷脉病证

阳跷、阴跷脉病证,是指阳跷、阴跷脉循行部位及其相关脏腑功能失调所表现的临床证候。阴跷主一身左右之阴,阳跷主一身左右之阳,均起于眼中。跷脉左右成对,均达于目内眦,有濡养眼目,司开合的作用。

临床表现为阳跷为病,阴缓而阳急;阴跷为病,阳缓而阴急。阳急则狂走,目不昧;阴急则阳厥。

六、阳维、阴维病证

阳维、阴维病证,是指阳维、阴维二脉循行部位及其相关脏腑功能失调所表现的临床证候。阳维起于诸阳之会,阴维起于诸阴之交,分别维系三阳经和三阴经。

临床表现为阳维为病苦寒热,阴维为病苦心痛。若阴阳不能自相维系,则见精神恍惚,不能自主,倦怠乏力。

第八章
六经辨证

六经辨证,始见于《伤寒杂病论》,是东汉医学家张仲景在《素问·热论》等篇的基础上,结合伤寒病证的传变特点所创立的一种论治外感病的辨证方法。它以六经(太阳经、阳明经、少阳经、太阴经、少阴经、厥阴经)为纲,将外感病演变过程中所表现的各种证候,总结归纳为三阳病(太阳病、阳明病、少阳病),三阴病(太阴病、少阴病、厥阴病)六类,分别从邪正盛衰,病变部位,病势进退及其相互传变等方面阐述外感病各阶段的病变特点。凡是抗病能力强、病势亢盛的,为三阳病证;抗病力衰减,病势虚弱的,为三阴病证。

第一节 六经病证的分类

六经病证是外邪侵犯人体,作用于六经,致六经所系的脏腑经络及其气化功能失常,从而产生病理变化,出现一系列证候。经络脏腑是人体不可分割的有机整体,故某一经的病变,很可能影响到另一经,六经之间可以相互传变。

一、太阳病证

太阳病证,是指邪自外入或病由内发,致使太阳经脉及其所属脏腑功能失常所出现的临床证候。太阳,是阳气旺盛之经,主一身之表,为一身之藩篱,包括足太阳膀胱经和手太阳小肠经。外邪侵袭人体,大多从太阳而入,卫气奋起抗邪,正邪相争,太阳经气不利,营卫失调而发病;病由内发者,系在一定条件下,疾病由阴转阳,或由表出里。

(一)太阳经证

是指太阳经受外邪侵袭、邪在肌表,经气不利而出现的临床证候。可分为太阳中风证和太阳伤寒证。

1. 太阳中风证 是指风邪袭于肌表,卫气不固,营阴不能内守而外泄出现的一种临床证候,临床上亦称之为表虚证。

临床表现为发热,汗出,恶风,头痛,脉浮缓,有时可见鼻鸣干呕。

2. 太阳伤寒证 是指寒邪袭表,太阳经气不利,卫阳被束,营阴郁滞所表现出的临床证候。

临床表现为发热,恶寒,头项强痛,体痛,无汗而喘,脉浮紧。

(二)太阳腑证

是指太阳经邪不解,内传入腑所表现出的临床证候。

1. 太阳蓄水证 是指外邪不解,内舍于太阳膀胱之腑,膀胱气化失司而致蓄水所表现出的临床证候。

临床表现为小便不利,小腹胀满,发热烦渴,渴欲饮水,水入即吐,脉浮或浮数。

2. 太阳蓄血证 是指外邪入里化热,随经深入下焦,邪热与瘀血相互搏结于膀胱少腹部位所表现出的临床证候。

临床表现为少腹急结,硬满疼痛,如狂或发狂,小便自利或不利,或大便色黑,舌紫或有瘀斑,脉沉涩或沉结。

二、阳明病证

阳明病证,是指太阳病未愈,病邪逐渐亢盛入里,内传阳明或本经自病而起邪热炽盛,伤津成实所表现出的临床证候,为外感病的极期阶段,以身热汗出,不恶寒,反恶热为基本特征。病位主要在肠胃,病性属里、热、实。根据邪热入里是否与肠中积滞互结,而分为阳明经证和阳明腑证。

(一)阳明经证

是指阳明病邪热弥漫全身,充斥阳明之经,肠中并无燥屎内结所表现出的临床证候。又称阳明热证。

临床表现为身大热,大汗出,大渴引饮,脉洪大;或见手足厥冷,喘促气粗,心烦谵语、舌质红、苔黄燥。

(二)阳明腑证

是指阳明经邪热不解,由经入腑,或热自内发,与肠中糟粕互结,阻塞肠道所表现出的临床证候,又称阳明腑实证。临床是症以"痞、满、燥、实"为其特点。

临床表现为日晡潮热、手足汗出,脐腹胀满疼痛,大便秘结,或腹中转失气,甚者谵语,狂乱,不得眠,舌苔多厚黄干燥,边尖起芒刺,甚至焦黑燥裂,脉沉迟而实或滑数。

三、少阳病证

是指人体受外邪侵袭,邪正分争于半表半里之间,少阳枢机不利所表现出的临床证候。少阳病从其病位来看,是已离太阳之表,而又未入阳明之里,正是半表半里之间,因而在其病变的机转上属于半表半里的热证。可由太阳病不解内传,或病邪直犯少阳,或三阴病阳气来复,转入少阳而发病。

临床表现为往来寒热,胸胁苦满,默默不欲饮食,心烦喜呕,口苦,咽干,目眩,苔薄白,脉弦。

四、太阴病证

太阴病证,是指邪犯太阴,脾胃功能衰弱所表现出的临床证候。太阴病中之"太阴"主要是指脾(胃)而言。可由三阳病治疗失当,损伤脾阳,也可因脾气素虚,寒邪直中而起病。

临床表现为腹满而吐,食不下,自利,口不渴,时腹自痛,舌苔白腻,脉沉缓而弱。

五、少阴病证

少阴病证,是指少阴心肾阳虚,虚寒内盛所表现出的全身性虚弱的一类临床证候。少阴病证为六经病变发展过程中最危险的阶段。病至少阴,心肾功能衰减,抗病能力减弱,或从阴化寒或从阳化热,因而在临床上有寒化、热化两种不同证候。

(一)少阴寒化证

是指心肾水火不济,病邪从水化寒,阴寒内盛而阳气衰弱所表现出的临床证候。

临床表现为无热恶寒,脉微细,但欲寐,四肢厥冷,下利清谷,呕不能食,或食入即吐;或脉微欲绝,反不恶寒,甚至面赤。

(二)少阴热化证

是指少阴病邪从火化热而伤阴,致阴虚阳亢所表现出的临床证候。

临床表现为心烦不寐,口燥咽干,小便短赤,舌红,脉细数。

六、厥阴病证

厥阴病证,是指病至厥阴,机体阴阳调节功能发生紊乱,所表现出的寒热错杂,厥热胜复的临床证候,为六经病证的较后阶段。厥阴病的发生,一为直中,系平素阳气不足,风寒外感,直入厥阴;二为传经,少阴病进一步发展传入厥阴;三为转属,少阳病误治、失治,阳气大伤,病转厥阴。

临床表现为消渴、气上冲心,心中疼热,饥不欲食,食则吐蛔。

第二节 六经病的传变

传变是疾病本身发展过程中固有的某些阶段性的表现,也是人体脏腑经络相互关系发生紊乱而依次传递的表现。六经病证是脏腑、经络病理变化的反映,人体是一个有机的整体,脏腑经络密切相关,故一经的病变常常会涉及另一经,从而表现出合病、并病及传经等方式。

第九章
卫气营血辨证和三焦辨证

卫气营血辨证,是清朝医学家叶天士首创的一种论治外感温热病的辨证方法。

四时温热邪气侵袭人体,会造成卫气营血生理功能失常,破坏人体的动态平衡而致温热病。此种辨证方法是在伤寒六经辨证的基础上发展起来的,既弥补了六经辨证的不足,又丰富了外感病辨证学的内容。

第一节 卫气营血证候分类

温热病按照卫气营血的方法来辨证,可分为卫分证、气分证、营分证和血分证四大类。四类证候标志着温热病邪侵袭人体后由表入里的四个层次。卫分主皮毛,是最浅表的一层,也是温热病的初起。气分主肌肉,较皮毛深入一层。营血主里,营主里之浅,血主里之深。

一、卫分证

卫分证,是指温热病邪侵犯人体肌表,致使肺卫功能失常所表现的证候,其病变主要累及肺卫。

【临床表现】本证的基本临床特征是发热与恶寒并见,发热较重,恶风(寒)较轻。

二、气分证

气分证,是指温热病邪内入脏腑,正盛邪实,正邪剧争,阳热亢盛的里热证候。为温热邪气由表入里、由浅入深的极盛时期。由于邪入气分及所在脏腑、部位的不同,所反映的证候有多种类型,常见的有热壅于肺、热扰胸膈、热在肺胃、热迫大肠等。

【临床表现】发热不恶寒反恶热,舌红苔黄,脉数;常伴有心烦、口渴、面赤等症。若兼咳喘、胸痛、咳吐黄稠痰者,为热壅于肺;若兼心烦懊恼坐卧不安者,为热扰胸膈;若兼自汗、喘急、烦闷、渴甚,脉数而苔黄燥者为热在肺胃;若兼胸痞、烦渴、下利、谵语者,为热迫大肠。

三、营分证

营分证,是指温热病邪内陷的深重阶段表现的证候。营行脉中,内通于心,故营分证以营阴受损,心神被扰的病变为其特点。

【临床表现】身热夜甚,口渴不甚,心烦不寐,甚或神昏谵语,斑疹隐现,舌质红绛,脉象细数。

四、血分证

血分证,是指温热邪气深入阴分,损伤精血津液的危重阶段所表现出的证候。也是卫气营血病变最后阶段的证候。典型的病理变化为热盛动血,心神错乱。病变主要累及心、肝、肾三脏。临床以血热妄行和血热伤阴多见。

(一)血热妄行证

是指热入血分,损伤血络而表现的出血证候。

【临床表现】在营分证的基础上,更见烦热躁扰,昏狂,谵妄,斑疹透露,色紫或黑,吐衄,便血,尿血,舌质深绛或紫,脉细数。

(二)血热伤阴证

是指血分热盛,阴液耗伤而见的阴虚内热的证候。

【临床表现】持续低热,暮热朝凉,五心烦热,口干咽燥,神倦耳聋,心烦不寐,舌上少津,脉虚细数。

第二节 三焦病证的分类

三焦所属脏腑的病理变化和临床表现,标志着温病发展过程的不同阶段。上焦主要包括手太阴肺和手厥阴心包经的病变,多为温热病的初期阶段。中焦主要包括手、足阳明和足太阴脾经的病理变化。下焦主要包括足少阴肾和足厥阴肝经的病变,多为肝肾阴虚之候,属温病的末期阶段。

一、上焦病证

上焦病证,是指温热病邪,侵袭人体从口鼻而入,自上而下,一开始就出现的肺卫受邪的证候。温邪犯肺以后,它的传变有两种趋势,一种是"顺传",指病邪由上焦传入中焦而出现中焦足阳明胃经的证候;另一种为"逆传",即从肺经而传入手厥阴心包经,出现"逆传心包"的证候。

临床表现为微恶风寒,身热自汗,口渴或不渴而咳,午后热甚;脉浮数或两寸独大;邪入心包,则舌謇肢厥,神昏谵语。

二、中焦病证

中焦病证,是指温病自上焦开始,顺传至于中焦,表现出的脾胃证候。因此,在证候上有胃燥伤阴与脾经湿热的区别。

(一)胃燥伤阴证

是指病入中焦,邪从燥化,出现阳明燥热的证候。

临床表现为身热面赤,腹满便秘,口干咽燥,唇裂舌焦,苔黄或焦燥,脉象沉涩。

(二)脾经湿热证

是指湿温之邪,郁阻太阴脾经而致的证候。

临床表现为面色淡黄,头身重病,汗出热不解,身热不扬,小便不利,大便不爽或溏泄,苔黄滑腻,脉细而濡数,或见胸腹等处出现白㾦。

三、下焦病证

下焦病证,是指温邪久留不退,劫灼下焦阴精,肝肾受损而出现的肝肾阴虚证候。

临床表现为身热面赤,手足心热甚于手足背,口干,舌燥,神倦耳聋,脉象虚大;或手足蠕动,神倦脉虚,舌绛少苔,甚或时时欲脱。

第十篇 中医芳香疗法腧穴学

第一章
腧穴概述

在中医学中，经络腧穴是至关重要的部分，《扁鹊心书》有"学医不知经络，开口动手便错"的说法。一般认为，经络是运行气血、联系脏腑和体表及全身各部的通道，是人体功能的调控系统；腧穴是经络上特殊的"点"，它是人体脏腑经络气血在人体出入的特殊部位，也是中医外治法的基础。

经络按大小、深浅的差异可分为"经脉""络脉"和"孙脉"，其构成体系主要包括十二正经、十二经别、奇经八脉、十五络脉、十二经筋、十二皮部等。它们纵横交贯，遍布全身，将人体内外、脏腑、肢节联络成为一个有机的整体。其中十二正经是最为重要的组成部分，按照"手三阴经从胸走手，手三阳经从手走头，足三阳经从头走足，足三阴经从足走腹"的循行规律构成经络系统的主干。十五络脉包括十二正经的络脉及督脉络脉、任脉络脉及脾之大络（表10-1-1）。

表10-1-1　经络系统的划分

经络系统	经脉	十二正经	有脏腑直属，且表里相合的经络，即手足三阴经和手足三阳经
		奇经八脉	既不直属脏腑，又无表里配合关系的经络
		十二经别	从十二正经四肢肘膝上下别出（离）、深入体腔（入）、浅出于体表（出）、上行头项部在头项部合于相表里的阳经（合）
		十二经筋	十二经脉相对应的筋肉骨节部分
		十二皮部	十二经脉在体表循行路线
	络脉	十五络脉	十二正经各一支络脉 任脉、督脉各一络脉 脾之大络
		孙脉	络脉系统中最细小的分支
		浮脉	人体皮下较浅表的络脉（青筋）

第一节　腧穴的分类和特定穴

一、分类

人体的腧穴可分为十四经穴、经外奇穴、阿是穴 3 类。

（一）十四经穴

是指具有固定的名称和位置，且归属于十四经脉系统的腧穴。这类腧穴具有治疗本经和相应脏腑病证的共同作用。十四经穴简称"经穴"，是腧穴体系中的主要部分组成，把印堂穴归入督脉以后，总有 365 穴。

（二）经外奇穴

是指既有一定的名称，又有明确的位置，但尚未归入或不便归入十四经脉系统的腧穴。这类腧穴的常用方法比较单纯，多数对某些病证有特殊疗效，故又称"奇穴"。历代对经外奇穴记载不一，也有一些经外奇穴在发展过程中被归入十四经穴。

（三）阿是穴

是指既无固定名称，亦无固定位置，而是以压痛点或病变局部或其他反应点等作为针灸施术部位的一类腧穴，又称"天应穴""不定穴""压痛点"等。唐朝孙思邈的《备急千金要方》载："有阿是之法，言人有病痛，即令捏其上，若里当其处，不问孔穴，即得便快成（或）痛处，即云阿是，灸刺皆验，故曰阿是穴也。"阿是穴无一定数目。

二、特定穴

是指经络系统中具有特殊治疗作用，并有特定名称的腧穴。一般分为 10 种，包括五输穴、原穴、络穴、郄穴、下合穴、八脉交会穴，背俞穴、募穴、八会穴，以及交会穴。

（一）五输穴

分布在十二经脉肘、膝关节以下的五种特殊穴位，分别为井穴、荥穴、输穴、经穴、合穴，总称五输穴。古人把气血在经脉中的运行比作水流，"井"水之源头的意思；"荥"是指刚出井的水流微流,是经络中气血开始流动的地方;"输"意思为水流由小到大,由浅渐深;"经"意为水流宽大通畅;"合"意思为江河之水汇流入海。《灵枢·九针十二原》指出:"所出为井,所溜为荥,所注为输,所行为经,所入为合。"

(二) 原穴、络穴

原气是人体生命活动的原动力,是十二经脉维持人体正常生理功能的根本;原穴是指脏腑原气输注、经过和留止于十二经脉四肢部的腧穴。十二原穴多分布于腕踝关节附近。阴经的原穴与输穴为同一穴,阳经的原穴位于输穴之后。

十五络脉从经脉分出处各有1个腧穴,称之为络穴。十二经脉的络穴位于四肢肘膝关节以下;任脉络穴位于上腹部;督脉络穴位于尾骶部;脾之大络络穴位于胸胁部。

(三) 郄穴

各经脉在四肢部位经气深聚的部位,称为郄穴。郄穴共有16个,包括十二经脉各一郄穴和奇经八脉中的阴维、阳维、阴跷、阳跷脉各一个郄穴。

(四) 背俞穴、募穴

脏腑之气输注于背腰部的腧穴,称为背俞穴。六脏六腑各有一背俞穴,共12个。脏腑之气汇聚于胸腹部的腧穴,称为募穴。六脏六腑各有一募穴,共12个。

(五) 下合穴

六腑之气下合于足三阳经的腧穴,称为下合穴。下合穴共有6个。

(六) 八会穴

脏、腑、气、血、筋、脉、骨、髓等精气会聚的8个腧穴,称为八会穴。八会穴分散在躯干部和四肢部,其中脏、腑、气、血、骨之会穴位于躯干部;筋、脉、髓之会穴位于四肢部。

(七) 八脉交会穴

是指四肢部联通奇经八脉的八个穴位。

(八) 交会穴

两经或多经相交会的腧穴,称为交会穴。

第二节 常用取穴方法

一、体表解剖标志直接定位法

体表解剖标志直接定位方法,是以人体表面比较明显的解剖标志为穴位定位依据,可分为固定标志和活动标志两种。

(一)固定标志

是指不会随人体体位、运动等而变化的解剖标志,如人体面部的五官轮廓、发际线;四肢部位由骨节和肌肉所形成的突起或凹陷,指(趾)甲;人躯体部位的乳头、肚脐等。

(二)活动标志

指在人体运动时可显现出来的各种解剖标志,包括各部的关节、肌肉等;包括随着活动而出现的空隙、凹陷、皱纹、尖端等。

人体常用于定位的解剖标志有:①胸骨角水平,可触及第2肋骨;②乳头位置平第4肋间隙;③颈后最高隆起,且能随头旋转而动的为第7颈椎棘突;④两肩胛骨上角连线平第2胸椎棘突;⑤两肩胛冈内侧端连线平第3胸椎棘突;⑥两肩胛骨下角的水平线平第7胸椎棘突;⑦两肩胛骨下角与对侧两髂嵴最高点连线交点平第12胸椎棘突;⑧两髂嵴最高点连线平第4腰椎棘突;⑨两髂后上棘连线平第2骶椎。

二、骨度分寸法

骨度分寸法,是指以体表骨节为主要标志,折合成寸,丈量全身各部的长度和宽度,用以取穴的方法。

三、同身寸定位法

同身寸定位法是指依据被取穴者本人手指所规定的分寸以量取腧穴的方法。多用于下肢取穴时。参照标本为被取穴者自身的手指。

（一）中指同身寸

被取穴者拇指、中指屈曲成环形时,中指中节桡侧两端纹头之间的距离为1寸。

（二）拇指同身寸

被取穴者拇指的指间关节的宽度为1寸。

（三）横指同身寸

被取穴者手四指并拢时中指中节横纹水平四指的宽度为3寸,又名"一夫法"。

第二章
穴位定位及用法

第一节　上肢常用穴位

见图10-2-1。

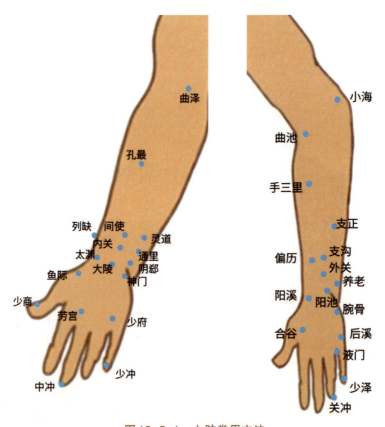

图10-2-1　上肢常用穴法

1. 太渊(Tàiyuān, LU 9)

手太阴肺经穴　输穴;原穴;八会穴之脉会

【国际标准定位】在腕前外侧,桡骨茎突与舟状骨之间,拇长展肌腱尺侧凹陷中。

注:在腕掌侧横纹桡侧,桡动脉搏动处。

【常用方法】可常用于治疗呼吸系统疾病,如肺支气管炎、流行性感冒、哮喘等,可与膻中穴、足三里、列缺穴等相配;可治疗肋间神经痛及桡腕关节及周围软组织疾病。

2. 少商(Shǎoshāng, LU 11)

手太阴肺经穴　井穴

【国际标准定位】在手指,拇指末节桡侧,指甲根角侧上方0.1寸(指寸),沿指甲桡侧面画一垂线与指甲基底缘水平线交点处。

【常用方法】可用于治疗咽喉肿痛,与合谷等穴相配;可治疗中风昏迷,与合谷、太冲等穴相配。

3. 孔最(Kǒngzuì, LU 6)

手太阴肺经穴　郄穴

【国际标准定位】在前臂前区,腕掌侧远端横纹上7寸,尺泽与太渊连线上。

【常用方法】可治疗鼻出血、咯血、咳嗽、气喘、咽喉肿痛等肺系病证,与太渊、少商、迎香等穴相配;可治疗手臂、肘关节的拘挛疼痛,与支沟、手三里等相配。

4. 列缺(Lièquē, LU 7)

手太阴肺经穴　络穴;八脉交会穴(通于任脉)

【国际标准定位】在前臂桡侧,腕掌侧远端横纹上1.5寸,拇短伸肌腱和拇长展肌腱之间,拇长展肌腱沟的凹陷中。

简便取穴法:两手虎口自然平直交叉,一手示指按在另一手桡骨茎突上,指尖下凹陷中是穴。

【常用方法】可治疗咳嗽、气喘、咽喉肿痛等肺系病证,与尺泽、少商等相配;可治疗偏正头痛、齿痛、项强痛、口眼歪斜等头面部病证,与合谷、上关等相配;可治疗手腕痛,与外关、支沟等相配。

5. 鱼际(Yújì, LU 10)

手太阴肺经穴　荥穴

【国际标准定位】在手外侧,第1掌骨桡侧中点赤白肉际处。

【常用方法】可治疗咳嗽、咯血、咽干、咽喉肿痛、失音等肺系实热病证,与孔最、少商等相配;可治疗掌中热,与劳宫等穴相配;可治疗小儿疳积,与足三里、肺俞、四缝等相配,本穴可采用割治法。

6. 合谷(Hégǔ, LI 4)

手阳明大肠经穴　原穴

【国际标准定位】在手背,第2掌骨桡侧的中点处。

简便取穴法:以一手的拇指指间关节横纹,放在另一手拇、示指之间的指蹼缘上,当拇指尖下是穴。

【常用方法】可治疗牙痛、面痛、面瘫等疾病,与曲池等穴相配;可治疗感冒,头痛,发热,鼻塞等疾病,与列缺等相配;可治疗癫狂,与内关、神门等相配,可治疗头痛,眩晕,高血压等疾病,与太冲相配;可治疗皮肤瘙痒,荨麻疹,疔疮,疟疾等疾病,与风池、大椎等疾病相配;可治疗月经不调,痛经,经闭,滞产等疾病,与三阴交等相配。

7. 阳溪(Yángxī, LI 5)

手阳明大肠经穴　经穴

【国际标准定位】在腕区,腕背侧远端横纹桡侧,桡骨茎突远端,解剖学"鼻烟窝"凹陷中。

【常用方法】可治疗头痛,与合谷、太阳等穴相配;可治疗目赤肿痛,与精明、太冲等穴相配;可治疗耳聋,与耳门、听宫、听会等相配;可治疗手腕痛,与外关、大陵等相配。

8. 偏历(Piānlì, LI 6)

手阳明大肠经穴　络穴

【国际标准定位】在前臂,腕背侧远端横纹上3寸,阳溪与曲池连线上。

【常用方法】可治疗耳鸣,与商阳、率谷等相配;可治疗鼻出血,与迎香等相配;可治疗手臂酸痛,与手三里、阳溪等相配;可治疗腹部胀满,与支沟、天枢等相配;可治疗水肿,与水道、气海等相配。

9. 手三里(Shǒusānlǐ, LI 10)

手阳明大肠经穴

【国际标准定位】在前臂,肘横纹下2寸,阳溪与曲池连线上。

【常用方法】可治疗手臂无力,上肢不遂,与偏历、支沟等相配;可治疗腹痛,腹泻,与天枢、中脘等相配;可治疗齿痛,颊肿,与颊车、合谷等相配。

10. 曲池(Qūchí, LI 11)

手阳明大肠经穴　合穴

【国际标准定位】在肘外侧,在尺泽(LU5)与肱骨外上髁连线中点处。

注:极度屈肘时,肘横纹桡侧凹陷中。

【常用方法】可治疗便秘,与中脘、足三里等相配;可治疗呕吐,肝气犯胃等疾病,与中脘、足三里等相配;可治疗牙痛,与合谷等相配;可治疗疔疮,与合谷、足三里等相配。

11. 臂臑(Bìnào, LI 14)

手阳明大肠经穴

【国际标准定位】在臂部,曲池上7寸,三角肌前缘处。

【常用方法】可治疗肩臂疼痛不遂,与肩井、肩外俞等相配,可治疗颈项拘挛等痹证,与天柱、风池等相配;可治疗颈部淋巴结,与扶突、人迎等相配;可治疗眼部疾病,与睛明、承泣等相配。

12. 肩髃(Jiānyú, LI 15)

手阳明大肠经穴

【国际标准定位】在三角肌区,肩峰外侧缘前端与肱骨大结节两骨间凹陷中。

【常用方法】可治疗肩臂挛痛,与肩中俞、臂臑等相配;可治疗上肢不遂,与曲池、外关等相配;可治疗隐疹,与曲池、血海等相配。

13. 极泉(Jíquán, HT 1)

手少阴心经穴

【国际标准定位】在腋区,腋窝中央,腋动脉搏动处

【常用方法】可治疗心痛、心悸等心系病证,与内关、神门等相配;可治疗肩臂疼痛,与臂臑、手三里等相配;可治疗胁肋疼痛,与章门、期门等相配;可治疗臂丛神经损伤等痛证,与肩髃、肩髎等相配;可治疗颈部淋巴结肿大等病证,与臂臑、扶突等相配;可治疗腋臭,与曲池、合谷等相配;可治疗上肢肢体活动不利、疼痛,与曲池、支沟等相配;可用于上肢针刺麻醉用穴。

14. 少海(Shàohǎi, HT 3)

手少阴心经穴　合穴

【国际标准定位】在肘前区,横平肘横纹,肱骨内上髁前缘。

【常用方法】可治疗心痛、癫症等心病、神志病,与内关、神门等相配;可治疗手臂、肘关节的拘挛疼痛,臂麻手颤,与内关、阳溪等相配;可治疗头项痛,与风池、百会等相配;可治疗腋胁部痛,与极泉等相配;可治疗颈部淋巴结疾病,臂臑、极泉等相配。

15. 灵道(Língdào, HT 4)

手少阴心经穴　经穴

【国际标准定位】在前臂前区,腕掌侧远端横纹上1.5寸,尺侧腕屈肌腱的桡侧缘。

【常用方法】可治疗心痛,悲恐善笑,与神门、水沟等相配;可治疗暴喑,与膻中、合谷等相配;可治疗手臂、肘关节的拘挛疼痛,与手三里、曲池等相配。

16. 通里(Tōnglǐ, HT 5)

手少阴心经穴　络穴

【国际标准定位】在前臂前区,腕掌侧远端横纹上1寸,尺侧腕屈肌腱的桡侧缘。

【常用方法】可治疗心悸、怔忡等心系病证，与内关、神门等相配；可治疗舌强不语，与廉泉、水沟等相配；可治疗暴喑，与灵道、膻中等相配；可治疗腕臂痛，与支沟、灵道等相配。

17. 阴郄(Yīnxì, HT 6)

手少阴心经穴　郄穴

【国际标准定位】在前臂前区，腕掌侧远端横纹上0.5寸，尺侧腕屈肌腱的桡侧缘。

【常用方法】可治疗心痛、惊悸等心系病证，与膻中、内关等相配；可治疗骨蒸盗汗，与三阴交、阴陵泉等相配；可治疗吐血、衄血，与孔最、血海等相配。

18. 神门(Shénmén, HT 7)

手少阴心经穴　输穴；心之原穴

【国际标准定位】在腕前内侧，尺侧腕屈肌腱的桡侧缘。

注：于豌豆骨近端桡侧凹陷中，当腕掌侧横纹上取穴。

【常用方法】可治疗心痛、惊悸、怔忡，与内关、神门等相配；可治疗失眠、健忘、痴呆、癫痫等心与神志病证，与内关、劳宫等相配；可治疗高血压，与曲池、委中等相配；可治疗胸胁痛，与期门、章门等相配。

19. 少府(Shàofǔ, HT 8)

手少阴心经穴　荥穴

【国际标准定位】在手掌，横平第5掌指关节近端，第4~5掌骨之间。

【常用方法】可治疗心悸、胸痛等心胸病，与神门、阴郄等相配；可治疗阴痒，阴痛，与阴陵泉、三阴交等相配；可治疗痈疡，与中冲、劳宫等相配；可治小指挛痛，与少泽、中渚等相配。

20. 少冲(Shàochōng, HT 9)

手少阴心经穴　井穴

【国际标准定位】在手指，小指末节桡侧，指甲根角侧上方0.1寸(指寸)。

【常用方法】可治疗心悸、心痛、癫狂，与内关、神门等相配；可治疗昏迷等心与神志病证，与水沟、神门等相配；可治疗热病，与曲池、合谷等相配；可治疗胸胁痛，与期门、极泉等相配。

21. 少泽(Shàozé, SI 1)

手太阳小肠经穴　井穴

【国际标准定位】在手指，小指末节尺侧，指甲根角侧上方0.1寸(指寸)。

【常用方法】可治疗乳痈、乳少等乳疾，与膻中、足三里等相配；可治疗昏迷、热病等急症、热证，与少冲、十宣等相配；可治疗头痛、目翳、咽喉肿痛等头面五官病证，与合谷、曲池等相配。

22. 后溪(Hòuxī, SI 3)

手太阳小肠经穴　输穴；八脉交会穴(通于督脉)

【国际标准定位】在手内侧,第5掌指关节尺侧近端赤白肉际凹陷中。

【常用方法】可治疗头项强痛,与合谷、风池等相配;可治疗腰背痛,与肾俞、大肠俞等相配;可治疗手指及手臂、肘关节的拘挛疼痛等痛证,与手三里、偏历等相配;可治疗耳聋,目赤,与精明、四白等相配;可治疗癫狂,与内关、神门等相配;可治疗疟疾,与肝俞、期门等相配。

23. 腕骨(Wàngǔ, SI 4)

手太阳小肠经穴　原穴

【国际标准定位】在腕区,第5掌骨底与三角骨之间的赤白肉际凹陷中。

【常用方法】可治疗指挛腕痛,与后溪、中渚等相配;可治疗头项强痛,与后溪、风池等相配;可治疗目翳,与后溪、太阳等相配;可治疗黄疸,与肝俞、阳陵泉等相配;可治疗热病、疟疾等,与曲池、合谷等相配。

24. 养老(Yǎnglǎo, SI 6)

手太阳小肠经穴　郄穴

【国际标准定位】在前臂后内侧,腕背侧横纹上1寸,尺骨头桡侧凹陷中。

注:掌心向下,用一手指按在尺骨头的最高点上,然后手掌旋后,当手指滑入的骨缝中。

【常用方法】可治疗目视不明,与肝俞等相配;可治疗肩、背、肘、臂酸痛,与外关等相配。

25. 支正(Zhīzhèng, SI 7)

手太阳小肠经穴　络穴

【国际标准定位】在前臂后区,腕背侧远端横纹上5寸,尺骨尺侧与尺侧腕屈肌之间。

【常用方法】可治疗头痛,项强,肘臂酸痛,与合谷、肩髃、偏历等相配;可治疗热病,与支沟、曲池等相配;可治疗癫狂,与内关、神门等相配,与神门、支沟等相配;可治疗疣症,与合谷、曲池等相配。

26. 小海(Xiǎohǎi, SI 8)

手太阳小肠经穴　合穴

【国际标准定位】在肘后区,尺骨鹰嘴与肱骨内上髁之间凹陷中。

【常用方法】可治疗肘臂疼痛、麻木,与支正、偏历等相配;可治疗癫痫,与水沟、百会等相配。

27. 肩贞(Jiānzhēn, SI 9)

手太阳小肠经穴

【国际标准定位】在肩胛区,肩关节后下方,腋后纹头直上1寸。

【常用方法】可治疗肩臂疼痛,上肢不遂,与肩井、肩外腧等相配;可治疗颈部淋巴结疾病,与曲池、合谷等相配。

28. 曲泽(Qūzé,PC 3)

手厥阴心包经穴　合穴

【国际标准定位】在肘前区,肘横纹上,肱二头肌腱的尺侧缘凹陷中。

【常用方法】可治疗心痛、心悸、善惊等心系病证,与内关、神门等相配;可治疗胃痛、呕血、呕吐等胃热病证,与中脘、膻中等相配;可治疗暑热病,与委中、曲池等相配;可治疗手臂、肘关节的拘挛疼痛,上肢颤动,与外关、肩贞等相配。

29. 郄门(Xìmén,PC 4)

手厥阴心包经穴　郄穴

【国际标准定位】在前臂前区,腕掌侧远端横纹上5寸,掌长肌腱与桡侧腕屈肌腱之间。

【常用方法】可治疗急性心痛、心悸、心烦、胸痛等心胸病证,与内关、神门等相配;可治疗咯血、呕血、衄血等热性出血证,与孔最、鱼际等相配;可治疗疔疮,与大椎、膈俞等相配;可治疗癫痫,与百会、风池等相配。

30. 间使(Jiānshǐ,PC 5)

手厥阴心包经穴　经穴

【国际标准定位】在前臂前区,腕掌侧远端横纹上3寸,掌长肌腱与桡侧腕屈肌腱之间。

【常用方法】可治疗心痛、心悸等心系病证,与神门、灵道等相配;可治疗胃痛、呕吐等胃热病证,与中脘、梁门等相配;可治疗热病、疟疾,与曲池、胆俞、肝俞等相配;可治疗癫狂,与内关、神门等相配;可治疗腋肿,肘、臂、腕挛痛,与大陵、极泉等相配。

31. 内关(Nèiguān,PC 6)

手厥阴心包经穴　络穴;八脉交会穴(通于阴维脉)

【国际标准定位】在前臂前侧,腕掌侧远端横纹上2寸,掌长肌腱与桡侧腕屈肌腱之间。

【常用方法】可治疗失眠,与大陵、神门等相配;可治疗心痛,与膻中等相配;可治疗胃痛、吐泻等疾病,与足三里、中脘等相配。

32. 大陵(Dàlíng, PC 7)

手厥阴心包经穴　输穴;心包之原穴

【国际标准定位】在腕前侧,腕掌侧横纹中,掌长肌腱与桡侧腕屈肌腱之间。

注:握拳,微屈肘时,显现两肌腱。大陵穴在腕掌侧横纹的中点,两肌腱之间,横平腕

豆骨近端处的神门(HT7)。

【常用方法】可治疗心悸,与心俞、神门等相配;可治疗心胸痛,与曲泽、内关等相配;可治疗胃痛,与内关、足三里、中脘等相配。

33. 劳宫(Láogōng, PC 8)

手厥阴心包经穴　荥穴

【国际标准定位】在手掌,横平第3掌指关节近端,第2~3掌骨间凹陷中。

备注:替代国际标准定位:在手掌,横平第3掌指关节近端,第3~4掌骨间凹陷处。

简便取穴法:握拳,中指尖下是穴。

【常用方法】可治疗中暑昏迷,与水沟、曲泽、委中相配;可治疗口疮、口臭,与中脘等相配;可治疗心痛、烦闷、癫狂,与内关、神门等相配;可治疗癫痫等心与神志病证,与内关、百会、神门等相配。

34. 中冲(Zhōngchōng, PC 9)

手厥阴心包经穴　井穴

【国际标准定位】在手指,中指末端最高点。

【常用方法】可治疗中风昏迷、舌强不语、中暑、昏厥、小儿惊风等急症,与水沟、百会等相配;可治疗热病,与大椎,曲池等相配;可治疗舌下肿痛,与金津、玉液等相配;可治疗小儿夜啼,与百会、足三里等相配。

35. 关冲(Guānchōng, TE 1)

手少阳三焦经穴　井穴

【国际标准定位】在手指,第4指末节尺侧,指甲根角侧上方0.1寸(指寸)。

【常用方法】可治疗头痛、目赤、耳鸣、耳聋、喉部疾病、舌强等头面五官病证,与合谷、耳门、听宫、听会、天突、金津玉液等相配;可治疗热病、中暑,与曲池、委中等相配。

36. 液门(Yèmén, TE 2)

手少阳三焦经穴　荥穴

【国际标准定位】在手背部,当第4~5指间,指蹼缘上方赤白肉际凹陷中。

【常用方法】可治疗头痛、目赤、耳鸣、耳聋、喉部疾病等头面五官热性病证,与合谷、关冲等相配;可治疗疟疾,与肝俞、期门等相配;可治疗手臂痛,与支正、外关等相配。

37. 中渚(Zhōngzhǔ, TE 3)

手少阳三焦经穴　输穴

【国际标准定位】在手背,第4~5掌骨间,第4掌指关节近端凹陷中。

【常用方法】可治疗头痛、目赤、耳鸣、耳聋、喉部疾病等头面五官病证,与液门、关冲等相配;可治疗热病,与大椎、委中等相配;可治疗疟疾,与肝俞、期门等相配,与液门、间使等相配;可治疗肩背肘臂酸痛,手指不能屈伸,与劳宫、液门等相配。

38. 阳池(Yángchí, TE 4)

手少阳三焦经穴　原穴

【国际标准定位】在腕后区,腕背侧远端横纹上,指伸肌腱的尺侧缘凹陷中。

【常用方法】可治疗目赤肿痛、耳聋、喉部疾病等五官病证,与睛明、合谷等相配;可治疗糖尿病、口干,与肺俞、胃俞等相配;可治疗腕痛,肩臂痛,与大陵、肩井等相配。

39. 外关(Wàiguān, TE 5)

手少阳三焦经穴　络穴;八脉交会穴(通于阳维脉)

【国际标准定位】在前臂后侧,腕背侧远端横纹上2寸,尺骨与桡骨间隙中点。

注:阳池(TE4)上2寸,两骨之间凹陷处。与内关(PC6)相对。

【常用方法】可治疗偏头痛,与太阳、率谷等相配;可治疗耳聋、目痛、颊肿、项强、肩痛等,与足临泣相配;可治疗落枕,与后溪等相配;可治疗手指疼痛、腕关节疼痛等疾病,与支沟等相配。

40. 支沟(Zhīgōu, TE 6)

手少阳三焦经穴

【国际标准定位】在前臂后侧,腕背侧横纹上3寸,尺骨与桡骨间隙中点。

注:外关上1寸,两骨之间,横平会宗(TE7)。

【常用方法】可治疗胸胁疼痛,与阳陵泉、外关等相配;可治疗便秘,与足三里、天枢等相配;可治疗手指震颤,与合谷等相配。

41. 天井(Tiānjǐng, TE 10)

手少阳三焦经穴　合穴

【国际标准定位】在肘后区,肘尖上1寸凹陷处。

【常用方法】可治疗耳聋,与合谷、耳门等相配;可治疗癫痫,与百会、水沟等相配;可治疗颈部淋巴疾病,甲状腺疾病,与合谷、曲池等相配;可治疗偏头痛,与率谷、头维等相配;可治疗胁肋痛,与章门、期门等相配;可治疗颈项肩臂痛,与颈百劳、天宗等相配;可治疗肘劳,与小海、手三里等相配。

42. 肩髎(Jiānliáo, TE 14)

手少阳三焦经穴

【国际标准定位】在三角肌区,肩峰角与肱骨大结节两骨间凹陷处。

【常用方法】可治疗臂痛,肩部自觉沉重不能举,与肩前、肩贞等相配。

43. 尺泽(Chǐzé, LU 5)

手太阴肺经穴　合穴

【国际标准定位】在肘前侧,肘横纹上,肱二头肌腱桡侧缘凹陷处。

注:屈肘,肘横纹上曲池(LI11)与曲泽(PC3)之间,与曲泽相隔一肌腱(肱二头肌腱)。

【常用方法】可治疗咳嗽、气喘、咯血、咽喉肿痛等肺系实热病证,与曲池、列缺等相配;可治疗手臂、肘关节的拘挛疼痛,与支沟等相配;可治疗急性吐泻、中暑、小儿惊风等急症,与曲池、百会等相配。

44. 十宣(Shíxuān,EX-UE11)

经外奇穴

【国际标准定位】在手指,十指尖端,距指甲游离缘0.1寸(指寸),左右共10穴。

【常用方法】可治疗昏迷,与劳宫等相配;可治疗癫痫,与百会、四神聪、风池等相配;可治疗高热,咽喉肿痛,与少商、曲池等相配;可治疗手指麻木,与内关、外关等相配。

45. 四缝(Sìfèng,EX-UE10)

经外奇穴

【国际标准定位】在手指,第2~5指掌面的近侧指间关节横纹的中央,一手4穴。

【常用方法】可治疗小儿疳积,与脾俞、胃俞、足三里等相配;可治疗百日咳,与肺俞、列缺等相配。

46. 腰痛点(Yāotòngdiǎn,EX-UE7)

经外奇穴

【国际标准定位】在手背,第2~3掌骨及第4~5掌骨间,腕背侧横纹远端与掌指关节中点处,一手2穴。

【常用方法】可治疗急性腰扭伤,与水沟等相配。

47. 肩前(Jiānqián)

经外奇穴

【国际标准定位】在肩前区,正坐垂肩,腋前皱襞顶端与肩髃连线的中点。

【常用方法】可治疗肩臂痛,臂不能举,与肩贞、肩中俞等相配。

48. 肘尖(Zhǒujiān,EX-UE1)

经外奇穴

【国际标准定位】在肘后区,尺骨鹰嘴的尖端

【常用方法】可治疗颈部淋巴疾病,与天井、合谷等相配;可治疗痈疽,与曲池、委中等相配;可治疗阑尾炎,与天枢、气海等相配。

49. 二白(Èrbái,EX-UE2)

经外奇穴

【国际标准定位】在前臂前区,腕掌侧远端横纹上4寸,桡侧腕屈肌腱的两侧,一肢2穴。

【常用方法】可治疗痔疮,脱肛,与长强、百会等相配;可治疗前臂痛,胸胁痛,与肩前、肩髃等相配。

50. 外劳宫（Wàiláogōng, EX-UE8）

经外奇穴

【国际标准定位】在手背第2~3掌骨间，掌指关节后0.5寸（指寸）凹陷中。

【常用方法】可治疗落枕，与后溪、肩井等相配；可治疗手臂肿痛，与天井、手三里等相配；可治疗脐风，与风池、气海等相配。

51. 八邪（Bāxié, EX-UE9）

经外奇穴

【国际标准定位】在手背，第1~5指间，指蹼缘后方赤白肉际处，左右共8穴。

【常用方法】可治疗手背肿痛，手指麻木，与液门、中渚等相配；可治疗烦热，与三阴交、阴陵泉等相配；可治疗目痛，与睛明、太阳等相配；可治疗毒蛇咬伤，点刺放血。

第二节　下肢常用穴位

见图10-2-2。

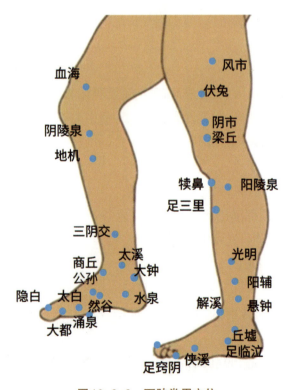

图10-2-2　下肢常用穴位

1. 髀关(Bìguān, ST 31)

足阳明胃经穴

【国际标准定位】在股前区,股直肌近端、缝匠肌与阔筋膜张肌3条肌肉之间凹陷处。

【常用方法】可治疗下肢肢体活动不利、疼痛、腰痛、膝冷等腰及下肢病证,与环跳、风市等相配。

2. 伏兔(Fútù, ST 32)

足阳明胃经穴

【国际标准定位】在股前区,髌底上6寸,髂前上棘与髌底外侧端的连线上。

【常用方法】可治疗下肢肢体活动不利、疼痛、腰痛等,与环跳、肾俞等相配,可治疗膝冷,与血海、梁丘等相配;可治疗疝气,与气海、关元等相配;可治疗脚气,与太冲、三阴交等相配。

3. 阴市(Yīnshì, ST 33)

足阳明胃经穴

【国际标准定位】在股前区,髌底上3寸,股直肌肌腱外侧缘。

【常用方法】可治疗下肢肢体活动不利、疼痛,膝关节屈伸不利,与足三里、阴陵泉等相配;可治疗疝气,与伏兔、气海等相配。

4. 梁丘(Liángqiū, ST 34)

足阳明胃经穴　郄穴

【国际标准定位】在股前区,髌底上2寸,股外侧肌与股直肌肌腱之间。

【常用方法】可治疗急性胃痛,与中脘、梁门等相配;可治疗膝肿痛、下肢不遂等下肢病证,与环跳、风市等相配;可治疗乳痈、乳痛等乳疾,与乳根、期门等相配。

5. 犊鼻(Dúbí, ST 35)

足阳明胃经穴

【国际标准定位】在膝前区,髌韧带外侧凹陷中。

【常用方法】可治疗膝痛、屈伸不利、下肢麻痹等下肢、膝关节病证,与梁丘、足三里等相配。

6. 足三里(Zúsānlǐ, ST 36)

足阳明胃经穴　合穴;胃下合穴

【国际标准定位】在小腿外侧,犊鼻(ST35)下3寸,犊鼻与解溪(ST41)连线上。

注:在胫骨前肌上取穴。

【常用方法】可调理肝脾,补益气血,与天枢、三阴交、肾俞等相配;可治疗月经过多,与气海、子宫等相配;可和胃降逆,宽中利气,与中脘、内关等相配;可治疗胃脘痛,与中脘、上巨虚等相配;可温阳散寒,调理脾胃,与脾俞、气海、肾俞等相配;可治疗脾虚慢性腹泻,与天枢、神阙等相配。

7. 上巨虚(Shàngjùxū,ST 37)

足阳明胃经穴　大肠下合穴

【国际标准定位】在小腿外侧,犊鼻下6寸,犊鼻与解溪连线上。

【常用方法】可治疗肠鸣、腹痛、腹泻、便秘、阑尾炎、痢疾等胃肠病证,与足三里、下巨虚等相配;可治疗下肢肢体活动不利、疼痛,与阳陵泉、血海等相配。

8. 条口(Tiáokǒu,ST 38)

足阳明胃经穴

【国际标准定位】在小腿外侧,犊鼻下8寸,犊鼻与解溪连线上。

【常用方法】可治疗下肢肢体活动不利、疼痛,转筋,与承筋、承山等相配;可治疗肩臂痛,与足三里、阳陵泉等相配;可治疗脘腹疼痛,与足三里、中脘等相配。

9. 下巨虚(Xiàjùxū,ST 39)

足阳明胃经穴　小肠下合穴

【国际标准定位】在小腿外侧,犊鼻下9寸,犊鼻与解溪连线上。

【常用方法】可治疗腹泻、痢疾、小腹痛等胃肠病证,与中脘、上巨虚等相配;可治疗下肢肢体活动不利、疼痛,与上巨虚、阳陵泉等相配;可治疗乳痈,与乳根、少泽等相配;与乳根、梁丘等相配。

10. 丰隆(Fēnglóng,ST 40)

足阳明胃经穴　络穴

【国际标准定位】在小腿前外侧,外踝尖上8寸,胫骨前肌外缘。

注:条口(ST38)外侧一横指(中指)处。

【常用方法】可治疗痰湿诸症,与阴陵泉、足三里等相配;可治疗咳嗽痰多,与肺俞、尺泽等相配。

11. 解溪(Jiěxī,ST 41)

足阳明胃经穴　经穴

【国际标准定位】在踝区,踝关节前面中央凹陷中,拇长伸肌腱与趾长伸肌腱之间。

【常用方法】可治疗下肢肢体活动不利、疼痛、踝关节病、足下垂等下肢、踝关节疾病,与悬钟、三阴交等相配;可治疗头痛,眩晕,与合谷、太阳等相配;可治疗癫狂,与内关、神门等相配;可治疗腹胀,便秘,与支沟、丰隆等相配。

12. 冲阳(ChōngYáng, ST 42)

足阳明胃经穴　原穴

【国际标准定位】在足背,第2跖骨基底部与中间楔骨关节处,足背动脉搏动处。

【常用方法】可补益气血,润养经筋,与足三里、三阴交等相配;可治疗足痿失履不收,与解溪、太冲等相配;可豁痰宁神,与丰隆穴相配;可治疗狂妄行走,登高而歌,弃衣而走等神智疾病,与百会、太冲等相配。

13. 陷谷(Xiàngǔ,ST 43)

足阳明胃经穴　输穴

【国际标准定位】在足背,第2~3跖骨间,第2跖趾关节近端凹陷中。

【常用方法】可治疗面肿、水肿等水液输布失常性疾病,与水道、三阴交等相配;可治疗足背肿痛,与解溪、太溪等相配;可治疗肠鸣,腹痛,与天枢、大横等相配。

14. 内庭(Nèitíng,ST 44)

足阳明胃经穴　荥穴

【国际标准定位】在足背,第2~3趾间,趾蹼缘后方赤白肉际处。

【常用方法】可治疗齿痛、咽喉肿痛、鼻出血等五官热性病证,与合谷、迎香等相配;可治疗热病,与合谷、大椎等相配;可治疗吐酸、腹泻、痢疾、便秘等胃肠病证,可与上巨虚、下巨虚等相配;可治疗足背肿痛,跖趾关节痛,与陷谷、冲阳等相配。

15. 厉兑(Lìduì,ST 45)

足阳明胃经穴　井穴

【国际标准定位】在足趾第2趾末节外侧,趾甲根角侧后方0.1寸(指寸)。

【常用方法】可治疗鼻出血、齿痛、咽喉肿痛等实热性五官病证,与上关、合谷等相配;可治疗热病,与太冲、合谷等相配;可治疗多梦、癫狂,与内关、神门等相配;可治疗神志病,与百会、水沟等相配。

16. 隐白(Yǐnbái,SP 1)

足太阴脾经　井穴

【国际标准定位】在足趾,大趾末节内侧,趾甲根角侧后方0.1寸(指寸)。

【常用方法】可治疗月经过多、崩漏等妇科病,与子宫、中极等相配;可治疗便血、尿血等慢性出血证,与脾虚、血海等相配;可治疗癫狂,与内关、神门等相配;可治疗惊风,与大椎、百会等相配;可治疗腹满,暴泻,与中脘、天枢等相配。

17. 大都(Dàdū,SP 2)

足太阴脾经穴　荥穴

【国际标准定位】在足趾,第1跖趾关节远端赤白肉际凹陷处。

【常用方法】可治疗腹胀、胃痛、呕吐、腹泻、便秘等脾胃病证,与天枢、大横等相配;可治疗热病,无汗,与合谷、复溜等相配。

18. 太白(Tàibái,SP 3)

足太阴脾经穴　输穴;原穴

【国际标准定位】在跖区,第1跖趾关节近端赤白肉际凹陷处。

【常用方法】可治疗肠鸣、腹胀、腹泻、胃痛、便秘等脾胃病证,与内关、公孙等相配;可治疗体重节痛,与足三里、阴陵泉等相配。

19. 公孙(Gōngsūn,SP 4)

足太阴脾经穴　络穴;八脉交会穴(通于冲脉)

【国际标准定位】在跖区,第1跖骨底的前下缘赤白肉际处。

【常用方法】可治疗胃痛、呕吐、腹痛、腹泻、痢疾等脾胃肠腑病证,与内关、天枢等相配;可治疗心烦、失眠、狂证等神志病证等,与内关、神门等相配;可治疗逆气里急、气上冲心(奔豚气)等冲脉病证,与足三里、合谷等相配。

20. 商丘(Shāngqiū,SP 5)

足太阴脾经穴　经穴

【国际标准定位】在踝区,内踝前下方,舟骨粗隆与内踝尖连线中点凹陷处。

【常用方法】可治疗腹胀、腹泻、便秘等脾胃病证,与公孙、内关等相配;可治疗黄疸,与胆俞、肝俞等相配;可治疗足踝痛,与内庭、后溪等相配。

21. 三阴交(Sānyīnjiāo, SP 6)

足太阴脾经穴

【国际标准定位】在小腿内侧,内踝尖上3寸,胫骨内侧缘后际。

注:交信(K18)上1寸。

【常用方法】可治疗肠鸣泄泻,与足三里穴等相配;可治疗月经不调,与中极穴等相配;可治疗失眠,与内关穴、神门等相配。

22. 地机(Dìjī,SP 8)

足太阴脾经穴　郄穴

【国际标准定位】在小腿内侧,阴陵泉下3寸,胫骨内侧缘后际。

【常用方法】可治疗痛经、崩漏、月经不调等妇科病,与三阴交、阴陵泉等相配;可治疗腹痛、腹泻等肠胃病证,与天枢、上巨虚等相配;可治疗疝气,与伏兔、梁丘等相配;可治疗小便不利、水肿等脾不运化水湿病证,与水道、阴陵泉等相配。

23. 阴陵泉(Yīnlíngquán, SP 9)

足太阴脾经穴　合穴

【国际标准定位】在小腿内侧,胫骨内侧髁下缘与胫骨内侧缘之间的凹陷处。

注:用手指沿胫骨内缘由上往下推至膝关节下触摸到一个凹陷即是本穴,该凹陷由胫骨内侧髁下缘与胫骨后缘交角形成。

【常用方法】可治疗黄疸,与肝俞等相配;可治疗膝关节疼痛,与阴陵泉、阳陵泉等相配。

24. 血海(Xuèhǎi, SP 10)

足太阴脾经穴

【国际标准定位】在股前内侧，髌底内侧端上2寸，股内侧肌隆起处。

简便取穴：在椅子上，将腿绷直，在膝盖内侧会出现一个凹陷的地方，在凹陷的上方有一块隆起的肌肉，肌肉的顶端就是血海穴。

【常用方法】可治疗月经不调、痛经、经闭等妇科病，与三阴交、中极等穴相配；可治疗膝股内侧痛，与阴陵泉等相配；可治疗眼睛酸胀、视物不清、手脚麻木，与足三里等相配。

25. 涌泉(Yǒngquán, KI 1)

足少阴肾经穴　井穴

【国际标准定位】在足底，屈足卷趾时足心最凹陷处。

注：卷足时，约当足底第2~3趾蹼缘与足跟连线的前1/3与后2/3交点凹陷处。

【常用方法】可急救醒神，与水沟、内关等相配；可治疗咽喉肿痛，与太溪、照海、鱼际等相配。

26. 然谷(Rángǔ, KI 2)

足少阴肾经穴　荥穴

【国际标准定位】在足内侧，足舟骨粗隆下方，赤白肉际处。

【常用方法】可治疗月经不调、阴挺、阴痒、白浊等妇科病证，与百会、三阴交等相配；可治疗遗精、阳痿、小便不利等泌尿生殖系统疾病，与关元、气海等相配；可治疗咯血，咽喉肿痛，与少商、合谷等相配；可治疗糖尿病，与肾俞、肺俞等相配；可治疗下肢肢体活动不利、疼痛，足跗痛，与太冲、陷谷等相配；可治疗小儿脐风，口噤，与神阙、水沟等相配；可治疗腹泻，与天枢、气海等相配。

27. 太溪(Tàixī, KI 3)

足少阴肾经穴；原穴

【国际标准定位】在足踝后侧，内踝尖与跟腱之间凹陷处。

【常用方法】可治疗失眠，与神门、太冲等相配；可治疗咯血，与尺泽、鱼际、孔最等相配；可补益肝肾，补髓壮骨，与气海、三阴交、足三里等相配。

28. 大钟(Dàzhōng, KI 4)

足少阴肾经穴 络穴

【国际标准定位】在跟区，内踝后下方，跟骨上缘，跟腱附着部前缘凹陷处。

【常用方法】可治疗痴呆，与悬钟、肾俞等相配；可治疗淋漓不通、遗尿、便秘，与支沟、足三里等相配；可治疗月经不调，与三阴交、足三里等相配；可治疗咯血、气喘，与孔最、曲池等相配；可治疗腰脊强痛、足跟痛，与太溪、足三里等相配。

29. 水泉(Shuǐquán, KI 5)

足少阴肾经穴　郄穴

【国际标准定位】在跟区，太溪直下1寸，跟骨结节内侧凹陷处。

【常用方法】可治疗月经不调、痛经、阴挺等妇科病证，与大钟、三阴交等相配；可治疗小便不利、淋证、血尿，与中极、膀胱俞等相配。

30. 照海(Zhàohǎi, KI 6)

足少阴肾经穴　八脉交会穴(通于阴跷脉)

【国际标准定位】在踝区，内踝尖下1寸，内踝下缘边际凹陷处。

【常用方法】可治疗失眠、癫痫等神志病证，与神门、内关等相配；可治疗咽喉干痛、目赤肿痛等五官热性病证，与合谷、少商等相配；可治疗月经不调、痛经、带下、阴挺等妇科病证，与水泉、大钟等相配；可治疗小便频数，淋漓不通等，与中极、水泉等相配。

31. 复溜(Fùliū, KI 7)

足少阴肾经穴　经穴

【国际标准定位】在小腿内侧，内踝尖上2寸，跟腱的前缘。

【常用方法】可治疗水肿、汗证(无汗或多汗)等津液输布失调病证，与合谷、曲池等相配；可治疗腹胀、腹泻、肠鸣等胃肠病证等，与天枢、足三里等相配；可治疗腰脊强痛，与肾俞、命门等相配；可治疗下肢肢体活动不利、疼痛，与环跳、足三里等相配。

32. 交信(Jiāoxìn, KI 8)

足少阴肾经穴　阴跷脉之郄穴

【国际标准定位】在小腿内侧，在内踝尖上2寸，胫骨内侧缘后际凹陷处；复溜前0.5寸。

【常用方法】可治疗月经不调、崩漏、阴挺、阴痒等妇科病证，与大钟、水泉等相配；可治疗腹泻、便秘、痢疾等胃肠病证，与复溜、气海等相配；可治疗五淋，与合谷、太冲等相配；可治疗疝气，与伏兔、梁丘等相配。

33. 阴谷(Yīngǔ, KI 10)

足少阴肾经穴　合穴

【国际标准定位】在膝后区，腘横纹上，半腱肌肌腱外侧缘。

【常用方法】可治疗癫狂，与内关、神门等相配，与百会、水沟等相配；可治疗阳痿、小便不利、月经不调、崩漏等泌尿生殖系统疾病，与关元、气海等相配；可治疗膝股内侧痛，与血海、阴陵泉等相配。

34. 环跳(Huántiào, GB 30)

足少阳胆经穴

【国际标准定位】在臀部，股骨大转子最凸点与骶管裂孔连线的外1/3与内2/3交点处。

注:侧卧,屈髋屈膝取穴。

备注:替代国际标准定位:在臀部,股骨大转子最凸点与髂前上棘连线的外 1/3 与内 2/3 交点处。

【常用方法】可治疗腰腿、膝关节疼痛以及下肢偏瘫,与委中、阳陵泉、风市等相配。

35. 风市(Fēngshì,GB 31)

足少阳胆经穴

【国际标准定位】在股部,髌底上 7 寸;直立垂手,掌心贴于大腿时,中指尖所指凹陷处,髂胫束后缘。

【常用方法】可治疗下肢肢体活动不利、疼痛、麻木及半身不遂等下肢疾病,可与足三里、阴陵泉等相配;可治疗遍身瘙痒、脚气,与阴陵泉、三阴交等相配。

36. 阳陵泉(Yánglíngquá, GB 34)

足少阳胆经穴　合穴;胆之下合穴;八会穴之筋会

【国际标准定位】在小腿外侧,腓骨头前下方凹陷处。

【常用方法】可治疗半身不遂、下肢肢体活动不利、疼痛,与环跳、风市、委中等相配;可治疗胁肋痛,与阴陵泉、中脘等相配。可治疗小儿惊风,与人中、中冲、太冲等相配。

37. 光明(Guāngmíng,GB 37)

足少阳胆经穴　络穴

【国际标准定位】在小腿外侧,外踝尖上 5 寸,腓骨前缘。

【常用方法】可治疗目痛、夜盲、近视、目花等眼部疾病,与睛明、太阳等相配;可治疗胸乳胀痛、乳少,与少泽、乳根等相配;可治疗下肢肢体活动不利、疼痛,与环跳、足三里等相配。

38. 悬钟(Xuánzhōng, GB 39)

足少阳胆经穴　八会穴之髓会

【国际标准定位】在小腿外侧,外踝尖上 3 寸,腓骨前缘。

【常用方法】可治疗心腹胀满,与内庭等相配;可治疗中风、半身不遂,与昆仑、合谷、曲池、足三里等相配;可治疗项强、落枕,与后溪、列缺等相配。

39. 丘墟(Qiūxū, GB 40)

足少阳胆经穴 原穴

【国际标准定位】在踝前外侧,外踝的前下方,趾长伸肌腱的外侧凹陷处。

注:第 2~5 趾抗阻力伸展,可清楚显现趾长伸肌腱。

【常用方法】可治疗踝跟足痛,与昆仑穴、绝骨穴相配;可治疗胆道疾病,与期门穴、肝俞穴、阳陵泉穴等相配。

40. 足临泣(Zúlínqì, GB 41)

足少阳胆经穴　输穴；八脉交会穴(通于带脉)

【国际标准定位】在足背,第4~5跖骨底结合部的前方,第5趾长伸肌腱外侧凹陷处。

【常用方法】可治疗偏头痛,与太阳、率谷等相配;可治疗目赤肿痛,与精明、耳尖等相配;可治疗胁肋疼痛,与期门、极泉等相配;可治疗足跗疼痛等痛证,与太溪等相配;可治疗月经不调,与三阴交、阴陵泉等相配;可治疗乳少、乳痈,与乳根、少泽等相配;可治疗疟疾,与肝俞、期门等相配;可治疗颈部淋巴疾病,与天井等相配。

41. 侠溪(Xiáxī, GB 43)

足少阳胆经穴　荥穴

【国际标准定位】在足背,第4~5趾间,趾蹼缘后方赤白肉际处。

【常用方法】可治疗惊悸,与百会、太阳等相配;可治疗头痛、眩晕、颊肿、耳鸣、耳聋、目赤肿痛等头面五官病证,与合谷、中渚等相配;可治疗胁肋疼痛,与阳陵泉、期门等相配;可治疗膝股痛,与伏兔、梁丘等相配;可治疗足跗肿痛,与足临泣、太冲等相配;可治疗乳痈,与乳根、少泽等相配;可治疗热病,与太冲、合谷等相配。

42. 足窍阴(Zúqiàoyīn, GB 44)

足少阳胆经穴　井穴

【国际标准定位】在足趾,第4趾末节外侧,趾甲根角侧后方0.1寸(指寸)

【常用方法】可治疗头痛、目赤肿痛、耳鸣、耳聋、喉部疾病等头面五官病证,与合谷、曲池等相配;可治疗胸胁痛,足跗肿痛,与期门、解溪等相配;可治疗不寐,与风池、百会等相配。

43. 大敦(Dàdūn, LR 1)

足厥阴肝经穴　井穴

【国际标准定位】在足趾,大趾末节外侧,趾甲根角侧后方0.1寸(指寸)。

【常用方法】可治疗疝气,少腹痛,与三阴交、中极等相配;可治疗遗尿、淋漓不通等、五淋、尿血等前阴病,与太冲、合谷、三阴交等相配;可治疗月经不调、崩漏、阴挺等妇科病,与阴陵泉、地极、血海等相配;可治疗癫痫,与神门、合谷、人中等相配。

44. 行间(Xíngjiān, LR 2)

足厥阴肝经穴　荥穴

【国际标准定位】在足背,第1~2趾间,趾蹼缘后方赤白肉际处。

【常用方法】可治疗中风、癫痫、头痛、目眩、目赤肿痛、青盲、口㖞等肝经风热病证,与太冲、内庭等相配;可治疗月经不调、痛经、闭经、崩漏、带下等妇科病,与三阴交、阴陵泉等相配;可治疗阴中痛,疝气,与气海、关元等相配;可治疗遗尿、淋漓不通等泌尿系病证,与水道、足三里等相配;可治疗胸胁满痛,与大包、期门等相配。

45. 太冲(Tàichōng, LR 3)

足厥阴肝经穴　输穴；原穴

【国际标准定位】在足背，第1~2跖骨间，跖骨底结合部前方凹陷处，足背动脉搏动。

注：从第1~2跖骨间向后推移至底部的凹陷中取穴。

【常用方法】可治疗头面、五官的病证，与合谷等相配；可治疗中风、癫痫、小儿惊风，与百会、水沟等相配；可治疗肝胃病证，与中脘、期门等相配；可治疗妇科病证，月经不调、痛经、经闭、带下等，与三阴交、气海等相配；可治疗下肢肢体活动不利、疼痛，足跗肿痛等，与丘墟、照海等相配。

46. 蠡沟(Lígōu, LR 5)

足厥阴肝经穴　络穴

【国际标准定位】在小腿内侧，内踝尖上5寸，胫骨内侧面的中央。

【常用方法】可治疗月经不调、赤白带下、阴挺、阴痒等妇科病证，与阴陵泉、太冲等相配；可治疗小便不利，与水道、曲池等相配；可治疗疝气，睾丸肿痛，与气海、关元等相配；可治疗足胫疼痛，与足三里、条口等相配。

47. 曲泉(Qūquán, LR 8)

足厥阴肝经穴　合穴

【国际标准定位】在膝部，腘横纹内侧端，半腱肌肌腱内缘凹陷处。

【常用方法】可治疗月经不调、痛经、带下、阴挺、阴痒、产后腹痛、腹中包块等妇科病，与蠡沟、地极等相配；可治疗遗精、阳痿、疝气，与关元、足三里等相配；可治疗小便不利，与蠡沟、水道等相配；可治疗膝髌肿痛，下肢肢体活动不利、疼痛，与内外膝眼、足三里等相配。

48. 承扶(Chéngfú, BL 36)

足太阳膀胱经穴

【国际标准定位】在股后区，臀沟的中点。

【常用方法】可治疗腰、骶、臀、股部疼痛，与环跳等相配；可治疗痔疮，与长强、承山等相配。

49. 委阳(Wěiyáng, BL 39)

足太阳膀胱经穴　三焦之下合穴

【国际标准定位】在膝部，腘横纹上，股二头肌腱的内侧缘。

【常用方法】可治疗腹满，小便不利，与水道、曲池等相配；可治疗腰脊强痛，腿足挛痛，与环跳、承扶等相配。

50. 委中(Wěizhōng, BL 40)

足太阳膀胱经穴　合穴；膀胱之下合穴

【国际标准定位】在膝后侧,腘横纹中点。

【常用方法】可治疗腰背痛、下肢肢体活动不利、疼痛等腰及下肢病证,与承山等相配;可治疗腹痛、急性吐泻等急症,可与中脘等相配;可治疗隐疹,丹毒,与曲池等相配;可治疗小便不利、遗尿,与中极、关元等相配。

51. 合阳(Héyáng,BL 55)

足太阳膀胱经穴

【国际标准定位】在小腿后区,腘横纹下2寸,腓肠肌内、外侧头之间。

【常用方法】可治疗腰脊强痛,下肢肢体活动不利、疼痛,与委中、承山等相配;可治疗疝气,与承山、气海等相配;可治疗崩漏,与三阴交、血海等相配。

52. 承山(Chéngshān,BL 57)

足太阳膀胱经穴

【国际标准定位】在小腿后侧,腓肠肌两肌腹与肌腱交角处。

注:伸直小腿(跖屈)或足跟上提时,腓肠肌肌腹下出现尖角凹陷处(即腓肠肌内、外侧头分开的地方,呈"人"字行沟)。

【常用方法】可治疗腰腿拘急、疼痛,与环跳等相配;可治疗痔疮、便秘,与长强等相配;可治疗腹痛、疝气,与气海等相配。

53. 飞扬(Fēiyáng,BL 58)

足太阳膀胱经穴 络穴

【国际标准定位】在小腿后外侧,昆仑(BL60)直上7寸,腓肠肌外侧头下缘与跟腱移行处。

注:承山(BL57)外侧斜下方1寸处,昆仑(BL60)直上。

【常用方法】可治疗腰腿疼痛,与承山、委中等相配;可治疗头痛、目眩,与合谷等相配;可治疗鼻塞、鼻出血,与合谷等相配;可治疗痔疮,与承山等相配。

54. 申脉(Shēnmài,BL 62)

足太阳膀胱经穴 八脉交会穴(通于阳跷脉)

【国际标准定位】在踝区,外踝尖直下,外踝下缘与跟骨之间凹陷处。

【常用方法】可治疗头痛、眩晕,与百会、太阳等相配;可治疗失眠、癫狂、癫痫等神志病证,与内关、神门等相配;可治疗腰腿酸痛,与肾俞、委中等相配。

55. 金门(Jīnmén,BL 63)

足太阳膀胱经穴 郄穴

【国际标准定位】在足背,外踝前缘直下,第5跖骨粗隆后方,骰骨下缘凹陷处。

【常用方法】可治疗头痛、腰痛、下肢肢体活动不利、疼痛、外踝痛等痛证,与昆仑、申脉等相配;可治疗痹证,与阳陵泉、足三里等相配;可治疗癫痫,与申脉、百会等相配;可治疗小儿惊风,与百会、风池等相配。

56. 束骨(Shùgǔ, BL 65)

足太阳膀胱经穴　输穴

【国际标准定位】在跖区,第5跖趾关节的近端,赤白肉际处。

【常用方法】可治疗头痛、项强、目眩等头部疾病,与合谷、太冲等相配;可治疗腰腿痛,与委中、阳陵泉等相配;可治疗癫狂,与内关、神门等相配。

57. 昆仑(Kūnlún, BL 60)

足太阳膀胱经穴　经穴

【国际标准定位】在踝后外侧,外踝尖与跟腱之间的凹陷处。

【常用方法】可治疗头痛,项强,目眩,与风池等相配;可治疗腰骶疼痛,足踝肿痛,与委中等相配;可治疗癫痫,与百会等相配;可治疗滞产,与合谷等相配。

58. 至阴(Zhìyīn, BL 67)

足太阳膀胱经穴　井穴

【国际标准定位】在足趾,小趾末节外侧,趾甲根角侧后方0.1寸(指寸),沿趾甲外侧面画一直线与趾甲基底缘水平线交点处。

【常用方法】可治疗胎位不正,滞产,采用灸法;可治疗头痛,目痛,与合谷等相配伍;可治疗鼻塞,鼻出血,与飞扬等相配。

59. 鹤顶(Hèdǐng, EX-LE2)

经外奇穴

【国际标准定位】在膝前区,髌底中点的上方凹陷处。

【常用方法】可治疗膝痛、足胫无力、下肢瘫痪等,与足三里、阳陵泉等相配。

60. 内膝眼(Nèixīyǎn, EX-LE4)

经外奇穴

【国际标准定位】在膝部,髌韧带内侧凹陷处的中央。

【常用方法】可治疗膝痛、腿痛,与环跳、鹤顶、足三里等相配;可治疗脚气,与足三里、三阴交等相配。

61. 胆囊(Dǎnnáng, EX-LE6)

经外奇穴

【国际标准定位】在小腿外侧,腓骨小头直下2寸。

【常用方法】可治疗胆囊炎、胆石症、胆道蛔虫症、胆绞痛等,与阳陵泉、期门等相配;可治疗下肢肢体活动不利、疼痛,与环跳、阳陵泉、足三里等相配。

62. 百虫窝(Bǎichóngwō, EX-LE3)

经外奇穴

【国际标准定位】在股前区,髌底内侧端上3寸。

【常用方法】可治疗虫积;可治疗风湿痒疹,下部生疮,与曲池、合谷等相配。

63. 阑尾(Lánwěi,EX-LE7)

经外奇穴

【国际标准定位】在小腿外侧,髌韧带外侧凹陷下5寸,胫骨前嵴外一横指(中指)。

【常用方法】可治疗阑尾炎、消化不良,与阳陵泉、肝俞等相配;可治疗下肢肢体活动不利、疼痛,与阳陵泉、丰隆等相配。

64. 八风(Bāfēng,EX-LE10)

经外奇穴

【国际标准定位】在足背,第1~5趾间,趾蹼缘后方赤白肉际处,左右共8穴。

【常用方法】可治疗足跗肿痛、趾痛,与太冲、内庭等相配;可治疗毒蛇咬伤;可治疗脚气。

第三节 头部常用穴位

见图10-2-3。

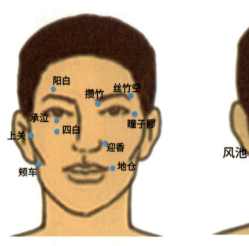
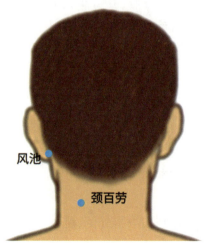

图10-2-3 头部常用穴位

1. 承泣(Chéngqì,ST 1)

足阳明胃经穴

【国际标准定位】在面部,眼球与眶下缘之间,目正视,瞳孔直下。

【常用方法】可治疗眼睑跳动、迎风流泪、夜盲、近视等眼部疾病,与精明、太阳等相配;可治疗口眼歪斜,面肌痉挛,与颊车、颧髎等相配。

2. 四白(Sìbái,ST 2)

足阳明胃经穴

【国际标准定位】在面部,眶下孔处。

【常用方法】可治疗目赤痛痒、眼睑跳动、目翳等眼部病证,与承泣、精明等相配;可治疗口眼歪斜、面痛、面肌痉挛等面部病证,与合谷、迎香等相配;可治疗头痛、眩晕,与头维、百会等相配。

3. 地仓(Dìcāng,ST 4)

足阳明胃经穴

【国际标准定位】在面部,口角旁开0.4寸(指寸)。

【常用方法】可治疗口角歪斜、流涎、面痛、齿痛等局部病证,与颊车、下关等相配。

4. 颊车(Jiáchē,ST 6)

足阳明胃经穴

【国际标准定位】在面部,下颌角前上方一横指(中指),闭口咬紧牙时咬肌隆起,放松时按之有凹陷处。

【常用方法】可治疗齿痛、牙关不利、颊肿、口角歪斜等局部病证,与合谷、二间、三间等相配。

5. 下关(Xiàguān,ST 7)

足阳明胃经穴

【国际标准定位】在面部,颧弓下缘中央与下颌切迹间凹陷处。

【常用方法】可治疗牙关不利、面痛、齿痛、口眼歪斜等面口病证,与上关、合谷等相配;可治疗耳聋、耳鸣、聤耳等耳疾,与听宫、听会相配。

6. 头维(Tóuwéi,ST 8)

足阳明胃经穴

【国际标准定位】在头部,额角发际直上0.5寸,头正中线旁开4.5寸。

【常用方法】可治疗头痛、目眩、目痛等头目病证,与百会、太阳等相配。

7. 颧髎(Quánliáo,SI 18)

手太阳小肠经穴

【国际标准定位】在面部,颧骨下缘,目外眦直下凹陷处。

【常用方法】可治疗口眼歪斜、眼睑动、齿痛、面痛等,与太阳、上关等相配。

8. 听宫(Tīnggōng, SI 19)

手太阳小肠经穴

【国际标准定位】在面部,耳屏正中与下颌骨髁突之间的凹陷中。

【常用方法】可治疗耳鸣、耳聋、聤耳等耳疾,与角孙、率谷等相配;可治疗齿痛,与上关、合谷等相配。

9. 翳风(Yìfēng, TE 17)

手少阳三焦经穴

【国际标准定位】在颈部,耳垂后方,乳突下端前方凹陷处。

【常用方法】可治疗耳鸣、耳聋等耳疾,与听会、风池等相配;可治疗口眼歪斜、面痛、牙关紧闭、颊肿等面口病证,与合谷、人中等相配;可治疗颈部淋巴疾病,与扶突、合谷等相配。

10. 颅息(Lúxī, TE 19)

手少阳三焦经穴

【国际标准定位】在头部,角孙与翳风沿耳轮弧形连线的上1/3与下2/3的交点处。

【常用方法】可治疗头痛,与百会、四神聪等相配;可治疗耳鸣、耳聋,与阳陵泉、翳风等相配;可治疗小儿惊风,与百会、头维等相配。

11. 角孙(Jiǎosūn, TE 20)

手少阳三焦经穴

【国际标准定位】在头部,耳尖正对发际处。

【常用方法】可治疗头痛、项强,与率谷、合谷等相配;可治疗痄腮、齿痛,与上关、下关等相配;可治疗目翳、目赤肿痛,与睛明、耳尖等相配。

12. 耳门(Ěrmén, TE 21)

手少阳三焦经穴

【国际标准定位】在耳区,耳屏上切迹与下颌骨髁突之间的凹陷处。

【常用方法】可治疗耳鸣、耳聋、聤耳等耳疾,与听宫、听会等相配;可治疗齿痛、颈颔痛,与颊车、地仓等相配。

13. 耳和髎(Ěrhéliáo, TE 22)

手少阳三焦经穴

【国际标准定位】在头部,鬓发后缘,耳郭根的前方,颞浅动脉的后缘。

【常用方法】可治疗头痛、耳鸣,与角孙、头维等相配;可治疗牙关紧闭、口歪,与合谷、人中等相配。

14. 丝竹空(Sīzhúkōng, TE 23)

手少阳三焦经穴

【国际标准定位】在面部,眉梢凹陷处。注:瞳子髎直上。

【常用方法】可治疗癫痫,与百会、人中等相配;可治疗头痛、目眩、目赤肿痛、眼睑跳动等头目病证,与合谷、太阳等相配;可治疗齿痛,与颊车、上关等相配。

15. 瞳子髎(Tóngzǐliáo,GB 1)

足少阳胆经穴

【国际标准定位】在面部,目外眦外侧0.5寸凹陷处。

【常用方法】可治疗头痛,与丝竹空、阳白等相配;可治疗目赤肿痛、羞明流泪、内障、目翳等眼部疾病,与睛明、太阳等相配。

16. 听会(Tīnghuì,GB 2)

足少阳胆经穴

【国际标准定位】在面部,耳屏间切迹与下颌骨髁突之间的凹陷中。

【常用方法】可治疗耳鸣、耳聋、聤耳等耳疾,与角孙、率谷等相配;可治疗齿痛、面痛、口眼歪斜等面口病证,与合谷、人中等相配。

17. 上关(Shàngguān,GB 3)

足少阳胆经穴

【国际标准定位】在面部,颧弓上缘中央凹陷中。

【常用方法】可治疗耳鸣、耳聋、聤耳等耳疾,与听宫、听会等相配;可治疗齿痛、面痛、口眼歪斜、口噤等面口病证,与下关、颊车等相配;可治疗癫狂,与内关、神门等相配。

18. 率谷(Shuàigǔ,GB 8)

足少阳胆经穴

【国际标准定位】在头部,耳尖直上入发际1.5寸。

【常用方法】可治疗偏头痛,眩晕,与太阳、头维等相配;可治疗小儿急、慢惊风,与风池、百会等相配。

19. 完骨(Wángǔ,GB 12)

足少阳胆经穴

【国际标准定位】在头部,耳后乳突的后下方凹陷中。

【常用方法】可治疗癫痫,与风池、百会等相配;可治疗头痛、颈项强痛、喉部疾病、颊肿、齿痛、口歪等头项五官病证,与合谷、曲池等相配;可治疗中风,与风池、百会等相配。

20. 阳白(Yángbái,GB 14)

足少阳胆经穴

【国际标准定位】在头部,眉上1寸,瞳孔直上。

【常用方法】可治疗前头痛,与合谷等相配;可治疗眼睑下垂,口眼歪斜,与地仓、颊车、承泣等相配;可治疗目赤肿痛、视物模糊、眼睑跳动等眼部疾病,与睛明、太阳等相配。

21. 风池（Fēng chí，GB 20）

足少阳胆经穴

【国际标准定位】在颈前部，枕骨之下，胸锁乳突肌上端与斜方肌上端之间的凹陷中。

【常用方法】可治疗偏正头痛，与合谷穴等相配；可治疗眼部疾病，与睛明、承泣等相配；可治疗荨麻疹，与血海穴等相配。

22. 百会（Bǎihuì，GV 20）

督脉穴

【国际标准定位】在头部，前发际正中直上5寸。

注1：当前、后发际正中连线的中点向前1寸凹陷中。

注2：折耳，两耳尖向上连线的中点。

【常用方法】可益气升提，治疗小儿脱肛，子宫下垂等，与长强穴、气海等相配；可治疗头痛，与风池等相配。

23. 水沟（Shuǐgōu，GV 26）

督脉穴

【国际标准定位】在面部，人中沟的中间。

备注：替代国际标准定位：在面部，人中沟的上1/3与中1/3交点处。

【常用方法】可治疗昏迷、晕厥、中风、中暑、休克、呼吸衰竭等急危重症，为急救要穴之一；可治疗癔症、癫狂，与内关、神门等相配；可治疗鼻塞、鼻出血、面肿、口歪、齿痛、牙关紧闭等面鼻口部病证，与合谷等相配；可治疗闪挫腰痛，与腰痛点等相配。

24. 太阳（Tàiyáng，EX-HN5）

经外奇穴

【国际标准定位】位于头部侧面，眉梢和外眼角中间向后一横指凹陷处。

【常用方法】可治疗头痛、牙痛等疾病，与合谷等相配。

25. 睛明（Jīngmíng，BL 1）

足太阳膀胱经穴

【国际标准定位】在面部，目内眦内上方眶内侧壁凹陷处。

注：闭目，在目内眦上方0.1寸许的凹陷处。

【常用方法】可治疗目赤肿痛、流泪、视物不明、目眩、近视、夜盲、色盲、干眼症等眼部疾病，与睛明、太阳等相配；可治疗急性腰扭伤，坐骨神经痛，与合谷等相配；可治疗心悸、怔忡，与神门等相配。

26. 攒竹（Cuánzhú，BL 2）

足太阳膀胱经穴

【国际标准定位】在头部，眉头凹陷中。

注：沿睛明穴(BL1)直上至眉头边缘可触及一凹陷，即额切迹处。

【常用方法】可治疗头痛、眉棱骨痛，与合谷等相配；可治疗眼睑跳动、眼睑下垂、口眼歪斜、目视不明、流泪、目赤肿痛等眼部疾病，与睛明、太阳等相配；可治疗呃逆，与中脘、内关等相配。

27. 通天(Tōngtiān, BL 7)

足太阳膀胱经穴

【国际标准定位】在头部，前发际正中直上4寸，旁开1.5寸。

【常用方法】可治疗头痛、眩晕，与百会、四神聪等相配；可治疗鼻塞、鼻出血、鼻渊等鼻病，与迎香、上星等相配；可治疗癫痫，与百会、风池等相配。

28. 络却(Luòquè, BL 8)

足太阳膀胱经穴

【国际标准定位】在头部，前发际正中直上5.5寸，旁开1.5寸。

【常用方法】可治疗头晕，与太阳、百会等相配；可治疗目视不明、耳鸣，与睛明、听会等相配。

29. 玉枕(Yùzhěn, BL 9)

足太阳膀胱经穴

【国际标准定位】在头部，横平枕外隆凸上缘，后发际正中旁开1.3寸。

【常用方法】可治疗头项痛、目痛，与风池、太阳等相配；可治疗鼻塞，与上星、迎香等相配。

30. 天柱(Tiānzhù, BL 10)

足太阳膀胱经穴

【国际标准定位】在颈后区，横平第2颈椎棘突上际，斜方肌外缘凹陷处。

【常用方法】可治疗后头痛、项强、肩背腰痛，与委中、肾俞等相配；可治疗鼻塞，与迎香等相配；可治疗目痛，与太阳等相配；可治疗癫狂，与内关、神门等相配；可治疗热病，与曲池、合谷等相配。

31. 四神聪(Sìshéncōng, EX-HN1)

经外奇穴

【国际标准定位】在头部，百会前后左右各旁开1寸，共4穴。

【常用方法】可治疗头痛、眩晕，与合谷等相配；可治疗失眠、健忘、癫痫等神志病，与百会相配；可治疗眼部疾病，与睛明等相配。

32. 安眠(Ānmián)

经外奇穴

【国际标准定位】在项部，在翳风穴与风池穴连线之中点处。

【常用方法】可治疗失眠、头痛、眩晕,与百会、风池等相配;可治疗心悸,与神门、内关等相配;可治疗癫狂,与内关、神门等相配。

33. 球后(Qiúhòu,EX-HN7)

经外奇穴

【国际标准定位】在面部,眶下缘外1/4与内3/4交界处。

【常用方法】可治疗眼部疾病,与睛明、承泣等相配。

34. 上迎香(Shàngyíngxiāng,EX-HN8)

经外奇穴

【国际标准定位】在面部,鼻翼软骨与鼻甲的交界处,近鼻唇沟上端。

【常用方法】可治疗鼻渊、鼻部疮疖,与上星、迎香等相配。

35. 金津、玉液(Jīnjīn、Yùyè,EX-HN12,EX-HN13)

经外奇穴

【国际标准定位】在口腔内,舌下系带的静脉上。左侧为金津,右侧为玉液。

【常用方法】可治疗舌强、舌肿、口疮、喉部疾病、失语等,与廉泉、承浆等相配;可治疗糖尿病口干,与曲池、合谷等相配。

36. 夹承浆(Jiáchéngjiāng)

经外奇穴

【国际标准定位】在面部,承浆穴左右各旁开1寸。

【常用方法】可治疗口歪、齿龈肿痛,与承浆、廉泉等相配。

37. 牵正(Qiānzhèng)

经外奇穴

【国际标准定位】在面部,耳垂前0.5~1寸的压痛处。

【常用方法】可治疗口歪、口疮,与人中、颧髎等相配。

38. 颈百劳(Jǐngbǎiláo,EX-HN15)

经外奇穴

【国际标准定位】在颈部,第7颈椎棘突直上2寸,后正中线旁开1寸。

【常用方法】可治疗颈项强痛,与颈夹脊穴、风池等相配;可治疗咳嗽、气喘、骨蒸潮热、盗汗、自汗,与肺俞、列缺等相配;可治疗颈部淋巴疾病,与曲池、合谷等相配。

39. 迎香(Yíngxiāng,LI 20)

手阳明大肠经穴

【国际标准定位】在面部,鼻翼外缘中点旁,鼻唇沟处。

【常用方法】可治疗鼻塞、衄血等鼻病,与合谷等相配;可治疗口歪、面瘫等口面部病证,与合谷、颊车等相配;可治疗胆道蛔虫症,与胆囊穴等相配。

第四节　胸腹部常用穴位

见图10-2-4。

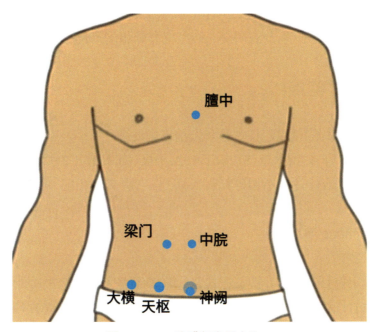

图10-2-4　胸膜部常用穴位

1. 乳根(Rǔgēn, ST 18)

足阳明胃经穴

【国际标准定位】在胸部,第5肋间隙,前正中线旁开4寸。

注:男性乳中线与第5肋间隙的相交处。女性在乳房根部弧线中点处。

【常用方法】可治疗乳痈,与乳根、少泽等相配;与少泽穴、膻中穴等相配;可治疗乳少,与少泽穴、足三里穴相配。

2. 天枢(Tiānshū, ST 25)

足阳明胃经穴,大肠之募穴

【国际标准定位】在上腹部,脐中旁开2寸。

【常用方法】可治疗胃肠病,腹痛、腹胀、便秘、腹泻、痢疾等,与大肠俞、气海等相配;可治疗妇科疾病,月经不调、痛经等,与三阴交、阴陵泉等相配。

3. 梁门(Liángmén, ST 21)

足阳明胃经穴

【国际标准定位】在上腹部,脐中上4寸,前正中线旁开2寸。

【常用方法】可治疗腹胀、纳少、胃痛、呕吐等胃部疾病,可与中脘、内关等合用。

4. 水道(ShuǐDào, ST 28)

足阳明胃经穴

【国际标准定位】在下腹部,脐中下3寸,前正中线旁开2寸。

注:天枢(ST25)下3寸,大巨(ST27)下1寸,关元(CV4)旁开2寸。

【常用方法】可治疗不孕,与三阴交、子宫、气海等相配;可治疗小便不利,与中极、气海等相配。

5. 归来(Guīlái, ST 29)

足阳明胃经穴

【国际标准定位】在下腹部,脐中下4寸,前正中线旁开2寸。

注:天枢(ST25)下4寸,水道(ST28)下1寸,中极(CV3)旁开2寸。

【常用方法】可治疗月经不调等妇科疾病,与三阴交等相配,可治疗疝气,与大敦等相配。

6. 气冲(Qìchōng, ST 30)

足阳明胃经穴

【国际标准定位】在腹股沟区,耻骨联合上缘,前正中线旁开2寸,动脉搏动处。

【常用方法】可治疗肠鸣、腹痛等疾病,与气海、天枢等相配;可治疗疝气,与足三里、气海等相配;可治疗月经不调、不孕、阳痿、阴肿等妇科病及男科病证,与阴交、太冲等相配。

7. 大横(Dàhéng, SP 15)

足太阴脾经穴

【国际标准定位】在腹部,脐中旁开4寸。

【常用方法】可治疗腹痛、腹泻、便秘等脾胃病证,与中脘、气海等相配。

8. 大包(Dàbāo, SP 21)

足太阴脾经穴　脾之大络

【国际标准定位】在胸外侧区,第6肋间隙,在腋中线上。

【常用方法】可治疗气喘,与膻中、合谷等相配;可治疗胸胁痛,与大包、期门等相配;可治疗全身疼痛,与合谷、曲池等相配;可治疗四肢无力,与足三里、阳陵泉等相配。

9. 天宗(Tiānzōng, SI 11)

手太阳小肠经穴

【国际标准定位】在肩胛区,肩胛冈中点与肩胛骨下角连线上1/3与下2/3交点凹陷处。

【常用方法】可治疗肩胛疼痛、肩背部损伤等局部病证,可与肩井、肩髃等相配;可治疗气喘,与膻中、内关等相配。

10. 天池(Tiānchí,PC 1)

手厥阴心包经穴

【国际标准定位】在胸部,第4肋间隙,前正中线旁开5寸。

【常用方法】可治疗咳嗽、痰多、胸闷、气喘、胸痛等心肺病证,可与中府、云门等相配;可治疗腋肿,乳痈,与乳根、少泽等相配;可治疗颈部淋巴疾病,与足三里、合谷等相配。

11. 章门(Zhāngmén, LR 13)

足厥阴肝经穴,脾之募穴;八会穴之脏会。

【国际标准定位】在侧腹部,在第11肋游离端的下际。

注:侧卧举臂,在肋弓下缘可触摸到第11肋骨游离端,在其下际取穴。

【常用方法】可治疗腹胀,与梁门、足三里等相配;可治疗胸胁痛,与内关、阴陵泉等相配,可治疗呕吐,与足三里、太白等相配。

12. 期门(Qīmén, LR 14)

足厥阴肝经穴　肝之募穴

【国际标准定位】在胸部,第6肋间隙,前正中线旁开4寸。

【常用方法】可治疗胸胁胀痛、呕吐、吞酸、呃逆、腹胀、腹泻等肝胃病证,与太冲、足三里等相配;可治疗郁病,奔豚气,与内关、膻中等相配;可治疗乳痈,与乳根、章门等相配。

13. 横骨(Hénggǔ, KI 11)

足少阴肾经穴

【国际标准定位】在下腹部,脐中下5寸,前正中线旁开0.5寸。

【常用方法】可治疗少腹胀痛,与合谷、期门、中极、关元等相配;可治疗小便不利、遗尿、遗精、阳痿等泌尿生殖系统疾病,可与气海、关元等相配;可治疗疝气,与气冲、足三里等相配。

14. 大赫(Dàhè, KI 12)

足少阴肾经穴

【国际标准定位】在下腹部,脐中下4寸,前正中线旁开0.5寸。

【常用方法】可治疗遗精、阳痿,与关元、气海、足三里等相配;可治疗阴挺、带下、月经不调等妇科病证,与中极、子宫等相配;可治疗泄泻、痢疾,可与天枢、气海等相配。

15. 肓俞(Huāngshū, KI 16)

足少阴肾经穴

【国际标准定位】在腹部,脐中旁开0.5寸。

【常用方法】可治疗腹痛绕脐、腹胀、腹泻、便秘等胃肠病证,与神阙、大肠俞等相配;可治疗疝气,与横骨等相配;可治疗月经不调,与合谷、三阴交等相配。

16. 商曲(Shāngqū,KI 17)

足少阴肾经穴

【国际标准定位】在上腹部,脐中上2寸,前正中线旁开0.5寸。

【常用方法】可治疗胃痛、腹痛、腹胀、腹泻、便秘等胃肠病证,与梁门、天枢等相配;可治疗腹中积聚,与气海、水道等相配。

17. 石关(Shíguān,KI 18)

足少阴肾经穴

【国际标准定位】在上腹部,脐中上3寸,前正中线旁开0.5寸。

【常用方法】可治疗胃痛、呕吐、腹痛、便秘等胃肠病证,与中脘、上脘等相配;可治疗产后腹痛,不孕,与子宫、三阴交等相配。

18. 幽门(Yōumén,KI 21)

足少阴肾经穴

【国际标准定位】在上腹部,脐中上6寸,前正中线旁开0.5寸。

【常用方法】可治疗腹痛、善哕、呕吐、腹胀、腹泻等胃肠病证,与中脘、商曲等相配。

19. 神藏(Shéncáng,KI 25)

足少阴肾经穴

【国际标准定位】在胸部,第2肋间隙,前正中线旁开2寸。

【常用方法】可治疗胸胁支满、咳嗽、气喘等胸肺疾病,与膻中、云门等相配;可治疗呕吐,不嗜食,与内关、中脘等相配。

20. 俞府(Shūfǔ,KI 27)

足少阴肾经穴

【国际标准定位】在胸部,锁骨下缘,前正中线旁开2寸。

【常用方法】可治疗咳嗽、气喘、胸痛等胸肺疾病,与列缺、合谷等相配。

21. 日月(Rìyuè,GB 24)

足少阳胆经穴　胆之募穴

【国际标准定位】在胸部,第7肋间隙中,前正中线旁开4寸。

【常用方法】可治疗黄疸、胁肋疼痛等肝胆病证,与阳陵泉、期门等相配;可治疗呕吐、吞酸、呃逆等肝胆犯胃病证,与太冲、阳陵泉等相配。

22. 带脉(Dàimài,GB 26)

足少阳胆经穴

【国际标准定位】在侧腹部,第11肋骨游离端垂线与脐水平线的交点上。

【常用方法】可治疗月经不调、闭经、赤白带下等妇科病,与三阴交、阴陵泉等相配;可治疗疝气,与气海、关元等相配;可治疗腰痛、胁痛,与肾俞、期门等相配。

23. 曲骨(Qūgǔ,CV 2)

任脉穴

【国际标准定位】在下腹部,耻骨联合上缘,前正中线上。

【常用方法】可治疗阳痿、遗精、带下、宫寒不孕、痛经等生殖系统疾病,与肾俞、关元、命门、阴陵泉等相配;可治疗小便不利,与中极、关元、肾俞等相配。

24. 中极(Zhōngjí,CV 3)

任脉穴,膀胱之募穴

【国际标准定位】在下腹部,脐中下4寸,前正中线上。

【常用方法】可治疗月经不调、痛经、阳痿、早泄等生殖系统疾病,与肾俞、三阴交等相配;可治疗阳痿、早泄等,与关元、气海、足三里等相配;可治疗水肿、小便不利等疾病,与三焦俞、三阴交、气海等相配。

25. 关元(Guānyuán,CV 4)

任脉穴,小肠之募穴

【国际标准定位】在下腹部,脐中下3寸,前正中线上。

【常用方法】可治疗赤白带下、月经不调、崩漏等疾病,与阴陵泉、三阴交等相配;可治疗脐周作痛、腹胀肠鸣、泄泻等疾病,与大肠俞、曲池、天枢、气海等相配。

26. 气海(Qìhǎi, CV 6)

任脉穴

【国际标准定位】在下腹部,脐中下1.5寸,前正中线上。

【常用方法】可治疗遗精,与三阴交等相配;可治疗喘息短气,与肺俞等相配;可用于卒中脱证急救,与关元、命门(重灸)、神阙(隔盐灸)等相配;可治疗胃腹胀痛、呃逆、呕吐等,与足三里、脾俞、胃俞、天枢等相配;可治疗胃下垂、子宫下垂、脱肛等,与百会等相配。

27. 神阙(Shénqu, CV 8)

任脉穴

【国际标准定位】在上腹部,脐中央。

【常用方法】可治疗肠鸣腹痛等,与足三里相配;可治疗脱肛,与气海等相配;可治疗呕吐、泄利不止等,与阴陵泉等相配,可用于卒中脱证急救,与关元等相配。

28. 中脘(Zhōngwǎn, CV 12)

任脉穴,胃之募穴;八会穴之腑会

【国际标准定位】在上腹部,脐中上4寸,前正中线上。

注:剑胸结合与脐中连线的中点处。

【常用方法】可治疗失眠、脏躁等,与百会穴、足三里穴、神门等相配;可治疗急性胃肠炎,与下巨虚穴、足三里等相配;可治疗胃下垂,与气海穴、足三里穴、内关穴、百会穴等相配。

29. 膻中(Dànzhōng, CV 17)

任脉穴,心包之募穴;八会穴之气会

【国际标准定位】在胸部,横平第4肋间隙,前正中线上。

【常用方法】可治疗急性乳腺炎,与曲池、合谷等相配;可治疗呕吐反胃,与中脘、气海等相配;可治疗哮喘,与天突等相配;可治疗产后缺乳,与乳根、合谷、三阴交等相配;可治疗咳嗽痰喘等,与肺俞、丰隆、内关等相配;可治疗心悸、心烦、心痛,与厥阴俞、内关等相配。

30. 子宫(Zǐgōng, EX-CA1)

经外奇穴

【国际标准定位】在下腹部,脐中下4寸,前正中线旁开3寸。

【常用方法】可治疗阴挺、月经不调、痛经、崩漏、不孕等妇科病,与中极、三阴交等相配。

31. 三角灸(Sānjiǎojiǔ)

经外奇穴

【国际标准定位】在下腹部,以患者两口角之间的长度为一边,做等边三角形,将顶角置于患者脐心,底边呈水平线,两底角处取穴。

【常用方法】可治疗疝气、腹痛,与天枢、足三里等相配。

第五节　背部常用穴位

见图10-2-5。

1. 肩中俞(Jiān zhōng shù, SI 15)

手太阴小肠经穴

【国际标准定位】在背部,横平第7颈椎棘突下,后正中线旁开2寸。

注:两臂自然下垂,经第7颈椎棘突下缘画一水平线,经后正中线与肩胛骨内侧缘外1/3与内2/3交点画一垂线,两线之交点就是本穴。

【常用方法】可治疗咳嗽、气喘,与膻中等相配;可治疗肩背疼痛,与肩井等相配。

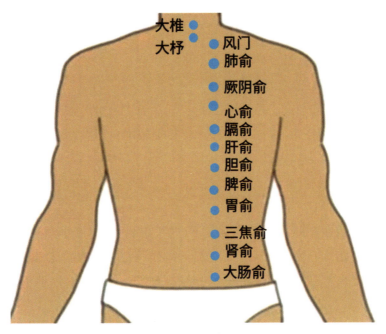

图 10-2-5　背部常用穴位

2. 肩外俞（JiCinwdishQ, SI 14）

手太阴小肠经穴

【国际标准定位】在背部，横平第1胸椎棘突下，后正中线旁开3寸。

注1：肩胛骨内侧缘垂线与第1胸椎棘突下的水平线相交处。

注2：本穴与内侧的大杼（BL11）、陶道（GV13）均位于第1胸椎棘突下缘水平。

【常用方法】可治疗肩背疼痛、颈项强急等肩背、颈项痹证，与肩中俞、大椎等相配。

3. 大杼（Dàzhù, BL 11）

足太阳膀胱经穴　八会穴之骨会

【国际标准定位】在背部，第1胸椎棘突下缘，后正中线旁开1.5寸。

【常用方法】可治疗颈椎病，与悬钟等相配；可治疗咳嗽，气喘，与列缺、尺泽等相配。

4. 风门（fēngmén, BL 12）

足太阳膀胱经穴

【国际标准定位】在背部，第2胸椎棘突下，后正中线旁开1.5寸。

【常用方法】可治疗咳嗽、气喘，与肺俞穴、大椎穴等相配；可治疗胸背痛，与大椎等相配。

5. 肺俞（Fèishù, BL 13）

足太阳膀胱经穴　肺之背俞穴

【国际标准定位】在背部区，第3胸椎棘突下，后正中线旁开1.5寸。

【常用方法】可治疗咳嗽、气喘等肺部疾病,与风门、合谷等相配;可治疗瘙痒、瘾疹等皮肤病,与曲池等相配。

6. 厥阴俞(Juéyīnshū,BL 14)

足太阳膀胱经穴　心包之背俞穴

【国际标准定位】在脊柱区,第4胸椎棘突下,后正中线旁开1.5寸。

【常用方法】可治疗心痛、心悸,与内关、合谷等相配;可治疗咳嗽、胸闷,与肺俞、中府等相配。

7. 心俞(Xīnshū,BL 15)

足太阳膀胱经穴　心之背俞穴

【国际标准定位】在背部,第5胸椎棘突下,后正中线旁开1.5寸。

【常用方法】可治疗心痛、惊悸、失眠、健忘、癫痫等心与神志病证,与厥阴俞、内关等相配;可治疗咳嗽、咯血等肺系病证,与肺俞、列缺等相配;可治疗盗汗、遗精,与肾俞、命门等相配。

8. 膈俞(Géshù, BL 17)

足太阳膀胱经穴　八会穴之血会

【国际标准定位】在背部,第7胸椎棘突下,后正中线旁开1.5寸。

注:肩胛骨下角横平第7胸椎棘突。

【常用方法】可治疗呕吐、呃逆等疾病,与内关穴、足三里等相配;可治疗贫血等,与足三里、血海穴等相配。

9. 肝俞(Gān shū, BL 18)

足太阳膀胱经穴　肝之背俞穴

【国际标准定位】在背部,第9胸椎棘突下,后正中线旁开1.5寸。

【常用方法】可治疗胁肋疼痛,与太冲等相配;可治疗健忘、失眠等,与肾俞、太溪等相配。

10. 胆俞(Dǎnshū, BL 19)

足太阳膀胱经穴　胆之背俞穴

【国际标准定位】在背部,第10胸椎棘突下,后正中线旁开1.5寸。

【常用方法】可治疗胆道疾病,与阳陵泉穴、太冲穴等相配。

11. 脾俞(Píshū, BL 20)

足太阳膀胱经穴　脾之背俞穴

【国际标准定位】在背部,第11胸椎棘突下,后正中线旁开1.5寸。

【常用方法】可治疗胃溃疡、胃炎、呕吐、肠炎、泄泻等疾病,与中脘、三阴交、足三里等相配;可治疗糖尿病,与肾俞、三阴交等相配。

12. 胃俞（Wèishū, BL 21）

足太阳膀胱经穴　胃之背俞穴

【国际标准定位】在背部，第12胸椎棘突下，后正中线旁开1.5寸。

【常用方法】可治疗胃脘痛、呕吐、腹胀、肠鸣等胃肠病证，与脾俞、天枢等相配；可治疗糖尿病，与脾俞等相配。

13. 三焦俞（Sānjiāoshū, BL 22）

足太阳膀胱经穴　三焦之背俞穴

【国际标准定位】在脊柱区，第1腰椎棘突下，后正中线旁开1.5寸。

【常用方法】可治疗肠鸣、腹胀、呕吐、腹泻、痢疾等脾胃肠腑病证，与脾俞、胃俞等相配；可治疗小便不利、水肿等三焦气化不利病证，与水道、膀胱俞等相配；可治疗腰背强痛，与委中、承山等相配。

14. 肾俞（Shènshū, BL 23）

足太阳膀胱经穴　肾之背俞穴

【国际标准定位】在腰部，第2腰椎棘突下，后正中线旁开1.5寸。

【常用方法】可治疗头晕、耳鸣、耳聋、腰酸痛等肾虚病证，与太溪等相配；可治疗遗尿、遗精、阳痿、早泄、不育等泌尿生殖系疾病，与中极、气海等相配；可治疗月经不调、带下、不孕等妇科病证，与阳陵泉等相配；可治疗糖尿病，与肺俞、脾俞等相配。

15. 大肠俞（Dàchángshū, BL 25）

足太阳膀胱经穴　大肠之背俞穴

【国际标准定位】在腰部，第4腰椎棘突下，后正中线旁开1.5寸。

【常用方法】可治疗泄泻、食积等消化疾病，与天枢、中脘等相配；可治疗腰痛，与肾俞等相配。

16. 小肠俞（Xiǎochángshū, BL 27）

足太阳膀胱经穴　小肠之背俞穴

【国际标准定位】在骶区，横平第1骶后孔，骶正中嵴旁开1.5寸。

【常用方法】可治疗遗精、遗尿、尿血、尿痛、带下等泌尿生殖系统疾病，与肾俞、命门等相配；可治疗腹泻、痢疾，与大肠俞、天枢等相配；可治疗疝气，与气海、关元等相配；可治疗腰骶痛，与八髎穴、肾俞等相配。

17. 膀胱俞（Pángguāngshū, BL 28）

足太阳膀胱经穴　膀胱之背俞穴

【国际标准定位】在骶区，横平第2骶后孔，骶正中嵴旁开1.5寸。

【常用方法】可治疗小便不利、遗尿等膀胱气化功能失调病证，与三焦俞、中极等相配；可治疗腹泻、便秘，与上巨虚、下巨虚等相配；可治疗腰脊强痛，与后溪、合谷等相配。

18. 白环俞（Báihuánshū, BL30）

足太阳膀胱经穴

【国际标准定位】在骶区，横平第4骶后孔，骶正中嵴旁开1.5寸。

【常用方法】可治疗遗尿，遗精，与肾俞、命门等相配；可治疗月经不调、带下，与三阴交、阴陵泉等相配；可治疗疝气，与气海、关元等相配；可治疗腰骶痛，与肾俞、承山等相配。

19. 上髎（Shàngliáo, BL 31）

足太阳膀胱经穴

【国际标准定位】在骶区，正对第1骶后孔中。

【常用方法】可治疗大小便不利，与肾俞、中极等相配；可治疗月经不调、带下、阴挺等妇科病证，与三阴交、阴陵泉等相配；可治疗遗精，阳痿，与关元、命门等相配；可治疗腰骶痛，与肾俞、命门等相配。

20. 次髎（Cìliáo, BL 32）

足太阳膀胱经穴

【国际标准定位】在骶区，正对第2骶后孔中。

【常用方法】可治疗月经不调、痛经、带下等妇科病证，与三阴交、阴陵泉等相配；可治疗小便不利、遗精、阳痿等，与关元、命门等相配；可治疗疝气，与气海、关元等相配；可治疗腰骶痛、下肢肢体活动不利、疼痛，与环跳、风市等相配。

21. 中髎（Zhōngliáo, BL 33）

足太阳膀胱经穴

【国际标准定位】在骶区，正对第3骶后孔中。

【常用方法】可治疗便秘、泄泻，与天枢、上巨虚等相配；可治疗小便不利，与膀胱俞、中极等相配；可治疗月经不调、带下，与三阴交、阴陵泉等相配；可治疗腰骶痛，与肾俞、命门等相配。

22. 下髎（Xiàliáo, BL 34）

【国际标准定位】在骶区，正对第4骶后孔中。

【常用方法】可治疗腹痛、便秘，与天枢、上巨虚等相配；可治疗小便不利，与膀胱俞、中极等相配；可治疗带下，与三阴交、阴陵泉等相配；可治疗腰骶痛，与肾俞、命门等相配。

23. 魄户（Pòhù, BL 42）

太阳膀胱经穴

【国际标准定位】在脊柱区，第3胸椎棘突下，后正中线旁开3寸。

【常用方法】可治疗咳嗽、气喘、肺结核等肺疾，与肺俞、命门等相配；可治疗项强、肩背痛，与肩井、风池等相配。

24. 膏肓(Gāohuāng,BL 43)

足太阳膀胱经穴

【国际标准定位】在脊柱区,第4胸椎棘突下,后正中线旁开3寸。

【常用方法】可治疗咳嗽、气喘、肺结核等肺系虚损病证,与肺俞、命门等相配;可治疗健忘、遗精、盗汗、羸瘦等虚劳诸证,与气海、关元等相配;可治疗肩胛痛,与天宗、肩井等相配。

25. 魂门(Húnmén,BL 47)

足太阳膀胱经穴

【国际标准定位】在脊柱区,第9胸椎棘突下,后正中线旁开3寸。

【常用方法】可治疗胸胁痛、背痛,与期门、大包等相配;可治疗呕吐、腹泻,与中脘、天枢等相配。

26. 阳纲(Yánggāng,BL 48)

足太阳膀胱经穴

【国际标准定位】在脊柱区,第10胸椎棘突下,后正中线旁开3寸。

【常用方法】可治疗肠鸣、腹痛、腹泻等胃肠病证,与胃俞、脾俞等相配;可治疗黄疸,与胆俞、肝俞等相配;可治疗糖尿病,与肺俞、肾俞等相配。

27. 意舍(Yìshè,BL 49)

足太阳膀胱经穴

【国际标准定位】在脊柱区,第11胸椎棘突下,后正中线旁开3寸。

【常用方法】可治疗腹胀、肠鸣、呕吐、腹泻等胃肠病证,与天枢、中脘等相配。

28. 胃仓(Wèicāng,BL 50)

足太阳膀胱经穴

【国际标准定位】在脊柱区,第12胸椎棘突下,后正中线旁开3寸。

【常用方法】可治疗胃脘痛、腹胀、小儿食积等脾胃病证,与脾俞、中脘等相配;可治疗水肿,与三焦俞、水道等相配;可治疗背脊痛,与肾俞、肝俞等相配。

29. 志室(Zhìshì,BL 52)

足太阳膀胱经穴

【国际标准定位】在腰区,第2腰椎棘突下,后正中线旁开3寸。

【常用方法】可治疗遗精、阳痿等肾虚病证,与肾俞、命门等相配;可治疗小便不利、水肿,与三焦俞、水道等相配;可治疗腰脊强痛,与肾俞、大肠俞等相配。

30. 秩边(Zhìbiān,BL 54)

足太阳膀胱经穴

【国际标准定位】在骶区,横平第4骶后孔,骶正中嵴旁开3寸。

【常用方法】可治疗腰骶痛、下肢肢体活动不利、疼痛等腰及下肢病证,可与环跳、风市等相配;可治疗小便不利、淋漓不通等泌尿系疾病,与中极、膀胱俞等相配;可治疗便秘、痔疮等疾病,与承山等相配。

31. 肩井(Jiānjǐng, GB 21)

足少阳胆经穴

【国际标准定位】在颈后部,第7颈椎棘突与肩峰最外侧点连线的中点。

【常用方法】可治疗肩背痹痛,与肩中俞等相配;可治疗乳汁不足、乳痈等疾病,与乳根等相配。

32. 长强(Chángqiáng, GV 1)

督脉穴　络穴

【国际标准定位】在会阴区,尾骨下方,尾骨端与肛门连线的中点处。

注:俯卧位或胸膝位取穴。

【常用方法】可治疗腹泻、痢疾、便血、便秘、痔疮、脱肛等肠腑病证,与百会、天枢等相配;可治疗癫狂,与内关、神门、百会等相配;可治疗腰脊和尾骶部疼痛,与肾俞等相配。

33. 腰阳关(Yāoyángguān, GV 3)

督脉穴

【国际标准定位】在腰部,第4腰椎棘突下凹陷处,后正中线上。

注:先找到髂棘最高点,此两点连线的中点即第4腰椎棘突下缘,即本穴。

【常用方法】可治疗腰骶疼痛、下肢肢体活动不利、疼痛,与环跳等相配;可治疗月经不调、赤白带下等妇科病证,与中极等相配;可治疗遗精、阳痿等男科病证,与关元等相配。

34. 命门(Mìngmén, GV 4)

督脉穴

【国际标准定位】在腰部,第2腰椎棘突下凹陷处,后正中线上。

【常用方法】可治疗腰脊强痛、下肢肢体活动不利、疼痛等疾病,与肾俞、腰阳关等相配;可治疗月经不调、赤白带下、痛经、经闭、不孕等妇科病证,与气海、中极等相配;可治疗遗精、阳痿、精冷不育、小便频数等男子肾阳不足病证,与关元等相配;可治疗小腹冷痛、腹泻,与天枢等相配。

35. 筋缩(Jīnsuō, GV 8)

督脉穴

【国际标准定位】在背部,第9胸椎棘突下凹陷处,后正中线上。

【常用方法】可治疗癫狂,与内关、神门等相配,与大椎、百会、长强等相配;可治疗抽搐、脊强、四肢不收、筋挛拘急等筋病,与大椎等相配;可治疗胃痛、黄疸等疾病,与中脘、肝俞等相配。

36. 身柱(Shēnzhù, GV 12)

督脉穴

【国际标准定位】在背部,第3胸椎棘突下凹陷处,后正中线上。

注:当后正中线与两肩胛冈内端连线的交点,当第3胸椎棘突下凹陷处。

【常用方法】可治疗身热、头痛、咳嗽、气喘等外感病证,与曲池等相配;可治疗惊厥、癫狂,与内关、神门、百会等相配;可治疗腰脊强痛,与肾俞等相配;可治疗疔疮发背,与曲池、大椎等相配。

37. 大椎(Dàzhuī, GV 14)

督脉穴

【国际标准定位】在颈后部,第7颈椎棘突下凹陷处,后正中线上。

注1:坐姿,头部中间位,于颈后隆起最高者为第7颈椎棘突,低头时容易触到。

注2:稍低头,第7颈椎可随头左右旋转而轻微旋转。

【常用方法】可治疗热病、疟疾、恶寒发热、咳嗽、气喘等外感病证,与合谷、曲池等相配;可治疗骨蒸潮热,与肺俞等相配;可治疗癫狂,与内关、神门等相配;可治疗癫痫证、小儿惊风等神志病,与大椎等相配;可治疗项强、脊痛等,与身柱、肾俞等相配;可治疗风疹、痤疮等皮肤疾病,与曲池、血海等相配。

38. 定喘(Dìngchuǎn, EX-B1)

经外奇穴

【国际标准定位】在脊柱区,横平第7颈椎棘突下,后正中线旁开0.5寸。

【常用方法】可治疗哮喘、咳嗽,与肺俞等相配;可治疗肩背痛、落枕,与肩井等相配。

39. 夹脊(Jiájǐ, EX-B2)

经外奇穴

【国际标准定位】在脊柱区,第1胸椎至第5腰椎棘突下两侧,后正中线旁开0.5寸,一侧17穴。

【常用方法】适应范围较广,其中上胸部的穴治疗心肺、上肢疾病,可与曲池、内关等相配;下胸部的穴治疗脾胃肝胆疾病,与中脘、天枢、期门等相配;腰部的穴治疗肾病、腰腹及下肢疾病,与环跳、足三里等相配。

40. 胃脘下俞(Wèiwǎnxiàshū, EX-B3)

经外奇穴

【国际标准定位】在脊柱区,横平第8胸椎棘突下,后正中线旁开1.5寸。

【常用方法】可治疗胃痛、腹痛,与中脘、神阙等相配;可治疗胸胁痛,与大包、期门等相配;可治疗糖尿病,与肺俞、肾俞等相配。

41. 腰眼（Yāoyǎn, EX-B7）

经外奇穴

【国际标准定位】在腰区，横平第4腰椎棘突下，后正中线旁开约3.5寸凹陷处。

【常用方法】可治疗腰痛，与肾俞、大肠俞等相配；可治疗月经不调、带下，与三阴交、阴陵泉等相配；可治疗虚劳疾病，与肾俞、命门等相配。

第十一篇 中医芳香疗法适宜技术

第一章 刮痧

刮痧是以经络皮部理论为指导的一种中医外治疗法。它通过特制的刮痧器具和相应的手法,借助某些介质,在体表特定部位进行反复的刮动、摩擦,使皮肤局部出现痧点,产生对机体的良性刺激,从而疏经通络,行气活血,进而达到调节脏腑功能的作用。

一、刮痧用具

刮痧用具包括刮痧器具和刮痧介质。

常用的刮痧器具具有边缘光滑,易于手持,不会对皮肤造成损伤的特点,既有一些日常用品,如铜钱、银元、瓷汤匙、嫩竹板、棉纱线、蚌壳等;也有不同材质、不同形状的刮痧板。刮痧板的材质一般包括兽角类、玉石类、砭石类等,目前还出现了树脂、硅胶等现代材料所制成的刮痧工具。

刮痧介质不仅可防止刮痧板划伤皮肤,还可起到滋润皮肤,防治疾病的作用,根据润滑程度不同分为液体类和乳膏类。液体类介质,既可以使用净水,也包括多种植物油,如甜杏仁油、橄榄油、荷荷巴油、摩洛哥坚果油、玫瑰果油、生芝麻油等;也可以使用植物浸泡油,如积雪草浸泡油、圣约翰草浸泡油、金盏花浸泡油、红花浸泡油等;也可根据不同体质、不同疾病,选用不同精油调配后作为刮痧介质,如感受风寒选可用生姜精油、肉桂精油配合生芝麻油刮痧,感受风热可选用胡椒薄荷精油、罗马洋甘菊精油配合橄榄油刮痧。

乳膏类刮痧油是选用质地细腻的膏状物质,如凡士林、润肤霜、蛇油、扶他林乳膏等作为刮痧介质。也可将具有活血化瘀、通络止痛、芳香开窍等作用的中药提取物制备成乳膏剂使用,如冬青膏等;也可根据体质和病情调配精油加入蜂蜡制作成刮痧膏使用,如脾胃虚弱可选用甜茴香精油、红橘精油、沙棘果油制成刮痧膏。

二、刮痧疗法的应用范围

刮痧具有舒筋通络、调气行血等功效,可广泛应用于内、外、妇、儿科等各科多种病症,如:感冒、气管炎等呼吸疾病;呃逆、呕吐、便秘、腹泻等消化系统问题;中风、眩晕等神经系统疾病;脂肪肝、糖尿病、肥胖等代谢性疾病;急性乳腺炎等外科疾病;月经不调、痛经等妇科疾病;小儿斜颈、疳积等儿科疾病;颈椎病、肩周炎、急性腰扭伤、踝扭伤等筋骨损伤疾病;近视、耳鸣等五官疾病。刮痧也可用于养颜美容,如痤疮、黄褐斑等。此外,刮痧疗法还适用于亚健康、慢性疲劳综合征等疾病的防治及保健强身。

刮痧的禁忌证:刮痧疗法对于有严重心脑血管疾病、肝肾功能不全、全身水肿、极度虚弱或消瘦,以及血小板减少性疾病、过敏性紫癜、白血病等有出血倾向者禁用。另外,患有急性骨髓炎、结核性关节炎、传染性皮肤病、烧伤、体表肿瘤、皮肤溃烂,或急性外伤、创伤部位、新近手术疤痕部位、骨折未愈合处等,不宜直接在病灶部位刮拭,应取远端部位。

三、刮痧操作要点

(一) 充分暴露刮拭部位

在皮肤上均匀涂上刮痧油等刮痧介质。

(二) 用力

用手握住刮拭板,先以轻、慢手法为主,待患者适应后,手法逐渐加重、加快,用力要均匀,以患者能够承受为度。另外,不同患者体质和及刮拭不同部位,应选择不同的刮拭力量。其中,小儿、老人、体弱患者,以及面部刮拭,用力宜轻;体质强健患者,或脊柱两侧、下肢等肌肉较为丰满部位的刮拭,用力偏重。

(三) 刮拭顺序

可先刮拭背部督脉和足太阳膀胱经背俞穴循行路线,振奋一身之阳气;再根据病情刮拭经络、患病局部、阿是穴或经穴等,可按由上而下、由内而外单方向刮拭,并尽可能拉长距离。对于特殊疾病可采用特定刮拭方向,如下肢静脉曲张或下肢肿胀,可采用由下向上的逆刮法。

(四) 刮拭强度

通常每个患者每次选3~5个部位,每个部位刮拭20~30次,以皮肤出现潮红、出现痧点等为宜。两次刮痧之间宜间隔3~6天。若病情需要缩短刮拭间隔时间,亦不宜在原部位进行刮拭,而应另选其他相关部位进行操作。

(五) 刮痧后注意事项

嘱患者饮用温开水,以助机体排毒驱邪;刮痧后2小时内忌洗凉水澡,夏季出痧部位忌风扇或空调直吹,冬季应注意保暖。刮痧后1~2天局部出现轻微疼痛、痒感等属正常现象。

四、常见疾病刮痧疗法举例

(一) 感冒刮痧疗法

普通感冒刮拭部位主要为背部膀胱经2侧线,及肩颈部。根据风寒和风热不同分型感冒,重点刮拭不同穴位,如风寒感冒重刮风池、风门、肺俞等穴,风热感冒重刮大椎、曲池等穴;另如有偏头痛可加用太阳、率谷等穴位,鼻塞可加用迎香、上星等穴。

具体操作方法:将刮痧介质,如复方精油、植物油、刮痧膏等,涂擦于背部膀胱经及穴位局部皮肤上,操作者用手紧握刮痧板沿膀胱经从上至下刮拭,用力宜均匀柔和,痛甚处应反复重刮,再重刮不同穴位;每次治疗时间约20分钟。刮拭出痧后再给饮温开水以发汗解表。

(二) 黄褐斑刮痧疗法

先清洁面部皮肤,再均匀涂抹润肤乳或刮痧介质,避开眼周皮肤。按照额头、眼周、面颊、口周、鼻部、下颌、颈部的顺序进行刮拭,在重点穴位、色斑、痛点处采用压力大、速度慢的手法。以皮肤潮红为度,不要求出痧。每周2次,4周为一疗程。

第二章 走罐

走罐,亦称推罐,滑罐,也是一种以中医经络腧穴理论为基础的外治疗法。操作时将罐吸拔于所选部位的皮肤上,借助介质,在特定路线往返滑动,使局部皮肤充血至出现痧点或瘀血,以调节气血、疏通经络、调整脏腑功能,起到防治疾病的作用。

一、走罐用具

走罐可选用的器具较多,如玻璃罐器具、竹筒器具、真空磁疗器具、电动拔罐器具等。为了便于观察疾病部位出痧情况,玻璃器具应用较多。走罐也需要借助介质,介质同刮痧用介质。

罐具的吸拔方法有多种,新型罐具可直接采用抽气法,对于玻璃器具及竹筒器具等常用的为火罐法及水罐法。具体如表11-2-1:

表11-2-1 走罐治疗法

火罐法	闪火法	用粗铁丝,一头缠绕石棉绳或线带,作为乙醇棒,蘸取95%酒精,点燃,将带有火焰的酒精棒一头,往罐底一闪,迅速撤出,立刻将罐子扣在选定的部位上
	投火法	将薄纸卷或薄纸条点燃,投入罐里,将火罐迅速扣在选定的部位上
	贴棉法	扯取约0.5cm²的脱脂棉一小块,蘸取少量乙醇,紧贴在罐壁中段并用火柴点燃后立刻将罐子扣在选定的部位上
	架火法	将一个不易燃烧及传热的块状物(如青霉素瓶盖,药饼等),上置一小块乙醇棉球,放在所拔穴位区,将棉球燃着后,立刻将罐子扣上
水罐法	水煮法	一般应用竹罐,将罐子放在锅内加水煮沸,使用时将罐子倾倒用镊子夹出,甩去水液,或用折叠的毛巾紧扣罐口,乘热按在皮肤上
	蒸气法	一般应用竹罐,将水或药液在小壶内煮沸,待沸腾后将壶嘴深入罐内2~3分钟后,迅速将罐按在选定的部位上

二、走罐疗法的应用范围

走罐适用的病变范围较广,可治疗多种疾病。例如,感冒、咳嗽、过敏性鼻炎等呼吸系统疾病;胃痛、便秘、腹泻等消化系统问题;急性脑血管疾病的后遗肢体活动不利;颈肩腰腿痛,膝骨关节炎等疼痛病证;痤疮、面部色斑等皮肤问题;月经不调、痛经等妇科疾病;小儿疳积、便秘等儿科病证。

不适宜疾病及人群:白血病、凝血功能异常等人群;恶性肿瘤、外伤、骨折、骨头脱位等患者;皮肤过敏溃烂部位;大血管搏动处;五官和前后二阴部位;孕妇、月经期间、神经错乱者;6岁以下儿童。

三、走罐操作要点

1. 走罐一般要求 安排患者合适坐位或卧位,暴露局部皮肤,取穴定位,常规消毒后涂少许介质润滑皮肤。

2. 走罐具体操作 按走罐需要,选择大小合适、罐口光滑的罐具(以透明玻璃罐为佳),可采用一种吸拔方法,将罐吸拔于走罐部位,吸拔力度以推拉顺利为宜,过大过小均不利于走罐操作,且吸拔力度过大,患者痛感剧烈,吸拔力度过小,则易使罐脱落,影响疗效。然后以手握住罐底,稍倾斜,稍用力将罐沿肌肉、经络循行路线推拉。游走罐常用手法包括轻吸快推、重吸快推、重吸缓推等不同手法,可根据不同病情选用不同手法。走罐时间可有差异,每一组穴位一般分别走罐5~10秒。

3. 走罐顺序 可先游走背部督脉和足太阳膀胱经背俞穴循行路线,振奋一身之阳气;再根据病情走罐经络、患病局部、阿是穴或经穴等,可按由上而下、由内而外行走。

4. 走罐强度 以皮肤出现潮红、出现瘀点等为宜。两次走罐之间宜间隔3~6天。若病情需要缩短走罐间隔时间,则不宜在原部位进行操作,而应另选其他相关部位进行操作。

5. 走罐后注意事项 嘱患者饮用温开水,以助机体排毒驱邪;走罐后2小时内忌洗凉水澡,夏季出痧部位忌风扇或空调直吹,冬季应注意保暖。走罐后1~2天局部出现轻微疼痛、痒感等属正常现象。

四、常见走罐疗法举例

(一)肩颈痛

肩颈痛是颈椎病的常见症状,其走罐疗法主要为滑动上背部督脉、膀胱经、手太阳小肠经。

具体操作方法:将走罐润滑膏,如乳香精油、圣约翰草油等,涂擦于上背部督脉、膀胱经及手太阳小肠经局部皮肤上,用闪火法将2号或3号玻璃罐具吸拔于上背部局部皮肤,然后操作者以手握住罐底,稍倾斜,稍用力将罐沿督脉、膀胱经、手太阴小肠经经络循行路线推拉,由上至下,可先督脉,后膀胱经,再小肠经,疼痛明显部位可加强推拉,使痧出透。注意颈部用力不宜过大,可选用较小的2号罐推拉。至疼痛明显缓解,痧透为治疗结束,一般20分钟。治疗后可饮温开水,避风寒,至痧退后行再一次治疗。

(二) 脂肪肝

脂肪肝走罐疗法主要为背部两侧膀胱经膈俞至胆俞经络节段及两侧胆经经络循行处。

具体操作方法:将走罐润滑膏,如马鞭草迷迭香精油+荷荷巴油等,涂擦于背部两侧膀胱经膈俞至胆俞经络节段,用闪火法将3号或4号玻璃罐具吸拔于背部局部皮肤,然后操作者以手握住罐底,稍倾斜,稍用力将罐沿膀胱经、胆经循行路线推拉,可先膀胱经,由下至上推拉,再胆经,由上至下推拉,疼痛明显部位可加强推拉,使痧出透。注意:胆经循行部位用力稍轻。治疗时间一般20分钟。治疗后可饮温开水,避风寒,至痧退后行再一次治疗。

第三章 膏摩

膏摩也是中医外治法的一种,是指在中医推拿手法基础上,配合不同乳膏作为介质,以治疗疾病、养身保健的方法。我国很早就有膏摩的治疗方法,先秦《五十二病方》中就有记载,三国时的华佗已运用膏摩来治疗头晕。

一、膏摩手法与介质

膏摩疗法需要推拿手法配合介质乳膏,推拿手法常用如下几种(表11-3-1):

表11-3-1　常用推拿方法

揉法	施术者用施术部位吸定在患者治疗部位,并带动受术皮肤一起做轻柔缓和的回旋动作,使皮下组织层之间产生内部摩擦的手法。根据施术部位的不同,可以分为中指揉法,拇指揉法、掌揉法、掌根揉法、小鱼际揉法、肘揉法等
摩法	施术者用施术部位在治疗部位做有节律的圆形平面摩擦的手法。根据施术部位的不同,可分为指摩法、鱼际摩法与掌摩法
擦法	施术者用施术部位在治疗部位稍用力下压并作上下或左右方向的直线往返摩擦,使推拿部位产生一定的热量。根据施术部位的不同,可分为掌擦法、鱼际擦法
振法	施术者用施术部位在患者治疗部位施以振动的方法,也称振颤法。根据施术部位的不同,分为掌振法和指振法2种

关于乳膏,传统乳膏常采用中药捣碎,并用酒或醋浸泡后,再和猪脂熬炼,滓制成乳膏,现代则多用凡士林等作为融合剂,也可以根据不同疾病选用不同精油,融合蜂蜡制成乳膏。

二、膏摩疗法的应用范围

膏摩操作简便,可采用介质多样,运用较广泛。例如,可用于治疗感冒、咳嗽、过敏性鼻炎等呼吸系统问题;可治疗胸闷、心悸等心肺病证;可用于胃胀、胃痛、便秘、腹泻等消化系统疾病;可治疗中风后肢体不遂或其他原因如外伤等遗留肢体活动不利症状;可治疗肩周炎、颈椎病、腰肌劳损、腰椎病、膝关节炎等筋骨病证;可治疗脂肪肝、糖尿病、肥胖等内分泌病证;可治疗儿科多种疾病,如发热、咳嗽、疳积等;可治疗痛经、月经失调、带下等多种妇科疾病。

膏摩的禁忌证:不适用于有严重心脑血管疾病、肝肾功能不全、全身水肿、极度虚弱或消瘦,以及血小板减少性疾病、过敏性紫癜、白血病等有出血倾向患者。患有急性骨髓炎、结核性关节炎、传染性皮肤病、烧伤、体表肿瘤、皮肤溃烂,或急性外伤、创伤部位、新近手术瘢痕部位、骨折未愈合处等,不宜直接在病灶部位进行膏摩,应取远端部位。另外,膏摩过程中介质要温和细腻,用力均匀柔和,避免损伤皮肤。

三、膏摩操作要点

1. 先按处方配制成乳膏,然后充分暴露局部皮肤,将适量乳膏涂抹于体表。
2. 根据不同疾病选用不同手法,如擦法、揉法、振法、摩法等。
3. 结束后可用洁净纸巾擦拭干净剩余乳膏,注意避风寒,可饮温开水,促进代谢。

推拿操作手法要求持续、有力、均匀、柔和、深透;具体各项操作要领如下。

(一)揉法手法要领

1. 施术者上肢放松,腕关节自然伸直,用全掌或鱼际或手指为着力点,作用于治疗部位,在肩、肘、前臂与腕关节的协同下,做小幅度的环旋转动,并带动旋术处的皮肤一起宛转回环,使之与内层的组织之间产生轻柔缓和的内部摩擦。
2. 手揉法操作时整个动作要柔和,揉转的幅度要由小而大,用力应先轻渐重,术手要吸定在操作部位上带动着力处皮肤一起回旋运动,不能在皮肤表面摩擦或滑动。
3. 频率一般为120~160次/分。

(二)摩法手法要领

1. 施术者上肢放松,肩关节放松,肘关节自然屈曲,以上肢自身重力作为预应力按放在治疗部位。
2. 指摩法时,腕关节略屈并保持一定的紧张度,适用于面积较小的部位操作;掌摩法适用于面积较大的部位施术,以全掌贴压在治疗部位。各式摩法在做圆周摩转时,要求在四周均匀着力,不能忽轻忽重用力。
3. 摩法操作时,仅与皮肤表面发生摩擦,不宜带动皮下组织,这是摩法与揉法的主要区别。根据摩法的操作频率和运动方向不同,可起到补泻的不同作用。如频率快为泻、频率慢为补,顺时针方向摩为泻、逆时针方向摩为补。

4. 一般操作频率在100次/分。

(三) 擦法手法要领

1. 施术者上肢放松,腕关节自然伸直,用全掌或大鱼际或小鱼际为着力点,作用于治疗部位,以上臂的主动运动,带动手做上下向或左右向的直线往返摩擦移动。

2. 擦法往返距离要拉长,动作连续不断,压力要均匀而适中,以摩擦时不使皮肤起皱褶为宜,以透热为度。

3. 擦法频率一般每分钟100次左右。

(四) 振法手法要领

1. 施术者上肢放松,肩关节放松,掌指部与前臂部须静止性用力,以指掌部自然压力为度,不施加额外压力。

2. 一般操作频率300~400次/分。

四、常见疾病膏摩疗法举例

(一) 膝骨关节炎

膝骨关节炎膏摩疗法主要以膝关节局部治疗为主。

具体操作方法:在膝关节局部均匀涂抹膏摩介质,如冬青精油+圣约翰草油,然后可先采用掌根揉法放松局部肌肉,再运用鱼际揉、指推等方法加强疼痛局部及主要穴位的治疗。一般治疗时间20分钟,隔日1次。注意如有关节红肿变形勿要损伤皮肤,尽量采取刺激性小的介质。

(二) 疳积

小儿疳积的治疗方法可采用膏摩腹部及主要穴位,如脾俞、胃俞、足三里、鱼际等部位。

具体操作方法:在腹部均匀涂抹膏摩介质,如甜橙精油+杏桃仁油,然后可先采用摩法以神阙为中心顺时针摩动,也可再采用揉法、振法等,注意掌控力度。一般治疗时间20分钟。结束后可再在治疗穴位采用指推、指柔等方法加强治疗作用。隔日1次。

第四章 熏洗

熏洗法是指用药物煎汤,然后乘热在患者患部熏蒸、淋洗和浸浴的方法。是中医外治法的方法之一,是中医皮部理论的运用,它可以借助药力和热力,通过皮肤、黏膜作用于肌体,通调经络,行气活血,从而达到预防和治疗疾病的目的。东汉张仲景所著《金匮要略》中就有熏洗法记载。

根据熏洗部位不同可分为全身熏洗法和局部熏洗法2种,其中局部熏洗法又包括手足熏洗法、眼部熏蒸法、坐浴熏洗法等。

一、熏洗用具

熏洗用具包括木盆、热水、毛巾、布单、药物、精油等。根据不同疾病、不同熏洗部位,选用大小不同的木盆,并选用不同的药物或精油。

二、熏洗疗法的应用范围

熏洗疗法适用范围广泛,可用于内外妇儿等多种疾病。例如,亦可用于感冒、过敏性鼻炎等呼吸系统问题;可用于胃胀、胃痛、便秘、腹泻、痔疮等消化系统疾病;可用于中风后肢体不遂或其他原因如外伤等遗留肢体活动不利症状;可治疗肩周炎、颈椎病、腰肌劳损、腰椎病、膝关节炎等筋骨病证;可治疗脂肪肝、糖尿病、肥胖等病证;可治疗儿科多种疾病,如发热、咳嗽、疳积、近视眼等;可治疗痛经、月经失调、带下、阴道炎等多种妇科疾;可治疗痤疮、湿疹、疣、脚气等皮肤病证。

熏洗法的禁忌证如下:

1. 急性传染病、严重心脑血管疾病、重症高血压、严重肾病、主动脉瘤、有出血倾向者禁用熏洗疗法。

2. 恶性肿瘤、脓已局限的病灶禁用熏洗疗法。

3. 妇女妊娠期和月经期,不宜进行熏洗疗法,尤其是坐浴法。

4. 饱食、饥饿、大汗以及过度疲劳时,不宜进行熏洗疗法。

三、薰洗操作要点

1. 按照病症先定好用药处方或选用不同精油,准备好木盆、热水、布单、毛巾,如薰洗特殊部位,还须备用特殊用品,如眼部薰洗,可备用消毒纱布。

2. 将煎好的药汤、配好的精油倾入木盆,患者一般取端坐姿势,待水温热时薰洗局部及全身,勿使热气外泄。薰洗过程中可能有汗出,注意及时补充水分,冠心病患者注意通风。

3. 待水温变凉时结束薰洗,用干毛巾擦干患处皮肤,注意避风。

四、常见疾病薰洗疗法举例

(一)湿疹

湿疹好发于全身各部位,以手湿疹为例。

具体操作:准备好木盆、毛巾;选用可治疗湿疹配方,如薰衣草、广藿香等,与热水在木盆混合均匀,可先将手悬空置于木盆上方,用蒸汽薰蒸,待水温合适后再浸入双手,水变凉后取出双手,用干毛巾擦干,注意避风。隔日1次。

(二)阴道炎

慢性阴道炎常反复发作,其薰洗疗法操作简便,且疗效显著。

具体操作:准备好木盆、毛巾、坐浴椅、毛被单;治疗慢性阴道炎配方,如茶树、松红梅等,与热水混合均匀,在木盆上方放置坐浴椅,暴露臀部坐在坐浴椅上用蒸汽薰蒸,待水温合适后可清洗局部。薰洗过程中可四周用被单遮挡。待水温变凉后结束薰洗,用干毛巾擦干,更换干净的内裤。隔日1次。

第十二篇 中医芳香疗法临床诊疗

第一章
中医芳香疗法内科

第一节 感　冒

感冒,俗称伤风,是感触风邪或时行病毒,邪犯卫表,引起肺卫功能失调,临床表现以鼻塞、流涕、喷嚏、头痛、恶寒、发热、全身不适等为主要症状的一种外感病。

本病四季可发,尤以春冬为多。轻者为感受当令之气,称为伤风、冒风、冒寒;重者多为感受非时之邪,称为重伤风。在一段时期内广泛流行、病情类似者,称为时行感冒。

感冒包括普通感冒、时行感冒及西医的感冒、流行性感冒、急性上呼吸道感染等。

一、病因病机

（一）病因

1. **风邪**　六淫之首,每与当令之气相合伤人;以风寒、风热为多见。
2. **时邪病毒**　有传染性的时行疫毒之邪,非时之感,反常之气。

（二）病机

外邪侵袭人体致病,往往与正气强弱、感邪之轻重有关。卫外功能减弱,肺卫调节疏懈,外邪乘袭卫表,卫表失和,肺失宣肃即可致病。病机:肺卫失和。一方面为外界环境突变,冷热失常,六淫猖獗,卫外之气失于调节应变;另一方面为体虚,卫外不固,腠理疏松而感邪。外邪侵犯途径有二:或从口鼻而入,或从皮毛内侵。外邪乘袭,以皮毛口鼻为途径,皮毛者,肺之合也,风邪侵入皮毛,必然影响肺;鼻也为肺窍,喉为肺系,下连气道而通于肺,风邪从口鼻而入,也可影响肺,感邪后即出现卫表不和及肺失宣肃两组症状,即肺卫失和。卫表不和——头痛、恶寒、发热,重则高热,全身不适等。肺失宣肃——鼻塞、流涕、喷嚏、咳嗽、胸痛。

二、辨证分型

(一) 风寒束表证

1. **症状** 恶寒重,发热轻,无汗,肢节酸痛,鼻塞声重,或鼻痒喷嚏,流清涕,恶寒,咽痒,咳嗽,痰白质稀,口不渴或渴喜热饮;舌苔薄白,脉浮。

2. **证机概要** 风寒外束,卫阳被郁,腠理闭塞,肺气不宣。

(二) 风热犯表证

1. **症状** 恶寒轻,发热重,汗泄不畅,头胀痛,面赤,咽痛,咳嗽痰稠,鼻塞喷嚏,流稠涕,口干欲饮;舌边尖红,苔薄黄,脉浮数。

2. **证机概要** 风热犯表,热郁肌腠,卫表失和,肺失清肃。

(三) 暑湿伤表证

1. **症状** 身热、汗少、肢体酸重或疼痛、头昏重胀痛、咳嗽痰黏、鼻塞流浊涕、心烦口渴、口黏泛恶、胸闷脘痞、腹胀、大便溏、尿短赤、舌苔黄腻、脉濡数。

2. **证机概要** 暑湿遏表,湿热伤中,表卫不和,肺气不清。

(四) 体虚感冒

素体虚弱,或病后、产后体弱,气虚阴亏,卫外不固,感受外邪,以致反复不已。

阳虚者感邪多从寒化,易感受风寒之邪;阴血虚者感邪多从热化、燥化,易感受燥热之邪。临床上表现肺卫不和及正虚症状并见。

1. **气虚感冒**

(1) **症状** 恶寒较重,发热、无汗、头痛、肢体倦怠乏力、咳嗽、痰白、咯痰无力,平素神疲体弱,气短懒言,反复易感;舌质淡苔薄白,脉浮。

(2) **证机概要** 表虚卫弱,风寒承袭,气虚无力达邪。

2. **阴虚感冒**

(1) **症状** 身热、微恶风寒、少汗、头昏、心烦、干咳少痰;舌红少苔、脉细数。

(2) **证机概要** 阴亏津少,外受风热,表卫失和,津液不能作汗。

（五）暑温感冒

症状：微恶风寒、发热、汗出热不退、口渴、心烦、咽痛、骨节周身酸痛、头痛昏蒙、疲倦乏力、小便短赤、舌质红、苔黄、脉浮大而数。

证机概要：暑热之邪，侵袭肺卫，薰蒸肌表，耗气伤津。

（六）时行感冒

症状：起病突然、恶寒发热（常高热）、浑身酸痛、疲倦无力。舌红、苔白、脉浮紧或浮数或濡数。多呈流行性，在同一地区、同一时期发病者数剧增，症状类似，病情较普通感冒为重。

证机概要：气候突变，正气不足，外邪袭表，卫气失利，肺气失宣，感邪较重。

三、治则治法

（一）风寒束表证

1. **治则**　发汗解表
2. **治法**　紫苏纯露 30ml，每日 3 次，口服。防风精油+茶树精油+黑胡椒精油+调配甜杏仁油稀释至 5% 浓度，按摩后颈、大椎穴。

紫苏能散表寒，发汗力较强，用于感冒风寒，发热恶寒，头痛鼻塞，兼见咳嗽或胸闷不舒者。《本草正义》："紫苏，芳香气烈。外开皮毛，泄肺气而通腠理；上则通鼻塞，清头目，为风寒外感灵药；中则开胸膈，醒脾胃，宣化痰饮，解郁结而利气滞。"防风解表以祛风为长，既能散风寒，又能发散风热，是治风止痛的药物。茶树芳香宣肺，祛风止痛，治疗伤风感冒、咳嗽、鼻炎、哮喘。黑胡椒温中散寒，下气，消痰。《唐本草》："主下气，温中，去痰，除脏腑中风冷。"

（二）风热犯表证

1. **治则**　辛凉解表。
2. **治法**　金银花纯露 30ml，每日 3 次，口服。茉莉纯露 10ml，颈背部刮痧。

罗马洋甘菊精油+薄荷精油+乳香精油+调配椰子油稀释至 5% 浓度，按摩前胸、合谷、鱼际。金银花清热，消暑，解毒。治暑温口渴，热毒疮疖。《纲目拾遗》："开胃宽中，解毒消火，以之代茶，尤能散暑。"茉莉纯露健脾理气，《本草纲目拾遗》："解胸中一切陈腐之气"。罗马洋甘菊味甘、微苦，性微寒，可升可降，阴中阳也，无毒。归胃、肝二经。能除大热。薄荷宣散风热。清头目，透疹。用于风热感冒。乳香行气活血归心、肝、脾经。为宣通脏腑、流通经络之要药。

（三）暑湿伤表证

1. 治则 清暑祛湿解表。

2. 治法 金银花纯露30ml，每日3次，口服。广藿香纯露10ml，颈背部刮痧。

广藿香精油+薄荷精油+紫苏精油+红橘精油+调配椰子油稀释至浓度5%，按摩前胸+合谷+足三里。

金银花纯露、精油清热，消暑，解毒。广藿香芳香化浊，开胃止呕，发表解暑。用于湿浊中阻，脘痞呕吐，暑湿倦怠，胸闷不舒，寒湿闭暑，腹痛吐泻，鼻渊头痛。《纲目拾遗》："消暑，正气"。《中药成方配本》："芳香宣浊。治暑湿气滞，胸闷呕恶"。薄荷宣散风热，清头目。紫苏能散表寒，发汗力较强，用于头痛鼻塞，兼见咳嗽或胸闷不舒者。红橘理气健脾，燥湿化痰。

（四）体虚感冒

1. 气虚感冒

（1）治则　益气解表。

（2）治法　欧洲赤松纯露30ml，每日3次，口服。

欧白芷精油+茶树精油+防风精油+调配甜杏仁油稀释至浓度5%，全身淋巴按摩。欧白芷补气，止痛、化痰、补肾。茶树芳香宣肺，祛风止痛。防风解表以祛风为长，既能散风寒，又能发散风热，是治风止痛药。欧洲赤松祛风燥湿，治风湿痿痹，跌打损伤，药理学认为可以提振肾上腺与性腺，有类似可体松的消炎作用，缓解支气管炎、过敏性鼻炎、风湿性关节炎。

2. 阴虚感冒

（1）治则　滋阴解表。

（2）治法　岩兰草纯露30ml，每日3次，口服。

鼠尾草精油+岩兰草精油+乳香精油+调配甜杏仁油稀释至浓度5%，全身淋巴按摩。鼠尾草祛瘀止痛，活血通经，清心除烦。《滇南本草》："补心定志，安神宁心。治健忘怔忡，惊悸不寐。"岩兰草补血强心、除湿清虚热。乳香行气活血。

（五）暑温感冒

1. 治则 清暑益气，养阴生津。

2. 治法 金银花纯露30ml，每日3次，口服。薄荷纯露10ml，颈背部刮痧。

香蜂草精油+薄荷精油+罗文莎叶精油+搭配紫草浸泡油稀释至浓度5%，按摩后背。

金银花纯露清热，消暑，解毒。治暑温口渴，热毒疮疖。《纲目拾遗》："开胃宽中，解毒消火,以之代茶,尤能散暑。"香蜂草药用价值极高,其药理作用包括消除感冒发热和咳嗽、具驱风性、抗痉挛、胃痛、发汗和镇静作用等。薄荷纯露清凉解热,主风热客表;头痛;目赤;发热;咽痛;牙痛。

罗文莎叶又名桉油樟,原产于马达加斯加岛的高大树木,它有很好的抗病毒和刺激免疫系统的功效,特别适合治疗感冒和类感冒病毒感染症,在发抖等症状刚开始出现时使用效果更好。

紫草止血、凉血、清热解毒,紫草色紫而走心,心主血,又其性寒,故能治血家之热。味苦寒。主心腹邪气,去心腹热邪。五疸,湿热在血中。利九窍,诸窍不为邪热所闭。

(六)时行感冒

1. 治则　解表驱邪

2. 治法　金银花纯露30ml,每日3次,口服。

香蜂草精油+岩玫瑰精油+蓝胶尤加利精油+搭配紫草浸泡油稀释至浓度5%,按摩后背。香蜂草祛风抗疫、抗痉挛、止痛。蓝胶尤加利原产澳大利亚。具有宣肺发表,理气活血,解毒杀虫之功效。岩玫瑰原产地西班牙、摩洛哥,具有抗病毒、抗感染、抗菌、强效止血、促进伤口愈合、抗动脉炎、强神经、调节中枢神经作用。紫草止血、凉血、清热解毒。

第二节　咳　嗽

咳嗽,是指因外感或内伤等各种因素,导致肺失宣肃,肺气上逆,喉间有咳声或伴咯痰为临床主要特征的一种病证。历代将有声无痰称为咳,有痰无声称为嗽,有痰有声谓之咳嗽。临床上多以咳嗽并称。

咳嗽是内科中最为常见的病证之一,发病率高,咳嗽分外感与内伤,外感咳嗽病为外感六淫邪气;内伤咳嗽病因为情志、饮食、劳累等因素致脏腑功能失调,气机不利。外感咳嗽与内伤咳嗽,均是病邪引起肺气失于宣肃,气机上逆而作咳。《黄帝内经》对于咳嗽的起因、症状、症候、分类、转归有着系统的论述。指出外邪可令肺咳,五脏六腑功能失调亦可令人咳。为后世医家的思想理论奠定基础。

咳嗽包含中医学中各种以咳嗽为主要临床表现的一类病证和西医学中上呼吸道感染、支气管炎、支气管扩张、肺炎等。

一、病因病机

（一）病因

1. **外感病因** 为气候突变或起居失宜,外感六淫邪气。
2. **内伤病因** 包括饮食、情志、劳倦等伤及脏腑。

（二）病机

咳嗽的病位在肺,基本病机是内外邪气犯肺,肺失宣降,肺气上逆上冲气道而作咳。外感咳嗽为邪气从皮毛或口鼻入侵,使肺气不利,肺失宣降,风为六淫之首,其他邪气多随风邪入侵人体,故外感咳嗽多为风邪挟带,挟寒、热、燥,其中挟寒者居多。内伤咳嗽为饮食不当,嗜食肥甘,内生湿热,熏蒸肺脏,炼津生痰;或喜食生冷,过食油腻,伤及脾胃,致使痰浊内生,壅塞于肺,阻塞气道,致肺气不降,上冲而咳。或情志刺激,肝失疏泄,气郁化火,火曰炎上,上逆犯肺,木火刑金,致肺失肃降而作咳。又或肺病日久,迁延不愈,耗伤气阴,肺失治节,肃降无权而肺气上逆作咳;或肺气虚不能布散津液,津液久停而成痰,肺阴虚而虚火灼津为痰,痰浊干肺,肺气失宣降而咳。咳嗽虽有外感、内伤之分,但有时两者又可互为因果。病久则实邪转虚。外感咳嗽若迁延失治,肺气久耗,而致咳嗽屡作,日益虚损,转为内伤咳嗽。

二、辨证分型

（一）外感咳嗽

1. 风寒袭肺

（1）症状 咳嗽气急,喉痒,声重浊,咯痰清稀色白,鼻塞,流清涕,头项痛,四肢酸痛,恶寒发热,无汗等。舌苔薄白,脉浮或浮紧。

（2）证机概要 风寒袭表,卫气失和,肺开窍皮毛,风寒犯肺,肺气不利。

2. 风热犯肺

（1）症状 咳嗽咳痰不爽,痰黄或稠黏,恶风发热,口干咽痛,鼻流黄涕等证,舌苔薄黄,脉浮数或浮滑。

（2）证机概要 风热犯肺,卫气失和,炼液为痰,阻碍气机。

3. 风燥伤肺

（1）症状 喉咙干痒干咳,无痰或痰少而黏,咳吐不爽,或痰中带有血,咽痛,鼻唇干燥,口干,或有微寒,身热等表证,舌质红干而少津,苔薄白或薄黄,脉浮。

(2) 证机概要　风燥伤肺,伤及肺津,损伤血络,阻碍气机。

(二) 内伤咳嗽

1. 痰湿蕴肺
(1) 症状　反复咳嗽,晨起尤甚,咳声重浊,痰多黏腻或稠厚有块,色白甚者灰色,胸闷气急,疲倦乏力,腹胀脘痞,大便时溏,舌苔白腻,脉濡滑。
(2) 证机概要　痰湿阻肺,气机不畅,肺失宣降,咳嗽气急。

2. 痰热郁肺
(1) 症状　咳嗽气急,喉中有痰声,痰多稠黏或为黄痰,咳吐不爽,或痰有腥味,或痰中带血,胸胁胀满,或咳唾引痛,面红,或有身热,口干欲饮,舌苔薄黄腻,舌质红,脉滑数。
(2) 证机概要　痰热郁肺,熏蒸肺腑,肺气不利,咳唾黄痰。

3. 肝火犯肺
(1) 症状　面赤而咳,时有呛咳,咽干口苦,痰黏量少,咳之难出,或痰如絮状,咳时两胁胀痛,症状可随情绪波动而起伏。舌红或舌边尖红,舌苔薄黄少津,脉弦数。
(2) 证机概要　肝火犯肺,肺气不利,痰黏难咯,胁痛而咳。

4. 肺阴亏耗
(1) 症状　干咳,咳声短促,痰少黏白,或痰中带血,声音嘶哑,口干咽燥,午后五心潮热,盗汗,口干,舌质红少苔,或舌上少津,脉细数。
(2) 证机概要　阴虚内热,炼液为痰,阻遏气机,肺失宣降。

三、治法治则

(一) 外感咳嗽

1. 风寒袭肺
(1) 治则　疏风散寒,宣肺止咳。
(2) 治法　桂花纯露30ml,每日3次,口服。
防风精油+茶树精油+黑云杉精油+调配杏桃仁油稀释至浓度5%,按摩前胸、天突。
桂花纯露疏肝理气,散寒破结。《中国医学大辞典》:"醒脾,开胃,理气,宽胸,平肝,化痰。"防风解表以祛风为长,既能散风寒,又能发散风热,是治风止痛的药物。茶树芳香宣肺,祛风止痛。黑云杉则抵御寒冷、提高呼吸系统功能,增强抵抗力,止咳祛痰和滋养呼吸道。

2. 风热犯肺
(1) 治则　疏风清热,宣肺止咳。

(2)治法　金银花纯露30ml,每日3次,口服。

罗马洋甘菊精油+薄荷精油+安息香精油+调配杏桃仁油稀释至浓度5%,按摩前胸、天突。

金银花抗炎解毒,有较强的散痈消肿,清热解毒、消炎作用。罗马洋甘菊味甘、微苦,性微寒,可升可降,阴中阳也,无毒。归胃、肝二经。能除大热。薄荷具有疏散风热,疏肝行气的功效,美洲印地安人会用薄荷来治疗肺炎。安息香开窍醒神;豁痰辟秽;行气活血;药理作用为刺激性祛痰药,可用于支气管炎以促进痰液排出。

3. 风燥伤肺

(1)治则　疏风清肺,润燥止咳。

(2)治法　白玉兰纯露30ml,每日3次,口服。核桃油5ml,每日2次,口服。

红橘精油+雪松精油+安息香精油+调配杏桃仁油稀释至浓度5%,按摩前胸、天突。

白玉兰纯露芳香化湿,利尿,止咳化痰,治支气管炎,百日咳,胸闷,口渴。红橘理气健脾,燥湿化痰。雪松又称香柏,具有清热利湿,散瘀止血,祛咳去痰的作用。安息香开窍醒神;豁痰辟秽;行气活血;药理作用为刺激性祛痰药,可用于支气管炎以促进痰液排出。

(二)内伤咳嗽

1. 痰湿蕴肺

(1)治则　理气止咳,燥湿化痰。

(2)治法　尤加利纯露30ml,每日3次,口服。

广藿香精油+尤加利精油+雪松精油+红橘精油+调配杏桃仁油稀释至浓度5%,按摩前胸+天突。

尤加利疏风解表;清热解毒;化痰理气;杀虫止痒。主治感冒、高热喘咳、百日咳。

广藿香芳香化浊,开胃止呕,发表解暑。用于湿浊中阻,脘痞呕吐,暑湿倦怠,胸闷不舒,寒湿闭暑,腹痛吐泻,鼻渊头痛。

雪松又称香柏,具有清热利湿,散瘀止血,祛咳去痰的作用。

红橘理气健脾,燥湿化痰。

2. 痰热郁肺

(1)治则　清热肃肺,化痰止咳。

(2)治法　白玉兰纯露30ml,每日3次,口服。

广藿香精油+薄荷精油＋尤加利精油+红橘精油+黑云杉精油+调配椰子油稀释至浓度5%,按摩前胸、天突。

白玉兰纯露芳香化湿,利尿,止咳化痰。治支气管炎,百日咳,胸闷,口渴。广藿香芳香化浊,开胃止呕,发表解暑。用于湿浊中阻,脘痞呕吐,暑湿倦怠,胸闷不舒,寒湿闭暑,腹痛吐泻，鼻渊头痛。薄荷具有疏散风热，疏肝行气的功效，美洲印地安人会用薄荷来治疗肺炎。尤加利疏风解表；清热解毒、化痰理气、杀虫止痒。主治感冒、高热喘咳、百日咳；红橘理气健脾，燥湿化痰。黑云杉则抵御寒冷、提高呼吸系统功能，增强抵抗力，止咳祛痰和滋养呼吸道。

3. 肝火犯肺

（1）治则　清肝泻火，化痰止咳。

（2）治法　桂花纯露30ml，每日3次，口服。

红橘精油+雪松精油+玫瑰精油+安息香精油+调配杏桃仁油稀释至浓度5%，按摩前胸、天突。

桂花纯露疏肝理气，醒脾开胃。红橘理气健脾，燥湿化痰。雪松又称香柏，具有清热利湿，散瘀止血，祛咳去痰的作用。

玫瑰气味甘平，香而不散，肝病用之多效。

安息香开窍醒神、豁痰辟秽、行气活血；药理作用为刺激性祛痰药，可用于支气管炎以促进痰液排出。

4. 肺阴亏耗

（1）治则　滋阴润肺，化痰止咳。

（2）治法　鼠尾草纯露30ml，每日3次，口服。

核桃油5ml，每日2次，口服。

红橘精油+雪松精油+安息香精油+调配杏桃仁油稀释至浓度5%按摩前胸+天突。

鼠尾草祛瘀止痛，活血通经，清心除烦。《云南中草药选》："活血散瘀，镇静止痛。"红橘理气健脾，燥湿化痰。雪松又称香柏，具有清热利湿、散瘀止血、祛咳去痰的作用。安息香开窍醒神、豁痰辟秽、行气活血；药理作用为刺激性祛痰药，可用于支气管炎以促进痰液排出。

第三节　头　痛

头痛是由于外感六淫或脏腑内伤导致头部经脉拘急失养，清窍不利所引起的疼痛，以自觉头痛为特征的一种临床病证。既可单独出现，亦可并发于各种疾病。头痛主要包括内科常见的头痛，西医学中的偏头痛、丛集性头痛、紧张性头痛、三叉神经性头痛以及其他原发性头痛，还有继发性头痛，如脑神经痛、中枢和原发性颜面痛等。

一、病因病机

(一) 病因

1. **感受外邪**　起居失调,遭受风、寒、热、湿之邪,邪气上攻头目,血行不畅,清阳之气不能上升,发为头痛。在导致头痛的六淫之中,以风邪为主,多夹寒、热、湿邪而发病。

2. **情志失调**　情志不遂,肝郁气结,久郁化火,上扰清窍,可发为头痛。若肝火日久,耗伤阴血,肝肾亏虚,阴虚阳亢,亦可引发头痛。

3. **饮食劳倦及体虚久病**　饮食不节,或劳逸失度,或病后体虚,脾气不健,气血化源乏源,气血亏虚,或清阳不升,脑失所养,导致头痛。若因饮食不节,嗜食肥甘,滋腻碍胃,脾失健运,内生痰湿,阻遏清阳,上蒙清窍而为痰浊头痛。

4. **先天不足或房事不节**　禀赋不足,或房劳过度,使肾精久亏。肾主骨生髓,髓上通于脑,脑髓有赖于肾精的不断化生。若肾精久亏,脑髓空虚,不荣则痛,发为头痛;若阴损及阳,肾阳虚弱,清阳不展,亦可发为头痛。

5. **头部外伤或久病入络**　跌仆损伤,头脑外伤,或久病入络,气血凝滞,瘀血阻于清窍,不通则痛。

(二) 病机

头痛的基本病机为不通则痛与不荣则痛。外感头痛为外邪上扰清窍,经络不通,气血不行。内伤头痛与肝、脾、肾三脏的功能失调有关。脑为髓海,依赖于肝肾之精及脾胃运化水谷精微化生气血充养于脑。外感头痛为表实;内伤头痛中气血亏虚、肾精不足之头痛属虚证,痰浊、肝阳、瘀血所致头痛多以实为主。

二、辨证分型

(一) 外感头痛

1. 风寒头痛

(1) 症状　头痛拘急,连及项背,常有紧收感,或伴恶寒畏风,遇风加重,故常裹头避风,口不渴,苔薄白,脉浮紧。

(2) 证机概要　风寒外侵,上攻头部,凝滞经脉。

2. 风热头痛

(1) 症状:头胀痛,甚则胀痛如裂,发热恶风,面红目赤,口渴喜冷,大便不畅,或便秘,尿赤,舌尖红,苔薄黄,脉浮数。

(2)证机概要:风热外侵,上扰清窍,气血不通。

3. 风湿头痛

(1)症状:头痛如裹,肢体困重,胸闷不舒,纳呆便溏,苔白腻,脉濡。

(2)证机概要:外感风湿,上蒙清窍,阻遏清阳。

（二）内伤头痛

1. 肝阳头痛

(1)症状　头胀痛,眩晕,心烦易怒,夜卧不安,口苦面赤,或兼胁痛,舌红苔黄,脉弦数。

(2)证机概要　肝失疏泄,气郁化火,肝阳上亢。

2. 血虚头痛

(1)症状　头部隐痛,面色少华,时有眩晕,心悸失眠,神疲乏力,遇劳加重,舌质淡,苔薄白,脉细弱。

(2)证机概要　营血不足,清窍失养,不荣则痛。

3. 气虚头痛

(1)症状　头痛隐隐,时发时止,神疲乏力,遇劳加重,纳呆,少气懒言,舌质淡,苔薄白,脉细弱。

(2)证机概要　中焦虚弱,中气不足,清阳不升,清窍失充。

4. 痰浊头痛

(1)症状　头痛昏蒙,胸脘胀闷,纳呆呕恶,舌苔白腻,脉滑或弦滑。

(2)证机概要　脾失健运,痰湿上犯,蒙蔽清窍。

5. 肾虚头痛

(1)症状　头痛且空,耳鸣眩晕,神疲乏力,腰膝酸软,滑精带下,舌红少苔,脉细无力。

(2)证机概要　肾虚精亏,髓海不足,脑窍失养。

6. 瘀血头痛

(1)症状　头痛痛处固定不移,痛如针刺,入夜加重,或有头部外伤史,舌紫暗,或有瘀斑、瘀点,苔薄白,脉细或细涩。

(2)证机概要　瘀血阻络,清窍不通,不通则痛。

三、治则治法

（一）外感头痛

1. 风寒头痛

(1) 治则　祛风散寒止痛。

(2) 治法　没药纯露30ml,每日3次,口服。

防风精油+丁香精油+黑胡椒精油+调配圣约翰油稀释至浓度5%,按摩风池穴 + 百会穴+风门穴。

没药散血去瘀,消肿定痛。能入血分,散肝经之血热,《开宝本草》:"主破血止痛。"

防风解表以祛风为长,既能散风寒,又能发散风热,是治风止痛的药物。

丁香温中降逆,补肾助阳。黑胡椒温中散寒,下气,消痰。

2. 风热头痛

(1) 治则　疏风清热通络止痛。

(2) 治法　没药纯露30ml,每日3次,口服。

薄荷精油+罗马洋甘菊精油+白珠树精油+调配圣约翰油稀释至浓度5%,按摩风池穴+百会穴+大椎穴。

没药散血去瘀,消肿定痛。能入血分,散肝经之血热。薄荷宣散风热,清头目,透疹。用于风温初起,头痛,目赤,喉痹,口疮,风疹,麻疹,胸胁胀闷。罗马洋甘菊改善痉挛的状况,可以缓解经期性痉挛和PMS引起的身体疼痛,如头痛和背痛。白珠树甘、苦,凉,无毒。去风,补虚。治风湿痹痛,痔疮。《本草求真》:"补肝强筋,补肾健骨。"

3. 风湿头痛

(1) 治则　祛风除湿通络止痛。

(2) 治法　没药纯露30ml,每日3次,口服。

广藿香精油+迷迭香精油+依兰精油+调配圣约翰油稀释至浓度5%,按摩风池穴、百会穴、阴陵泉穴。

没药散血去瘀,消肿定痛。能入血分,散肝经之血热。广藿香芳香化浊,开胃止呕,发表解暑。用于湿浊中阻,脘痞呕吐,暑湿倦怠,胸闷不舒,寒湿闭暑,腹痛吐泻,鼻渊头痛。迷迭香促进血液循环,减轻充血、肿胀、除湿止痛。依兰滋阴补肾,改善阴虚火旺,同时有止痛功效。

(二)内伤头痛

1. 肝阳头痛

(1) 治则　平肝潜阳,息风止痛。

(2) 治法　玫瑰纯露30ml,每日3次,口服。

柠檬精油+玫瑰精油+依兰精油+调配圣约翰油稀释至浓度5%,按摩风池穴、百会穴、太冲穴。

玫瑰纯露能和血平肝,养胃,宽胸,散郁。治肝气胃气。玫瑰精油理气解郁,和血散瘀,止痛。用于肝胃气痛,食少呕恶,月经不调,治肝风头痛。《本草再新》:"舒肝胆之郁气,健脾降火。"依兰滋阴补肾,改善阴虚火旺,同时有止痛功效。柠檬理气止痛,生津止渴;下气和胃。

2. 血虚头痛

(1) 治则　养血和络止痛。

(2) 治法　当归纯露30ml,每日3次,口服。

当归精油+迷迭香精油+乳香精油+调配圣约翰油稀释至浓度5%,按摩风池穴、百会穴、足三里穴。

当归的主要功效是活血、养血、调经,兼有补血活血、调经止痛、缓解偏头痛的功效。迷迭香促进血液循环,减轻充血、肿胀、除湿止痛。乳香行气活血止痛,归心、肝、脾经。为宣通脏腑、流通经络之要药。《珍珠囊》:"定诸经之痛。"

3. 气虚头痛

(1) 治则　益气健脾升清。

(2) 治法　欧白芷纯露30ml,每日3次,口服。

欧白芷精油+迷迭香精油+乳香精油+调配圣约翰油稀释至浓度5%,按摩风池穴、百会穴、气海穴。

欧白芷补气,被称作"天使草",提取出的精油具有止痛、化痰、补肾等疗效。

迷迭香促进血液循环,减轻充血、肿胀、除湿止痛。

乳香行气活血止痛,为宣通脏腑、流通经络之要药。

4. 痰浊头痛

(1) 治则　健脾燥湿,化痰息风。

(2) 治法　马鞭草纯露30ml,每日3次,口服。

广藿香精油+红橘精油+马鞭草精油+苍术精油+调配圣约翰油稀释至浓度5%,按摩风池穴、百会穴、阴陵泉穴、丰隆穴。

马鞭草清热解毒,活血散瘀,利水消肿,凉血破血之药,既能除湿也能解热。广藿香芳香化浊,开胃止呕,发表解暑。用于湿浊中阻,脘痞呕吐,暑湿倦怠,胸闷不舒,寒湿闭暑,腹痛吐泻,鼻渊头痛。迷迭香促进血液循环,减轻充血、肿胀、除湿止痛。红橘理气健脾,燥湿化痰。苍术治疗脾虚湿聚,水湿内停。

5. 肾虚头痛

(1) 治则　滋阴补肾,益精填髓。

(2) 治法　檀香纯露30ml,每日3次,口服。

菖蒲精油+檀香精油+依兰精油+调配圣约翰油稀释至浓度5%,按摩风池穴、百会穴、肾俞穴、太溪穴。

菖蒲开窍豁痰,理气活血,散风去湿。治癫痫,痰厥,风寒湿痹,痈疽肿毒,跌打损伤。《本草汇言》:"利气通窍,如因痰火二邪为眚,致气不顺、窍不通者,服之宜然"。檀香滋补心肾,行气温中,开胃止痛。用于寒凝气滞疼痛。依兰滋阴补肾,改善阴虚火旺,同时有止痛功效。

6. 瘀血头痛

(1) 治则 活血化瘀,通窍止痛。

(2) 治法 没药纯露30ml,每日3次,口服。

白珠树精油+永久花精油+降香精油+调配圣约翰油稀释至浓度5%,按摩风池穴、百会穴+血海穴。

没药散血去瘀,消肿定痛。能入血分,散肝经之血热。白珠树甘、苦,凉,无毒。去风,补虚。永久花抗炎、养肝利胆、化瘀化痰、止痛、健脾。可帮助伤疤与脓肿的痊愈。降香行气活血,止痛,止血。《纲目》:"疗折伤金疮,止血定痛,消肿生肌。"

第四节　偏　头　风

偏头风是以反复发作、或左或右、发作突然的单侧或双侧剧烈头痛为表现的一类疾病。偏头痛一证,首载于《黄帝内经》:"人有病头痛以数岁不已……当有新犯大寒,内至骨髓,髓者以脑为主,脑逆故令头痛……"偏头风之病名见《儒门事亲·目疾头风出血最急说》。亦名偏头痛,见《名医类案·首风》。西医病名偏头痛,是原发性周期发作性血管性头痛。以女性多见,或有家族史。典型偏头痛发作前有先兆视觉症状,数分钟或数十分钟后出现搏动性一侧或双侧头痛,病情严重者伴有恶心、呕吐。每次发作持续数小时或数日,可自行缓解。普通型偏头痛无先兆症状,发作较轻,持续时间较长,在临床上较为常见。

一、病因

偏头风指因风火痰涎,或恼怒紧张,或肝阳上扰,致使经络痹阻,阴阳失调,气血逆乱于头部而成。

二、辨证分型

（一）肝阳上亢

1. **症状**　头胀痛,眩晕,心烦易怒,夜寐不安,胸胁胀痛,目赤口干,舌红少苔,脉弦或细数。
2. **证机概要**　恼怒急躁,肝阳偏亢,上扰清窍。

（二）痰湿偏胜

1. **症状**　头痛昏沉,胸痞满闷,呕恶吐涎,四肢逆冷,苔白腻,脉弦滑。
2. **证机概要**　脾阳素虚,痰湿运化无力,阻塞清窍。

（三）瘀血阻络

1. **症状**　头痛日久,痛如针刺,固定不移,舌质紫暗,脉弦或沉迟。
2. **证机概要**　久病入络,脉络痹阻而致痛。

三、治则治法

（一）肝阳上亢

1. **治则**　平肝潜阳。
2. **治法**　橙花纯露30ml,每日3次,口服。

德国洋甘菊精油+罗马洋甘菊精油+佛手柑精油+丁香精油+调配圣约翰油稀释至浓度5%,按摩疼痛部位、率谷穴、风池穴、丝竹空穴。

橙花纯露疏肝,和胃,理气。治胸中痞闷,脘腹胀痛,呕吐、少食。《浙江中药手册》:"调气疏肝。治胸膈及脘宇痞痛"。德国洋甘菊平肝,清热,解毒,祛风湿。《湖南药物志》:"驱风解表。治感冒,风湿疼痛。"罗马洋甘菊平肝安神,改善痉挛的状况,可以缓解经期性痉挛和经前期综合征引起的身体疼痛,如头痛和背痛。佛手柑舒肝理气,和胃止痛。用于肝胃气滞疼痛。丁香温中降逆,止痛。《本草再新》:"开九窍,舒郁气,去风,行水。"

（二）痰湿偏胜

1. **治则**　健脾燥湿,化痰息风。
2. **治法**　马鞭草纯露30ml,每日3次,口服。

苍术精油+马鞭草精油+佛手柑精油+调配圣约翰油稀释至浓度5%,按摩疼痛部位、率谷穴、丰隆穴、丝竹空穴。

苍术燥湿健脾,祛风散寒,治疗脾虚湿聚,水湿内停,风湿痹痛,《玉楸药解》:"燥土利水,泄饮消痰,行瘀,开郁,去漏,化癖,除症。"马鞭草清热解毒,活血散瘀,利水消肿,凉血破血之药,既能除湿也能解热。佛手柑舒肝理气,和胃止痛。用于肝胃气滞疼痛。

(三) 瘀血阻络

1. **治则** 活血化瘀止痛。
2. **治法** 桃花纯露30ml,每日3次,口服。

白珠树精油+永久花精油+降香精油+调配圣约翰油稀释至浓度5%,按摩疼痛部位、率谷穴、地机穴、丝竹空穴。

桃花纯露利水,活血,通便。治水肿,脚气,痰饮,积滞。《纲目》:"利宿水痰饮,积滞。"白珠树甘、苦,凉,无毒。去风,补虚,治风湿痹痛。永久花抗炎、养肝利胆、化瘀化痰、止痛、健脾。降香行气活血,止痛,止血。

第五节 胸痹心悸

胸痹心悸是胸痹疾病中的常见病,以患者自觉心中悸动不安,惊惕不宁,不能自主,脉结、促、代等节律异常为主的病证。西医谓冠心病室早,是冠心病心律失常的一种。

一、病因病机

(一) 病因

实则气滞血瘀、痰滞血阻。虚则心肾阳虚、心脾血虚和心气虚弱。

(二) 病机

其病位在心、肺、肝、脾、肾。实证则是血瘀脉阻;虚证则为气血虚弱,不能荣养,两者致使气血运行障碍,心脉瘀阻,脉行不相接续而致胸痹心悸之病。益气养血治其本,活血化瘀通脉治其标。

二、辨证分型

（一）痰瘀阻滞

1. **症状**　心胸闷痛，心悸时作，乏力，腹胀纳呆，舌边有齿痕，苔白腻，脉沉涩结代等。心电图常提示频发室性早搏，或出现三联律。

2. **证机概要**　湿浊上犯、阻遏心阳、痰血互结、心脉不畅。

（二）气滞血瘀

1. **症状**　心悸，胸闷间断发作；严重时常感胸痛放射至肩背部，头晕，气短，面红，脉弦而结代，舌暗红或有瘀斑，常伴有高血压病史，心电图常提示冠心病，心律不齐。

2. **证机概要**　气滞血瘀，经脉瘀阻，不通则痛。

（三）心肾阳虚

1. **症状**　胸闷气憋，心悸自汗，面色㿠白，大便稀溏，舌胖苔薄白，脉结代迟缓。心电图提示左心室肥厚，心律不齐。

2. **证机概要**　心肾阳虚，鼓动无力，气血运行受阻。

（四）心脾血虚

1. **症状**　心悸时发时止，兼有胸痛，夜间多发，胸闷气短，口干口苦，心烦失眠，脉结代。心电图常提示有室性早搏。

2. **证机概要**　心脾血虚、元阴不足、脉络不充、血液滞涩而致心律失常。

（五）心气虚弱

1. **症状**　头晕，肢倦乏力，心悸气短，动则益甚，自汗，面色㿠白，时时胸闷，脉细无力或结代，舌淡胖嫩，苔薄红。

2. **证机概要**　素体虚弱，心气不足，鼓动无力。

三、治则治法

（一）痰瘀阻滞

1. **治则**　宽胸定悸、豁痰祛瘀、开窍止痛。
2. **治法**　桃花纯露30ml，每日3次，口服。月见草油5ml，每日2次，口服。

苍术精油+菖蒲精油+降香精油+香蜂草精油+调配圣约翰草油稀释至浓度5%,按摩胸口+巨阙穴+膻中穴+内关穴+太渊穴+丰隆穴。

桃花纯露利水,活血,通便。治水肿,脚气,痰饮,积滞。苍术燥湿健脾,祛风散寒,治疗脾虚湿聚,水湿内停,风湿痹痛。菖蒲开窍豁痰,理气活血,散风去湿。治癫痫,痰厥,风寒湿痹,痈疽肿毒,跌打损伤。降香行气活血,止痛,止血。香蜂草药用价值极高,其药理作用包括消除感冒发热和咳嗽、具驱风性、抗痉挛、胃痛、发汗和镇静作用等。

(二)气滞血瘀

1. 治则 理气活血。

2. 治法 桃花纯露30ml,每日3次,口服。月见草油5ml,每日2次,口服。

蓝莲花精油+菖蒲精油+降香精油+香蜂草精油+调配圣约翰草油稀释至浓度5%,按摩胸口膻中穴、巨阙穴、内关穴、膈俞穴。桃花纯露利水,活血,通便。治水肿,脚气,痰饮,积滞。蓝莲花具有散瘀止血,祛湿消风的功效。《本草再新》:"清心凉血,解热毒,治惊痫,消湿去风,治疮疥。"菖蒲开窍豁痰,理气活血,散风去湿。治癫痫,痰厥,风寒湿痹,痈疽肿毒,跌打损伤。降香行气活血,止痛,止血。香蜂草药用价值极高,能消除感冒发热和咳嗽、具驱风性、抗痉挛、止胃痛、发汗和镇静作用等。

(三)心肾阳虚

1. 治则 散寒通阳,化瘀利水。

2. 治法 杜松纯露30ml,每日3次,口服。月见草油5ml,每日2次,口服。

杜松精油+肉桂精油+檀香精油+香蜂草精油+调配圣约翰草油稀释至浓度5%,按摩胸口、巨阙穴、膻中穴、内关穴,或艾灸肾俞、心俞穴。

杜松补肾利水、祛风镇痛;主风湿关节痛、痛风、肾炎、水肿、尿路感染。

肉桂归肾、脾、心、肝经。补火助阳,引火归源,散寒止痛,活血通经。

檀香滋补心肾,行气温中,开胃止痛。用于寒凝气滞疼痛。

香蜂草药用价值极高,其药理作用包括消除感冒发热和咳嗽、具驱风性、抗痉挛、止胃痛、发汗和镇静作用等。

(四)心脾血虚

1. 治则 补脾气,滋阴血,化瘀血。

2. 治法 当归纯露30ml,每日3次,口服。月见草油5ml,每日2次,口服。

依兰精油+红橘精油+檀香精油+香蜂草精油+调配圣约翰草油稀释至浓度5%,按摩胸口膻中穴、巨阙穴、膻中穴、内关穴,或艾灸肾俞、气海穴。

当归补血活血、调经止痛、缓解偏头痛。《日华子本草》："治一切风，一切血，补一切劳，破恶血，养新血及主癥癖。"依兰滋阴补肾，改善阴虚火旺，同时有止痛功效。红橘理气健脾，燥湿化痰。檀香滋补心肾，行气温中，开胃止痛。用于寒凝气滞疼痛。

（五）心气虚弱

1. 治则 补益心气。

2. 治法 香蜂草纯露30ml，每日3次，口服。月见草油5ml，每日2次，口服。

欧白芷精油+肉桂精油+当归精油+没药精油+蓝胶尤加利精油+调配圣约翰草油稀释至浓度5%，腰背按摩膻中穴、巨阙穴、内关穴，搭配艾灸气海穴、关元穴。

香蜂草药用价值极高，中世纪瑞士著名的医学家Paracelsus称香蜂草为"生命的万灵丹"曾说："香蜂草是治疗心脏的不二选择"，心悸、血压不稳均可得改善。欧白芷补气，补血、强心、除湿。肉桂归肾、脾、心、肝经。补火助阳，引火归元，散寒止痛，活血通经。当归补血活血、调经止痛。没药散血去瘀，消肿定痛。能入血分，散肝经之血热。蓝胶尤加利原产澳大利亚。具有宣肺发表，理气活血，解毒杀虫之功效。

第六节　不　寐

不寐是由于情志、饮食失宜，病后体虚或年迈，禀赋不足，心虚胆怯等因，引起的心神失养或心神不安，从而导致经常无法正常睡眠的一类病证。主要表现为睡眠时间、深度的不足以及不能缓解疲劳、恢复精力，轻者入睡困难，或睡而不酣，时睡时醒，或醒后不能再睡，重则彻夜不寐。

不寐包括不能获得正常睡眠，睡眠时间不足、深度及缓解消除疲劳效果不明显为主的一种病证。西医学中的更年期综合征、神经官能症等也可以失眠为主要临床表现。

一、病因病机

（一）病因

1. 情志所伤 因情志不遂，肝郁气结，郁而化火，扰动心神，心神不安而不寐。或五志过极，心火亢盛，心火扰动而不寐。或由思虑太过，损伤心脾，心血暗耗，神不守舍，脾虚生化乏源，气营亏虚，不能濡养心神。

2. 饮食不节　脾胃受损,饮食不运,壅塞中府,胃失和降,胃不和则卧不安,或由过贪肥甘厚味,助生痰热,扰动心神而不寐。或由饮食不节,脾胃受伤,脾失健运,气血生化不足,心血不足,心失所养而不寐。

3. 心血不足　病后体虚、年迈久病血虚,产后失血,年迈少血等,引起心血不足,心失所养,心神不安而不寐。

4. 其他　禀赋不足、心虚胆怯、素体阴盛,或房劳过度,肾阴耗伤,不能上奉于心,水火不济,心火独亢;或肝肾阴虚,肝阳亢动,扰动清窍而不寐。

(二) 病机

情志、饮食或气血亏虚等内伤病因居多,基本病机以心血虚、胆虚、脾虚、肾阴虚进而导致心失所养或心火偏亢、痰热、肝郁、胃失和降进而导致心神不安两方面为主。其病位在心,但与肝、胆、脾、胃、肾相关。但失眠久病可表现为虚实兼夹,或为瘀血所致。

二、辨证分型

(一) 心火偏亢

1. 症状　心烦不寐,躁扰不宁,心悸怔忡,口渴欲饮,小便短赤,口舌生疮,舌尖红,苔薄黄,脉细数。

2. 证机概要　心火亢盛,扰动神明,灼伤阴液。

(二) 肝郁化火

1. 症状　急躁易怒,多梦,甚至彻夜不眠,伴有头晕头胀,面红目赤,耳鸣口苦口干,两胁胀痛,便秘溲赤,舌红苔黄,脉弦数。

2. 证机概要　肝郁化火,火性炎上,灼伤经络,扰乱清窍。

(三) 痰热内扰

1. 症状　胸闷不寐,心烦呕恶,嗳气不舒,伴有头重目眩,口苦口黏,舌红苔黄腻,脉滑数。

2. 证机概要　痰热内扰,阻碍清阳,清气不升,神识不明。

(四) 胃气失和

1. 症状　腹胀不寐,胸闷呃逆,嗳腐吞酸,或见恶心呕吐,大便不爽,舌苔腻,脉滑。

2. 证机概要　胃不和则卧不安,气机之枢纽升降不利。

（五）阴虚火旺

1. **症状** 心烦不寐,心悸不安,腰膝酸软,头晕,耳鸣,失眠健忘,遗精滑精,口干口渴,五心烦热,舌红少苔,脉细而数。
2. **证机概要** 阴虚火旺,扰动心神则不安。

（六）心脾两虚

1. **症状** 多梦易惊,心悸健忘,神疲乏力,头晕目眩,四肢倦怠,面色少华,舌淡苔薄,脉细弱无力。
2. **证机概要** 心脾两虚,气血不足,心神失养。

（七）心胆气虚

1. **症状** 心烦多梦,不寐易惊,胆怯心悸,伴有自汗气短,神疲乏力,舌淡,脉弦细。
2. **证机概要** 心胆气虚,惊恐不安,神志不安。

三、治则治法

（一）心火偏亢

1. **治则** 清心泻火安神。
2. **治法** 露兜纯露30ml,每日3次口服。月见草油5ml,每日2次口服。

薰衣草精油+蓝莲花精油+苦橙叶精油+缬草精油+依兰精油,睡前放入香薰机中,净化空气。搭配按摩神门穴+心俞穴+脾俞穴+三阴交穴。

露兜清热利水,去湿热。主治温热病、淋病、热盛、发热、目赤肿痛。薰衣草镇定安神、清热解毒、散风止痒。治疗神经衰弱和失眠。蓝莲花具有散瘀止血,祛湿消风的功效。苦橙叶是神经系统的镇定剂,可减轻伴失眠与心跳加快的焦虑感。缬草安神,理气,止痛。用于神经衰弱,失眠,癔病,癫痫。依兰滋阴补肾,改善阴虚火旺,同时有止痛功效。

（二）肝郁化火

1. **治则** 清肝泻火,镇心安神。
2. **治法** 橙花纯露30ml,每日3次,口服。月见草油5ml,每日2次,口服。

玫瑰精油+蓝莲花精油+苦橙叶精油+缬草精油+栀子精油,睡前放入香薰机中,净化空气。搭配按摩神门穴+行间穴+侠溪穴。橙花纯露疏肝,和胃,理气。治胸中痞闷,脘腹胀痛、呕吐、少食。玫瑰精油理气解郁,和血散瘀,止痛。用于肝胃气痛,食少呕恶,月经不调。蓝莲花具有散瘀止血,祛湿消风的功效。苦橙叶是神经系统的镇定剂,可帮助减轻伴失眠与心跳加快的焦虑感。缬草安神,理气,止痛。用于失眠、癔病、癫痫。栀子清肺止咳,有凉血止血之功效。

(三) 痰热内扰

1. **治则** 清热化痰安神。
2. **治法** 广藿香纯露30ml,每日3次,口服。月见草油5ml,每日2次,口服。

苍术精油+橘叶精油+柠檬薄荷精油+马郁兰精油+薰衣草精油,睡前放入香薰机中,净化空气。搭配按摩神门穴、丰隆穴、内庭穴。

广藿香芳香化浊,开胃止呕。《纲目拾遗》:"消暑,正气。"《中药成方配本》:"芳香宣浊。治暑湿气滞,胸闷呕恶。"苍术燥湿健脾,祛风散寒。橘叶行气消痰,降肝气、消肿毒、缓解失眠。柠檬薄荷清热、泻火、助眠,可去头痛、腹痛、牙痛,并有助于治疗支气管炎以及消化系统疾病。马郁兰精油并补脾气与脾阳,改善中气下陷。薰衣草镇定安神、清热解毒、散风止痒。治疗失眠。

(四) 胃气失和

1. **治则** 和胃导滞,理气安神。
2. **治法** 百里香纯露30ml,每日3次,口服。月见草油5ml,每日2次,口服。

广藿香精油+苍术精油+橘叶精油+豆蔻精油+厚朴精油+安息香精油+调配杏桃仁油稀释至浓度5%按摩腹部,另外加强太白穴、公孙穴、足三里穴。

百里香祛风解表,行气止痛,健脾消食。广藿香精油芳香化浊,开胃止呕。苍术燥湿健脾,祛风散寒。橘叶行气消痰,降肝气、消肿毒、缓解失眠。豆蔻化湿消痞,行气温中,开胃消食。厚朴燥湿消痰,下气除满。用于湿滞伤中,脘痞吐泻,食积气滞,腹胀便秘,痰饮喘咳。安息香《本草从新》:"宜行气血。研服行血下气,安神。"

(五) 阴虚火旺

1. **治则** 滋阴降火,养心安神。
2. **治法** 鼠尾草纯露30ml,每日3次,口服。月见草油5ml,每日2次,口服。

鼠尾草精油+岩兰草精油+依兰精油+罗马洋甘菊+芳樟精油,睡前放入香薰机中,净化空气。搭配按摩照海穴、申脉穴。

鼠尾草祛瘀止痛,活血通经,清心除烦。岩兰草补血强心、除湿清虚热。依兰滋阴补肾,改善阴虚火旺,同时有止痛功效。罗马洋甘菊滋养气血的原因,擅长安抚与保护,是著名的婴幼儿用油。芳樟暖血道,强肾利关节,改善泌尿问题。

（六）心脾两虚

1. **治则** 补益心脾，养心安神。
2. **治法** 当归纯露30ml，每日3次，口服。月见草油5ml，每日2次，口服。

薰衣草精油+橘叶精油+红橘精油+穗甘松精油+缬草精油+雪松精油，睡前放入香薰机中，净化空气。搭配按摩神门穴、照海穴、申脉穴、印堂穴。

当归补血活血、调经止痛。薰衣草镇定安神、清热解毒、散风止痒。治疗神经衰弱和失眠。橘叶行气消痰、降肝气、消肿毒、缓解失眠。红橘理气健脾，燥湿化痰。穗甘松理气止痛、开郁醒脾。有良好的镇静作用。缬草安神，理气，止痛。用于失眠、癔病、癫痫。雪松又称香柏，具有清热利湿，散瘀止血，祛咳去痰的作用。

（七）心胆气虚

1. **治则** 安神定志。
2. **治法** 薰衣草精油+马郁兰精油+穗甘松精油+缬草精油+雪松精油，睡前放入香薰机中，净化空气。搭配按摩神门穴、照海穴、申脉穴、厉兑穴、魄户穴。

薰衣草镇定安神、清热解毒、散风止痒。治疗神经衰弱和失眠。马郁兰精油并补脾气与脾阳，改善中气下陷。穗甘松理气止痛、开郁醒脾，有良好的镇静作用。缬草安神，理气，止痛。用于失眠、癔病、癫痫。雪松又称香柏，具有清热利湿，散瘀止血，祛咳去痰的作用。

第七节 喘 证

喘证由外感或内伤，导致肺失宣降，肺气上逆或气无所主，又由肾失摄纳，以致呼吸困难，甚则鼻翼煽动，张口抬肩，不能平卧等为主要临床特征的一种病证。严重者可由喘致脱出现喘脱之危重证候。包括西医的喘息性支气管炎、肺炎、肺部感染、肺气肿、心源性哮喘、肺结核、硅肺以及癔病性喘息等疾病。

一、病因病机

（一）病因

1. **外邪侵袭** 外感风寒或风热之邪，未能及时解表，内含于肺，壅阻肺气，肺气不得宣降,因而上逆作喘。

2. 饮食不当　不节生冷,喜食肥甘厚味,或嗜酒伤中,脾失健运,痰浊内生;上阻肺气,肃降失常,发为喘证。

3. 情志失调　情志不遂,忧思气结,肝失疏泄,气失调达,肺气不通,或郁怒伤肝,肝气犯肺,肺气不得宣降,气逆而喘。

4. 劳欲久病　久咳伤肺,或久病脾虚,精微不能上乘于肺,肺失充养,肺气不足,以致喘促。若久病迁延,由肺及肾,或劳欲伤肾,精气内夺,肾之真元不足,则气失摄纳,上出于肺,吸多出少,逆气上犯为喘。

(二)病机

喘病的病位在肺和肾,与肝、脾、心有关。因肺为气之主,司呼吸,外合皮毛,内为五脏之华盖,若外邪袭肺,或它脏病气上犯,皆可使肺气壅塞,肺失宣降,呼吸不利而致喘促,或使肺气虚衰,气失所主而喘促。肾为气之根,与肺同司气之出纳,故肾元不固,摄纳失常则气不归元,阴阳不相接续,亦可气逆于肺为喘。若脾虚痰浊饮邪上扰,或肝气逆乘亦能致喘,则为肝脾之病影响于肺。心气喘满,则发生喘脱。

二、辨证分型

(一)实喘

1. 风寒闭肺

(1) **症状**　呼吸气促,喘息,胸部胀闷,咳嗽,痰多稀薄色白,兼有无汗,恶寒,鼻塞,头痛,或伴发热,口不渴,舌苔薄白而滑,脉浮紧。

(2) **证机概要**　风寒闭肺,气机不通,发为喘证,兼有风寒表证。

2. 痰热遏肺

(1) **症状**　喘咳痰涌,胸部胀痛烦热,痰多稠黏色黄,或夹血色,面赤身热,汗出,口渴喜冷饮,尿赤便秘,苔黄或黄腻,脉滑数。

(2) **证机概要**　痰热郁肺,气机不畅,发为咳喘,兼有身热等热证。

3. 痰浊阻肺

(1) **症状**　喘嗽而胸闷满室,甚则胸盈仰息,痰多黏腻色白,咯吐不利,兼有纳呆呕恶,口黏不渴,苔厚腻色白,脉滑。

(2) **证机概要**　痰浊阻肺,阻碍气机升降,发为咳喘,痰多蓄积于胃,阻碍脾胃运化,加重痰浊阻肺。

4. 饮凌心肺

(1) 症状　喘咳气逆,难以平卧,咯痰稀白量多,面目肢体水肿,小便量少,心悸,怯寒肢冷,面唇青紫,舌胖黯淡,苔白滑,脉沉细。

(2) 证机概要　水饮上逆,阻碍心肺,肺失通调水道,水液泛溢,痰液清稀,面目水肿,水液不能下行,故小便少。

5. 肝气乘肺

(1) 症状　每遇情志刺激而诱发,发病突然,呼吸气促,息粗气憋,喉中如窒,胸闷胸痛,咳嗽痰鸣不著,喘后如常人,或失眠、心悸,平素常多忧思抑郁,苔薄,脉弦。

(2) 证机概要　肝气乘肺,阻碍肺之气机,气机升降不利。

(二) 虚喘

1. 肺气虚

(1) 症状　喘促短气,气怯声低,喉有鼾声,咳声低弱,痰吐稀薄,自汗畏风,极易感冒,舌质淡红,脉软弱。

(2) 证机概要　肺气亏虚,气失所主,故发喘咳。

2. 肾气虚

(1) 症状　喘促日久,气息短促,呼多吸少,动则喘甚,气不得续,小便常因咳甚而失禁,或尿后余沥,形瘦神疲,面青肢冷,或有跗肿,舌淡苔薄,脉微细或沉弱。

(2) 证机概要　肾虚不纳气,气无所根,故发咳喘。

3. 喘脱

(1) 症状:喘咳甚剧,张口抬肩,鼻翼扇动,端坐不能平卧,稍动则气息欲绝,或有痰鸣,咳吐泡沫痰,心动悸,烦躁不安,面青唇紫,汗出如珠,四肢冷,脉浮大无根。

(2) 证机概要　阳气将脱,虚无已极,气无根则喘咳不止,即将亡阳。

三、治则治法

(一) 实喘

1. 风寒闭肺

(1) 治则　疏风散寒,宣肺平喘。

(2) 治法　桂花纯露30ml,每日3次,口服。紫苏籽油5ml,每日2次,口服。

防风精油+辛夷精油+尤加利精油+调配杏桃仁油稀释至浓度5%,按摩前胸、天突穴、肺俞穴、定喘穴、风门穴。

桂花纯露疏肝理气,醒脾开胃。防风解表以祛风为长,既能散风寒,又能发散风热,是治风止痛的药物。辛夷入肺经，上通于鼻，以散风寒。用于风寒头痛、鼻塞、鼻渊、鼻流浊涕。《玉楸药解》："泄肺降逆，利气破壅。"

蓝胶尤加利原产澳大利亚。具有宣肺发表，理气活血，解毒杀虫之功效。

2. 痰热遏肺

(1) 治则　清泄痰热

(2) 治法　白玉兰纯露30ml，每日3次，口服。紫苏籽油5ml，每日2次，口服。

土木香精油+薄荷精油+尤加利精油+红橘精油+黑云杉精油+调配椰子油稀释至浓度5%，按摩前胸、天突穴、肺俞穴、定喘穴、丰隆穴。

白玉兰纯露芳香化湿，利尿，止咳化痰。治支气管炎，百日咳，胸闷，口渴。土木香健脾和胃、调气解郁，祛痰，《草木便要》治肺气喘嗽。在印度一些地区用于解热、抗痉挛、治疗恶心、肿胀、呼吸困难、打呃、气喘、气管炎等。薄荷宣散风热，清头目，透疹。用于风温初起，头痛，目赤，喉痹，口疮，风疹，麻疹，胸胁胀闷。蓝胶尤加利原产澳大利亚。具有宣肺发表，理气活血，解毒杀虫之功效。红橘理气健脾，燥湿化痰。黑云杉则抵御寒冷、提高呼吸系统功能，增强抵抗力，止咳祛痰和滋养呼吸道。

3. 痰浊阻肺

(1) 治则　化痰降逆平喘。

(2) 治法　尤加利纯露30ml，每日3次，口服。紫苏籽油5ml，每日2次，口服。

广藿香精油+尤加利精油+雪松精油+红橘精油+胡萝卜籽精油+调配杏桃仁油稀释至浓度5%，按摩前胸、天突穴、定喘穴、列缺穴、尺泽穴。

蓝胶尤加利原产澳大利亚。具有宣肺发表，理气活血，解毒杀虫之功效。广藿香精油芳香化浊，开胃止呕，发表解暑，还有止咳、化痰、平喘功效，治伤寒头疼，寒热，喘咳，心腹冷痛，反胃呕恶。雪松又称香柏，具有清热利湿，散瘀止血，止咳去痰的作用。红橘理气健脾，燥湿化痰。胡萝卜籽燥湿散寒、消食化积、除胀行滞、理气化痰。治疗胃气、胃胀及消化不良，健脾养胃。《本草撮要》："治痰喘，并治时痢。"

4. 饮凌心肺

(1) 治则　温阳利水，泻肺平喘。

(2) 治法　杜松纯露30ml，每日3次，口服。紫苏籽油5ml，每日2次，口服。

杜松精油+肉桂精油+檀香精油+欧洲赤松精油+调配杏桃仁油稀释至浓度5%，按摩前胸、天突穴、定喘穴、列缺穴、肾俞穴。

杜松补肾利水、祛风镇痛；用于肺肾两虚、精气不足、久咳虚喘、神疲乏力、不寐健忘、腰膝酸软。肉桂归肾、脾、心、肝经。补火助阳，引火归元，散寒止痛，活血通经。檀香滋补心肾，行气温中，开胃止痛。用于寒凝气滞疼痛。欧洲赤松祛风燥湿，对治疗风湿、坐骨神经痛，支气管炎，咳嗽，肺炎及肾脏炎有很好的作用。

5. 肝气乘肺

（1）治则　开郁降气。

（2）治法　玫瑰纯露30ml，每日3次，口服。紫苏籽油5ml，每日2次，口服。

柠檬精油+雪松精油+玫瑰精油+土木香精油+调配杏桃仁油稀释至浓度5%，按摩前胸、天突穴、定喘穴、列缺穴、膻中穴。

玫瑰花味甘微苦、性温，最明显的功效就是理气解郁、活血散瘀和调经止痛。此外，玫瑰的药性非常温和，能够温养人的心肝血脉，舒发体内郁气，起到镇静、安抚、抗抑郁的功效。柠檬理气止痛，生津止渴；下气和胃。雪松又称香柏，具有清热利湿，散瘀止血，祛咳去痰的作用。土木香健脾和胃、调气解郁，祛痰，治肺气喘嗽。在印度一些地区用于解热、抗痉挛，治疗恶心、肿胀、呼吸困难、打呃、气喘、气管炎等。

（二）虚喘

1. 肺气虚

（1）治则　补肺益气。

（2）治法　白玉兰纯露30ml，每日3次，口服。南瓜籽油5ml，每日2次，口服。

白玉兰淡雅清香，除用作装饰以外，古时，还是一剂良方。在民间治疗小孩或妇女咳嗽，就采摘新鲜的白兰花，装于丝绸的布袋存放于通风处，待阴干后加入蜂蜜，密封一个月后，就可以服用了。参阅了大量古代民族医药学的经典而编纂成的《中华本草》《四川中药志》，对白玉兰的药学属性及价值也有所记载：白玉兰味辛、性温，具有祛风散寒通窍、宣肺通鼻的功效。

2. 肾气虚

（1）治则　补肾纳气。

（2）治法　檀香纯露30ml，每日3次，口服。南瓜籽油5ml，每日2次，口服。

檀香香味醇正，提神静心，养生，养颜，润喉，润肤，抗感染，抗气喘，去邪，去燥，杀菌，防霉，防蛀。自古檀香治瘟疫，佛家、道家、医家皆用之。高效补肾，松弛神经，当黏膜发炎时，檀香能让患者感觉舒服，帮助入眠。并可刺激免疫系统，预防细菌感染。也是优良的肺部杀菌剂，特别适合持续性和过敏性干咳。

3. 喘脱

（1）治则　扶阳固脱，镇摄肾气。

（2）治法　中医急救处理，恢复期间可以使用欧白芷精油+檀香精油+降香精油+乳香精油+没药精油+安息香精油+调配甜杏仁油稀释至浓度20%，按摩头部。

欧白芷补气，常被种在修道院，而且被称作"天使草"，欧白芷精油具有止痛、化痰、补肾等疗效。檀香滋补心肾，行气温中，开胃止痛，用于寒凝气滞疼痛。降香行气活血，止痛,止血。

《医学衷中参西录》:乳香、没药,二药并用,为宣通脏腑、流通经络之要药,故凡心胃胁腹肢体关节诸疼痛皆能治之。安息香《本草便读》:治卒中暴厥,心腹诸痛。

第八节 泄 泻

泄泻是以大便次数增多,粪质稀薄,甚至如水样为临床特征的一种脾胃肠病证。西医学中的多种疾病,如急慢性肠炎、肠易激综合征、肠结核、吸收不良综合征等可引起泄泻。

一、病因病机

(一) 病因

1. 外来之邪 引起泄泻的外来之邪以寒、热、暑、湿较为常见,其中又以感湿致泄最多。脾喜燥而恶湿,外来湿邪困阻脾土,以致升降失调,清浊不分,水谷俱下而发生泄泻。寒邪和暑邪,侵袭皮毛肺卫,亦能直中中焦,损伤脾胃,使其功能出现障碍,但暑多夹湿。

2. 饮食所伤 饮食过量,阻滞肠胃;或恣食肥甘厚味,内生湿热;或过食生冷,寒邪直中;或误食不洁之物,伤及脾胃肠道,运化失职,升降失调,清浊不分,发生泄泻。

3. 情志失调 忧郁恼怒,肝气不舒,横克中焦,脾失健运,升降失调;或思虑过度,脾气不运,土虚木乘,升降失职;或素体脾虚,进食遇怒,更伤脾土,引起脾失健运,升降失调,清浊不分,而成泄泻。

4. 脾胃虚弱 长期饮食不节,饥饱失宜,或劳倦内伤,或久病体虚,或素体脾胃虚弱,不能受纳运化水谷,运送精微,聚而成湿,加重脾胃升降失司,清浊不分,下成泄泻。

5. 命门火衰 命门之火,助脾胃之阳运化水谷。若年老体弱,肾气不足;或久病之后,肾阳受损;或房室无度,命门火衰,致脾失温煦,运化失职,水谷不化,升降失调,清浊不分,而成泄泻。且肾为胃之关,主二便,若肾气不足,关门不利,则可发生大便滑泄。

(二) 病机

泄泻的病位在脾胃肠,本病的基本病机是脾虚湿盛致使脾失健运,大小肠传化失常,升降失调,清浊不分。脾虚湿盛是导致本病发生的关键因素。大小肠的泌别清浊和传导变化功能可以用脾胃的运化和升清降浊功能来概括,脾主运化水湿,脾胃当中又以脾阳为主,脾虚则健运失职,清气不升则降,则为飧泻,其他诸如寒、热、湿、食等内、外之邪,以及肝肾等脏腑所致的泄泻,都只有在脾虚的基础上,导致脾失健运时才能引起泄泻。同时,在发病和病变过程中外邪与内伤、外湿与内湿之间常相互影响,外湿最易伤脾,脾虚又易生湿,互为因果。

二、辨证分型

(一) 急性泄泻

1. 寒湿泄泻

(1) 症状　大便清稀,甚如水样,腹痛肠鸣,纳呆食少,苔白腻,脉濡缓。若兼外感风寒,则恶寒发热头痛,肢体酸楚,苔薄白,脉浮或浮紧。

(2) 证机概要　寒湿下注,迫于肠道,阻遏中焦,脾胃运化不利,清气俱下,发为泄泻。

2. 湿热泄泻

(1) 症状　腹痛泄泻,来势急迫,或泻而不爽,粪色黄褐,气味臭秽,肛门灼热,兼身热口渴,小便黄赤,苔黄腻,脉滑数或濡数。

(2) 证机概要　湿热阻遏中焦,气机不利,运化不成,又下迫大肠,故大肠气机亦受损,加之湿热诸证。

3. 伤食泄泻

(1) 症状　泻下臭秽,臭如败卵,嗳腐酸臭,伴有不消化之食物,脘腹胀满,不思饮食,腹痛肠鸣,泻后痛减,苔垢浊或厚腻,脉滑。

(2) 证机概要　饮食不节,损伤脾胃,脾胃运化不利,食物停滞,故久而为酸,泻下臭秽。

(二) 慢性泄泻

1. 脾虚泄泻

(1) 症状　因稍进油腻食物或饮食稍多,大便次数即明显增多而发生泄泻,伴有不消化食物,时泻时溏,迁延反复,饮食减少,食后脘闷不舒,面色萎黄,神疲倦怠,舌淡苔白,脉细弱。

(2) 证机概要　脾虚无力运化,水谷精微不升反降,发为泄泻,精微流失,营养不良,面黄肌瘦。

2. 脾肾阳虚

(1) 症状　黎明之前腹痛肠鸣作泻,来势急迫,泻下完谷,小腹冷痛,腰膝酸软,形寒肢冷,舌淡苔白,脉细弱。

(2) 证机概要　脾肾阳虚,土寒不暖,水液无化,届时直下大肠,急不可待。兼有阳虚之证。

3. 肝郁泄泻

(1) 症状　每逢抑郁恼怒,或情绪紧张,矢气频作,即发生腹痛泄泻,腹中雷鸣,走窜作痛,泻后痛减,两胁胀闷,嗳气少食,舌淡,脉弦。

(2) 证机概要　肝气郁滞,横犯中焦,阻碍脾胃气机运行,故遇怒则泻,泻后痛减,加之肝郁诸证。

三、治则治法

(一) 急性泄泻

1. 寒湿泄泻

(1) 治则　解表散寒,芳香化湿。

(2) 治法　肉桂纯露30ml,口服。

肉桂精油+龙艾精油+厚朴精油+苍术精油+调配后取3滴加入3g栓剂中,或调配甜杏仁油稀释至浓度5%用手涂抹肛门。搭配按摩天枢穴、水分穴、上巨虚穴、水分穴,另加艾灸神阙穴。

肉桂归肾、脾、心、肝经。补火助阳,引火归源,散寒止痛,活血通经。龙艾原产于俄罗斯、西伯利亚、蒙古,后来可能随着蒙古大军传入欧洲。有利尿特性,抗痉挛,消胀止痛。厚朴燥湿消痰,下气除满。用于湿滞伤中,脘痞吐泻,食积气滞,腹胀便秘,痰饮喘咳。苍术燥湿健脾,祛风散寒。

2. 湿热泄泻

(1) 治则　清热利湿,行气导滞。

(2) 治法　薄荷纯露30ml,口服。

苍术精油+厚朴精油+热带罗勒精油+肉豆蔻精油+罗马洋甘菊精油+调配后取3滴加入3g栓剂中,或是调配甜杏仁油稀释至浓度5%用手涂抹肛门。搭配按摩天枢穴、水分穴、上巨虚穴、水分穴、内庭穴。

薄荷宣散风热。清头目,透疹。用于风温初起,头痛,目赤,喉痹,口疮,风疹,麻疹,胸胁胀闷。厚朴燥湿消痰,下气除满。用于湿滞伤中,脘痞吐泻,食积气滞,腹胀便秘,痰饮喘咳。苍术燥湿健脾,祛风散寒。热带罗勒其花呈多层塔状,故称为"九层塔",全草具疏风解表,化湿和中,行气活血,解毒消肿之效。药学上有强效抗痉挛,调节神经、止痛的作用。肉豆蔻温中行气,涩肠止泻。用于脾胃虚寒,久泻不止,脘腹胀痛,食少呕吐。罗马洋甘菊味甘、微苦,性微寒,可升可降,阴中阳也,无毒。归胃、肝二经。能除大热。

3. 伤食泄泻

(1) 治则　消食导滞。

(2) 治法　百里香纯露30ml, 口服。

肉桂精油+龙艾精油+肉豆蔻精油+薄荷精油+调配后取3滴加入3g栓剂中, 或是调配甜杏仁油稀释至浓度5%用手涂抹肛门。搭配按摩天枢穴、水分穴、上巨虚穴、水分穴、中脘穴。

百里香开胃消食、降血压、驱寒、止咳、止泻、止痛镇痛。几千年来百里香一直被作为传统草药, 有抗炎特性和舒缓的性质, 以及抗菌作用。

肉桂归肾、脾、心、肝经。补火助阳, 引火归元, 散寒止痛, 活血通经。

龙艾原产于俄罗斯、蒙古等, 后来可能随着蒙古大军传入欧洲。利尿、抗痉挛效果好, 可以消胀止痛。

肉豆蔻温中行气, 涩肠止泻。用于脾胃虚寒, 久泻不止, 脘腹胀痛, 食少呕吐。

薄荷宣散风热, 清头目, 透疹。用于风温初起, 头痛, 目赤, 喉痹, 口疮, 风疹, 麻疹, 胸胁胀闷。

(二) 慢性泄泻

1. 脾虚泄泻

(1) 治则　健脾益气, 和胃化湿。

(2) 治法　百里香纯露30ml, 饭后口服。

欧白芷精油+红橘精油+厚朴精油+苍术精油+调配后取3滴加入3g栓剂中, 或是调配甜杏仁油稀释至浓度5%用手涂抹肛门。搭配按摩天枢穴、上巨虚穴、足三里穴、公孙穴、脾俞穴、太白穴。

百里香开胃消食、降血压、驱寒、止咳、止泻、止痛镇痛。欧白芷补气, 常被种在修道院, 而且被称作"天使草", 欧白芷精油具有止痛、化痰、补肾等疗效。厚朴燥湿消痰, 下气除满。用于湿滞伤中, 脘痞吐泻, 食积气滞, 腹胀便秘, 痰饮喘咳。苍术燥湿健脾, 祛风散寒。

2. 脾肾阳虚

(1) 治则　温补脾肾, 固涩止泻。

(2) 治法　肉桂纯露30ml, 饭后口服。

肉豆蔻精油+肉桂精油+红橘精油+山鸡椒精油+高良姜精油+调配后取3滴加入3g栓剂中, 或是调配甜杏仁油稀释至浓度5%用手涂抹肛门。搭配按摩天枢穴、水分穴、上巨虚穴、肾俞穴、命门穴。

肉豆蔻温中行气, 涩肠止泻。用于脾胃虚寒, 久泻不止, 脘腹胀痛, 食少呕吐。肉桂归肾、脾、心、肝经。补火助阳,引火归元,散寒止痛,活血通经。红橘理气健脾,燥湿化痰。山鸡椒味辛、苦,性温。主祛风散寒,理气止痛。感冒头痛,消化不良,胃痛。高良姜温胃;散寒;行气止痛。主胃脘冷痛;伤食吐泻。

3. 肝郁泄泻

(1) 治则　抑肝扶脾。

(2) 治法　天竺葵纯露30ml,饭后口服。

防风精油+红橘精油+肉豆蔻精油+香附精油+厚朴精油+五味子精油+调配后取3滴加入3g栓剂中,或是调配甜杏仁油稀释至浓度5%用手涂抹肛门。搭配按摩天枢穴、水分穴、上巨虚穴、太冲穴。

天竺葵祛风除湿,疏肝行气。欧洲人用来治疗肠胃疾病,包括胃溃疡、胃灼热,便秘或腹泻。防风解表以祛风为长,既能散风寒,又能发散风热,是治风止痛的药物。红橘理气健脾,燥湿化痰。肉豆蔻温中行气,涩肠止泻。用于脾胃虚寒,久泻不止,脘腹胀痛,食少呕吐。香附行气解郁,调经止痛。用于肝郁气滞,胸、胁、脘腹胀痛,消化不良,胸脘痞闷,寒疝腹痛,乳房胀痛,月经不调,经闭痛经。厚朴燥湿消痰,下气除满。用于湿滞伤中,脘痞吐泻,食积气滞,腹胀便秘,痰饮喘咳。五味子收敛固涩,益气生津,补肾宁心。用于久嗽虚喘,久泻不止。

第九节　便　　秘

便秘是指由于大肠传导功能失常导致的以粪便难以排出、排便时间或排便间隔时间延长为临床特征的一种大肠病证。类似于西医学中的功能性便秘,肠炎恢复期,肠易激综合征,药物性便秘,直肠及肛门疾病,内分泌及代谢性疾病所致的便秘,以及肌力减退所致的便秘等。

一、病因病机

(一) 病因

1. 肠胃积热　素体阳盛,或热病之后,热邪留恋,或肺有燥热,下迫大肠,或过食肥甘厚味,喜食辛辣,或过服热药,均可致肠胃积热,暗伤津液,肠道干涩失润,粪质干燥,难于排出,形成所谓"热秘"。

2. 气机郁滞　忧愁思虑,久伤脾气;或抑郁恼怒,肝郁气滞;或久坐少动,气机不利,均可导致腑气郁滞,通降失调,传导失职,糟粕内停,或欲便不出,或出而不畅,或大便干结而成气秘。

3. 阴寒积滞　嗜食生冷,寒凝胃肠;或外感寒邪,直中中焦;均可导致阴寒内盛,凝滞胃肠,传导失常,糟粕不降,而成冷秘。

4. 气虚阳衰　饮食劳倦,脾胃受损;或素体阳虚;或年老体弱,气血虚衰;或久病产后,正气未复;或过食生冷,损伤阳气;或苦寒攻伐,伤阳耗气,均可导致气虚阳衰,气虚则大肠传导无力,阳虚则肠道失于温煦,形成便秘。

5. 阴亏血少　素体阴虚;津亏血少;或病后产后,阴血不足;或失血夺汗,伤津亡血;或年高体弱,阴血亏虚;或过食辛香燥热,暗耗阴血,均可导致阴亏血少,血虚则大肠不荣,阴亏则大肠干涩,肠道失润,大便干结,便下困难,而成便秘。

(二) 病机

上述各种病因病机之间常常相兼为病,或互相转化,便秘总以虚实为纲,冷秘、热秘、气秘属实,阴阳气血不足所致的虚秘则属虚。虚实之间相互转化,可由虚转实,可因虚致实,亦可虚实并见。归纳起来,形成便秘的基本病机是邪滞大肠,腑气不通或肠失温润,推动无力,导致大肠传导功能失常。

二、辨证分型

(一) 实秘

1. 肠胃积热
(1) 症状　大便秘结,腹痛腹胀拒按,面赤身热,心烦不安,口干口臭,小便短赤,舌红苔黄燥,脉滑数。
(2) 证机概要　肠胃积热,津液受损,大便干燥,肠道失濡润,故便秘。

2. 气机郁滞
(1) 症状　大便干,或不甚干结,欲便不得出,或便而不畅,腹中胀痛,肠鸣矢气,胸胁满闷,嗳气频作,嗳气后稍减,饮食减少,舌苔薄腻,脉弦。
(2) 证机概要　气机郁滞,推动无力,大便久不动则干。

3. 阴寒积滞
(1) 症状　大便难解,腹痛拘急疼痛,胀满拒按,胁下偏痛,手足不温,四肢逆冷,呃逆呕吐,舌苔白腻,脉弦紧。
(2) 证机概要　阴寒收引凝滞,大便为寒所滞,阴寒收敛阳气,阳气不通,无力推动。

（二）虚秘

1. 气虚
（1）症状　粪质干,有便意,但如厕排便困难,虚坐努责,之后汗出气短,便后乏力,体质虚弱,面白神疲,肢倦懒言,舌淡苔白,脉弱。
（2）证机概要　气虚无力推动大便,久在肠道,津液全失,故而难解。

2. 血虚
（1）症状　粪便干,排出困难,面色无华,心悸气短,健忘,口唇色淡,脉细。
（2）证机概要　血虚致肠道艰涩,大便难出。

3. 阴虚
（1）症状　粪便干,如羊屎蛋状,形体消瘦,五心潮热,盗汗,头晕耳鸣,腰酸膝软,心烦失眠,舌红少苔,脉细数。
（2）证机概要　阴虚导致肠道津液不足,粪便难出。

4. 阳虚
（1）症状　粪便或干或不干,皆排出困难,小便清长,面色㿠白,四肢不温,腹中冷痛,得热痛减,腰膝冷痛,舌淡苔白,脉沉迟。
（2）证机概要　阳虚无力推动大便排出,虚寒内生,胃肠转输功能减退。

三、治则治法

（一）实秘

1. 肠胃积热
（1）治则　泻热导滞,润肠通便。
（2）治法　桃花纯露30ml,晨起口服。

天竺葵精油+茴香精油+柠檬精油+调配后取3滴加入3g椰子油+火麻仁油栓剂中,或是调配甜杏仁油稀释至浓度5%用手涂抹肛门。搭配按摩天枢穴、大横穴、丰隆穴、合谷穴、内庭穴。

桃花纯露利水,活血,通便。治水肿,脚气,痰饮,积滞。天竺葵祛风除湿,疏肝行气。欧洲人用来治疗肠胃疾病,包括胃溃疡、胃灼热、便秘或腹泻。茴香散寒止痛,理气和胃。痛经,少腹冷痛,脘腹胀痛,食少吐泻。柠檬理气止痛,生津止渴;下气和胃。

2. 气机郁滞
（1）治则　理气导滞。
（2）治法　玫瑰纯露30ml,晨起口服。

天竺葵精油+绿橘精油+豆蔻精油+调配后取3滴加入3g甜杏仁油+火麻仁油栓剂中，或是调配甜杏仁油稀释至浓度5%用手涂抹肛门。搭配按摩天枢穴、大横穴、丰隆穴、太冲穴、中脘穴。

玫瑰花味甘，微苦，性温，最明显的功效就是理气解郁、活血散瘀和调经止痛。此外，玫瑰的药性非常温和，能够温养人的心肝血脉，舒发体内郁气，起到镇静、安抚、抗抑郁的功效。天竺葵祛风除湿，疏肝行气。欧洲人用来治疗肠胃疾病，包括胃溃疡、胃灼热，便秘或腹泻。绿橘疏肝破气，消积化滞。用于胸胁胀痛，食积腹痛。豆蔻化湿消痞，行气温中，开胃消食。

3. 阴寒积滞

（1）治则　温里散寒，导滞通便。

（2）治法　黑种草油5ml，早晚口服。

马郁兰精油+小茴香精油+肉桂精油+广藿香精油+调配后取3滴加入3g芝麻油+火麻仁油栓剂中，或是调配甜杏仁油稀释至浓度5%用手涂抹肛门。搭配按摩天枢穴、大横穴、丰隆穴。

黑种草益气养心；祛风止咳、补肾健脑，通经，通乳，利尿。马郁兰精油并补脾气与脾阳，还能改善中气下陷。小茴香散寒止痛，理气调中。用于脘腹冷痛，消化不良，寒疝坠痛，月经不调。肉桂归肾、脾、心、肝经。补火助阳，引火归源，散寒止痛，活血通经。广藿香精油芳香化浊，开胃止呕，发表解暑有止咳、化痰、平喘功效，治伤寒头疼，寒热，喘咳，心腹冷痛，反胃呕恶。

（二）虚秘

1. 气虚

（1）治则　补气润肠通便。

（2）治法　火麻仁油5ml，早晚口服。

欧白芷精油+茴香精油+广藿香精油+调配后取3滴加入3g甜杏仁油+火麻仁油栓剂中，或是调配甜杏仁油稀释至浓度5%用手涂抹肛门。搭配按摩天枢穴、大横穴、丰隆穴、支沟穴。

火麻仁油润燥通便、补虚。火麻仁含有大量亚油酸、亚麻酸等不饱和脂肪酸，这对人体十分有益。《神农本草经》言其"补中益气，久服肥健"。欧白芷补气，常被种在修道院，而且被称作"天使草"，欧白芷精油具有止痛、化痰、补肾等疗效。茴香散寒止痛，理气和胃。可治痛经，少腹冷痛，脘腹胀痛，食少吐泻。广藿香精油芳香化浊，开胃止呕，发表解暑有止咳、化痰、平喘功效，治伤寒头疼，寒热，喘咳，心腹冷痛，反胃呕恶。

2. 血虚

(1) 治则　养血润肠。

(2) 治法　火麻仁油5ml，早晚口服。

玫瑰精油+当归精油+柠檬精油+调配后取3滴加入3g甜杏仁油+火麻仁油栓剂中，或是调配甜杏仁油稀释至浓度5%用手涂抹肛门。搭配按摩天枢穴、大横穴、丰隆穴、支沟穴。

火麻仁油润燥通便、补虚。玫瑰花味甘微苦、性温，最明显的功效就是理气解郁、活血散瘀和调经止痛。此外，玫瑰的药性非常温和，能够温养人的心肝血脉，舒发体内郁气，起到镇静、安抚、抗抑郁的功效。当归补血活血、调经止痛。柠檬理气止痛，生津止渴；下气和胃。

3. 阴虚

(1) 治则　滋阴润肠通便。

(2) 治法　火麻仁油5ml，早晚口服。

马郁兰精油+岩兰草精油+柠檬精油+调配后取3滴加入3g甜杏仁油+火麻仁油栓剂中，或是调配甜杏仁油稀释至浓度5%用手涂抹肛门。搭配按摩天枢穴、大横穴、丰隆穴、支沟穴。

火麻仁含有大量亚油酸、亚麻酸等不饱和脂肪酸，这对人体十分有益。《神农本草经》言其"补中益气，久服肥健"。马郁兰精油补脾气与脾阳，还能改善中气下陷。岩兰草被认为是一种神圣的草本植物，它因能振奋、舒缓心理等特性而被重视。全草补血、强心、除湿。柠檬理气止痛，生津止渴；下气和胃。

4. 阳虚

(1) 治则　温阳润肠通便。

(2) 治法　黑种草油5ml，早晚口服。

马郁兰精油+小茴香精油+肉桂精油+茉莉精油+调配后取3滴加入3g芝麻油+火麻仁油栓剂中，或是调配甜杏仁油稀释至浓度5%用手涂抹肛门。搭配按摩天枢穴、大横穴、丰隆穴，另外艾灸神阙穴、关元穴。

黑种草益气养心；祛风止咳、补肾健脑，通经，通乳，利尿。马郁兰精油补脾气与脾阳，还能改善中气下陷。小茴香散寒止痛，理气调中之功效。用于脘腹冷痛，消化不良，寒疝坠痛，月经不调。肉桂归肾、脾、心、肝经。补火助阳，引火归源，散寒止痛，活血通经。茉莉能理气和中、开郁辟秽、安神镇痛、健脾理气之功，据《纲目拾遗》记载，茉莉还能"解胸中一切陈腐之气"。

第十节 消　　渴

消渴病是由于先天禀赋不足,饮食不节、情志失调等原因导致的以阴虚燥热为基本病机,以多食、多尿、多饮、乏力、消瘦,或尿有甜味为典型临床表现的一类疾病。

消渴病是一种发病率高、病程长、并发症多,严重危害人类健康的病证,近年来发病率陡然增高。中医药在改善症状、防治并发症等方面均有不错的疗效。与西医学的糖尿病基本一致。

一、病因病机

(一)病因

1. **禀赋不足**
2. **饮食失节**　长期过食肥甘,醇酒厚味,辛辣香燥。
3. **情志失调**　长期过度的精神刺激,如郁怒伤肝,肝气郁结,或劳心竭虑,营谋强思等。
4. **劳欲过度**　房室不节,劳欲过度,肾精亏损。

(二)病机

主要为阴液亏损,燥热偏盛,以阴虚为本,燥热为标,两者互为因果,阴虚盛则燥热加重,燥热盛则阴愈亦重。消渴病涉及的脏腑主要为肺、胃、肾,尤以肾为关键。消渴病是一种病及多个脏腑的疾病,影响气血的正常运行疏布,且阴虚内热,耗伤阴液,亦使化血不足而致血脉瘀阻。血瘀是消渴病的重要病机之一,且消渴病多种并发症也与血瘀密切关系。

二、辨证分型

(一)上消:肺热津伤

1. **症状**　烦渴多饮,口干舌燥,多尿,舌边尖红,苔薄黄,脉洪数。
2. **证机概要**　多饮,多尿,多食,消瘦。

(二)中消:胃热炽盛

1. **症状** 多食易饥,口渴,多尿,形体消瘦,大便干,苔黄,脉滑实有力。
2. **证机概要** 多食,多饮,多尿,消瘦。

(三)下消:肾阴亏虚

1. **症状** 尿量多或浑浊有油脂,或尿甜,腰软膝酸,疲惫乏力,头晕耳鸣,口干唇燥,舌红少苔,脉细数。
2. **证机概要** 多尿且油,多饮,多食,消瘦体虚。

(四)阴阳两虚

1. **症状** 小便频,浑浊如膏,甚至饮一溲一,面容憔悴,腰膝酸软,耳轮干枯,四肢欠温,畏寒肢冷,阳痿或月经不调,舌苔淡白而干,脉沉细无力。
2. **证机概要** 尿频浑浊如膏,饮一溲一,耳轮干枯。

三、治则治法

(一)上消:肺热津伤

1. **治则** 清热润燥,生津止渴。
2. **治法** 香蜂草纯露 30ml,每日 3 次,口服。

香蜂草精油+莲花精油+芫荽精油+五味子精油+调配甜杏仁油稀释至浓度5%,按摩胰俞、肺俞、脾俞、太溪穴、少府穴。

香蜂草清热健脾,药用价值极高,其药理作用包括消除感冒发热和咳嗽、具驱风性、抗痉挛、胃痛、发汗和镇静作用等。11世纪的阿拉伯药草师认为香蜂草具有令人心灵变得快活的魔力。它清爽香甜的口感,适合在感冒时及流汗的夏天饮用,可增进食欲、促进消化,饭前饭后皆宜。研究指出,香蜂草精油可以有效降糖和抗糖尿病,可能是由于肝脏中葡萄糖的摄取和代谢增强,以及脂肪组织和肝脏糖异生的抑制所致。

蓝莲花具有散瘀止血、祛湿消风的功效。芫荽子别名胡荽、香菜、香荽、胡荽子,健胃,治疗消化不良、食欲不振。五味子收敛固涩,益气生津,补肾宁心。用于久嗽虚喘,久泻不止。

(二)中消:胃热炽盛

1. **治则** 清胃泻火,养阴生津。

2. 治法 金银花纯露30ml,每日3次,口服。

香蜂草精油+薄荷精油+芫荽精油+五味子精油+调配甜杏仁油稀释至浓度5%,按摩胰俞、肺俞、脾俞、太溪穴、少府穴。

金银花清热,消暑,解毒。治暑温口渴,热毒疮疖。香蜂草清热健脾,祛风、抗痉挛、有止胃痛、发汗和镇静作用,以及有效降糖和抗糖尿病。薄荷宣散风热。清头目,透疹。芫荽子别名胡荽、香菜、香荽、胡荽子,健胃,治疗消化不良、食欲不振。五味子益气生津,补肾宁心。

(三) 下消:肾阴亏虚

1. 治则 滋阴补肾,润燥止渴。

2. 治法 石斛纯露30ml,每日3次,口服。

香蜂草精油+芫荽精油+依兰精油+五味子精油+调配甜杏仁油稀释至浓度5%,按摩胰俞、肺俞、脾俞、太溪穴、少府穴。

石斛益胃生津,滋阴清热。用于阴伤津亏,口干烦渴,食少干呕,病后虚热。香蜂草清热健脾,祛风、抗痉挛、止胃痛、发汗和镇静作用,以及有效的降糖和抗糖尿病。芫荽子别名胡荽、香菜、香荽、胡荽子,健胃,治疗消化不良、食欲不振。

依兰滋阴补肾,改善阴虚火旺,同时有止痛功效。

五味子收敛固涩,益气生津,补肾宁心。用于久嗽虚喘,久泻不止。

(四) 阴阳两虚

1. 治则 补肾固摄,阴阳同补。

2. 治法 肉桂纯露30ml,每日3次,口服。

香蜂草精油+檀精油+依兰精油+五味子精油+天竺葵精油+调配甜杏仁油稀释至浓度5%,按摩胰俞、肺俞、脾俞、太溪穴、肾俞穴。

肉桂归肾、脾、心、肝经。补火助阳,引火归元,散寒止痛,活血通经。《本草纲目》云:"肉桂消瘀血,通血脉,止渴,宣导百药,无所畏。"《主治秘要》亦称:肉桂可渗泄,能止消渴。香蜂草清热健脾,药用价值极高,其药理作用包括消除感冒发热和咳嗽、具驱风性、抗痉挛、胃痛、发汗和镇静作用等。能有效降糖和抗糖尿病。檀香滋补心肾,行气温中,开胃止痛。用于寒凝气滞疼痛。依兰滋阴补肾,改善阴虚火旺,同时有止痛功效。五味子收敛固涩,益气生津,补肾宁心。用于久嗽虚喘,久泻不止。天竺葵祛风除湿,疏肝行气。欧洲人用来治疗肠胃疾病,包括胃溃疡、胃灼热、便秘或腹泻。

第十一节 眩　　晕

眩晕是由于饮食内伤、情志失调、久病体虚、失血劳倦或外伤等病因,引起风、火、痰、瘀上扰清窍或精血不足,清窍失养为基本病机,以头晕、眼花为主要临床表现的一类病证。眩即眼花,视物旋转,晕是头晕,两者常相伴发生,故统称为"眩晕",其轻者闭目可止,重者如坐舟车,天旋地转,不能站立,或伴有面色苍白、恶心、呕吐、自汗出等症状。类似西医学中的高血压、低血压、贫血、低血糖、美尼尔氏综合征、神经衰弱、脑动脉硬化、椎-基底动脉供血不足等临床表现以眩晕为主要症状者,可参照本节辨证论治。

一、病因病机

(一)病因

1. 情志内伤　素体阳盛,恼怒过度,肝阳上冲,阳升风动,则为眩晕;或因长期忧郁愤懑,郁而化火,使肝血暗耗,肝阳上亢,上扰清窍,发为眩晕。

2. 饮食不节　损伤脾胃,脾胃虚弱,气血生化无源,清窍失养而作眩晕;或嗜食肥甘厚味,时饥时饱,脾胃失调,运化失司,导致水谷精微不及转运,聚而生痰,痰湿中阻,浊阴不降,清阳不升,发为眩晕。

3. 外伤、手术　头部外伤或手术后,气滞血瘀,阻滞清窍,发为眩晕。

4. 体虚久病、失血劳倦　肾为先天之本,藏精化髓,若先天不足,肾精不充,或者年老肾亏,或久病及肾,或房劳过度,导致肾精亏虚,不能生髓,而脑为髓之海,生髓乏源,髓海不足,而则为眩晕。大病久病或失血之后,气血俱亏,或劳倦过度,气血过耗,气虚则清阳不升,血虚则清窍失养,发生眩晕。

(二)病机

本病病位在头,由气血亏虚、肾精不足致脑髓空虚,清窍失养,或肝阳上亢、痰火上冲、瘀血阻窍发生眩晕,与脾、肝、肾三脏关系密切。眩晕的发病过程中,各种病因病机,可以互相影响,相互转化,形成虚实夹杂;或阴损及阳,阴阳两虚。肝风、痰火上扰清窍,进一步发展可上蒙清窍,经络不通,而形成中风;或突发气机逆乱,清窍闭塞,而引起晕厥。

二、辨证分型

（一）肝阳上亢

1. **症状**　眩晕耳鸣,头痛且胀,恼怒则加重,两胁胀痛,肢麻震颤,急躁易怒,失眠多梦,舌红苔黄,脉弦。
2. **证机概要**　肝阳上亢,肝肾不足,清窍被扰。

（二）肝火上炎

1. **症状**　头晕头痛,痛势较重,面红目赤,口苦口干,胁肋胀痛,急躁易怒,多梦少寐,小便黄赤,大便干结,舌红苔黄,脉弦数。
2. **证机概要**　肝火上炎,灼伤经络,扰动清窍。

（三）痰浊上蒙

1. **症状**　眩晕,头重昏蒙,视物旋转,胸闷呕恶,呕吐痰涎,食少多寐,苔白腻,脉弦滑。
2. **证机概要**　脾胃不运,聚液为痰,痰浊上冲,清窍不清。

（四）瘀血阻窍

1. **症状**　眩晕头刺痛,兼健忘,心悸,失眠,精神不振,耳鸣耳聋,面唇紫暗,舌有瘀点或瘀斑,脉弦涩或细涩。
2. **证机概要**　瘀血阻窍,清窍不通,诸窍不行。

（五）气血亏虚

1. **症状**　头晕目眩,遇劳则重,面色㿠白,神疲乏力,心悸少寐,爪甲不荣,纳差食少,便溏,舌淡苔薄白,脉细弱。
2. **证机概要**　气血亏虚,清窍失养,不荣则失司。

（六）肝肾阴虚

1. **症状**　眩晕日久,视物模糊,两目干涩,健忘少寐,五心烦热,心烦口干,耳鸣耳聋,神疲乏力,腰酸膝软,遗精,舌红苔薄,脉弦细。
2. **证机概要**　肝肾阴虚,虚火上炎,扰动清窍。

三、治则治法

（一）肝阳上亢

1. **治则** 平肝潜阳，滋补肝肾。
2. **治法** 玫瑰纯露 30ml，每日 3 次，口服。

柠檬精油+德国洋甘菊精油+罗马洋甘菊精油+依兰精油+调配圣约翰草油稀释至浓度 5%，按摩或是牛角刮痧太冲穴、风池穴、百会穴、侠溪穴、太溪穴。

玫瑰花味甘微苦、性温，最明显的功效就是理气解郁、活血散瘀和调经止痛。此外，玫瑰的药性非常温和，能够温养人的心肝血脉，舒发体内郁气，起到镇静、安抚、抗抑郁的功效。柠檬化痰止咳，生津健胃。德国洋甘菊平肝，清热，解毒，祛风湿。罗马洋甘菊平肝安神，改善痉挛，可以缓解经期性痉挛和经前期综合征引起的身体疼痛，如头痛和背痛。依兰滋阴补肾，改善阴虚火旺，同时有止痛功效。

（二）肝火上炎

1. **治则** 清肝泻火。
2. **治法** 香蜂草纯露 30ml，每日 3 次，口服。

柠檬精油+玫瑰精油+栀子精油+德国洋甘菊精油+香蜂草精油+调配椰子油稀释至浓度 5%，按摩或是牛角刮痧太冲穴、风池穴、百会穴、内关穴、曲池穴。

香蜂草清热健脾，药用价值极高，其药理作用包括降血压，缓解呼吸过速和心跳过速。柠檬化痰止咳，生津健胃。玫瑰花味甘微苦、性温，最明显的功效就是理气解郁、活血散瘀和调经止痛。此外，玫瑰的药性非常温和，能够温养人的心肝血脉，舒发体内郁气，起到镇静、安抚、抗抑郁的功效。栀子花清肺止咳，凉血止血之功效。德国洋甘菊平肝，清热，解毒，祛风湿。香蜂草清热健脾，药用价值极高，其药理作用包括降血压，缓解呼吸过速和心跳过速。

（三）痰浊上蒙

1. **治则** 燥湿化痰，降逆止呕。
2. **治法** 马鞭草纯露 30ml，每日 3 次，口服。

红橘精油+菖蒲精油+苍术精油+马鞭草精油+厚朴精油+调配椰子油稀释至浓度 5%，按摩或是牛角刮痧太冲穴、风池穴、百会穴、头维穴、丰隆穴。

马鞭草清热解毒，活血散瘀，利水消肿，凉血破血之药，既能除湿也能解热。临床的作用主要体现在镇静和降压的作用。红橘理气健脾，燥湿化痰。菖蒲开窍豁痰，理气活血，散风去湿。治癫痫、痰厥、风寒湿痹、痈疽肿毒、跌打损伤。苍术燥湿健脾,祛风散寒。厚朴燥湿消痰,下气除满。用于湿滞伤中,脘痞吐泻,食积气滞,腹胀便秘,痰饮喘咳。

(四)瘀血阻窍

1. **治则** 活血化瘀通窍。
2. **治法** 桃花纯露30ml,每日3次,口服。

永久花精油+菖蒲精油+莪术精油+降香精油+依兰精油+调配椰子油稀释至浓度5%,按摩或是牛角刮痧太冲穴+风池穴+百会穴+曲池穴+足三里穴。

桃花纯露利水,活血,通便。治水肿,脚气,痰饮,积滞。永久花抗炎、养肝利胆、化瘀化痰、止痛、健脾。可帮助伤疤与脓肿的痊愈。菖蒲开窍豁痰,理气活血,散风去湿。治癫痫,痰厥,风寒湿痹,痈疽肿毒,跌打损伤。莪术味辛、苦,性温。行气破血,消积止痛。用于血瘀、跌打损伤作痛。"降香行气活血,止痛,止血。用于脘腹疼痛,肝郁胁痛,胸痹刺痛,跌扑损伤,外伤出血。依兰滋阴补肾,改善阴虚火旺,同时有止痛功效。

(五)气血亏虚

1. **治则** 补气养血。
2. **治法** 天竺葵纯露30ml,每日3次,口服。

玫瑰精油+当归精油+柠檬精油+欧白芷精油+岩兰草精油+广藿香精油+马郁兰精油+调配甜杏仁油稀释至浓度5%,按摩或风池穴、百会穴、肝俞穴、肾俞穴、脾俞穴+胃俞穴。

天竺葵祛风除湿,疏肝行气。玫瑰花味甘、微苦,性温,最明显的功效就是理气解郁、活血散瘀和调经止痛。此外,玫瑰的药性非常温和,能够温养人的心肝血脉,舒发体内郁气,起到镇静、安抚、抗抑郁的功效。当归补血活血、调经止痛。柠檬化痰止咳,生津健胃。欧白芷补气,具有止痛、化痰、补肾等疗效。岩兰草因其有振奋、舒缓、治疗和防护等特性而被重视,全草补血、强心、除湿。广藿香精油芳香化浊,开胃止呕,发表解暑有止咳、化痰、平喘功效,治伤寒头疼,寒热,喘咳,心腹冷痛,反胃呕恶。马郁兰精油补脾气与脾阳,还能改善中气下陷。

(六)肝肾阴虚

1. **治则** 滋养肝肾,填精益髓。
2. **治法** 檀香纯露30ml,每日3次,口服。

依兰精油+罗马洋甘菊精油+玫瑰精油+香蜂草精油+岩兰草精油+花梨木精油+德国洋甘菊精油+调配甜杏仁油稀释至浓度5%,按摩或风池穴、百会穴、肝俞穴、肾俞穴、太溪穴、悬钟穴。

檀香滋补心肾,行气温中,开胃止痛。用于寒凝气滞疼痛。依兰滋阴补肾,改善阴虚火旺,同时有止痛功效。罗马洋甘菊平肝安神,改善痉挛的状况,可以缓解经期性痉挛和经前期综合征引起的身体疼痛,如头痛和背痛。依兰滋阴补肾,改善阴虚火旺,同时有止痛功效。玫瑰花味甘微苦、性温,最明显的功效就是理气解郁、活血散瘀和调经止痛。玫瑰的药性非常温和,能够温养人的心肝血脉,舒发体内郁气,起到镇静、安抚、抗抑郁的功效。香蜂草清热健脾,药用价值极高,其药理作用包括降血压,缓解呼吸过速和心跳过速,这使得它成为治疗休克或惊悸的良方。岩兰草补血强心、除湿清虚热。花梨木降血压、血脂及舒筋活血。德国洋甘菊平肝,清热,解毒,祛风湿。

第十二节　卒　中

卒中(中风)病是由于正气不足,情志、饮食、劳倦内伤等引起气血逆乱,产生风、火、痰、瘀,导致脑中脉络瘀阻或血溢脉外为基本病机,以突然昏仆、半身不遂、口眼歪斜、言语謇涩或不语、半身麻木为主要临床表现。根据脑部受损程度的不同,有中经络、中脏腑之分,有相应的临床表现。本病多见于中老年人。四季皆可发病,但以冬春两季最为多见。

中风病是一种独立的疾病,其临床表现与西医所称的脑血管病类似。

一、病因病机

(一)病因

1. **年老体弱**　或久病气血亏损,血脉失养。
2. **劳倦内伤**　劳烦日久,消耗阴液。
3. **过食肥甘厚味**　致使脾胃受伤,脾失运化。
4. **情志过极**　七情所伤,肝失疏泄,气机郁滞。

(二)病机

由于脏腑功能失调,气血亏虚或痰浊、瘀血内生,加之劳倦内伤、情志恼怒、饮酒饱食、用力过度、气候骤变等诱因,而致瘀血阻滞经络、痰热内蕴,或肝阳化风,血随气逆,导致脑脉痹阻或血溢脉外,引起昏仆不遂,发为中风。其病位在脑,与心、肝、脾、肾密切相关。其病性多为本虚标实,上盛下虚。

二、辨证分型

（一）中经络

1. 痰瘀阻络
（1）症状　半身不遂，口舌歪斜，舌强言謇或不语，偏身麻木，头晕目眩，舌质暗淡，舌苔薄白或白腻，脉弦滑。

（2）证机概要　痰瘀阻于脑络，气血不通，神机受阻，发为偏瘫。

2. 肝阳上亢
（1）症状　半身不遂，半身麻木，舌强言謇或不语，或口眼歪斜，眩晕头胀痛，面红目赤，口苦口干，心烦易怒，小便短赤，大便干，舌质红或绛，脉弦有力。

（2）证机概要　肝阳上亢，血随气逆，阻碍清窍，气血运行受阻。

3. 痰热上扰
（1）症状　半身不遂，口舌歪斜，言语謇涩或不语，半身麻木，胸脘胀闷不舒，头晕昏蒙，咯黄痰或痰多，舌质暗红，苔黄腻，脉弦滑或偏侧脉弦滑而大。

（2）证机概要　痰热上扰，浊阴侵袭，清窍不利，阻于脑窍。

4. 气虚血瘀
（1）症状　半身不遂，口眼舌歪斜，口角流涎，言语謇涩或不语，半身麻木，面色㿠白，气短心悸，乏力自汗，便溏，手足肿，舌质暗淡或有瘀斑，舌苔白或白腻，脉沉细缓或细弦。

（2）证机概要　气虚不能推动血液运行，瘀而不通，经脉阻塞。

（二）中腑脏

1. 痰热内闭清窍（阳闭）
（1）症状　起病骤急，神识神昏，半身不遂，痰鸣鼻鼾，肢体强硬拘急，身热，躁扰不宁，甚则手足厥冷，频发抽搐，舌质红绛，舌苔黄腻或白腻，脉弦滑数。

（2）证机概要　痰热内郁，上扰清窍，神机废用，神昏偏瘫。

2. 痰湿蒙塞心神（阴闭）
（1）症状　素体阳虚怕冷，突发神昏，半身不遂，肢体松软不温，甚则四肢逆冷，面白唇暗，痰涎色白且壅盛，舌质暗淡，舌苔白腻，脉沉滑或沉缓。

（2）证机概要　痰湿阻碍清窍，清阳不升，发为昏谵，阻碍阳气，四肢不温。

3. 元气败脱，神明散乱（脱证）
（1）症状　突然神昏，肢体瘫软，手撒肢冷，汗出如水，重则周身湿冷，二便失禁，舌痿而缩，舌质紫暗，苔白腻，脉沉缓或微。

(2) 证机概要　元气将脱,神失其位,气不固摄,脱证诸现。

三、治则治法

(一) 中经络

1. 痰瘀阻络

(1) 治则　活血祛瘀,化痰通络。

(2) 治法　永久花纯露30ml,每日3次,口服。

永久花精油+红橘精油+菖蒲精油+迷迭香精油+乳香精油+厚朴精油+调配圣约翰草油稀释至浓度5%,牛角刮痧手足阳明经。

永久花抗炎、养肝利胆、化瘀化痰、止痛、健脾。降血压作用是通过降低炎症、增加平滑肌功能来实现的。

红橘理气健脾,燥湿化痰。菖蒲开窍豁痰,理气活血,散风去湿。治癫痫,痰厥,风寒湿痹,痈疽肿毒,跌打损伤。迷迭香促进血液循环,减轻充血、肿胀、除湿止痛。乳香行气活血止痛,为宣通脏腑、流通经络之要药。厚朴燥湿消痰,下气除满。用于湿滞伤中,脘痞吐泻,食积气滞,腹胀便秘,痰饮喘咳。

2. 肝阳上亢

(1) 治则　平肝熄风,滋补肝肾。

(2) 治法　玫瑰纯露30ml,每日3次,口服。

柠檬精油+德国洋甘菊精油+罗马洋甘菊精油+依兰精油+乳香精油+迷迭香精油+调配圣约翰草油稀释至浓度5%,牛角刮痧手足阳明经。

玫瑰花味甘微苦、性温,最明显的功效就是理气解郁、活血散瘀和调经止痛。玫瑰的药性非常温和,能够温养人的心肝血脉,舒发体内郁气,起到镇静、安抚、抗抑郁的功效。柠檬化痰止咳,生津健胃。德国洋甘菊平肝,清热,解毒,祛风湿。罗马洋甘菊平肝安神,改善痉挛,可以缓解经期性痉挛和经前期综合征引起的身体疼痛,如头痛和背痛。依兰滋阴补肾,改善阴虚火旺,同时有止痛功效。乳香行气活血止痛,为宣通脏腑、流通经络之要药。迷迭香促进血液循环,减轻充血、肿胀、除湿止痛。

3. 痰热上扰

(1) 治则　降逆化痰泻热。

(2) 治法　永久花纯露30ml,每日3次,口服。

鼠尾草精油+红橘精油+菖蒲精油+迷迭香精油+薄荷精油+厚朴精油+配圣约翰草油稀释至浓度5%,牛角刮痧手足阳明经。

永久花抗炎、养肝利胆、化瘀化痰、止痛、健脾。鼠尾草祛瘀止痛,活血通经,清心除烦。红橘理气健脾,燥湿化痰。菖蒲开窍豁痰,理气活血,散风去湿。治癫痫,痰厥,风寒湿痹,痈疽肿毒,跌打损伤。迷迭香促进血液循环,减轻充血、肿胀、除湿止痛。薄荷宣散风热。清头目,透疹。厚朴燥湿消痰,下气除满。用于湿滞伤中,脘痞吐泻,食积气滞,腹胀便秘,痰饮喘咳。

4. 气虚血瘀

(1) 治则　益气活血,扶正通络。

(2) 治法　桃花纯露30ml,每日3次,口服。

永久花精油+欧白芷精油+莪术精油+降香精油+天竺葵精油+厚朴精油+广藿香精油+调配圣约翰草油稀释至浓度5%,牛角刮痧手足阳明经。

桃花纯露利水,活血,通便。治水肿,脚气,痰饮,积滞。天竺葵祛风除湿,疏肝行气。永久花抗炎、养肝利胆、化瘀化痰、止痛、健脾。欧白芷补气,常被种在修道院,而且被称作"天使草",欧白芷精油具有止痛、化痰、补肾等疗效。莪术辛、苦,温。行气破血,消积止痛。用于血瘀、跌打损伤作痛。降香行气活血,止痛,止血。用于脘腹疼痛,肝郁胁痛,胸痹刺痛,跌扑损伤,外伤出血。厚朴燥湿消痰,下气除满。用于湿滞伤中,脘痞吐泻,食积气滞,腹胀便秘,痰饮喘咳。广藿香精油芳香化浊,开胃止呕,发表解暑有止咳、化痰、平喘功效,治伤寒头疼,寒热,喘咳,心腹冷痛,反胃呕恶。

(二) 中腑脏

1. 痰热内闭清窍(阳闭)

(1) 治则　清化热痰,开窍醒神。

(2) 治法　中医急救处理,恢复期间可以使用欧白芷精油+鼠尾草精油+菖蒲精油+调配甜杏仁油稀释至浓度20%,按摩头部。

在16世纪的某个时期,欧白芷从北非移植到了欧洲气候较温暖的一些地区。因为它在一年中首次开花的日子是5月8日——天使长圣麦可之日,这使它常被种在修道院,而且被称作"天使草",欧白芷精油具有止痛、化痰、补肾等疗效,普遍认为它可以抵抗瘟疫,是神经系统的强心剂。

鼠尾草祛瘀止痛,活血通经,清心除烦。菖蒲开窍豁痰,理气活血,散风去湿。治癫痫,痰厥,风寒湿痹,痈疽肿毒,跌打损伤。

2. 痰湿蒙塞心神(阴闭)

(1) 治则　温阳化痰,开窍醒神。

(2) 治法　中医急救处理,恢复期间可以使用欧白芷精油+肉桂精油+菖蒲精油+苏合香精油+调配甜杏仁油稀释至浓度20%,按摩头部。

菖蒲精油辛温芳香,善开窍祛痰;带有一点点的香味,有些人认为是有毒的,避免过多使用菖蒲精油。一般使用的菖蒲生活在湿地淤泥中,可以直接称为菖蒲。

欧白芷止痛、化痰、补肾等疗效,普遍认为它可以抵抗瘟疫,是神经系统的强心剂。肉桂归肾、脾、心、肝经。补火助阳,引火归元,散寒止痛,活血通经。苏合香开窍,辟秽,止痛。用于中风痰厥,猝然昏倒,胸腹冷痛,惊痫。

3. 元气败脱,神明散乱(脱证)

(1) 治则　益气回阳固脱。

(2) 治法　中医急救处理,恢复期间可以使用欧白芷精油+檀香精油+降香精油+乳香精油+没药精油+人参精油+调配甜杏仁油稀释至浓度20%,按摩头部。

欧白芷有止痛、化痰、补肾等疗效,普遍认为它可以抵抗瘟疫,是神经系统的强心剂。檀香滋补心肾,行气温中,开胃止痛。用于寒凝气滞疼痛。降香行气活血,止痛,止血。《本草再新》:"治一切表邪,宣五脏郁气,利三焦血热,止吐,和脾胃。"乳香、没药,二药并用,为宣通脏腑、流通经络之要药。

人参补虚极之气以回阳。须大剂量使用。

第十三节　水　　肿

水肿是指因感受外邪,饮食失节,或劳累过度等,使肺失宣发肃降,脾失健运,肾失蒸腾气化,膀胱失司,导致水液潴留体内,泛滥肌肤,以眼睑、头面、四肢、甚至全身水肿为临床特征的一类病证。相当于西医学中的肾病综合征,急慢性肾小球肾炎,充血性心力衰竭,营养障碍等疾病出现的水肿。

一、病因病机

(一) 病因

(1) 风邪外袭,肺失宣降:风邪外袭,内舍于肺,肺失宣发肃降,水液泛滥肌肤。

(2) 湿毒浸淫,流连肺脾:肺主皮毛,脾主肌肉,湿毒所到,皮肤水肿光亮。

(3) 水湿浸渍,脾气不升:脾喜燥而恶湿。久居湿地,涉水冒雨,湿气内侵,脾虚不运。

(4) 湿热内盛,三焦壅滞或湿郁化热:湿热内盛,脾胃升降失调,三焦通道壅滞。

(5) 饮食劳倦,伤及脾胃:饮食失调,或劳累过度,或久病伤脾,脾气受损而不运,水液代谢失常。

（6）肾气虚衰，气化失常：房劳过度，或久病及肾，以致肾气衰微，不能蒸腾气化，膀胱随之气化失常，开合不利。

（二）病机

本病的病位在肺、脾、肾三脏，与心有密切关系。基本病机是肺失宣发肃降，通调失司，脾失转运，肾失蒸腾气化，膀胱气化失常，导致体内水液潴留，泛滥肌肤。发病机制肺、脾、肾三脏相互联系，相互影响，如肺脾之病水肿，久则及肾，导致肾虚而使水肿加重；肾阳虚衰，火不暖土，则脾阳亏虚，土不制水，则使水肿更甚；肾虚水泛，上逆犯肺，则肺气不降，失其通调水道功能，而加重水肿。此外，瘀血阻滞，三焦水道不利，往往使水肿迁延难愈。

二、辨证分型

（一）阳水

1. 风水泛滥

（1）症状　水肿首发于眼睑，继而四肢全身皆肿，甚至眼睑水肿，眼闭不能开，来势迅速，多有恶寒发热、肢节酸痛、小便短少等外感症候。偏风热者，伴咽喉肿痛，口渴，舌质红，脉浮滑数。偏风寒者，兼恶寒无汗，鼻塞头痛，咳喘，舌苔薄白，脉浮滑或浮紧。

（2）证机概要　外感风邪，风水相搏于头面，卫气失司，内合于肺，发为肤肿。

2. 湿毒浸淫

（1）症状　身发疮疡，甚则溃烂流水，或咽喉红肿，或乳蛾痛，继而眼睑水肿，弥漫全身，小便不利，恶风发热，舌质红，苔薄黄，脉浮数或滑数。

（2）证机概要　湿毒入侵脾肺，肺卫不利，肌表发为水肿。脾主肌肉，毒邪凝结气血而皮肤溃烂。

3. 水湿浸渍

（1）症状　周身水肿甚，按之没指，小便短少或无，身体困重，胸闷泛恶，腹胀纳呆，苔白腻，脉沉缓，起病缓，病程长。

（2）证机概要　水湿浸淫脾胃，脾不运化，津液停滞，泛溢肌肤。

4. 湿热壅盛

（1）症状　遍身水肿，皮肤绷急光亮，胸腹痞闷，烦热口渴，口苦口粘，小便短赤，或大便硬结，舌红，苔黄腻，脉滑数或沉数。

（2）证机概要　湿热壅盛，耗伤阴液，阻碍气机运行，水液停滞。

（二）阴水

1. 脾阳虚衰

（1）症状　身肿，腰以下甚，按之凹陷难以恢复，食少，腹胀纳少，面色不华，神疲肢冷，小便短少，便溏，舌质淡，苔白腻或白滑，脉沉缓或沉弱。

（2）证机概要　脾阳不足，土虚不能治水，水湿泛溢，腰以下为重。

2. 肾阳衰微

（1）症状　面浮身肿，腰以下为甚，按之凹陷不起，心悸，气促，腰部冷痛酸重，尿量减少，四肢厥冷，怯寒神疲，面色㿠白或灰滞，舌质淡胖，苔白，脉沉细或沉迟无力。

（2）证机概要　肾阳不足，蒸腾无力，水湿泛溢，真火不足，脾阳亦不足，无力运化水液。

三、治则治法

（一）阳水

1. 风水泛滥

（1）治则　疏风解表，宣肺行水。

（2）治法　尤加利纯露 30ml，每日 3 次，口服。

杜松精油+欧洲赤松精油+白玉兰精油+柠檬香茅精油+紫苏精油+调配甜杏仁油稀释至浓度5%，全身淋巴手法按摩。

蓝胶尤加利原产澳大利亚，具有宣肺发表，理气活血，解毒杀虫之功效。杜松补肾利水、祛风镇痛；用于肺肾两虚、精气不足、久咳虚喘、神疲乏力、不寐健忘、腰膝酸软。欧洲赤松祛风燥湿，对风湿、坐骨神经痛、支气管炎、咳嗽、肺炎及肾脏炎有很好的治疗作用。白玉兰有祛风散寒通窍、宣肺通鼻的功效。柠檬香茅味辛，性温。功能主治祛风除湿，消肿止痛。用于风湿疼痛，跌打瘀血肿痛。紫苏能散表寒，发汗力较强。

2. 湿毒浸淫

（1）治则　宣肺利尿，解毒消肿。

（2）治法　桂花纯露 30ml，每日 3 次，口服。

杜松精油+薄荷精油+柠檬精油+没药精油+德国洋甘菊精油+茴香精油+调配椰子油稀释至浓度5%，全身淋巴手法按摩。

桂花纯露化痰散瘀，疏肝理气，醒脾开胃。杜松补肾利水、祛风镇痛；用于肺肾两虚、精气不足、久咳虚喘、神疲乏力、不寐健忘、腰膝酸软。薄荷宣散风热。清头目，透疹。柠檬理气止痛，生津止渴，下气和胃。没药散血去瘀，消肿定痛。能入血分，散肝经之血热。德国洋甘菊平肝，清热，解毒，祛风湿。茴香散寒止痛，理气和胃。可治痛经，少腹冷痛，脘腹胀痛,食少吐泻。

3. 水湿浸渍

(1) 治则　健脾通阳,化湿利水。

(2) 治法　百里香纯露30ml,每日3次,口服。

杜松精油+马郁兰精油+柠檬精油+丝柏精油+德国洋甘菊精油+茴香精油+调配甜杏仁油稀释至浓度5%,全身淋巴手法按摩。

百里香开胃消食、降血压、驱寒、止咳、止泻、止痛镇痛。也有抗炎特性和舒缓功能,以及抗菌作用。杜松补肾利水、祛风镇痛;用于肺肾两虚、精气不足、久咳虚喘、神疲乏力、不寐健忘、腰膝酸软。马郁兰精油并补脾气与脾阳,还能改善中气下陷问题。柠檬理气止痛,生津止渴;下气和胃。丝柏刚直不阿,被尊为百木之长,藏人经常用柏树枝叶直接熏自己的身体,驱邪保健。功效止血、收敛、利尿、镇静、收缩血管。德国洋甘菊平肝,清热,解毒,祛风湿。茴香散寒止痛,理气和胃。治疗痛经,少腹冷痛,脘腹胀痛,食少吐泻。

4. 湿热壅盛

(1) 治则　分利湿热。

(2) 治法　积雪草纯露30ml,每日3次,口服。

杜松精油+马郁兰精油+柠檬精油+丝柏精油+德国洋甘菊精油+茴香精油+调配甜杏仁油稀释至浓度5%,全身淋巴手法按摩。

积雪草利尿消肿,具有清热解毒的功效,治疗心脏疾病、水分滞留、喉咙嘶哑、支气管炎、儿童咳嗽及皮肤问题。杜松补肾利水、祛风镇痛、排除毒素,消除水肿,促进血液循环。有祛风、镇痛、除湿、利尿、补益的作用。用于肺肾两虚、精气不足、久咳虚喘、神疲乏力、不寐健忘、腰膝酸软。马郁兰精油并补脾气与脾阳,还能改善中气下陷的问题。柠檬理气止痛,生津止渴;下气和胃。丝柏刚直不阿,被尊为百木之长,藏人经常用柏树枝叶直接熏自己的身体,驱邪保健。功效止血、收敛、利尿、镇静、收缩血管。德国洋甘菊平肝,清热,解毒,祛风湿。茴香散寒止痛,理气和胃。可治痛经,少腹冷痛,脘腹胀痛,食少吐泻。

(二) 阴水

1. 脾阳虚衰

(1) 治则　温阳健脾,化气利水。

(2) 治法　百里香纯露30ml,每日3次,口服。

广藿香精油+马郁兰精油+柠檬精油+雪松精油+德国洋甘菊精油+姜精油+茴香精油+调配甜杏仁油稀释浓度至5%,全身淋巴手法按摩。

百里香开胃消食、降血压、驱寒、止咳、止泻、止痛镇痛。几千年来它一直是药用传统的一部分,具有抗炎特性和舒缓的性质,以及抗菌作用。广藿香精油芳香化浊,开胃止呕,发表解暑有止咳、化痰、平喘功效,治疗伤寒头疼、寒热、喘咳、心腹冷痛、反胃呕恶。马郁兰精油并补脾气与脾阳,还能改善中气下陷问题。柠檬理气止痛,生津止渴;下气和胃。雪松又称香柏,具有清热利湿,散瘀止血,祛咳去痰的作用。德国洋甘菊平肝,清热,解毒,祛风湿。茴香散寒止痛,理气和胃。痛经,少腹冷痛,脘腹胀痛,食少吐泻。姜解表散寒,温中止呕,化痰止咳。《医学启源》:"温中去湿。"

2. 肾阳衰微

(1) 治则　温肾补阳,化气行水。

(2) 治法　檀香纯露30ml,每日3次,口服。

杜松精油+雪松精油+姜精油+马郁兰精油+苍术精油+岩兰草精油+调配芝麻油稀释至浓度5%,全身淋巴手法按摩。

檀香滋补心肾、行气温中、开胃止痛。用于寒凝气滞疼痛。杜松补肾利水、祛风镇痛;用于肺肾两虚、精气不足、久咳虚喘、神疲乏力、不寐健忘、腰膝酸软。雪松又称香柏,具有清热利湿、散瘀止血、祛咳去痰的作用。姜解表散寒、温中止呕、化痰止咳。马郁兰精油并补脾气与脾阳,还能改善中气下陷。苍术燥湿健脾、祛风散寒。岩兰草补血强心、除湿、清虚热。

第十四节　淋　　证

淋证是指因饮食不节,体虚劳倦、湿热侵袭所致的以肾虚,膀胱湿热,气化失司为主要病机,以尿频尿急,淋沥不尽,尿道涩痛,小腹拘急,痛引腰腹为主要临床表现的一类病证。类似西医学中的泌尿系感染、泌尿系肿瘤、泌尿系结石、乳糜尿等。

一、病因病机

(一) 病因

1. 湿热蕴结下焦　多食肥甘厚味,或嗜酒过量,内蕴湿热,下注膀胱,或下阴不洁,湿热秽浊之邪侵入膀胱,酿成湿热,或肝胆湿热下注皆可使湿热蕴结下焦,膀胱气化不利,发为热淋;若灼伤脉络,迫血妄行,则发为血淋;若湿热日久,尿液煎熬,长此以往,结成砂石,则发为石淋;若湿热蕴结,膀胱气化不利,脂膏随小便而出,则发为膏淋。

2. 肝郁气滞　情志过激而伤肝,肝失调达,或气滞不行,郁结下焦,膀胱气机不利,发为气淋。

3. **脾肾亏虚** 久淋不愈，耗伤正气，或劳累过度，房室不节，或年老久病体弱，皆可导致脾肾亏虚。脾虚则气虚下陷，则发为气淋；若肾虚而下元不固，肾失固摄，不能制约脂膏，脂膏下注，随尿而出，则发为膏淋；若肾虚而阴虚火旺，热邪灼伤脉络，血随尿出，则发为血淋；病久伤正，遇劳即发者，则为劳淋。

（二）病机

主要是肾气不足，膀胱湿热，气化失司。肾与膀胱相表里，肾气的盛衰，直接影响膀胱的气化开合。淋证日久不愈，易致肾虚；肾虚日久，膀胱不利，湿热秽浊邪毒则易侵入膀胱，引起淋证的反复发作。淋证有虚有实，初病多实，久病多虚，初病体弱及久病患者，亦可虚实并见。实证多在膀胱和肝，虚证多在肾和脾。

二、辨证分型

（一）热淋

1. **症状** 尿频尿急短涩，尿道灼热刺痛，尿黄赤，少腹拘急胀痛，口苦，呕恶，或腰痛拒按，或有大便秘结，苔黄腻，脉滑数。
2. **证机概要** 湿热蕴结下焦，灼烧脉络，膀胱气化不利。

（二）石淋

1. **症状** 尿中时夹砂石，尿道窘迫疼痛，小便艰涩，或排尿时突然中断，少腹拘急，或腰腹绞痛难忍，连及外阴，尿中带血，舌红，苔薄黄。若久病砂石不去，可见面色少华，精神委靡，少气乏力，舌淡边有齿印，脉细而弱；或腰腹隐痛，手足心热，舌红少苔，脉细数。
2. **证机概要** 多因下焦积热，小便不利，久而凝结沉淀，聚为砂石，阻于尿道，疼痛难忍。

（三）气淋

1. **症状** 实证表现为小便涩痛，淋沥不尽，小腹胀痛，苔薄白，脉多沉弦。虚证表现为尿时涩滞，小腹坠胀，尿有余沥，面白不华，舌质淡，脉虚细无力。
2. **证机概要** 实则肝郁气滞，气机不利，小腹胀痛。虚则气虚下陷，升举无力。

（四）血淋

1. **症状** 实证表现为小便热涩刺痛，尿色深红，或夹有血块，疼痛加剧，或见心烦不宁，舌苔黄，脉滑数。虚证表现为尿色淡红，涩痛不明显，神疲乏力，腰酸膝软，舌淡红，脉细数。

2. **证机概要** 实则热迫血妄行,虚则为阴虚火旺,灼伤脉络。

(五) 膏淋

1. **症状** 实证表现为小便浑浊如米泔水,放置沉淀如絮状,上浮有油脂,或夹有凝块,或夹有血液,尿道热涩疼痛,舌红,苔黄腻,脉濡数。虚证表现为病久体虚,反复发作,淋出如脂,小便涩痛轻,但形体日渐消瘦,昏乏无力,腰酸膝软,舌淡,苔腻,脉细弱无力。

2. **证机概要** 实则湿热蕴结,导致膀胱清浊不分。虚则久病体虚,不能固摄,膏油流失。

(六) 劳淋

1. **症状** 小便不甚涩通,但淋沥时作时止,遇劳即发,腰酸膝软,神疲乏力,舌质淡,脉细弱。

2. **证机概要** 肾虚不能固摄,遇劳即发。

三、治则治法

(一) 热淋

1. **治则** 清热解毒,利尿通淋。

2. **治法** 金银花纯露 30ml,每日 3 次,口服。

天竺葵精油+檀香精油+佛手柑精油+薄荷精油+岩兰草精油+柠檬精油+调配积雪草油稀释至浓度15%,按摩下腹部。

金银花清热,消暑,解毒。治暑温口渴,热毒疮疖。天竺葵祛风除湿,疏肝行气。檀香滋补心肾,行气温中,开胃止痛。用于寒凝气滞疼痛。印度传统用来催性,强化呼吸及泌尿系统,治疗蜂窝织炎。佛手柑舒肝理气,和胃止痛。用于肝胃气滞疼痛。薄荷宣散风热。清头目,透疹。岩兰草清热凉血、利尿通淋、解毒疗疮,治疗阴虚发热、血虚发热。药学上有消毒、抗痉挛、镇静、激发免疫力、促进血液循环的功能。柠檬理气止痛,生津止渴,下气和胃。

(二) 石淋

1. **治则** 清热通淋排石。

2. **治法** 积雪草纯露 30ml,每日 3 次,口服。

柠檬精油+檀香精油+佛手柑精油+薄荷精油+岩兰草精油+罗马洋甘菊精油+调配积

雪草油稀释至浓度15%,按摩下腹部。

积雪草具有清热利湿,解毒消肿之功效,常用于湿热黄疸,中暑腹泻,石淋血淋,痈肿疮毒,跌扑损伤。柠檬理气止痛,生津止渴;下气和胃。檀香滋补心肾,行气温中,开胃止痛。用于寒凝气滞疼痛。印度传统用来催性,强化呼吸及泌尿系统,治疗蜂窝织炎。佛手柑舒肝理气,和胃止痛。用于肝胃气滞疼痛。薄荷宣散风热。清头目,透疹。岩兰草清热凉血、利尿通淋、解毒疗疮,治疗阴虚发热、血虚发热,药学上有消毒、抗痉挛、镇静、激发免疫力、促进血液循环的功能。罗马洋甘菊平肝安神,改善痉挛的状况,可以缓解经期性痉挛和经前期综合征引起的身体疼痛,如头痛和背痛。

(三) 气淋

1. **治则** 实证宜利气疏导,虚证宜补中益气。
2. **治法** 玫瑰纯露 30ml,每日3次,口服。

天竺葵精油+广藿香精油+佛手柑精油+玫瑰草精油+岩兰草精油+罗马洋甘菊精油+调配积雪草油稀释至浓度15%,按摩下腹部。

玫瑰纯露能和血平肝,养胃,宽胸,散郁。治肝气胃气。玫瑰精油理气解郁,和血散瘀,止痛。用于肝胃气痛,食少呕恶,月经不调。天竺葵祛风除湿,疏肝行气。广藿香精油芳香化浊,开胃止呕,发表解暑有止咳、化痰、平喘功效,治伤寒头疼,寒热,喘咳,心腹冷痛,反胃呕恶。佛手柑舒肝理气,和胃止痛。用于肝胃气滞疼痛。玫瑰草活血通络,主要生长在马达加斯加、印度,有广谱抗菌、促进细胞再生作用,被称为纯天然的退热针。岩兰草被认为是一种神圣的草本植物,清热凉血、利尿通淋、解毒疗疮,治疗阴虚发热、血虚发热。药学上有消毒、抗痉挛、镇静、激发免疫力、促进血液循环的功能。罗马洋甘菊平肝安神,改善痉挛,缓解经期性痉挛和经前期综合征引起的身体疼痛,如头痛和背痛。

(四) 血淋

1. **治则** 实证宜清热通淋,凉血止血;虚证宜滋阴降火,补虚止血。
2. **治法** 没药纯露 30ml,每日3次,口服。

岩玫瑰精油+没药精油+依兰精油+檀香精油+岩兰草精油+德国洋甘菊精油+调配积雪草油稀释至浓度15%,按摩下腹部。

没药散血去瘀,消肿定痛。能入血分,散肝经之血热。岩玫瑰原产地西班牙、摩洛哥,有抗病毒,抗感染、抗菌、强效止血,促进伤口愈合、抗动脉炎、补强神经,调节中枢神经作用。依兰滋阴补肾,改善阴虚火旺,同时有止痛功效。檀香滋补心肾,行气温中,开胃止痛,用于寒凝气滞疼痛。岩兰草因有振奋、舒缓作用而被重视。全草补血、强心、除湿。德国洋甘菊平肝,清热,解毒,祛风湿。

（五）膏淋

1. 治则 实则清热利湿，分清泄浊；虚则宜补虚固涩。

2. 治法 薄荷纯露30ml口服（清热）。每日3次。

苍术精油+厚朴精油+热带罗勒精油+茴香精油+罗马洋甘菊精油+调配积雪草油稀释至浓度15%，按摩下腹部。

薄荷宣散风热，清头目，透疹。苍术燥湿健脾，祛风散寒，治疗脾虚湿聚，水湿内停，《仁斋直指方》云："脾精不禁，小便漏浊淋不止，腰背酸痛，宜用苍术以敛脾精，精生于谷故也"。厚朴，《别录》云："温中益气，消痰下气。疗霍乱及腹痛胀满，胃中冷逆及胸中呕不止，泄痢淋露，除惊，去留热心烦满，厚肠胃。"热带罗勒其花呈多层塔状，故称为"九层塔"，全草具疏风解表、化湿和中、行气活血、解毒消肿之效。药学上有强效抗痉挛、调节神经、止痛的作用。茴香散寒止痛，理气和胃。痛经，少腹冷痛，脘腹胀痛，食少吐泻。罗马洋甘菊平肝安神，改善痉挛的状况，可以缓解经期性痉挛和经前期综合征引起的身体疼痛，如头痛和背痛。

（六）劳淋

1. 治则 健脾补肾。

2. 治法 檀香纯露30ml，口服。每日3次。

肉桂精油+丝柏精油+天竺葵精油+茴香精油+茉莉精油+调配积雪草油稀释至浓度15%，按摩下腹部。

檀香滋补心肾，行气温中，开胃止痛。用于寒凝气滞疼痛。印度传统用来催性，强化呼吸及泌尿系统，治疗蜂窝织炎。肉桂补火助阳，引火归元，散寒止痛，活血通经。丝柏刚直不阿，被尊为百木之长，藏人经常用柏树枝叶点燃直接熏自己的身体，驱邪保健。功效止血、收敛、利尿、镇静、收缩血管。天竺葵祛风除湿，疏肝行气。茴香散寒止痛，理气和胃。痛经，少腹冷痛，脘腹胀痛，食少吐泻。茉莉有理气和中、开郁辟秽、安神镇痛、健脾理气之功效。

第十五节 腰　　痛

腰痛是指腰部感受外邪，或因劳伤，或由肾虚而引起气血运行障碍，脉络拘急，腰府失养所致的以腰部一侧或两侧疼痛为主要症状的一类病证。相当于西医学中的腰肌劳损、风湿性腰痛、脊柱病变之腰痛等。

一、病因病机

（一）病因

1. **外邪侵袭** 居处潮湿，或劳汗当风，着衣冷湿，或冒雨前行，或寒湿、湿热、暑热等六淫之邪乘虚而入，侵袭腰府，造成腰部气血经脉受阻，气血不畅而发生腰痛。

2. **气滞血瘀** 腰部劳作太过，体位不正，或跌仆外伤，劳损腰府，又或久病入络，气血运行不畅，均可使腰部气血瘀阻而生腰痛。

3. **肾亏体虚** 先天禀赋不足，加之劳累过度，或久病体虚，或年老血衰，或房室不节，以致肾精亏损，无以濡养腰府而发生腰痛。

（二）病机

腰为肾之府，乃肾之精气所养之域。肾与膀胱相表里，任、督、冲、带诸脉，散布其间，故内伤则为肾虚。而外感风寒湿热诸邪，以湿性黏滞，痹着腰部。内外二因，相互影响。

二、辨证分析

（一）寒湿腰痛

1. **症状** 腰部重着冷痛，转侧不利，日渐加重，每逢阴雨天或腰部感寒后加重，痛处喜暖，苔白腻而润，脉沉紧或沉迟。

2. **证机概要** 寒湿重浊，黏滞腰府，经气不利，阳气受阻。

（二）湿热腰痛

1. **症状** 腰部胀痛，牵引拘急，痛处伴有热感，每于夏季痛剧，遇冷痛减，口渴不欲饮，尿色黄赤，或午后身热，微汗出，舌红苔黄腻，脉濡数或弦数。

2. **证机概要** 湿热阻滞腰部，阻碍经气运行，暗耗津液。

（三）瘀血腰痛

1. **症状** 痛处固定，或痛如锥刺，入夜加重，活动不利，甚则不能转侧，痛处拒按，面色晦暗，唇暗红，舌质紫暗或有瘀斑，脉多弦涩或细数。

2. **证机概要** 瘀血阻于腰部，气血不行，经络不通，动则疼痛。

（四）肾虚腰痛

1. 症状　腰部酸软疼痛,喜按喜揉,膝盖无力,小腿酸软,遇劳则甚,反复发作。偏阳虚者,则少腹拘急,面色㿠白,手足不温,乏力少气,舌淡脉沉细；偏阴虚者,则心烦失眠,口燥咽干,面色潮红,五心烦热,舌红少苔,脉弦细数。

2. 证机概要　阳虚则推动无力,寒邪易侵而痛。阴虚则阴虚内热,灼伤经络而通。

三、治法治则

（一）寒湿腰痛

1. 治则　散寒除湿,温经通络止痛。

2. 治法　檀香纯露 30ml,每日 3 次,口服。沙棘油 5ml,每日 2 次,口服。

姜精油+姜黄精油+西洋蓍草精油+调配圣约翰草油稀释至浓度5%腰背按摩,可以搭配艾灸或是走罐委中穴+腰阳关穴。

檀香滋补心肾,行气温中,开胃止痛。用于寒凝气滞疼痛。印度传统用来催性,强化呼吸及泌尿系统,治疗蜂窝织炎。姜解表散寒,温中止呕,化痰止咳。姜黄是治疗关节和腰痛的印度草药,具有强抗炎抗氧化作用。西洋蓍草味辛、苦,性平。主解毒消肿,止痛。用于风湿疼痛,跌打损伤。

（二）湿热腰痛

1. 治则　清热利湿,通络止痛。

2. 治法　薄荷纯露 30ml,每日 3 次,口服。沙棘油 5ml,每日 2 次,口服。

永久花精油+柠檬香茅精油+蓝胶尤加利精油+西洋蓍草精油+调配圣约翰草油稀释至浓度5%,腰背按摩,可以搭配艾灸或是走罐委中穴+腰阳关穴。

薄荷宣散风热。清头目,透疹。永久花抗炎、养肝利胆、化瘀化痰、止痛、健脾。可帮助伤疤与脓肿的痊愈。柠檬香茅味辛,性温。功能主治祛风除湿,消肿止痛。用于风湿疼痛,跌打瘀血肿痛。蓝胶尤加利原产澳大利亚,具有宣肺发表,理气活血,解毒杀虫之功效,用于跌打损伤。西洋蓍草味辛、苦,性平。主解毒消肿,止痛。用于风湿疼痛,跌打损伤。

（三）瘀血腰痛

1. 治则　活血化瘀,理气止痛。

2. 治法　桃花纯露 30ml,每日 3 次,口服。沙棘油 5ml,每日 2 次,口服。

永久花精油+莪术精油+白珠树精油+西洋蓍草精油+调配圣约翰草油稀释至浓度5%腰背按摩,可以搭配艾灸或是走罐委中穴+膈俞穴。

永久花抗炎、养肝利胆、化瘀化痰、止痛、健脾。可帮助伤疤与脓肿的痊愈。莪术味辛、苦,性温。行气破血,消积止痛。用于血瘀、跌打损伤作痛。白珠树味甘、苦,性凉,无毒。去风,补虚。西洋蓍草味辛、苦,性平。主解毒消肿,止痛。用于风湿疼痛,跌打损伤。

(四)肾虚腰痛

1. 治则 偏阳虚者,补肾阳;偏阴虚者,补肾阴。

2. 治法 欧洲赤松纯露30ml,每日3次,口服。沙棘油5ml,每日2次,口服。

檀香精油+黑云杉精油+当归精油+西洋蓍草精油+姜黄精油+调配圣约翰草油稀释至浓度5%腰背按摩,可以搭配艾灸或是走罐委中穴+肾俞穴+命门穴。

欧洲赤松祛风燥湿,治风湿痿痹,跌打损伤,《纲目》云:"去风痛脚痹。"《外科正宗》云:"并历节风痛,脚弱痿痹。"檀香行气温中,开胃止痛。用于寒凝气滞。黑云杉则抵御寒冷、提高呼吸系统功能,增强抵抗力,止咳祛痰和滋养呼吸道。在欧洲它被用来治疗关节炎,如念珠菌感染、窦、呼吸道感染、坐骨神经痛和腰痛、真菌感染。当归补血活血,用于风湿痹痛,跌扑损伤。西洋蓍草味辛、苦,性平。主解毒消肿,止痛。用于风湿疼痛,跌打损伤。姜黄是众所周知的天然头痛药,治疗关节和腰痛,具有强抗炎抗氧化作用。

第十六节 虚 劳

虚劳又称虚损,是由于禀赋薄弱、后天失养及外感内伤日久等多种原因引起的,以脏腑功能衰退,气血阴阳亏损,久病不愈为主要病机,以五脏虚证为主要临床表现的多种慢性虚弱症候的总称。

一、病因病机

(一)病因

1. 禀赋薄弱 因虚致病多种虚劳证候的形成,都与禀赋薄弱、体质不强密切相关。或因父母禀赋不足,或胎中失养,孕育失当,或生后喂养失当,水谷精气不充,均可导致禀赋薄弱。先天不足、禀赋薄弱之体,易于罹患疾病,且易久病不愈,使脏腑气血阴阳日益亏虚,而成为虚劳。

2. 烦劳过度　过度劳作,有损健康,因劳致虚,日久而成虚劳。在烦劳过度中,以劳神过度及恣情纵欲较为多见。忧郁思虑过度,所欲未遂等劳神过度,易使心失所养,脾失健运,心脾损伤,气血亏虚,久则形成虚劳。而早婚多育,房事不节等,易使肾精亏虚,肾气不足,久则形成虚劳。

3. 饮食不节　暴饮暴食,损伤脾胃,饥饱不匀,嗜食偏食,营养不良,饮酒过度等原因,均会导致脾胃损伤,不能化生水谷精微,气血不足,脏腑经络失于濡养,日久形成虚劳。

4. 大病久病,失于调理　大病之后,邪气过盛,脏气损伤,正气短时难以恢复,日久而成虚劳。久病而成虚劳者,随疾病性质的不同,损耗人体的气血阴阳各有侧重。如热病日久,则耗伤阴血;寒病日久,则伤气损阳;瘀血日久,则新血不生;或病后失于调理,正气难复,均可演变为虚劳。

(二) 病机

主要为气、血、阴、阳的虚损。病损部位主要在五脏,尤以脾肾两脏更为重要。引起虚损的病因,往往首先导致某一脏气、血、阴、阳的亏损,而由于五脏相关,气血同源,阴阳互根,所以在虚劳的病变过程中常互相影响,一脏受病,累及他脏,气虚不能生血,血虚无以生气;气虚者,日久阳也渐衰;血虚者,日久阴也不足;阳损日久,累及于阴;阴虚日久,累及于阳。以致病势日渐发展,而病情趋于复杂。虚劳的辨证论治以气血阴阳为纲,五脏虚证为目。

二、辨证论治

(一) 气虚

1. 肺气虚
(1) 症状　短气自汗,声音低怯,时寒时热,平素易于感冒,面白,舌质淡,脉弱。
(2) 证机概要　肺气不足,升降失常,卫外不固。

2. 心气虚
(1) 症状　心悸,气短,劳则尤甚,神疲体倦,自汗,舌质淡,脉弱。
(2) 证机概要　心气不足,鼓动无力,一身气虚。

3. 脾气虚
(1) 症状　饮食减少,食后胃脘不舒,倦怠乏力,大便溏薄,面色萎黄,舌淡苔薄,脉弱。
(2) 证机概要　脾气不足,运化无力,生气乏源。

4. 肾气虚

（1）症状　神疲乏力，腰膝酸软，小便频数而清，白带清稀，舌质淡，脉弱。

（2）证机概要　肾气不足，一身之阳气不足，兼以畏寒。

（二）血虚

1. 心血虚

（1）症状　心悸怔忡，健忘，失眠，多梦，面色不华，舌质淡，脉细或结代。

（2）证机概要　心血虚，血不养神，少荣头面。

2. 脾血虚

（1）症状　体倦乏力，纳差食少，心悸气短，健忘，失眠，面色萎黄，舌质淡，苔白薄，脉细缓。

（2）证机概要　脾血虚，脾胃运化不足，气血生化乏源。

3. 肝血虚

（1）症状　头晕，目眩，胁痛，肢体麻木，筋脉拘急，或筋惕肉瞤，妇女月经不调，甚则闭经，面色不华，舌质淡，脉弦细或细涩。

（2）证机概要　肝血虚，不能濡养筋脉，女子以肝为先天，月经难以正常。

（三）阴虚

1. 肺阴虚

（1）症状　干咳，咽燥，甚或失音，咯血，潮热，盗汗，面色潮红，舌红少津，脉细数。

（2）证机概要　肺阴虚，虚火上炎，灼伤肺络，煎熬津液。

2. 心阴虚

（1）症状　心悸，失眠，烦躁，潮热，盗汗，或口舌生疮，面色潮红，舌红少津，脉细数。

（2）证机概要　心阴不足，虚火亢奋，夜寐不安，上则扰神，下则迁移至小肠。

3. 脾胃阴虚

（1）症状　口干唇燥，不思饮食，大便燥结，甚则干呕，呃逆，面色潮红，舌干，苔少或无苔，脉细数。

（2）证机概要　脾胃阴虚，水谷精微无力运及全身，胃强脾弱，大便难行。

4. 肝阴虚

（1）症状　头痛，眩晕，耳鸣，目干畏光，视物不明，急躁易怒，或肢体麻木，筋惕肉困，面潮红，舌干红，脉弦细数。

（2）证机概要　肝阴不足，肝阳上亢，扰动神明，筋脉失养。

5. 肾阴虚

（1）症状　腰酸，遗精，两足痿弱，眩晕，耳鸣，甚则耳聋，口干，咽痛，颧红，舌红，少津，脉沉细。

（2）证机概要　肾阴不足，阴虚火旺，扰动经脉循行之处。

（四）阳虚

1. 心阳虚

（1）症状　心悸，自汗，神倦嗜卧，心胸憋闷疼痛，形寒肢冷，面色苍白，舌质淡或紫暗，脉细弱或沉迟。

（2）证机概要　心阳虚，推动温煦无力，乏力怕冷。

2. 脾阳虚

（1）症状　面色萎黄，食少，形寒，神倦乏力，少气懒言，大便溏薄，肠鸣腹痛，每因受寒或饮食不慎而加剧，舌质淡，苔白，脉弱。

（2）证机概要　脾阳不足，运化无力，水谷精微不能濡养全身。

3. 肾阳虚

（1）症状　腰背酸痛，遗精，阳痿，多尿或不禁，面色苍白，畏寒肢冷，下利清谷或五更腹泻，舌质淡胖，有齿痕，苔白，脉沉迟。

（2）证机概要　肾阳不足，全身阳气乏源，冷及周身，脾阳无以后继，渐渐虚损。

三、治法治则

（一）气虚

1. 肺气虚

（1）治则　补益肺气。

（2）治法　欧白芷纯露30ml，每日3次，口服。南瓜子油5ml，每日2次，口服。

欧白芷在16世纪从北非引到了欧洲气候较温暖的一些地区。因为它在一年中首次开花的日子是5月8日——天使长圣麦可之日，这使它常被种在修道院，而且被称作"天使草"。欧白芷精油具有止痛、化痰、补肾等疗效，普遍认为它可以抵抗瘟疫。1665年，医师学院出版了一本小册子，上面载有一则皇家处方，其中便列有"欧白芷水"这味药材，而那一年也正是伦敦大瘟疫蔓延时期。瘟疫多通过呼吸系统蔓延，所以欧白芷是补肺良药。

2. 心气虚

（1）治则　益气养心。

（2）治法　依兰纯露30ml，每日3次，口服。南瓜子油5ml，每日2次，口服。

依兰滋阴补肾,改善阴虚火旺,同时有止痛功效。将花朵以蒸馏方式萃取可得精油,其具有抗菌、抗抑郁、抗痉挛、镇静和辅身的特性。主要作用于人体的情绪平衡、心血管、激素系统。法国将其作为治疗精神疲劳、性冷感、掉发、失眠、心悸、心跳过快、糖尿病、动脉高血压的药物使用。医学上用来做壮阳药、缓解心律失常、绞痛、糖尿病、疲劳、儿童哭闹、大人镇静、高血压的激素平衡、纵欲过度、性欲低、心悸等方面的疾症。

3. 脾气虚

(1) 治则　健脾益气。

(2) 治法　乳香纯露30ml,每日3次,口服。南瓜子油5ml,每日2次,口服。

乳香行气活血,本品味辛、苦,性温,脾主肌肉,故能生肌;苦能燥湿止痒。贵心肝脾经,而痛痒疮疡皆属心火,此药正入二经,辛香能散一切留结。《本草纲目》载:乳香"消痈疽清毒"。故常用本品,治疗疮疡痈疽等。《医学衷中参西录》载乳香有"生肌"之功。

4. 肾气虚

(1) 治则　益气补肾。

(2) 治法　茉莉纯露30ml,每日3次,口服。南瓜子油5ml,每日2次,口服。

茉莉有抗菌,平喘,抗癌,舒筋活血,驱风散寒,振脾健胃,强心益肝,降低血压,补肾壮精功效。《饮片新参》云:"平肝解郁,理气止痛。"《本草再新》云:"能清虚火,去寒积,治疮毒,消疽瘤。"

(二) 血虚

1. 心血虚

(1) 治则　养血宁心。

(2) 治法　香蜂草纯露30ml,每日3次,口服。南瓜子油5ml,每日2次,口服。

香蜂草的气味特别受到蜜蜂的喜爱,因而得名香蜂草(希腊文的melissa=蜜蜂)。Officinalis是新拉丁语,意思是"药用"。香蜂草的芳香气息在古代的希腊、罗马和阿拉伯等国家受到喜爱而广为培植,不久即成为重要的药草和香料。中世纪瑞士著名的医学家帕拉切尔苏斯(Paracelsus)称香蜂草为"生命的万灵丹",他将香蜂草发扬光大,无论消化、妇科、神经、情绪问题都可以用香蜂草治疗,他还说"香蜂草是治疗心脏的不二选择",心悸,血压不稳均可搭配按摩获得改善。蜜蜂是具全方位疗愈力昆虫,香蜂草则是全方位的药草。

2. 脾血虚

(1) 治则　补脾养血。

(2) 治法　茴香纯露30ml,每日3次,口服。南瓜子油5ml,每日2次,口服。

茴香味辛,性温。开胃进食,理气散寒,有助阳道。用于痛经,少腹冷痛,脘腹胀痛,食少吐泻。具有健胃理气的功效。

3. 肝血虚

(1) 治则　补血养肝。

(2) 治法　玫瑰纯露30ml,每日3次,口服。南瓜子油5ml,每日2次,口服。

玫瑰花性微温,具有疏肝理气、活血调经、平衡内分泌等功效,对肝与胃有调理作用,并可以消除疲劳、改善体质。

玫瑰纯露能降肝火、滋阴美容、调理血气、促进血液循环、养颜美容,且有消除疲劳,愈合伤口,保护肝脏胃肠功能,长期饮用有助于促进新陈代谢。

(三) 阴虚

1. 肺阴虚

(1) 治则　养阴润肺。

(2) 治法　白玉兰纯露30ml,每日3次,口服。南瓜子油5ml,每日2次,口服。

白玉兰有祛风散寒、益肺和气、兴奋子宫之功,并能抑制多种致病性真菌,常被用来治疗各类鼻炎和病经不孕。饮用白玉兰纯露可以有润肺止咳化痰的作用,对于缓解烦躁有好处。《纲目拾遗》云:消痰,益肺和气,蜜渍尤良。

2. 心阴虚

(1) 治则　滋阴养心。

(2) 治法　橙花纯露30ml,每日3次,口服。南瓜子油5ml,每日2次,口服。

橙花纯露疏肝,和胃,理气。治胸中痞闷,脘腹胀痛,呕吐、少食。纯露抗沮丧、抗菌、抗痉挛、杀菌、增进细胞活力、除臭、柔软皮肤、镇定。美白、保湿、淡斑。具有催眠、安抚调节情绪以及增强细胞活动力、调节免疫的特性等功效。

3. 脾胃阴虚

(1) 治则　养阴和胃。

(2) 治法　天竺葵纯露30ml,每日3次,口服。南瓜子油5ml,每日2次,口服。

天竺葵祛风除湿,疏肝行气。它被用作整体治疗,来改善身体、心理和情绪的健康。曾被埃及人用来提升皮肤的美丽和光泽。现在被用来改善痤疮、减少炎症、减轻焦虑和平衡激素。也有调理便秘等促进肠道蠕动效果。天竺葵含有镇定功能,有治疗心理疾病的作用。

4. 肝阴虚

(1) 治则　滋养肝阴。

(2) 治法　德国洋甘菊纯露30ml,每日3次,口服。南瓜子油5ml,每日2次,口服。

德国洋甘菊平肝,清热,解毒,祛风湿。是一种历史悠久的草药,具有消炎去火、解痉挛,抗腹胀和舒缓的作用。也有帮助睡眠的功效,缓解患者的发炎和疼痛症状,缓解由神经性皮肤瘙痒引起的失眠。改善黄疸及生殖泌尿管道之异常。它所含的天然有效活性化合物可预防过敏,抵抗细菌、病毒感染并治疗炎症和溃疡,促进人体细胞再生。

5. 肾阴虚

(1) 治则　滋补肾阴。

(2) 治法　丝柏纯露30ml,每日3次,口服。南瓜子油5ml,每日2次,口服。

丝柏刚直不阿,俗称西洋桧,主要产地是法国、德国、意大利(地中海一带),功效止血、收敛、利尿、镇静、收缩血管。丝柏纯露对痛风、关节炎、膀胱炎、水肿、血管炎以及过度纵欲的后果都很有帮助。在月经来潮前一周饮用丝柏纯露,可以预防水分滞留,有非常好的利尿功效;能辅助静脉系统并促进循环。

(四) 阳虚

1. 心阳虚

(1) 治则　益气温阳。

(2) 治法　肉桂纯露30ml,每日3次,口服。南瓜子油5ml,每日2次,口服。

肉桂补火助阳,引火归源,散寒止痛,活血通经。近代研究指出肉桂有助心阳,交心肾功能。有扩张中枢和末梢血管的作用,能增强血液循环。

2. 脾阳虚

(1) 治则　温中健脾。

(2) 治法　马郁兰纯露30ml,每日3次,口服。南瓜子油5ml,每日2次,口服。

马郁兰并补脾气与脾阳,还能改善中气下陷问题。马郁兰是原产自地中海的一种植物,香味温和、甘甜。其具有舒缓肌肉疼痛,改善关节炎、胃胀气、感冒、偏头痛、失眠等症状,促进血液循环。还能排除体内的毒素、帮助消化,增进食欲。具有强身、利尿、镇定痉挛、缓和食欲不振、肝炎、坐骨神经痛、头痛等功效。适用于油性肌肤,治疗粉刺,调理油腻不洁肌肤,淡化老人斑。

3. 肾阳虚

(1) 治则　温补肾阳。

(2) 治法　雪松纯露30ml,每日3次,口服。南瓜子油5ml,每日2次,口服。

雪松又称香柏,具有清热利湿,散瘀止血,祛咳去痰的作用。古埃及人将雪松油添加在化妆品中用来美容,也当作驱虫剂使用。美国的原住民也将雪松当作药疗及净化仪式使用的圣品。雪松对生殖泌尿系统有帮助,减轻慢性风湿病,对支气管炎、咳嗽、流鼻水、多痰等有绝佳疗效,还可调节肾功能。

第十七节 痹　　证

痹证是由于各种邪气闭阻经络,如风、寒、湿、热等,影响气血运行,导致肢体筋骨、关节、肌肉等处发生疼痛、重着、麻木、酸楚,或关节屈伸不利、僵硬、肿大、变形等症状的一种疾病。

本病的临床表现多与西医学的结缔组织病、骨与关节等疾病相关,与常见疾病如风湿性关节炎、类风湿关节炎、反应性关节炎、肌纤维炎、强直性脊柱炎等相似。

一、病因病机

痹证与个人体质因素、气候条件、生活环境及饮食等有密切关系。

（一）病因

1. 外因

（1）感受风寒湿邪　久居潮湿之地、严寒冻伤、贪凉露宿、睡卧当风、暴雨浇淋、水中作业或汗出入水等,外邪注于肌腠经络,滞留于关节筋骨,导致气血痹阻而发为风寒湿痹。由于感受风寒湿邪各有所偏盛,而有行痹、痛痹、着痹之别,故素体阳气偏盛,内有蓄热,复感风寒湿邪,可从阳化热,或风寒湿痹经久不愈,亦可蕴而化热。

（2）感受风湿热邪　久居炎热潮湿之地,外感风湿热邪。风湿热邪内袭,痹阻气血经脉,滞留于关节筋骨,发为风湿热痹。

2. 内因

（1）劳逸不当　劳欲过度,精气亏损,卫外不固或激烈活动后体力下降,防御功能降低,汗出肌疏,外邪乘袭。

（2）久病体虚　老年体虚,肝肾不足,肢体筋脉失养;或病后、产后气血不足,腠理空疏,外邪乘虚而入。

（3）其他　常食甘肥厚腻或酒热发物,导致脾运失健,湿热痰浊内生;或跌仆外伤,损及肢体筋脉,气血经脉痹阻,亦与痹证发生有关。

（二）病机

风、寒、湿、热、痰、瘀等邪气滞留肢体筋脉、关节、肌肉,经脉闭阻,不通则痛,是痹证的基本病机。患者平素体虚，阳气不足，卫外不固，腠理空虚，易为风、寒、湿、热之邪乘虚侵袭，痹阻筋脉、肌肉、骨节，而致营卫行涩，经络不通，发生疼痛、肿胀、酸楚、麻木，或肢体活动不灵。

邪痹经脉，脉道阻滞，迁延不愈，影响气血津液运行输布。痰浊瘀血阻痹经络，可出现皮肤瘀斑，关节周围结节、屈伸不利等症，痰浊瘀血与外邪相合，阻闭经络，导致关节肿胀、僵硬、变形。痹证日久，影响脏腑功能，津液失于输布，水湿停聚局部，可致关节肢体肿胀。痰瘀水湿相互影响，兼夹转化，如湿聚为痰，血滞为瘀，痰可碍血，瘀能化水，痰瘀水湿互结，致病程缠绵，顽固不愈。

二、辨证分型

（一）风寒湿痹

1. 行痹

（1）症状　肢体关节，肌肉疼痛酸楚，屈伸不利，疼痛呈游走性，初起可见恶风、发热表证，舌淡苔薄白，脉浮缓。

（2）证机概要　风邪兼夹寒湿，留滞经脉，闭阻气血。

2. 痛痹

（1）症状　肢体关节疼痛，疼痛较重，遇寒痛甚，得温痛缓，关节屈伸不利，舌苔薄白，脉弦紧。

（2）证机概要　寒邪兼夹风湿，留滞经脉，闭阻气血。

3. 着痹

（1）症状　肢体关节以及肌肉酸楚、疼痛。重着，关节活动不利，肌肤麻木不仁，舌质淡，舌苔白腻，脉濡缓。

（2）证机概要　湿邪兼夹风寒，留滞经脉，闭阻气血。

（二）风湿热痹

（1）症状　游走性关节疼痛，可涉及一个或多个关节，活动不便、局部红肿疼痛，痛不可触，得冷则舒，常伴发热、汗出、口渴、烦躁不安等全身症状。舌质红，舌苔黄腻，脉滑数。

（2）证机概要　风湿热邪塞滞经脉，气血闭阻不通。

（三）痰瘀互结证

（1）症状　痹证日久，肌肉关节刺痛，固定不移，肢体麻木，或关节僵硬变形，屈伸不利，有硬结、瘀斑、眼睑水肿。舌紫暗或有瘀斑，苔白腻，脉弦滑。

(2) 证机概要　痰瘀互结,留滞肌肤,闭阻经脉。

(四) 肝肾亏虚证

(1) 症状　痹证日久不愈,关节屈伸不利,肌肉瘦削,或畏寒肢冷,阳痿,遗精,或骨蒸劳热,心烦口干。舌红苔薄白,脉细数。

(2) 证机概要　肝肾不足,筋脉失于濡养、温煦。

三、治则治法

(一) 风寒湿痹

1. 行痹

(1) 治则　祛风通络,散寒除湿。

(2) 治法　柠檬香茅精油+姜精油+黑胡椒精油+调配圣约翰草油稀释至浓度5%按揉疼痛处,可以搭配艾灸。

姜温暖、镇痛、抗痉挛、治疗关节炎(骨关节和风湿病)、风湿病、肌肉疼痛、扭伤。柠檬香茅味辛,性温。功能主治祛风除湿,消肿止痛。用于风湿疼痛,跌打瘀血肿痛。黑胡椒辛,热。《本草蒙筌》云:"疗产后血气刺疼,治跌扑血滞肿痛。"圣约翰草性平,味涩,无毒,治痨伤腰痛。《贵州民间方药集》云:"外用消无名肿毒。"《四川中药志》云:"治风湿骨痛"。

2. 痛痹

(1) 治则　祛风除湿,散寒通络。

(2) 治法　牛至精油+莪术精油+姜精油+调配圣约翰草油稀释至浓度5%按揉疼痛处,可以搭配艾灸。

牛至味辛,性温。《陕西中草药》:"活血祛瘀,止痛生肌,通窍利膈。治跌打损伤,骨折。"莪术味辛、苦,性温。行气破血,消积止痛。用于血瘀、跌打损伤作痛。姜温暖、镇痛、抗痉挛、治疗关节炎(骨关节和风湿病)、风湿病、肌肉疼痛、扭伤。圣约翰草外用消无名肿毒、风湿骨痛。

3. 着痹

(1) 治则　除湿通络、祛风散寒。

(2) 治法　迷迭香精油+姜黄精油+杜松精油+调配圣约翰草油稀释至浓度5%按揉疼痛处,可以搭配艾灸。

迷迭香促进血液循环,减轻充血、肿胀、除湿止痛。姜黄是众所周知的天然头痛药,还可治疗关节和腰痛,具有强抗炎抗氧化作用。杜松排除毒素,消除水肿,促进血液循环。有祛风、镇痛、除湿、利尿、补益的作用。主治风湿关节痛、痛风等疾病。圣约翰草外用消无名肿毒、风湿骨痛。

（二）风湿热痹

1. 治则 清热通络，祛风除湿。

2. 治法 欧洲赤松精油+中国茉莉精油+迷迭香精油+没药精油+西洋蓍草精油+调配圣约翰草油稀释至浓度5%按揉疼痛处。

欧洲赤松祛风燥湿，治风湿痿痹，跌打损伤。小花茉莉理气，开郁，《饮片新参》："平肝解郁，理气止痛。"迷迭香促进血液循环，减轻充血、肿胀、除湿止痛。没药散血去瘀，消肿定痛。能入血分，散肝经之血热。西洋蓍草味辛、苦，性平。主解毒消肿，止痛。用于风湿疼痛，跌打损伤。没药入肝经。散瘀止痛，用于跌打瘀血肿痛，《本草述》："久服舒筋膜，通血脉。"

（三）痰瘀互结证

1. 治则 化痰行瘀，蠲痹通络。

2. 治法 欧洲赤松精油+中国茉莉精油+苍术精油+降香精油+迷迭香精油+西洋蓍草精油+调配圣约翰草油稀释至浓度5%热敷疼痛处，可以搭配艾灸。

欧洲赤松祛风燥湿，治风湿痿痹，跌打损伤。小花茉莉理气、平肝、解郁，止痛。苍术燥湿健脾，祛风散寒，风湿痹痛。降香行气活血，止痛，止血。西洋蓍草解毒消肿，止痛。用于风湿疼痛，跌打损伤。迷迭香促进血液循环，减轻充血、肿胀，除湿止痛。

（四）肝肾亏虚证

1. 治则 培补肝肾，舒筋止痛。

2. 治法 姜精油+柠檬香茅精油+乳香精油+没药精油+西洋蓍草精油+调配圣约翰草油稀释至浓度5%热敷疼痛处。

姜温暖、镇痛、抗痉挛、治疗关节炎（骨关节和风湿病）、风湿病、肌肉疼痛、扭伤。柠檬香茅味辛，性温。功能主治祛风除湿，消肿止痛。用于风湿疼痛，跌打瘀血肿痛。乳香行气活血入心、肝、脾经。定痛，治气血凝滞，跌打损伤疼痛。《本草汇言》："乳香，活血去风，舒筋止痛之药也。"没药散瘀止痛，用于跌打瘀血肿痛，舒筋膜，通血脉。西洋蓍草消肿止痛，用于风湿疼痛。

第十八节 风疹和瘙痒

风疹是感受风疹时邪(风疹病毒),以轻度发热、咳嗽、全身皮肤出现细沙样玫瑰色斑丘疹、耳后及枕部臖核(淋巴结)肿大为特征的一种急性出疹性传染病。本病属于中医学"风疹""瘾疹""风痧"之类。一年四季均可发生,但冬春季节好发,且可造成流行。1~5岁小儿多见。患病后可获得持久性免疫。风疹疾病多轻,临床很少有并发症。

一、病因病机

(一)病因

风疹的病因以感受风疹时邪为主。

(二)病机

肺属手太阴,主皮毛,开窍于鼻,属卫司表。风疹时邪自口鼻而入,首先犯肺,正邪相争,肺卫失宣,太阴热邪,内窜于营,营主血络,营热则血络受损,外泄于肌肤,发为红疹。其主要病变在肺卫。

二、辨证分型

(一)邪犯肺卫证

1. **症状** 初期发热恶风,喷嚏流涕,轻微咳嗽,皮疹先起于头面、躯干,随即遍及四肢,分布均匀,疹点稀疏细小,疹色淡红,一般2~3日渐见消退,肌肤轻度瘙痒,耳后及枕部臖核肿大触痛,舌红苔薄白,脉浮数。
2. **证机概要** 邪犯肺卫,肺卫失宣。

(二)邪入气营证

1. **症状** 壮热口渴,烦躁哭闹,疹色鲜红,疹点稠密,小便短黄,大便秘结,舌红,苔黄糙,脉洪数。
2. **证机概要** 邪热内犯气营,燔灼肺胃。

三、治则治法

(一) 邪犯肺卫证

1. **治则** 疏风解表清热。
2. **治法** 金银花纯露30ml,每日3次,口服。薄荷纯露喷洒红肿痒痛处。

广藿香精油+薄荷精油+德国洋甘菊精油+罗马洋甘菊精油+乳香精油+没药精油+调配紫草油稀释至浓度15%制作油膏涂抹痒处。搭配牛角刮痧大椎穴+曲池穴+合谷穴。

金银花清热,消暑,解毒。治暑温口渴,热毒疮疖。广藿香精油芳香化浊,开胃止呕,发表解暑有止咳、化痰、平喘功效,治伤寒头疼、寒热、喘咳、心腹冷痛、反胃呕恶。薄荷宣散风热。清头目,透疹。德国洋甘菊平肝,清热,解毒,祛风湿。罗马洋甘菊平肝安神,改善痉挛,可以缓解经期性痉挛和经前期综合征引起的身体疼痛,如头痛和背痛。乳香、没药,二药并用,为宣通脏腑、疏通经络之要药。

(二) 邪入气营证

1. **治则** 清气、凉营、解毒。
2. **治法** 蓝莲花纯露30ml,每日3次,口服。薄荷纯露喷洒红肿痒痛处。

当归精油+蛇床子精油+薄荷精油+德国洋甘菊精油+罗马洋甘菊精油+乳香精油+没药精油+调配紫草油稀释至浓度5%制作油膏涂抹痒处。搭配牛角刮痧大椎穴+肩髃穴+膈俞穴。

蓝莲花具有散瘀止血,祛湿消风的功效。薄荷宣散风热。清头目,透疹。当归补血活血,《本经》云:"诸恶疮疡金疮。"《纲目》云:"润肠胃筋骨皮肤。治痈疽,排脓止痛,和血补血。"蛇床子温肾壮阳,燥湿,祛风。《本经》云:"又主恶疮,则外治之药也。外疡湿热痛痒,浸淫诸疮……收效甚捷。"薄荷宣散风热。清头目,透疹。德国洋甘菊平肝,清热,解毒,祛风湿。罗马洋甘菊平肝安神,改善痉挛,可以缓解经期性痉挛和经前期综合征引起的身体疼痛,如头痛和背痛。乳香、没药二药并用,为宣通脏腑、疏通经络之要药。

第十九节 伤 暑

伤暑指因暑热或暑湿侵袭人体而引起。以骤起发热、汗出、口渴、疲乏等为主要表现。

相当于西医学所说的先兆中暑和轻症中暑,预后一般良好。

一、病因病机

(一) 病因

烈日下劳作或因在高温、通风不良、湿度较高的环境下长时间劳作所引发,称为"阳暑"。过于避热贪凉引起的称为"阴暑"。

(二) 病机

暑邪侵犯肺卫,肺卫失和,热伤津气或暑湿遏表,表卫不和,肺气不清。

二、辨证分型

(一) 阳暑

1. **症状**　多汗身热,心烦口渴、气粗、四肢疲乏、小便赤涩。
2. **证机概要**　暑热侵袭肺卫,肺卫失和,热伤津气。

(二) 阴暑

1. **症状**　身热,微恶风,汗少,肢体疼痛,头昏重,心烦口渴,渴不多饮,胸闷脘痞,小便短赤,苔白腻,脉濡数。
2. **证机概要**　暑湿遏表,表卫不和。

三、治则治法

(一) 阳暑

1. **治则**　清热生津。
2. **治法**　茉莉纯露30ml,每日3次,口服。纯露搭配牛角刮痧背部,特别加强大椎穴+外关穴+鱼际穴。

茉莉舒肝解郁,理气止痛;辟秽开郁。主湿法中阻、胸膈不舒、泻痢腹痛、头晕头痛、目赤、疮毒。《本草再新》云:"能清虚火,去寒积,治疮毒,消疽瘤。"

(二) 阴暑

1. **治则**　清暑化湿。

2. 治法 广藿香纯露 30ml,每日 3 次,口服。纯露搭配牛角刮痧背部。特别加强足三里穴+三阴交穴。

广藿香芳香化浊,开胃止呕,发表解暑。用于湿浊中阻,脘痞呕吐,暑湿倦怠,胸闷不舒,寒湿闭暑,腹痛吐泻,鼻渊头痛。《药性切用》:辛温芳香,入手足阳明、太阴二经。力能醒脾,祛暑快胃,辟秽,为吐泻腹痛专药主和胃化气,而少温散之力。气味清能达邪,暑症寒热最宜。

第二十节 吐 酸 病

吐酸是指胃中酸水上泛,又称泛酸。若随即咽下称为吞酸,若随即吐出者称为吐酸,可单独出现,但常与胃痛兼见。

一、病因病机

(一) 病因

本证多由寒热等外邪侵袭胃脘,素体脾胃虚弱,情志郁而化火等所致,以热证多见。其中属热者,多由肝郁化热犯胃所致;因寒者,多因脾胃虚弱,肝气以强凌弱犯胃而成。

(二) 病机

肝气犯胃、胃失和降为基本病机。

二、辨证分型

(一) 肝胃不和证

1. **症状** 吞酸时作,胃脘闷胀,两胁胀满,心烦易怒,口干口苦,口渴,舌红,苔黄,脉数。
2. **证机概要** 热邪犯胃,胃失和降,气逆于上。

(二) 脾阳不足证

1. **症状** 吐酸时作,嗳气酸腐,胸脘胀闷,喜唾涎沫,饮食喜热,四肢不温,大便清泻,舌淡苔白,脉沉迟。

2. 证机概要 寒邪犯胃,胃阳受损,气机失和。

三、治则治法

(一)肝胃不和证

1. 治则 清泄肝火,和胃降逆。

2. 治法 玫瑰精油+香附精油+葡萄柚精油+调配橄榄油稀释至浓度1%后取1滴口服,同时推拿腹部消除胀满。

玫瑰花味甘、微苦,性温,最明显的功效就是理气解郁、活血散瘀和调经止痛。此外,玫瑰的药性非常温和,能够温养人的心肝血脉,舒发体内郁气,起到镇静、安抚、抗抑郁的功效。香附行气解郁,调经止痛。用于肝郁气滞,胸、胁、脘腹胀痛,消化不良,胸脘痞闷,寒疝腹痛,乳房胀痛,月经不调,经闭痛经。葡萄柚味甘、酸,性凉,具有增进食欲,利尿,美白,强化肝功能,减肥,增强记忆力等功效;用于偏头痛,耳聋,胆结石,抗蜂窝织炎,月经不调等症。

(二)脾阳不足证

1. 治则 温中散寒,和胃制酸。

2. 治法 马郁兰精油+香附精油+小茴香精油,取1滴与复合维生素片含服,并用植物油稀释至8%推拿腹部至腹部消除胀满。

马郁兰精油补脾气与脾阳,还能改善中气下陷。香附行气解郁,调经止痛。用于肝郁气滞,胸、胁、脘腹胀痛,消化不良,胸脘痞闷,寒疝腹痛,乳房胀痛,月经不调,经闭痛经。小茴香有散寒止痛、理气调中之功效。用于脘腹冷痛,消化不良,寒疝坠痛,月经不调。

第二十一节 痛 风

痛风系由湿浊瘀阻,留滞关节经络,气血不畅所致。以趾、指等关节红肿疼痛,或伴发热等为主要临床表现。

一、病因病机

（一）病因

外邪侵袭,损伤筋骨关节;饮食失宜,湿热、痰瘀内生;先天禀赋不足,肺脾肾亏虚。

（二）病机

湿浊瘀阻,留滞关节经络,气血不畅。又以肺脾气虚、脾肾阳虚、肝肾亏虚为本,湿热蕴结、痰瘀互结、伤食为标。

二、辨证分型

（一）湿热蕴结证

1. **症状**　下肢小关节红肿热痛拒按,触之局部灼热,得凉则舒。伴发热口渴,心烦不安,溲黄。舌红,苔黄腻,脉滑数。
2. **证机概要**　湿热蕴结,附着筋脉,攻注骨节。

（二）瘀热互结证

1. **症状**　关节红肿刺痛,局部肿胀变形,屈伸不利,肌肤紫暗,按之稍硬,肌肤干燥,皮色暗黧。舌质紫暗或有瘀斑,苔薄黄,脉细涩。
2. **证机概要**　瘀热互结,积筋跗骨。

（三）痰浊阻滞证

1. **症状**　关节肿胀,甚则关节周围漫肿,局部酸麻疼痛,伴有目眩,面浮足肿,胸脘痞闷。舌胖质黯,苔白腻,脉弦滑。
2. **证机概要**　痰浊阻滞,留滞肌肤,痹阻经脉。

（四）肝肾不足证

1. **症状**　病久屡发,关节痛如被杖,局部关节变形,昼轻夜重,肌肤麻木不仁,步履艰难,筋脉拘急,屈伸不利,头晕耳鸣,颧红口干,舌红少苔,脉弦细。
2. **证机概要**　肝肾不足,筋脉失养。

三、治则治法

（一）湿热蕴结证

1. **治则**　清热化湿，活络止痛。
2. **治法**　西洋蓍草精油+白珠树精油+肉豆蔻精油+德国洋甘菊精油+杜松精油+调配山金车浸泡油稀释至浓度5%，按揉疼痛处，再使用固定护具。

西洋蓍草味辛、苦，性平，主解毒消肿，止痛。用于风湿疼痛，跌打损伤。白珠树甘、苦，凉，无毒，去风。补虚。治风湿痹痛，痔疮。《本草求真》："补肝强筋，补肾健骨。"肉豆蔻温中、行气。治疗风湿痛、关节炎以及跌打损伤。德国洋甘菊平肝，清热，解毒，祛风湿。杜松排除毒素，消除水肿，促进血液循环。有祛风、镇痛、除湿、利尿、补益的作用。主治风湿关节痛、痛风等疾病。

（二）瘀热互结证

1. **治则**　清热活血，化瘀止痛。
2. **治法**　快乐鼠尾草精油+永久花精油+莪术精油+白珠树精油+西洋蓍草精油+杜松精油+调配圣约翰草油稀释至浓度15%热敷疼痛处，可以搭配艾灸。

快乐鼠尾草有清热解毒、活血、镇痛的功效。永久花抗炎、养肝利胆、化瘀化痰、止痛、健脾。可帮助伤疤与脓肿的痊愈。莪术辛、苦，温。行气破血，消积止痛。用于血瘀、跌打损伤作痛。白珠树甘、苦，凉，无毒。去风，补虚。西洋蓍草辛、苦，平。主解毒消肿，止痛。杜松排除毒素，消除水肿，促进血液循环。有祛风、镇痛、除湿、利尿、补益的作用。主治风湿关节痛、痛风等疾病。

（三）痰浊阻滞证

1. **治则**　化痰行痹，蠲痹通络。
2. **治法**　欧洲赤松精油+中国茉莉精油+迷迭香精油+丝柏精油+西洋蓍草精油+没药精油+调配圣约翰草油稀释至浓度15%，按揉疼痛处。

欧洲赤松祛风燥湿，治风湿痿痹，跌打损伤。小花茉莉理气、平肝、解郁，止痛。迷迭香促进血液循环，减轻充血、肿胀、除湿止痛。丝柏收敛消炎、利尿、净化，能促进肝脏与肾脏功能，用于痛风、关节炎疼痛、膀胱炎、水肿、血管炎。西洋蓍草解毒消肿，止痛。用于风湿疼痛，跌打损伤。没药散瘀止痛，用于跌打瘀血肿痛，舒筋膜，通血脉。

(四)肝肾不足证

1. 治则 培补肝肾,舒筋止痛。

2. 治法 檀香精油+柠檬香茅精油+乳香精油+没药精油+西洋蓍草精油+杜鹃精油+调配圣约翰草油稀释至浓度15%,热敷疼痛处。

檀香行气温中,开胃止痛。用于寒凝气滞。柠檬香茅辛,温。主治祛风除湿,消肿止痛。用于风湿疼痛,跌打瘀血肿痛。乳香活血去风,舒筋止痛之药也。没药散瘀止痛,用于跌打瘀血肿痛,舒筋膜,通血脉。杜鹃利尿、驳骨、祛风湿,和血调经、止咳、解疮毒。治瘀血肿痛、痛风,安神去躁。西洋蓍草消肿止痛,用于风湿疼痛。

第二章
中医芳香疗法儿科

第一节 乳蛾病

乳蛾病是指以咽痛或异物感不适，喉核红肿，表面可有黄白色脓点为主要特征的咽部疾病，以儿童及青年为多见。相当于西医学的扁桃体炎。

一、病因病机

（一）病因

本病的发生，多因风热侵袭，脾胃积热，肺肾阴亏，虚火上炎所致。

1. **外感风热** 风热邪毒，从口鼻而入，热毒搏结于喉。
2. **脾胃积热** 小儿因乳食过热，积聚胃脘，或先天禀受母体胃热，均可造成胃火内炽。
3. **肺肾阴虚** 小儿为稚阴稚阳之体，热病久病伤阴，或素体阴虚者，均可出现肺肾阴虚，甚则虚火上炎。

（二）病机

病机属性分阴阳。风热侵袭，胃火炽盛，致火热内盛属阳证，是为阳蛾。急乳蛾缠绵日久，邪热伤阴；或治疗中寒凉攻伐太过，损伤元阳；或温热病后，阴液亏损，余邪未清，虚火上炎，与余邪互结喉核，发为慢乳蛾，是谓阴蛾。

二、辨证分型

（一）风热犯表证

1. **症状**　急乳蛾初起，咽痛，轻度吞咽困难，伴发热、恶寒、咳嗽、咯痰等症，咽黏膜充血，扁桃体红肿，未成脓，舌红苔薄白，脉浮数。
2. **证机概要**　风热邪毒搏结咽喉，蒸灼喉核，气血壅滞，脉络不畅。

（二）火热炽盛证

1. **症状**　咽痛较甚，吞咽困难，身热，口渴，大便秘结，咽部及扁桃体充血红肿，上有脓点或脓肿，舌红苔黄，脉滑数。
2. **证机概要**　肺胃热盛，火毒上攻咽喉。

（三）阴虚火旺证

1. **症状**　咽部干燥、灼热，干咳少痰，手足心热，或午后低热，颧赤，扁桃体肿大，或有少许脓液附于表面，舌红苔薄黄，脉细数。
2. **证机概要**　肺肾阴虚，津不上承，咽喉失于濡养，虚火上扰，余邪滞留。

三、治则治法

（一）风热犯表证

1. **治则**　疏风清热，消肿利咽。
2. **治法**　茶树精油1滴加入10ml蜂蜜中，调配均匀后喝下。

茶树精油有两个主要特性：一是可以抵挡细菌、真菌和病毒等三类微生物感染；二是强效免疫系统刺激剂，可以提高身体的抵抗能力。茶树具有补肺解表作用，可温和抗菌，提高免疫，同时芳香化湿宣肺。2岁以内小孩搭配小儿推拿手法效果奇佳。茶树精油因其卓越的消炎杀菌功效而备受瞩目，曾被用作消炎剂。

（二）火热炽盛证

1. **治则**　清热解毒，利咽消肿。
2. **治法**　柠檬精油+薄荷精油各1滴加入10ml蜂蜜中（或是芦荟汁中），调配均匀后喝下。

柠檬理气止痛，生津止渴；下气和胃。它能够增强免疫系统，净化身体，改进消化系统功用。薄荷宣散风热。清头目，透疹。

（三）阴虚火旺证

1. **治则**　滋阴降火，清利咽喉。
2. **治法**　白玉兰精油+依兰精油+红橘精油各1滴加入10ml蜂蜜中（或是芦荟汁中），调配均匀后喝下。

白玉兰有祛风散寒、益肺和气、兴奋子宫之功并能抑制多种致病性真菌，常被用来治疗各类鼻炎。依兰滋阴补肾，改善阴虚火旺，同时有止痛功效。将花朵以蒸馏方式萃取可得精油，其具有抗菌、抗抑郁、抗痉挛、镇静特性。主要用于调节人体情绪平衡、心血管系统等。红橘理气健脾，燥湿化痰。

第二节　呕　　吐

呕吐是因胃失和降，气逆于上，以致乳食由胃中上逆经口而出的一种常见病证。古人谓有声有物谓之呕，有物无声谓之吐，有声无物谓之哕。由于呕与吐常同时发生，故多合称呕吐。本证发生无年龄和季节的限制，婴幼儿及夏季易于发生。

呕吐可见于西医学的多种疾病，如消化道功能紊乱、胃炎、溃疡病、胆囊炎、胰腺炎、胆道蛔虫、急性阑尾炎、肠梗阻等消化系统疾病。

一、病因病机

（一）病因

凡内伤乳食，猝然惊恐以及其他脏腑疾病影响到胃的功能，导致胃气上逆，均可引起呕吐。

1. **乳食积滞**　小儿胃脘小而且薄弱，若喂养不当，乳食过多，或进食过急，较大儿童恣食生冷、厚味、油腻等不易消化食物，蓄积胃中，则中焦壅塞，以致胃不受纳，脾失健运，气机升降失调，胃气上逆而呕吐。
2. **胃中积热**　乳母过食炙煿辛辣之物，乳汁蕴热，儿食母乳，以致热积于胃，或较大儿童过食辛热之品，感受夏秋湿热，热积胃中，胃气上逆而呕吐。
3. **脾胃虚寒**　先天禀赋不足，脾胃素虚，中阳不足；或喂养不当，小儿恣食瓜果生冷，冷积中脘;或患病后寒凉克伐太过,损伤脾胃,皆可致脾胃虚寒,胃气失于和降而呕吐。

4. 肝气犯胃 情志失和,肝气不舒,横逆于胃,随气上逆而呕吐。亦可因肝胆热盛,火热犯胃,致突然呕吐。

(二)病机

本病病机关键为胃气上逆。胃主受纳、腐熟水谷,胃气以通降为顺。小儿脾胃薄弱,若胃为外邪所伤,或肝气横逆犯胃,易使胃失和降,气逆于上,产生呕吐。

二、辨证分型

(一)乳食内停证

1. **症状** 呕吐物多为酸臭乳块或不消化食物,不思乳食,口气臭秽,脘腹胀满,吐后觉舒,大便秘结或泻下酸臭,舌红苔厚腻,脉滑数有力,指纹紫滞。
2. **证机概要** 乳食积滞,滞而不行,胃气上逆。

(二)胃热气逆证

1. **症状** 食入即吐,呕吐频繁,呕哕声洪,吐物酸臭,口渴多饮,面赤唇红,烦躁少寐,舌红苔黄,脉滑数,指纹紫滞。
2. **证机概要** 火热内积,胃火上冲。

(三)脾胃虚弱证

1. **症状** 食后良久方吐,或朝食暮吐,暮食朝吐,吐物多为清稀痰水或不消化乳食残渣,伴面色苍白,精神疲倦,四肢欠温,食少不化,腹痛便溏,舌淡苔白,脉迟缓无力,指纹淡。
2. **证机概要** 禀赋不足,脾胃素虚,寒凝中脘,胃气通降无力而呕吐。

(四)肝气犯胃证

1. **症状** 呕吐酸苦,或嗳气频频,每因情志刺激加重,胸胁胀痛,精神郁闷,易怒易哭,舌质红,苔薄腻,脉弦,指纹紫。
2. **证机概要** 肝气不舒,横逆犯胃,胃气上逆。

三、治则治法

（一）乳食内停证

1. 治则　消乳消食，和胃降逆。

2. 治法　莳萝精油+甜杏仁油+调配稀释至浓度1%~15%按摩腹部，重点按摩中脘穴+天枢穴。

婴幼儿稀释浓度标准：1岁以内1%，1~3岁3%，3~5岁5%，5~8岁10%，8岁以上最高可以达到15%。

莳萝古称"洋茴香"，原为生长于印度的植物，外表看起来像茴香，开着黄色小花，结出小型果实，自地中海沿岸传至欧洲各国，味道辛香甘甜，有促进消化之效用，并且温和不刺激，是出生宝宝立刻就可以使用的精油。莳萝精油有驱风、健胃、散瘀、催乳作用。

（二）胃热气逆证

1. 治则　清热泻火，和胃降逆。

2. 治法　薄荷精油+甜杏仁油+调配稀释至浓度1%~15%按摩腹部，重点按摩合谷穴+中脘穴。

婴幼儿稀释浓度标准：1岁以内1%，1~3岁3%，3~5岁5%，5~8岁10%，8岁以上最高可以达到15%。

薄荷是大家不陌生的，由于薄荷具有医用和食用双重功能，再加上薄荷特有的清凉芳香，因而有很好的清咽提神效果。孕妇食用有清新怡神，疏风散热，增进食欲，帮助消化、缓解恶心呕吐等作用，可以很好地降逆止呕。平时可以将薄荷泡水喝，或随身携带薄荷糖，反胃恶心时含在口中，效果极佳，如果我们感觉自己有呕吐的迹象，那么就可以试试服用薄荷。薄荷解毒败火，北非的娜娜薄荷在当地是柏柏茶（Berbertee）的成分之一，薄荷叶片脱水后加入绿茶中冲泡饮用，对于胃热所导致的恶心呕吐有很好的舒缓效果。

（三）脾胃虚弱证

1. 治则　温中散寒，和胃降逆。

2. 治法　苦橙精油+甜杏仁油+调配稀释至浓度1%~15%；按摩腹部，重点按摩中脘穴+内关穴。

婴幼儿稀释浓度标准：1岁以内1%，1~3岁3%，3~5岁5%，5~8岁10%，8岁以上最高可以达到15%。

苦橙精油燥湿而能健脾开胃，适用于脾胃虚弱、饮食减少、消化不良、恶心呕吐、大便泄泻等症。苦橙药草茶对胃肠道有温和的刺激作用,可促进消化液的分泌,排除肠管内积气,显示了芳香健胃和驱风下气的效用。

(四)肝气犯胃证

1. **治则** 疏肝理气,和胃降逆。
2. **治法** 玫瑰精油+姜精油+调配甜杏仁油稀释至浓度1%~15%按摩腹部,重点按摩阳陵泉穴+太冲穴+内关穴。或于手心涂抹开,再将双手放置鼻尖嗅闻。

婴幼儿稀释浓度标准:1岁以内1%,1~3岁3%,3~5岁5%,5~8岁10%,8岁以上最高可以达到15%。该配方带有浓烈的辛香味,可以刺激嗅觉,瞬间提神,缓解头晕症状。

玫瑰疏肝行气,中医古籍《药性论》中描述生姜可"止呕吐不下食",虽然姜精油很好用,不过成年人想要达到止呕的目的,须搭配精油项链随身配戴为佳。

第三节 疳病积滞

积滞是指小儿内伤乳食,停聚中焦,积而不化,气滞不行而形成的一种胃肠疾患。以不思乳食,食而不化,脘腹胀满,嗳气酸腐,大便清薄或秘结酸臭为特征。本病一般预后良好,少数患儿可因积滞日久,迁延失治,进一步损伤脾胃,导致气血化源不足,营养及生长发育障碍,而转化为疳证,故前人有"积为疳之母,有积不治,乃成疳证"之说。

疳证是由喂养不当或多种疾病影响,导致脾胃受损,气液耗伤而形成的一种慢性疾病。临床以形体消瘦,面色无华,毛发干枯,精神委靡或烦躁,饮食异常为特征。

"疳"之含义,有两种解释:其一是"疳者甘也",是指小儿恣食肥甘厚腻,损伤脾胃,形成疳证;其二是"疳者干也",是指气液干涸,形体羸瘦。前者言其病因,后者述其病机及主证。

一、病因病机

(一)病因

引起疳病积滞的主要原因为乳食不节,喂养不当,伤及脾胃,致脾胃运化功能失调;或脾胃虚弱,腐熟运化不及,乳食停滞不化以及营养失调、疾病影响等,以及先天禀赋不足为常见。

1. 乳食积滞　小儿脾常不足,乳食不知自节。若调护失宜,喂养不当,则易为乳食所伤,进而脾胃受损,受纳运化失职,升降失调,宿食停聚,积而不化,则成疳病积滞。正伤于乳者,为乳积;伤于食者,则为食积。

2. 脾虚夹积　若禀赋不足,脾胃素虚;或病后失调,脾气亏虚;或过用寒凉攻伐之品,致脾胃虚寒,腐熟运化不及,乳食稍有增加,即停滞不化,而成积滞。若积久不消,迁延失治,则可进一步损伤脾胃,导致气血生化乏源,营养及生长发育障碍,形体日渐消瘦而转为疳证。

3. 疾病影响　多因小儿久病吐泻,或反复外感,罹患时行热病、肺痨诸虫,失于调治或误用攻伐,致脾胃受损,津液耗伤,气血亏损,肌肉消灼,形体羸瘦,而成疳证。

(二) 病机

病变部位主要在脾胃,可涉及五脏。系乳食不节,损伤脾胃,脾胃失健,乳食积滞,后进一步发展,脾胃虚弱进一步加重,脾胃生化乏源,则气血不足,津液亏耗,肌肤、筋骨、经脉、脏腑失于濡养,日久则形成疳证。

二、辨证分型

(一) 乳食积滞证

1. 症状　不思乳食,嗳腐酸馊或呕吐食物、乳块,脘腹胀满疼痛,大便酸臭,烦躁啼哭,夜眠不安,手足心热,舌红苔白厚,脉弦滑,指纹紫滞。

2. 证机概要　食滞内停,运化失司。

(二) 脾虚夹积证

1. 症状　面色萎黄,形体消瘦,神疲肢倦,不思乳食,腹满喜按,大便稀溏酸腥,夹有乳片或不消化食物残渣,舌淡苔白腻,脉细,指纹淡滞。

2. 证机概要　素体脾虚,运化失常,食滞胃脘。

(三) 疳气

1. 症状　形体略瘦,面色少华,毛发稀疏,不思饮食,大便干稀不调,舌质略淡,苔薄白,脉细有力。

2. 证机概要　脾胃失和,纳化失健。

（四）疳积

1. **症状** 形体明显消瘦,面色萎黄,肚腹膨胀,毛发稀疏结穗,性情烦躁,夜卧不宁,吮指磨牙,食欲不振,或善食易饥,或嗜食异物,舌淡苔腻,脉沉细。
2. **证机概要** 脾胃虚损,积滞内停。

（五）干疳

1. **症状** 形体极度消瘦,皮肤干瘪起皱,大肉已脱,皮包骨头,貌似老人,毛发干枯,面色㿠白,精神委靡,腹凹如舟,大便稀溏或便秘,舌淡嫩苔少,脉细弱。
2. **证机概要** 脾胃虚衰,津液消亡,气血两败所致。

三、治则治法

（一）乳食积滞证

1. **治则** 消乳化食,和中导滞。
2. **治法** 莳萝精油1滴精油+蜂蜜调配10ml加入温水饮用。

莳萝精油+胡萝卜籽精油+红橘精油+调配甜杏仁油稀释至浓度1%~15%按摩腹部。将复方精油先倒在手心温热一下之后,以顺时针的方向涂抹肚脐周围大概10分钟后,肚子就会慢慢感到舒服。重点按摩足三里+天枢穴。幼儿建议搭配捏脊。

婴幼儿稀释浓度标准:1岁以内1%,1~3岁3%,3~5岁5%,5~8岁10%,8岁以上最高可以达到15%。

莳萝有驱风、健胃、散瘀、催乳作用。胡萝卜籽具有消食、理气化痰的作用,还能治疗胃气、胃胀及消化不良,健脾养胃。红橘理气健脾,燥湿化痰。

（二）脾虚夹积证

1. **治则** 行气健脾,消食化滞。
2. **治法** 广藿香精油+柠檬精油+绿橘精油+调配甜杏仁油1%~15%按摩腹部,特别加强胃俞+脾俞按摩。

婴幼儿稀释浓度标准:1岁以内1%,1~3岁3%,3~5岁5%,5~8岁10%,8岁以上最高可以达到15%。

广藿香芳香化浊,开胃止呕,发表解暑。用于湿浊中阻,脘痞呕吐,暑湿倦怠,胸闷不舒,寒湿闭暑,腹痛吐泻,鼻渊头痛。柠檬理气健脾止痛,生津止渴;下气和胃。它能够增强免疫系统,净化身体,改进消化系统功用。绿橘破气消积,其气味较红橘稳定,消积能力好些,此配方还可以用于抚慰神经系统,所以也就可以缓解压力和紧张状态,也能够促进消化系统的功能。

(三) 疳气

1. 治则 行气健脾助运。

2. 治法 德国洋甘菊精油+柠檬精油+绿橘精油+调配杏仁油1%~15%按摩腹部,特别加强胃俞+脾俞穴。

婴幼儿稀释浓度标准:1岁以内1%,1~3岁3%,3~5岁5%,5~8岁10%,8岁以上最高可以达到15%。

德国洋甘菊平肝消炎,可缓解过敏性皮肤炎及痛经,并可调整消化器官功能,用来处理大便干稀不调问题尤其见效。柠檬精油行气健脾助消化。绿橘精油破气消积。此配方还可以用于抚慰神经系统,所以既可缓解压力和紧张状态,又能促进消化系统的功能。

(四) 疳积

1. 治则 消积理脾。

2. 治法 欧白芷精油+柠檬精油+绿橘精油+调配杏仁油1%~15%按摩腹部,特别加强胃俞+脾俞+足三里穴。

婴幼儿稀释浓度标准:1岁以内1%,1~3岁3%,3~5岁5%,5~8岁10%,8岁以上最高可以达到15%。

柠檬、绿橘等柑橘类精油行气与健脾功效良好,可令食欲大开。

欧白芷有着强大的滋补功能,能强化身体组织结构,辅助治疗消化性溃疡、肠胃炎,同时也是补气好物。

(五) 干疳

1. 治则 补益气血。

2. 治法 中医急救处理,恢复期间可以使用欧白芷精油+当归精油+姜精油+调配甜杏仁油稀释至浓度20%按摩脚底。

欧白芷补气,兼具有止痛、化痰、补肾等疗效,普遍认为它可以抵抗瘟疫,是神经系统的增强剂。

当归补血活血、调经止痛、缓解偏头痛。《日华子本草》:"治一切风,一切血,补一切劳,破恶血,养新血及主癥癖。"

姜有温阳、镇痛、抗痉挛的作用。

第四节 淹尻疮

淹尻疮又称尿布疹,是指在新生儿肛门附近、臀部、会阴等处皮肤发红,有散在的斑丘疹或疱疹。为婴儿肛门周围及臀部等尿布遮盖部位易发生的接触性皮炎。

一、病因病机

(一)病因

胎火湿热或后天饮食不节、脾胃运化失职,致湿热内蕴,外感风、湿、热邪,内外两邪相搏,充于腠理,发于肌肤;或外受辛热之毒、接触特殊物质而致。

(二)病机

饮食失节,伤及脾胃,脾失健运,致使湿热内蕴,又外感风湿毒邪,内外相合,充于腠理,浸淫肌肤,发为本病。或因素体虚弱,脾为湿困,湿热蕴久,耗伤阴血,化燥生风,肌肤失养所致。

二、辨证分型

(一)湿热浸淫证

1. **症状** 皮肤轻度潮红,肿胀,出现红斑、丘疹、水疱,糜烂,渗出,身热汗出,大便黏腻,小便黄赤,舌质红,苔黄腻,脉滑数。
2. **证机概要** 湿热内蕴,浸渍肌肤。

三、治则治法

(一)湿热浸淫证

1. **治则** 健脾利湿,清热解毒。
2. **治法** 金盏花浸泡油直接涂抹患处。金盏花浸泡油清热解毒,有镇静的作用带,一些木质味以及麝香味;以金盏花调成的乳霜有美丽的金黄色。金盏花对皮肤有很好的滋润、抗炎、细胞再生作用,湿疹早晚擦两次基本就消了,身上红疹擦一次半天就消了,尿布疹严重的时候就擦在屁股上,一晚上就好了。

如果是针对小孩子的尿布疹等,可用金盏花精油加金盏花浸泡油+甜杏仁油调配稀释至浓度1%,效果也是非常棒的。如果觉得味道不够好闻,加一滴甜橙精油或者红橘精油,就非常适合小朋友天真无邪的心性。

第五节 痘 疮

皮肤起疮,形似豆粒,伴有外感证候,此为痘疮,有天花与水痘2种。天花痘形特点是:圆形、根红而深,顶白凹陷如脐,往往大小齐等,一齐出现,灌浆色浊,浆泻如脓,愈时结痂,痂脱留痕,形成麻脸。水痘痘形特点是:椭圆形,肤浅易破,一般顶部无脐,只偶有脐凹,大小不等,陆续出现,浆薄如水,晶莹透亮,不结厚痂,不留痘痕。目前通过注射牛痘疫苗后天花已经被很好控制,所以痘疮部分以水痘为重点介绍。

一、病因病机

(一)病因

感受水痘时邪所致。

1. 邪伤肺卫 水痘时邪从口鼻而入,蕴郁于肺。外邪袭肺,肺卫为邪所伤,宣发失司。

2. 毒炽气营 若小儿素体虚弱,加之感邪较重,调护不当,邪盛正衰,邪毒炽盛,则内传气营。

(二)病机

水痘的主要病位在肺脾两经,病机关键为水痘时邪蕴郁肺脾,湿热蕴蒸,透于肌表。外感水痘时邪由口鼻而入,侵犯肺脾,致肺卫失宣,脾失健运,水痘时邪与内湿相搏,透于肌表,出现发热、流涕、疱疹等邪蕴肺脾的证候,发为水痘。

二、辨证分型

(一)邪犯肺卫证

1. 症状 发热轻微,或无热,鼻塞流涕,喷嚏,咳嗽,起病后1~2天出皮疹,疹色红润,疱浆清亮,根盘红晕,皮疹瘙痒,分布稀疏,此起彼伏,以躯干为多,舌苔薄白,脉浮数。

2. **证机概要** 水痘时邪侵犯肺脾,肺气失宣,脾失健运。

(二) 邪炽气营证

1. **症状** 皮疹分布较密,疹色紫暗,疱浆浑浊,甚至可见出血性皮疹、紫癜,壮热不退,烦躁不安,口渴欲饮,面红目赤,大便干结,小便短黄,舌红苔黄而干,脉数。

2. **证机概要** 邪毒炽盛,犯于气营,相互搏结。

三、治则治法

(一) 邪犯肺卫证

1. **治则** 疏风清热,利湿解毒。
2. **治法** 积雪草浸泡油直接涂抹患处,积雪草是一种喜欢长在阴暗河边的药草,具有清热利湿、消肿解毒特性。

(二) 邪炽气营证

1. **治则** 清气凉营,解毒化湿。
2. **治法** 紫草浸泡油直接涂抹患处,紫草凉血、活血、解毒透疹,是临床治疗烧烫伤的常备外用药,对麻疹和斑疹有一定的治疗效果。为了方便使用,一般将紫草浸泡在芝麻油中,制作成紫草浸泡油,具有美丽的红色,也很容易沾染到衣服上,使用的时候尽量避免穿纯白棉衣。

第六节 奶 癣

奶癣又名胎疮,是指哺乳期婴儿因风湿热邪浸淫皮肤,以颜面部为主出现湿性或干性皮疹的疾病,相当于西医的婴儿湿疹。皮损好发于颜面,渐侵至额部、眉间、头皮,反复发作。

一、病因病机

本病多因孕母嗜食辛辣发物或情志内伤,肝火内动,遗热于儿所致或者生后喂乳失当,饮食不节,脾胃薄弱;过食肥甘致使脾失健运,湿热内生而发。

二、辨证分型

(一)血虚风燥证

1. **症状** 疹点呈粟粒大小,表面起白屑,形如癣疥,皮肤殷红而干燥,咽干,舌淡苔白而干、脉浮涩。

2. **证机概要** 血虚生风化燥,肌肤失养。

(二)湿热浸淫证

1. **症状** 发病急、病程短,疹点有水液渗出,或呈脓性分泌物,皮肤有粟状隆起,重者可融合成片,延及全身,有腥气,皮肤色红,伴身热心烦,口渴思饮,大便秘结,小溲黄赤,舌质红,苔黄腻,脉滑数。

2. **证机概要** 湿热内蕴,风湿热毒搏结,熏蒸肌肤而发。

三、治则治法

(一)血虚风燥证

1. **治则** 养血润肤,滋阴润燥。

2. **治法** 芝麻油直接按摩涂抹患处,再使用金银花纯露清洗。由于刚出生的宝宝浓度不好把握,可以纯粹使用植物油,如果效果不佳可以酌情加上蛋黄油。

芝麻油有生肌肉、止疼痛、消痈肿、补皮裂的作用。让芝麻在油上面停留一段时间,比如15分钟左右,然后洗干净。有可能一次并不能全部清除,但洗几次就干净了。痂皮较厚者,宜先用芝麻油湿润,再擦掉痂皮,切勿硬性剥除。不要捂得太热,不要过分晒太阳。

(二)湿热浸淫证

1. **治则** 清热除湿,祛风止痒。

2. **治法** 椰子油+鳄梨油直接涂抹患处,再使用丝柏纯露清洗。

鳄梨油中富含的维生素E能帮助皮肤痊愈、使皮肤再生并有软化皮肤组织的功能。可以有效地软化皮肤组织,皮肤保湿效果明显,能缓解奶癣的症状,同时可以止痒。

椰子油补脾益气、利尿消肿、清热祛风功效,两者结合使用,湿润患处15分钟,然后洗干净再擦掉痂皮。如渗出严重,不得用力擦,然后轻轻地将油涂上去,或薄薄地抹在纱布上,再贴于患处。

第七节 肺炎喘嗽

肺炎喘嗽是小儿时期常见的肺系疾病之一,临床以发热、咳嗽、痰壅、气急、鼻煽为主要症状,重者可见张口抬肩、呼吸困难、面色苍白、口唇青紫等症。本病相当于西医学中的小儿肺炎。

一、病因病机

(一)病因

本病外因责之于感受风邪,或由其他疾病传变而来;内因责之于小儿形气未充,肺脏娇嫩,卫外不固。

(二)病机

外感风邪,由口鼻或皮毛而入,侵犯肺卫,肺失宣降,清肃之令不行,致肺被邪束,闭郁不宣,化热烁津,炼液成痰,阻于气道,肃降无权,从而出现咳嗽、气喘、痰鸣、鼻翼扇动、发热等肺气闭塞的证候,发为肺炎喘嗽。

二、辨证分型

(一)常证

1. 风寒袭肺证
(1)症状 恶寒发热,无汗,呛咳不爽,呼吸气急,痰白而稀,口不渴,咽不红,舌质不红,舌苔薄白,脉浮紧,指纹浮红。
(2)证机概要 风寒袭肺,肺气失宣。

2. 风热袭肺证
(1)症状 初起证候稍轻,发热恶风,咳嗽气急,痰多,痰稠黏或黄,口渴咽红,舌红,苔薄黄,脉浮数。重证则见高热烦躁,咳嗽微喘,气急鼻扇,喉中痰鸣,面色红赤,便干尿黄,舌红苔黄,脉滑数,指纹紫滞。
(2)证机概要 风热犯肺,肺气失宣。

3. 痰热闭肺证

(1) 症状　发热烦躁,咳嗽喘促,呼吸困难,气急鼻扇,喉间痰鸣,口唇发绀,面赤口渴,胸闷胀满,泛吐痰涎,舌质红,舌苔黄,脉象弦滑。

(2) 证机概要　痰热搏结,气机阻滞,肺气失宣。

4. 热毒闭肺证

(1) 症状　高热,咳嗽,气急鼻扇,甚则喘憋,面赤唇红,烦躁口渴,溲赤便秘,舌红而干,舌苔黄腻,脉滑数。

(2) 证机概要　邪势炽盛,毒热内闭肺气。

5. 阴虚肺热证

(1) 症状　病程较长,低热盗汗,干咳无痰,面色潮红,舌红少津,舌苔花剥、苔少或无苔,脉细数。

(2) 证机概要　阴津耗伤,邪气留滞,阴虚灼肺。

6. 肺脾气虚证

(1) 症状　低热起伏不定,面白少华,动则汗出,咳嗽无力,纳差便少,神疲乏力,舌质偏淡,舌苔薄白,脉细无力。

(2) 证机概要　肺虚不能主气,脾虚健运无权,气不化津,痰饮蕴肺,肺气上逆。

(二) 变证

1. 心阳虚衰证

(1) 症状　骤然面色苍白,口唇发绀,呼吸困难或呼吸浅促,额汗不温,四肢厥冷,虚烦不安或神萎淡漠,舌质紫,苔薄白,脉细弱,指纹青紫,可达命关。

(2) 证机概要　邪毒炽盛,损伤原本不足之心阳,肺闭气郁导致血带而络脉瘀阻。

2. 邪陷厥阴证

(1) 症状　壮热烦躁,四肢抽搐,口噤项强,双目上视,神昏谵语,舌质红绛,指纹青紫,可达命关,或透关射甲。

(2) 证机概要　邪热炽盛,内陷手厥阴心包经和足厥阴肝经而致。

三、治则治法

(一) 常证

1. 风寒袭肺证

(1) 治则　辛温宣肺,化痰止咳。

(2) 治法　桂花纯露30ml,每日3次,口服。

紫苏精油+红橘精油+茶树精油+黑云杉精油+调配杏桃仁油稀释至浓度1%使用小儿推拿点揉肺俞、降肺法、开璇玑。

桂花纯露具有散寒破结,化痰止咳的作用。紫苏祛风解表,红橘理气,两者对风寒引起的咳嗽、发热、恶心、痰多有缓解的功效。黑云杉止咳化痰,能抵御寒冷;提高呼吸系统功能,增强抵抗力,有止咳祛痰和滋养呼吸道的作用。茶树芳香宣肺,温和抗菌能提高免疫,同时芳香化湿宣肺。2岁以内儿童配合小儿推拿手法效果奇佳。

2. 风热袭肺证

(1) 治则　辛凉宣肺,清热化痰。

(2) 治法　金银花纯露30ml,每日3次,口服。

罗马洋甘菊精油+薄荷精油+安息香精油+天竺葵精油+香桃木精油+调配杏桃仁油稀释至浓度1%使用小儿推拿点揉肺俞、清大肠、开璇玑、退六腑。2岁以内儿童配合小儿推拿手法效果奇佳。

金银花纯露具有清热抗炎解毒功效,对肺痈有较强的散痈消肿,清热解毒、消炎作用。罗马洋甘菊可清热安神,止咳,祛痰。薄荷具有疏散风热,疏肝行气的功效,美洲印地安人会用薄荷来治疗肺炎。香桃木有溶痰及祛痰作用,可帮助舒缓咳嗽。安息香开窍醒神;豁痰辟秽;行气活血;药理作用为刺激性祛痰药,可用于支气管炎以促进痰液排出。天竺葵祛风除湿,行气止痛。

3. 痰热闭肺证

(1) 治则　清热涤痰,开肺定喘。

(2) 治法　积雪草纯露30ml,每日3次,口服。

土木香精油+薄荷精油+尤加利精油+红橘精油+黑云杉精油+调配杏桃仁油稀释浓度至1%使用小儿推拿点揉肺俞、清大肠、开璇玑、退六腑。2岁以内儿童配合小儿推拿手法效果奇佳。

积雪草利尿消肿,具有清热解毒的功效。尤加利清热解毒祛湿、化痰理气。土木香健脾和胃,行气止痛。黑云杉清热解毒,舒缓肺部阻塞,用于缓解支气管炎或肺部感染导致的咳嗽。薄荷散热镇痛。缓解刺激发炎的支气管或黏液膜,还能减轻恶心和胃胀气等症状。红橘理气,对风寒,引起的咳嗽、发热、恶心、痰多有缓解的功效。

4. 热毒闭肺证

(1) 治则　清热解毒,泻肺开闭。

(2) 治法　金银花纯露30ml,每日3次,口服。

香蜂草精油+岩玫瑰精油+连翘精油+天竺葵精油+搭配紫草浸泡油稀释至浓度5%+调配杏桃仁油稀释至浓度1%使用小儿推拿点揉肺俞、清大肠、开璇玑、退六腑。2岁以内儿童配合小儿推拿手法效果奇佳。

香蜂草与岩玫瑰清热解毒,抗时疫。天竺葵祛风除湿,行气止痛。连翘有辛凉解表、清热解毒的功效,临床上可治疗多种感染性疾病。紫草止血、凉血、清热解毒,合利中焦,去心腹热邪,通九窍。金银花纯露清热抗炎解毒,有散痈消肿、清热解毒作用。

5. 阴虚肺热证

(1) 治则　养阴清肺,润肺止咳。

(2) 治法　核桃油5ml,每日2次,口服。

鼠尾草精油+红橘精油+雪松精油+安息香精油+调配杏桃仁油稀释至浓度5%按摩前胸+天突。

鼠尾草祛瘀止痛,活血通经,清心除烦。《云南中草药选》:"活血散瘀,镇静止痛。"红橘理气健脾,燥湿化痰。用于胸脘胀满,食少吐泻,咳嗽痰多。雪松又称香柏,具有清热利湿,散瘀止血,祛咳去痰的作用。安息香开窍醒神;豁痰辟秽;行气活血;其药理作用为刺激性祛痰药,可用于支气管炎以促进痰液排出。

6. 肺脾气虚证

(1) 治则　补肺健脾,益气化痰。

(2) 治法　欧白芷精油+五味子精油+罗马洋甘菊精油+胡萝卜籽精油+红橘精油+香草精油+调配杏桃仁油稀释至浓度1%使用小儿推拿点揉肺俞、揉足三里、开璇玑、推上三关。2岁以内小孩搭配小儿推拿手法效果奇佳。

五味子味酸收敛,甘温而润,能上敛肺气,下滋肾阴,治肺虚久咳。胡萝卜籽功专消食、降气、化痰。对肺气不降之咳喘尤为适宜,能顺气开郁,消胀除满,此乃化气之品,非破气之品。罗马洋甘菊清热安神,并能止咳、祛痰。欧白芷又称欧洲的当归,用于身体是一支滋补剂,具有补气功效。红橘理气,主要是对风寒引起的咳嗽、发热、恶心、痰多有缓解的功效。香草气味香甜,具有散郁的作用。

(二) 变证

1. 心阳虚衰证

(1) 治则　温补心阳,救逆固脱。

(2) 治法　优先中医急救。恢复期使用穗甘松精油+肉桂精油+香附精油+乳香精油,纯精油点穴,神门、内关、少海、膻中。

穗甘松理气止痛、开郁醒脾,有良好的镇静、抗微生物、调整心律及松弛平滑肌等作用;作为一种天然治疗高血压的药物,它可以扩张动脉,起到抗氧化剂的作用,减少氧化压力和情绪压力。炎症是许多疾病的罪魁祸首,穗甘松精油能缓解炎症。肉桂可以补火助阳,温中散寒,温肾暖脾,温通经脉,引火归元,犹如给身体添柴加火,手脚发凉背心发冷的症状都会好转。香附行气解郁,调经止痛。用于肝郁气滞,胸、胁、脘腹胀痛,消化不良,胸脘痞闷,寒疝腹痛,乳房胀痛,月经不调,经闭痛经。乳香具有行气之功效。

2. 邪陷厥阴证

(1) 治则 平肝息风,清心开窍。

(2) 治法 优先中医急救。恢复期使用玫瑰精油、香蜂草精油、柠檬精油、没药精油、菖蒲精油、苏合香精油,搭配少许紫草浸泡油,用牛角刮痧人中、百会、神阙、气海等穴位。

玫瑰气味甘、平,香而不散,疏肝理气,肝病用之多有效。香蜂草养心息风。柠檬理气平肝。没药禀金水之气以生,故味苦平无毒,散瘀开窍。紫草入足少阴、厥阴,有凉血,活血,解毒之效。菖蒲化湿开胃,开窍豁痰,醒神益智。苏合香走窜,通窍开郁,辟一切不正之气,搭配牛角刮痧平肝息风。

第八节 小 儿 泄 泻

泄泻是以大便次数增多,粪质稀薄或如水样为特征的一种小儿常见病。本病一年四季均可发生,以夏秋季节发病率为高。

一、病因病机

(一) 病因

1. 感受外邪 小儿脏腑柔嫩,肌肤薄弱,冷暖不知自调,为外邪侵袭而发病。外感风、寒、暑、热诸邪常与湿邪相合而致泻。

2. 伤于饮食 小儿脾常不足,运化力弱,饮食不知自节,若调护失宜,乳哺不当,饮食失节或不洁,过食生冷瓜果或难以消化之食物,皆能损伤脾胃,发生泄泻。

3. 脾胃虚弱 小儿素体脾虚,或久病迁延不愈,脾胃虚弱,胃弱则腐熟无能,脾虚则运化失职,因而水反为湿,谷反为滞,不能分清别独,水湿水谷合污而下,形成脾虚泄泻。

4. 脾肾阳虚 脾虚致泻者,一般先耗脾气,继伤脾阳,日久则脾损及肾,造成脾肾阳虚。阳气不足,脾失温煦,阴寒内盛,水谷不化,并走肠间,而致澄澈清冷,洞泄而下的脾肾阳虚泻。

(二) 病机

其主要病变在脾胃。因胃主受纳腐熟水谷,脾主运化水湿和水谷精微,若脾胃受病,则饮食入胃之后,水谷不化,精微不布,清浊不分,合污而下,致成泄泻。

二、辨证分型

(一)常证

1. 湿热泻

(1)症状　大便水样,或如蛋花汤样,泻下急迫,量多次频,气味秽臭,腹痛,食欲不振,或伴呕恶,或伴发热烦闹,口渴,小便短黄,舌红苔黄腻,脉滑数,指纹紫。

(2)证机概要　湿热壅滞,损伤脾胃,传化失司。

2. 风寒泻

(1)症状　大便清稀,夹有泡沫,臭气不甚,肠鸣腹痛,或伴恶寒发热,鼻流清涕,咳嗽,舌淡苔薄白,脉浮紧,指纹淡红。

(2)证机概要　风寒内袭,损伤脾胃,脾失健运,清浊不分。

3. 伤食泻

(1)症状　大便稀溏,夹有乳凝块或食物残渣,气味酸臭,或如败卵,脘腹胀满,便前腹痛,泻后痛减,腹痛拒按,嗳气酸馊,或有呕吐,不思乳食,夜卧不安,舌苔厚腻,或微黄,脉滑实,指纹滞。

(2)证机概要　宿食内停,阻滞肠胃,传化失司。

4. 脾虚泻

(1)症状　大便稀溏,色淡不臭,多于食后作泻,时轻时重,面色萎黄,形体消瘦,神疲倦怠,舌淡苔白,脉缓弱,指纹淡。

(2)证机概要　脾虚失运,清浊不分。

5. 脾肾阳虚泻

(1)症状　久泻不止,大便清稀,澄澈清冷,完谷不化,或见脱肛,形寒肢冷,面色㿠白,精神委靡,睡时露睛,舌淡苔白,脉细弱,指纹色淡。

(2)证机概要　脾肾阳虚,温化失职。

(二)变证

1. 气阴两伤证

(1)症状　泻下过度,质稀如水,精神萎软或心烦不安,目眶及囟门凹陷,皮肤干燥或枯瘪,啼哭无泪,口渴引饮,小便短少,甚至无尿,唇红而干,舌红少津,苔少或无苔,脉细数。

(2)证机概要　泻下日久,耗气伤津,气阴不足。

2. 阴竭阳脱证

（1）症状　泻下不止，次频量多，精神委靡，表情淡漠，面色青灰或苍白，哭声微弱，啼哭无泪，尿少或无，四肢厥冷，舌淡无津，脉沉细欲绝。

（2）证机概要　泻下无度，阴阳俱损，阴阳不固。

三、治则治法

（一）常证

1. 湿热泻

（1）治则　清热化湿止泻。

（2）治法　日本薄荷精油+厚朴精油+热带罗勒精油+广藿香精油+罗马洋甘菊精油+调配杏桃仁油稀释至浓度1%使用，小儿推拿点揉外劳宫、摩腹、揉脐、推上七节骨、揉龟尾、按揉足三里。2岁以内儿童配合小儿推拿手法效果奇佳。

日本薄荷又叫作美洲野薄荷、玉米薄荷或野地薄荷，因为其中含有70%~90%的薄荷脑，所以也是薄荷脑的主要萃取源，最适合幼儿使用的薄荷，具有清热功效。《日华子本草》："治中风失音，吐痰。除贼风。疗心腹胀。下气、消宿食及头风等。"厚朴行气燥湿，《别录》："温中益气，消痰下气。疗霍乱及腹痛胀满，胃中冷逆及胸中呕不止，泄痢淋露，除惊，去留热心烦满，厚肠胃。"热带罗勒其花呈多层塔状，故称为"九层塔"，全草具疏风解表、化湿和中、行气活血、解毒消肿之效。药学上有强效抗痉挛，调节神经、止痛的作用。广藿香芳香化浊，开胃止呕，发表解暑。用于湿浊中阻，脘痞呕吐，暑湿倦怠，胸闷不舒，寒湿闭暑，腹痛吐泻，鼻渊头痛。罗马洋甘菊平肝安神，改善痉挛的状况，可以缓解经期性痉挛和经前期综合征引起的身体疼痛，如头痛和背痛。

2. 风寒泻

（1）治则　疏风散寒，化湿和中。

（2）治法　山鸡椒精油+莳萝精油+厚朴精油+大高良姜精油+调配杏桃仁油稀释至浓度1%使用，小儿推拿点揉外劳宫、摩腹、揉脐、推上七节骨、揉龟尾、按揉足三里。2岁以内小孩搭配小儿推拿手法效果奇佳。另加艾灸神阙穴。

莳萝性温和，具有驱风、健胃、散瘀作用。厚朴行气燥湿，《别录》："温中益气，消痰下气。疗霍乱及腹痛胀满，胃中冷逆及胸中呕不止，泄痢淋露，除惊，去留热心烦满，厚肠胃。"山鸡椒又名木香子、木姜子、山苍子，有祛风、逐寒、镇痛、健胃消食之效。

大高良姜具有温胃，散寒，行气止痛之功效。用于胃脘冷痛，伤食吐泻。

3. 伤食泻

（1）治则　运脾和胃，消食化滞。

(2) 治法　大高良姜精油+山鸡椒精油+龙艾精油+甜罗勒精油+日本薄荷精油+调配杏桃仁油稀释至浓度1%使用，小儿推拿点揉外劳宫、摩腹、揉脐、推上七节骨、揉龟尾、按揉足三里。2岁以内儿童配合小儿推拿手法效果奇佳。

甜罗勒疏风解表，化湿和中，行气活血，解毒消肿。山鸡椒镇痛，健胃消食，祛风散寒。日本薄荷清热下气、消宿食。龙艾原产于俄罗斯、蒙古等，后来可能随着蒙古大军传入欧洲。利尿、抗痉挛效果好，可以消胀止痛。大高良姜温胃；散寒；行气止痛。主胃脘冷痛；伤食吐泻。

4. 脾虚泻

(1) 治则　健脾益气，助运止泻。

(2) 治法　莳萝精油+红橘精油+芫荽子精油+调配杏桃仁油稀释至浓度1%使用，小儿推拿点揉外劳宫、摩腹、揉脐、推上七节骨、揉龟尾、按揉足三里。2岁以内小孩搭配小儿推拿手法效果奇佳。莳萝有利胆促进胆汁分泌的功效，这是它的药学属性，作为香料类精油，可以补脾帮助消化，抗黏膜发炎。性能非常温和，用于小朋友消化问题，可以药到病除。芫荽子别名胡荽、香菜、香荽、胡荽子，健胃止痛，用于消化不良、食欲不振。红橘理气健脾，燥湿化痰。

5. 脾肾阳虚泻

(1) 治则　温补脾肾，固涩止泻。

(2) 治法　姜精油+黑胡椒精油+五味子精油+山鸡椒精油+肉桂精油+调配杏桃仁油稀释至浓度1%使用小儿推拿点揉外劳宫、摩腹、揉脐、推上七节骨、揉龟尾、按揉足三里。2岁以内小孩搭配小儿推拿手法效果奇佳，另加艾灸命门穴。

姜散寒、镇痛、抗痉挛。黑胡椒温中散寒、下气止痛、消痰治五脏风冷，冷气心腹痛。清朝黄官绣云："胡椒辛热纯阳，比之蜀椒，其热更甚。凡因火衰寒入，痰食内滞，肠滑冷痢，阴毒腹痛，胃寒吐水，治皆有效。"五味子收敛固涩，益气生津，补肾宁心。用于久嗽虚喘，久泻不止。肉桂可以补火助阳，温中散寒，温肾暖脾，温通经脉，引火归元，犹如给身体添柴加火，手脚发凉背心发冷的症状都会好转。山鸡椒燥湿止痛。

（二）变证

1. 气阴两伤证

(1) 治则　健脾益气，酸甘敛阴。

(2) 治法　中医急救处理，恢复期间可以口服沙棘果油，沙棘油中含有206种对人体有益的活性物质，其中有46种生物活性物质，含有大量的维生素E、维生素A、黄酮等，具有抗疲劳和增强机体活力及抗癌等特殊药理性能，具有保护和加速修复胃黏膜、增加肠道双歧杆菌的药性,有降减血浆胆固醇、减少血管壁中胆固醇含量的作用,能防治高血脂症和动脉粥样硬化症,并有促进伤口愈合的作用。沙棘果酸涩,健脾消食,止咳祛痰,活血散瘀。可用于脾气虚弱或脾胃气阴两伤,食少纳差,消化不良,脘腹胀痛,体倦乏力者。

2. 阴竭阳脱证

(1) 治则　挽阴回阳,救逆固脱。

(2) 治法　中医急救处理,恢复期间可以口服灵芝孢子油,实验证明,灵芝孢子油胶丸可显着增强机体免疫力,使在各种疾病治疗过程中出现衰退的免疫功能得以恢复正常,同时能有效调控免疫系统中免疫因子的作用,因而可作为有效的免疫调节剂,对与免疫紊乱有关的症状具有明显的预防作用。适合大病初愈的人特殊调养,功能扶正固本,益气健脾,补肾安神。

第九节　五　迟　五　软

五迟、五软是小儿生长发育障碍的病症。五迟指立迟、行迟、齿迟、发迟、语迟;五软指头项软、口软、手软、足软、肌肉软。五迟、五软病症既可单独出现,也可同时存在。

一、病因病机

(一) 病因

五迟五软的病因多为先天禀赋不足,亦有属于后天失于调养者。

1. 先天因素　父母精血虚损,或孕期调摄失宜,精神、起居、饮食、药治不慎等致病因素遗患胎儿,损伤胎元之气,或年高得子,或堕胎不成而成胎者,先天精气未充,髓脑未满,脏气虚弱,筋骨肌肉失养而成。

2. 后天因素　分娩时难产、产伤,颅内出血;或生产过程中胎盘早剥、脐带绕颈;或生后乳食不足,哺养失调,致脾胃亏损,气血虚弱,精髓不充,而致生长发育障碍。

(二) 病机

五迟、五软的病机,可概括为正虚和邪实两个方面。正虚是五脏不足,气血虚弱,精髓不充;邪实为痰瘀阻滞心经脑络,心脑神明失主所致。

二、辨证分型

（一）肝肾亏虚证

1. **症状**　筋骨萎软，发育迟缓，坐起、站立、行走、生齿等明显迟于正常同龄小儿，头项萎软，头型方大，目无神采，反应迟钝，囟门宽大，易惊，夜卧不安，舌淡苔少，脉沉细无力，指纹淡。

2. **证机概要**　肝肾不足，不能荣养筋骨。

（二）心脾两虚证

1. **症状**　语言发育迟滞，精神呆滞，智力低下，头发生长迟缓，发稀萎黄，四肢萎软，肌肉松弛，口角流涎，吮吸、咀嚼无力，或见弄舌，纳食欠佳，大便秘结，舌淡胖苔少，脉细缓，指纹色淡。

2. **证机概要**　心脾两虚，气血亏虚，生化乏源。

（三）痰瘀互结证

1. **症状**　失聪失语，反应迟钝，意识不清，动作不自主，或有吞咽困难，口流痰涎，喉间痰鸣，或关节强硬，肌肉软弱，或有癫痫发作，舌体胖有瘀斑瘀点，苔腻，脉沉涩。

2. **证机概要**　痰瘀交阻，气血运行不畅。

三、治则治法

（一）肝肾亏虚证

1. **治则**　补肾填髓，养肝强筋。

2. **治法**　德国洋甘菊纯露+檀香纯露30ml，每日3次，口服。松籽油5ml，每日2次，口服。

野洋甘菊精油+搭配甜杏仁油稀释至浓度5%脚底按摩后，灸法灸足踝各3壮，每日1次。

松籽油中含有各种维生素、不饱和脂肪酸。含有多种人体必需营养素，属于高营养食用油，中医学认为，松籽具有滋阴润燥、扶正补虚的功效。野洋甘菊又称摩洛哥甘菊，具有解痉、利胆保肝、调经、镇静等作用。这是市面上较新出现的精油之一，因此被人们使用的时间也不长。摩洛哥甘菊精油经常被误认为也是一种真正的甘菊精油，而实际上它更正确的叫法应该是"ormenis油"，它同时具有养肝补肾的功效，并且能提振免疫力。檀香精油还能滋补主泌尿与生殖功能的肾，对于补足肾阴有很大的帮助。

(二)心脾两虚证

1. 治则　健脾养心,补益气血。

2. 治法　香蜂草纯露+莱姆纯露30ml,每日3次,口服。火麻仁油5ml,每日1次,口服。甜马郁兰精油+搭配甜杏仁油稀释至浓度5%脚底按摩后,灸法灸足踝各3壮,每日1次。

火麻仁油润燥通便、补虚。现代研究表明,火麻仁含有大量亚油酸、亚麻酸等不饱和脂肪酸,这对人体十分有益。《神农本草经》言其"补中益气,久服肥健"。马郁兰精油可用于补阳气,还能改善因腹泻、便秘、胃下垂等肠胃问题。并补脾气与脾阳,对全身乏力与疲惫也有产生改善作用,可以帮助身体恢复活力,让因压力而思绪过多的现象得以缓解并恢复平静,使夜晚能安心入眠,所以马郁兰精油也有安神作用,可说是心脾两虚专用油。

(三)痰瘀互结证

1. 治则　涤痰开窍,活血通络。

2. 治法　桃花纯露+永久花纯露30ml,每日3次,口服。核桃油5ml,每日2次,口服。菖蒲精油+莪术精油+搭配甜杏仁油稀释至浓度5%脚底按摩后,灸法灸足踝各3壮,每日1次。

菖蒲开窍宁神,化湿和胃、化痰开窍,健脾利湿。菖蒲精油特别刺激神经系统和大脑。莪术行气破血,消积止痛,用于气滞血瘀所致的症瘕积聚(身体组织的硬块)、经闭以及心腹瘀痛等。莪术精油辛散苦泄温通,既能破血逐瘀,又能行气止痛。

第十节　遗　尿

遗尿又称尿床,是指3周岁以上的小儿睡中小便自遗,醒后方觉的一种病症。正常小儿1岁后白天已渐渐能控制小便,随着小儿经脉渐盛,气血渐充,脏腑渐实,智识渐开,排尿的控制与表达能力逐步完善。若3岁以后夜间仍不能自主控制排尿而经常尿床,就是遗尿症。多见于10岁以下的儿童。

一、病因病机

(一)病因

1. 肾气不足　肾司二便;膀胱主藏尿液,与肾相为表里。肾气不足,就会导致下焦虚寒,气化功能失调,闭藏失司,不能约束水道而遗尿。

  2. **肺脾气虚** 肺主敷布津液,脾主运化水湿,肺脾二脏共同维持正常水液代谢。若肺脾气虚则水道制约无权。

  3. **心肾失交** 心肾失交,水火不济,致小便自遗。

  4. **肝经郁热** 肝主疏泄,肝之经脉循绕阴器,抵少腹。肝经郁热,疏泄失司,或湿热下注,移热于膀胱,以致遗尿。

  5. **不良习惯** 自幼缺乏教育,没有养成良好的夜间排尿习惯,或3岁以后仍用婴儿尿裤,而任其自遗。

(二)病机

  膀胱失于约束,与肝、心、脾、肺、肾五脏相关。

二、辨证分型

(一)肺脾两虚证

  1. **症状** 夜间遗尿,日间尿频而量多,经常感冒,面色少华,神疲乏力,食欲不振,大便溏薄,舌质淡红,苔薄白,脉沉无力。

  2. **证机概要** 肺气不足而膀胱不摄,脾气虚生化乏源,气血不足。

(二)下元虚寒证

  1. **症状** 寐中多遗,可达数次,小便清长,面白少华,神疲乏力,智力较同龄儿稍差,肢冷畏寒,舌质淡,苔白滑,脉沉无力。

  2. **证机概要** 肾气虚弱,命火不足,下元虚寒,不能约束水道。

(三)心肾不交证

  1. **症状** 梦中遗尿,寐不安宁,烦躁叫扰,白天多动少静,难以自制,或五心烦热,形体较瘦,舌质红,苔薄少津,脉沉细而数。

  2. **证机概要** 水火失济,心肾失交,膀胱失约而遗尿。

(四)肝经湿热证

  1. **症状** 寐中遗尿,小便量少色黄,性情急躁,夜梦纷纭,性情急躁,目睛红赤,舌质红,苔黄腻,脉滑数。

  2. **证机概要** 湿热郁于肝经,下迫膀胱所致。

三、治则治法

(一) 肺脾两虚证

1. **治则** 补肺益脾,固涩膀胱。
2. **治法** 核桃油5ml,每日2次,口服。

马郁兰精油+广藿香精油+红橘精油+苍术精油+调配芝麻油稀释至浓度10%按揉夜尿点(小指第二关节中间),点按的方法,可以用大拇指指甲端对这个位置进行点按,力度以自己能感到明显酸痛为宜,力度太轻,不能有效刺激到该点。点按3min后,换另外一侧。或是使用精油敷布,温敷神阙穴。

马郁兰精油并补脾气与脾阳,还能改善中气下陷问题。苍术健脾化湿,治疗脾虚湿聚,水湿内停。广藿香入手足太阴。芳香之气助脾醒胃化湿,则邪气自无容而愈矣。红橘理气健脾,燥湿化痰。

(二) 下元虚寒证

1. **治则** 温补肾阳,固涩膀胱。
2. **治法** 核桃油5ml,每日2次,口服。

芳樟精油+肉桂精油+姜精油+调配芝麻油稀释至浓度10%按揉夜尿点(小指第二关节中间),点按的方法,可以用大拇指指甲端对这个位置进行点按,力度以自己能感到明显酸痛为宜,力度太轻,不能有效刺激该点。点按3分钟后,换另外一侧。或使用精油敷布,温敷神阙穴。

芳樟暖血道,强肾利关节,改善泌尿问题。肉桂补火助阳,引火归元,散寒止痛,温通经脉,用于肾阳不足所致的遗尿。姜性温,味辛,具有温中散寒的功效,改善肾气不足之症状,提高尿路括约肌的控制能力,达到治愈遗尿的目的。

(三) 心肾不交证

1. **治则** 清心滋肾,安神固脬。
2. **治法** 核桃油5ml,每日2次,口服。

依兰精油+甜罗勒精油+岩兰草精油+调配芝麻油稀释至浓度10%按揉夜尿点(小指第二关节中间),点按的方法,可以用大拇指指甲端对这个位置进行点按,力度以自己能感到明显酸痛为宜,力度太轻,不能有效刺激该点。点按3min后,换另外一侧。或是使用精油敷布,温敷涌泉穴。

甜罗勒既能安神又能醒神,阴尽阳升,收拢的气要慢慢收拢,准备升发就是甜罗勒的功效。依兰精油降温，补心肾、滋润身体，同时对改善"心肾虚"的症状很有帮助。岩兰草具有滋阴的功效，它因振奋、舒缓、治疗和防护等特性而被重视。全草补血、强心、除湿。

（四）肝经湿热证

1. **治则** 清热利湿，泻肝止遗。
2. **治法** 椰子油5ml，每日2次，口服。

广藿香精油+柠檬精油+马鞭草精油+丝柏精油+调配芝麻油稀释至浓度10%按揉夜尿点（小指第二关节中间），点按的方法，可以用大拇指指甲端对这个位置进行点按，力度以自己能感到明显酸痛为宜，力度太轻，不能有效刺激该点。点按3min后，换另外一侧。

马鞭草，凉血破血之药，既能除湿也能解热止痛。丝柏精油有绝佳的固摄功能还有补益肾气之效。广藿香芳香化浊，改善体内湿热，利尿、止汗、除臭，平衡汗腺分泌过多，消除烦躁、憋闷的情绪。柠檬理气。

第十一节 夜 啼

小儿白天能安静入睡，入夜则啼哭不安，时哭时止，或每夜定时啼哭，甚则通宵达旦称为夜啼。多见于新生儿及婴儿。

啼哭是新生儿及婴儿的一种生理活动。在表达要求或痛苦，如饥饿、惊恐、尿布潮湿、衣被过冷或过热等时都可以啼哭，此时若喂以乳食、安抚亲昵、更换潮湿尿布、调整衣被厚薄后，啼哭可很快停止，不属病态。

本节主要论述婴儿夜间不明原因的反复啼哭。由于伤乳、发热或因其他疾病引起的啼哭，应当审因论治，不属于本证范围。

一、病因病机

（一）病因

本病主要因脾寒、心热、惊恐所致。

1. 孕母素体虚寒 或恣食生冷，致胎儿禀赋不足，脾寒乃生。或用冷乳喂儿，致中阳不振；或因调护失宜，腹部中寒。

2. 孕母性情急躁 或嗜食香辣之物,或过食温热药物,蕴蓄之热遗于胎儿,生后又吮母乳,或将养过温使其热更甚,热踞心经。

3. 其他 初生婴儿乍见异物,突闻异声,暴受惊恐。

(二) 病机

其病位主要在心、脾。夜啼的基本病机为气乱神烦。脾虚中寒,五脏属阴,脾又为阴中之至阴,喜温而恶寒,夜属阴,阴盛之时则脾寒更甚,寒凝气滞,气机不畅,致啼哭不止;心经炽热,心主火属阳,日属阳,夜属阴,夜间阴气偏盛,阳入于阴则人静而寐,由于心火过亢,阳不能入阴,故夜间不寐而啼哭不止;暴受惊恐,小儿心气不足,神志怯弱,若暴受惊恐,惊则伤神,恐则伤志,神志不宁,故因惊而啼。

二、辨证分型

(一) 脾寒气滞

1. 症状 啼哭时哭声低弱,时哭时止,睡喜蜷曲,腹喜摩按,四肢欠温,吮乳无力,胃纳欠佳,大便溏薄,小便色清,面色青白,唇色淡红,舌苔薄白,指纹多淡红。

2. 证机概要 受寒受冷后,脾阳受损,入夜之时,脾寒愈甚,寒凝气滞,气机不利。

(二) 心经积热

1. 症状 啼哭时哭声较响,见灯尤甚,哭时面赤唇红,烦躁不宁,身腹俱暖,大便秘结,小便短赤,舌尖红,苔薄黄,指纹多紫。

2. 证机概要 先天禀受或后天素体蕴热,心有积热,神明被扰所致。

(三) 惊恐伤神

1. 症状 夜间突然啼哭,似见异物状,神情不安,时作惊惕,紧偎母怀,面色乍青乍白,哭声时高时低,时急时缓,舌苔正常,脉数,指纹色紫。

2. 证机概要 小儿心神怯弱,暴受惊恐,惊则伤神,恐则伤志。

三、治则治法

(一) 脾寒气滞

1. 治则 温脾散寒,行气止痛。

2. 治法 艾草精油+罗马洋甘菊精油+大高良姜精油+莳萝精油+调配芝麻油稀释至

浓度1%,使用小儿推拿法点揉百会、安眠(翳风与风池连线之中点)、足三里、三阴交、关元穴;或是使用精油敷布,温敷涌泉穴。

艾草温经通络,益气活血,祛寒止痛,改善局部循环,增加免疫力。罗马洋甘菊滋养气血的原因,擅长安抚与保护,是著名的婴幼儿用油,其拥有强大的心理愈疗能量,是放松心神的良药,来安抚情绪焦躁、哭闹夜啼、长牙疼痛。大高良姜具有温胃、散寒、行气止痛。莳萝驱风、健胃,本身具有缓和疼痛的镇静作用,可以让夜啼的幼儿趋于平静。

(二) 心经积热

1. **治则** 清心导赤,泻火安神。
2. **治法** 德国洋甘菊精油+罗马洋甘菊精油+马郁兰精油+薰衣草精油+调配芝麻油稀释至浓度1%使用小儿推拿点揉百会、安眠(翳风与风池连线之中点)、泻小肠,揉小天心、内关、神门。

德国洋甘菊是一种历史悠久的药草,具有消炎清热、解痉挛,抗腹胀和舒缓的作用。罗马洋甘菊滋养气血的原因,擅长安抚与保护,是著名的婴幼儿用油,其拥有强大的心理愈疗能量,是放松心神的良药,用来安抚情绪焦躁、哭闹夜啼、长牙疼痛。马郁兰精油温补脾气与脾阳,还能改善中气下陷问题。薰衣草镇定安神、清热解毒、散风止痒,治疗失眠。

(三) 惊恐伤神

1. **治则** 定惊安神,补气养心。
2. **治法** 降香精油+丝柏精油+菖蒲精油+德国洋甘菊精油+艾草精油+调配芝麻油至1%使用小儿推拿点揉百会、安眠(翳风与风池连线之中点)、四神聪、脑门、风池。由轻到重,交替进行。

菖蒲有开窍醒神之功,是我国传统文化中防疫驱邪的灵草。德国洋甘菊是一种历史悠久的药草,具有清热消炎去火、解痉挛,抗腹胀和舒缓的作用。艾草温通经脉,是一种可以治病的药草。丝柏被尊为百木之长,具有收敛的作用,藏人经常用点燃柏树枝叶直接熏自己的身体,驱邪保健。降香镇静安神,《海药本草》云:小儿带之能辟邪恶之气也。

第十二节 汗 证

汗证是指小儿在安静状态下,正常环境中,全身或局部出汗过多,甚则大汗淋漓的一种病证。多发生于5岁以内的小儿。

汗是由皮肤排出的一种津液。汗液能润泽皮肤，调和营卫。小儿由于形气未充、腠理疏薄，加之生机旺盛、清阳发越，在日常生活中，比成人容易出汗。若因天气炎热，或衣被过厚，或喂奶过急，或剧烈运动，出汗更多，而无其他疾苦，不属病态。小儿汗证有自汗、盗汗之分。睡中出汗，醒时汗止者，称盗汗；不分寤寐，无故汗出者，称自汗。盗汗多属阴虚，自汗多为气虚、阳虚。但小儿汗证往往两者并见。

小儿汗证，多属西医学自主神经功能紊乱，而维生素D缺乏性佝偻病及结核病、风湿病等也常见多汗。反复呼吸道感染的小儿，表虚不固者，常有自汗、盗汗。小儿汗多，若未能及时拭干，易于着凉，也会造成呼吸道感染。

一、病因病机

（一）病因

1. **肺卫不固**　小儿脏腑娇嫩，元气未充，腠理不密，若先天禀赋不足，或后天脾胃失调，肺气虚弱，均可自汗或盗汗。

2. **营卫失调**　营卫为水谷之精气，行于经隧之中者为营气，其不循经络而直达肌表，充实于皮毛分肉之间者为卫气，故有营行脉中，卫行脉外之论述。

3. **气阴亏虚**　气属阳，血属阴。小儿血气嫩弱，大病久病之后，多气血亏损；或先天不足，后天失养的体弱小儿，气阴虚亏。

4. **湿热迫蒸**　小儿脾常不足，若平素饮食甘肥厚腻，可致积滞内生，郁而生热。

（二）病机

汗是人体五液之一，由阳气蒸化津液而来。心主血，汗为心之液，卫气为阳，营血为阴，阴阳平衡，营卫调和，则津液内敛。反之，若阴阳脏腑气血失调，营卫不和，卫阳不固，腠理开阖失职，则汗液外泄。汗证的基本病机为阴阳失和。

二、辨证分型

（一）肺卫不固

1. **症状**　自汗为主，或伴盗汗，以头颈、胸背部汗出明显，动则尤甚，神疲乏力，面色少华，平时易患感冒，舌质淡，苔薄白，脉细弱。

2. **证机概要**　肺主皮毛，脾主肌肉，肺脾气虚，卫表不固。

（二）营卫失调

1. 症状 自汗为主，或伴盗汗，汗出遍身而抚之不温，畏寒恶风，不发热，或伴有低热，精神疲倦，胃纳不振，舌质淡红，苔薄白，脉缓。

2. 证机概要 营卫不和，致营气不能内守而敛藏，卫气不能卫外而固密。

（三）气阴亏虚

1. 症状 以盗汗为主，也常伴自汗，形体消瘦，汗出较多，精神委靡不振，心烦少寐，寐后汗多，或伴低热、口干、手足心灼热，哭声无力，口唇淡红，舌质淡，若少或见剥苔，脉细弱或细数。

2. 证机概要 气虚不能敛阴，阴亏虚火内炽，迫津外泄。

（四）湿热迫蒸

1. 症状 汗出过多，以额、心胸为甚，汗出肤热，汗渍色黄，口臭，口渴不欲饮，小便色黄，舌质红，苔黄腻，脉滑数。

2. 证机概要 甘能助湿，肥能生热，蕴阻脾胃，湿热郁蒸，外泄肌表。

三、治则治法

（一）肺卫不固

1. 治则 益气固表。

2. 治法 防风精油+丝柏精油+调配芝麻油稀释至浓度1%使用小儿推拿：清肺经能固表实卫，收摄止汗；补脾经，取补土生金，子病实母之意；揉小天心，运太阳，揉一窝风能舒经活络，驱除风邪；推补肾水，以滋汗源，又能助卫气；擦风池，风府预防感冒，强身健体，共奏固表止汗之功。或是点揉复溜、膏肓、大椎、合谷穴。

防风祛风，是一种既能让人发汗又能迅速止汗的神奇草药。丝柏精油有非常强大的收敛性，能促进淋巴流动，加速体液的代谢，有止汗除臭特质，是最好的天然止汗剂。

（二）营卫失调

1. 治则 调和营卫。

2. 治法 防风精油+肉桂精油+调配芝麻油稀释至浓度1%使用小儿推拿：清肺经能固表实卫，收摄止汗；补脾经，取补土生金，子病实母之意；揉小天心，运太阳，揉一窝风能舒经活络，驱除风邪；推补肾水，以滋汗源，又能助卫气；擦风池，风府预防感冒，强身健体，共奏固表止汗之功。或是点揉复溜、膏肓、大椎、合谷穴。

防风祛风固表,是一种既能让人发汗又能迅速止汗的神奇草药。肉桂味辛、甘,性大热,温阳补命门,助火消阴,敛汗止痛,补下焦不足、治沉寒痼冷之病、渗泄止渴、去荣卫中风寒、表虚自汗。

(三) 气阴亏虚

1. 治则 益气养阴。

2. 治法 欧白芷精油+五味子精油+调配芝麻油稀释至浓度1%使用。小儿推拿清心经手法能降心火,使心火下交于肾;揉二马与补肾经能滋肾阴,使肾水上滋于心,该法为交通心肾,和调阴阳之常法;阴阳调和,阳不加阴则汗止,擦涌泉引火归元,使亢阳得以潜制;运内劳宫能清虚火;揉小天心通经活络,又兼泻心通淋,使气化建,阴阳分,水分从小便而去则汗自止。

欧白芷又称欧洲的当归,为滋补剂。五味子有敛肺滋肾,生津敛汗,涩精止泻,宁心安神的功效,可以用于治疗气虚所致的自汗盗汗等。

(四) 湿热迫蒸

1. 治则 清热泻脾。

2. 治法 防风精油+广藿香精油+猫薄荷精油+调配芝麻油至1%使用。小儿推拿清心经能清热止汗;阳明乃多气多血之经,阳热内盛易于汗出,清板门能除阳明经热,而收止汗之功;天河水为清法代表穴位,卫、气、营热均可清之,三穴合用扬汤止沸而止汗。推下六腑和推下七节骨为通腑泻热之法,有釜底抽薪之功,上述配穴能使热祛,腑通,气下行而止汗,实属标本同治之良法,配揉肾经原穴太溪和滋阴要穴二马以滋水源,增阴以潜阳。

防风是一种既能让人发汗又能迅速止汗的神奇草药。广藿香改善体内湿热:利尿、止汗、除臭,平衡汗腺分泌过多,消除烦躁、憋闷的情绪。猫薄荷清凉解表、解热、透疹、止血等。

第十三节 注意力缺陷多动症

注意力缺陷多动症又称轻微脑功能障碍综合征,是一种较常见的儿童时期行为障碍性疾病。以注意力不集中,自我控制差,动作过多,情绪不稳,冲动任性,伴有学习困难,但智力正常或基本正常为主要临床特征。本病男孩多于女孩,多见于学龄期儿童。发病与遗传、环境、产伤等有一定关系。本病预后较好,绝大多数患儿到青春期逐渐好转而痊愈。

本病在古代医籍中未见专门记载,根据其神志涣散、多语多动、冲动不安,可归入"脏躁""躁动"证中;由于患儿智能接近正常或完全正常,但活动过多,思想不易集中而导致学习成绩下降,故又与"健忘""失聪"有关。

一、病因病机

(一)病因

1. 先天禀赋不足 父母体质较差,肾气不足,或妊娠期间孕妇精神调养失宜等。

2. 产伤外伤瘀滞 产伤及其他外伤可导致患儿气血瘀滞,经脉流行不畅,心肝失养而神魂不宁。

3. 后天护养不当 过食辛热多煿,则心肝火炽;过食肥甘厚味,酿生湿热痰浊;过食生冷,损伤脾胃;病后失养,脏腑损伤,气血亏虚,均可导致心神失养、阴阳失调,而出现心神不宁、注意力涣散和多动。

4. 情绪意志失调 小儿为稚阴稚阳之体,肾精未充,肾气未盛。由于生长发育迅速,阴精相对不足,导致阴不制阳,阳胜而多动。小儿年幼,心脾不足,情绪未稳,若教育不当,溺爱过度,放任不羁,所欲不遂,则心神不定,脾意不藏,躁动不安,冲动任性,失忆善忘。

(二)病机

主要病变在心、肝、脾、肾。因人的情志活动与内脏有着密切的关系,必须以五脏精气作为物质基础,五脏功能的失调,必然影响人的情志活动,使其失常。若心气不足,心失所养可致心神失守而情绪多变,注意力不集中;肾精不足,髓海不充则脑失精明而不聪;肾阴不足,水不涵木,肝阳上亢,可有多动,易激动;脾虚失养则静谧不足,兴趣多变,言语冒失,健忘,脾虚肝旺,又加重多动与冲动之证。病机:脏腑阴阳失调。阴主静、阳主动,人体阴阳平衡,才能动静协调。若脏腑阴阳失调,则产生阴失内守、阳躁于外的种种情志、动作失常的病变。

二、辨证分型

(一)肝肾阴虚

1. 症状 多动难静,急躁易怒,冲动任性,难以自控;神思涣散,注意力不集中,难以静坐;或有记忆力欠佳、学习成绩低下,或有遗尿、腰酸乏力,或有五心烦热、盗汗、大便秘结,舌质红,舌苔薄,脉细弦。

2. **证机概要** 肾阴亏虚,水不涵木,肝阳上亢。

(二) 心脾两虚

1. **症状** 神思涣散,注意力不能集中,神疲乏力,形体消瘦或虚胖,多动而不暴躁,言语冒失,做事有头无尾,睡眠不实,记忆力差,伴自汗盗汗,偏食纳少,面色无华,舌质淡,苔薄白,脉虚弱。
2. **证机概要** 心失所养则心神失守,脾虚失养则静谧不足。

(三) 痰火内扰

1. **症状** 多动多语,烦躁不宁,冲动任性,难以制约,兴趣多变,注意力不集中,胸中烦热,懊恼不眠,纳少口苦,便秘尿赤,舌质红,苔黄腻,脉滑数。
2. **证机概要** 脾运化失常,湿浊内停,郁而化热,上扰神明,心神不宁。

三、治则治法

(一) 肝肾阴虚

1. **治则** 滋养肝肾,平肝潜阳。
2. **治法** 依兰精油+天竺葵精油+穗甘松精油+调配芝麻油稀释至浓度1%使用。小儿推拿穴位:内关、太冲、大椎、百会、四神聪、大陵。

穗甘松精油理气,作为一种令肌肤和头脑平静的舒缓精油,它被当作镇静剂,它也是一种天然的冷却剂,因此可以消除头脑中的愤怒和攻击的心理,使沮丧和不安的感觉平静下来。

天竺葵平肝,神经系统的补药,可平抚焦虑、沮丧,还能提振情绪,让心理恢复平衡。依兰滋阴补肾,改善阴虚火旺,使心情平稳愉快。

(二) 心脾两虚

1. **治则** 养心安神,健脾益气。
2. **治法** 依兰精油+香蜂草精油+橙花精油+调配芝麻油稀释至浓度1%使用。小儿推拿穴位:内关、太冲、大椎、百会、安神、安眠、心俞。

香蜂草有着万灵药的美名,因为它是温和而有效的滋补剂,尤其滋养心神,从而对我们的身体和情绪产生影响。依兰滋阴补肾,改善阴虚火旺,使心情平稳愉快。橙花对激动、过度兴奋的情绪有镇静作用,同时也是理气健脾的精油。

（三）痰火内扰

1. 治则 清热泻火,化痰宁心。

2. 治法 岩兰草精油+雪松精油+薰衣草精油+调配芝麻油稀释至浓度1%使用小儿推拿穴位:内关、太冲、大椎、百会、安神、安眠、心俞。

岩兰草被认为是一种神圣的草本植物,它因振奋、舒缓、治疗和防护等特性而被重视。全草补血、强心、除湿。雪松又称香柏,具有清热利湿,散瘀止血之功效。

薰衣草、岩兰草、雪松和复方精油,儿童晚上使用吸入装置,在白天,当"注意力分散"时,吸入精油,每天3次。最终的结果是非常乐观的,因为它提高了53%的性能(效果)。

第十四节　多发性抽搐症

多发性抽搐症又称抽动-秽语综合征。其临床特征为慢性、波动性、多发性运动肌快速抽搐,并伴有不自主发声和语言障碍。起病年龄2~12岁,病程持续时间长,可自行缓解或加重。本病发病无季节性,男孩发病率较女孩约高3倍。

本病以肢体抽掣及喉中发出怪声或口出秽语为主要临床表现,可归属于中医的慢惊风、抽搐等范畴。

一、病因病机

（一）病因

多与先天禀赋不足、感受外邪情志失调、饮食所伤及紧张劳倦等因素有关,病位主要在肝,与心、脑、肾密切相关。

（二）病机

本病病机为肝风痰火鼓动为患,属性有虚实之分,病初风火痰湿多实,大病久易虚或虚实夹杂。

肝主疏泄,性喜条达,体阴而用阳,通于春气。无论何因素,影响肝的功能,均可引动肝风而致抽动。若情志违和,或劳倦所伤,致肝失调畅,郁久化火,引动肝风;风盛生痰,风痰鼓动,上扰清窍,流窜经络,则见皱眉、眨眼、摇头耸肩、肢体颤动等症;肝风痰火交炽,上扰心神,则见抽动、烦躁、呼叫,甚则秽语不由自主;感受外邪,肺气被郁,外风引动内风,发于口鼻而有异声:小儿脾常不足,饮食内伤,或久病体虚,脾失健运,痰浊内生,痰阻心窍,心神被蒙,则脾气乖戾,撅嘴、喉发异声;脾虚肝旺,肝气横逆则见腹部抽动,肌肉瞤动;小儿心气怯弱,易受惊扰,神不守舍,则见挤眉弄眼、睡眠不安;素体真阴不足,或久病及肾,肾阴亏虚,水不涵木,虚风内动,夹痰上扰,闭阻咽喉,则喉发异声,流涎摇头肢搐。

二、辨证分型

(一)气郁化火

1. **症状** 面红耳赤,烦躁易怒,皱眉眨眼,张口歪嘴,摇头耸肩,发作频繁,抽动有力口出异声秽语,大便秘结,小便短赤,舌红苔黄,脉弦数。
2. **证机概要** 肝失调畅,郁久化火,引动肝风。

(二)脾虚痰聚

1. **症状** 面黄体瘦,精神不振,胸闷作咳,喉中声响,皱眉眨眼,嘴角抽动,肢体动摇,发作无常,脾气乖戾,夜睡不安,纳少厌食,舌质淡,苔白或腻,脉沉滑或沉缓。
2. **证机概要** 脾失健运,痰浊内生,肝风痰火交炽,上扰心神。

(三)阴虚风动

1. **症状** 形体消瘦,两颧潮红,五心烦热,性情急躁,口出秽语,挤眉眨眼,耸肩摇头肢体震,睡眠不宁,大便干结,舌质红绛,舌苔光剥,脉细数。
2. **证机概要** 肾阴亏虚,水不涵木,虚风内动,夹痰上扰,闭阻咽喉。

三、治则治法

(一)气郁化火

1. **治则** 清肝泻火,息风镇惊。
2. **治法** 橙花纯露30ml,每日3次,口服。

柠檬精油+德国洋甘菊精油+罗马洋甘菊精油+依兰精油+乳香精油+降香精油+调配圣约翰草油稀释至浓度5%,使用牛角刮痧:内关、曲池、合谷、承山、太冲穴。

降香归肝经,走血分而下降,行瘀止血定痛,更兼祛风、芳香化湿之功。乳香辛散苦降温通,气味芳香走窜,内能宣通脏腑,外能透达经络。柠檬、德国洋甘菊、罗马洋甘菊清肝平肝理气。依兰止痛,达到泻肝火、息风之效。橙花纯露疏肝,和胃,理气。治胸中痞闷,脘腹胀痛,呕吐、少食。调气疏肝。治胸膈及脘宇痞痛。

(二) 脾虚痰聚

1. **治则** 健脾化痰,平肝息风。
2. **治法** 广藿香纯露30ml,每日3次,口服。

广藿香精油+红橘精油+厚朴精油+玫瑰精油+乳香精油+降香精油+调配圣约翰草油稀释至浓度5%使用牛角刮痧:内关、曲池、合谷、承山、太冲、丰隆。

降香芳香辛散而不峻烈,微温化湿而不燥热。广藿香散邪辟秽,理气化湿,止呕和中,醒脾开胃。乳香辛散苦降温通,气味芳香走窜,内能宣通脏腑,外能透达经络。

玫瑰疏肝解郁、活血止痛。红橘、厚朴两者都有健脾、燥湿的功效。

(三) 阴虚风动

1. **治则** 滋阴潜阳,柔肝息风。
2. **治法** 岩兰草纯露30ml,每日3次,口服。

岩兰草精油+依兰精油+檀香精油+玫瑰精油+快乐鼠尾草精油+葡萄柚精油+调配圣约翰草油稀释至浓度5%使用牛角刮痧:内关、曲池、合谷、承山、太冲、涌泉。

快乐鼠尾草理气有明显的养心安神作用,由于快乐鼠尾草在"清肝补肾"上可以发挥其作用,所以在身体功能与抵抗力弱时常会被拿来应用。葡萄柚精油改善郁滞的肝气,缓和情绪上的焦躁与不安。岩兰草、依兰、檀香等滋阴补肾精油,达到滋阴潜阳功效。玫瑰花味甘、微苦,性温,最明显的功效就是理气解郁、活血散瘀和调经止痛。此外,玫瑰的药性非常温和,能够温养人的心肝血脉,舒发体内郁气,起到镇静、安抚、抗抑郁的功效。

第三章 中医芳香疗法妇科

第一节 月经前后诸症

女性每值经期或月经前后出现某些症状,如乳房胀痛、头晕、头痛、身痛、发热、肿胀、泄泻、口舌糜烂、吐血衄血、情志异常、痤疮等症状,严重者影响工作和生活质量者,称为月经前后诸证。以上症状可单独出现,也可三两症同见,多在月经前7~14天出现,经前3~5天加重,月经来潮后症状即减轻、消失。据统计,月经前后诸证的发生率为30%~40%,症状严重者占5%~10%。

西医学的经前期综合征可参照本病辨证施治。

一、病因病机

(一)病因

1. 肝郁 素性抑郁,情志不舒,或恚怒伤肝,肝失条达,经前阴血下注血海,冲脉之气较盛,气机壅阻,冲气挟肝气上逆上扰清窍,发为经行头痛;经期阴血下泄,肝血不足,失于柔养,肝气更郁,肝失疏泄,可致经行乳房胀痛、情志异常;肝郁气滞,气机不畅,水湿宣泄不利,溢于肌肤,可发为经行肿胀。气滞血瘀,久而化火,随冲气上逆,灼伤血络,发为经行吐衄。

2. 脾肾亏虚 素体脾肾虚弱,阳气不足,经行之时阳气随之下泄,脾肾阳气易虚。脾虚运化不健,则水湿停滞,肾阳不足,则气化无力,关门不利、水湿泛于肌肤则为经行肿胀;水湿下注大肠则为经行泄泻;若素体脾虚,平素嗜食甜腻之物、湿浊停滞、蕴而化热,湿热熏蒸,循经随冲气上逆,发为痤疮等。

3. 阴虚 素体阴虚,经行之际,阴血下注冲任、胞宫,阴精更虚。肝肾阴虚,精血同源,肝血不足,气机不畅,乳头属肝,肾经入乳内,乳络不畅,致经行乳房胀痛;阴虚不能制阳,肝阳上亢,则经行头痛、头晕;阴虚火旺,热乘手心,心火上炎,致口舌糜烂;肺肾阴虚,虚火上炎,灼伤肺络,络损血溢,以致吐衄。

4. 血热 素体阳盛,或嗜食辛辣,或肝郁日久化热,气火偏盛,经行之际,冲气旺盛,冲气挟气火上逆,灼伤血络,致经行吐衄;素有痰湿,蕴久化热,或因肝郁乘脾、肝郁日久化热,脾虚日久生痰,致成痰火,经期冲气旺盛,夹痰火上扰清窍,神明逆乱,发为经行情志异常;平素嗜食辛辣香燥,或肥甘厚味,胃中蕴热,经行冲气挟胃热上逆,热灼口舌,则经行口舌生疮、糜烂。

5. 血虚 素体血虚,行经之前,阴血下注冲任、胞宫,机体阴血更虚。血虚不能上荣于脑,而致经行头痛、头晕;不能荣养四肢百骸,或复感风寒,经脉不利,以致经行身痛;血虚生风,搏于肌肤,则发为经行风疹团块。

6. 痰湿 素有痰湿内蕴,或脾虚运化不及,痰湿内生。经期冲气偏盛,挟痰湿上扰清窍,以致头痛、眩晕;痰湿阻络,气血阻滞,痰湿与瘀血相结,经行之际,扰动痰湿瘀血,凝滞颜面肌肤,致经行粉刺。

7. 风热 素体阳盛,或嗜食辛辣,血分蕴热,经行之际,阴血相对不足,风热之邪乘虚而入,搏于肌肤腠理,发为风疹块;肺经蕴热,复受风邪,风热熏蒸面部,发为粉刺。

(二) 病机

本病的发生与月经周期关系密切;具有经前、经期发病,经后自然缓解,下次月经期重现的特点。女性行经之前,阴血下注冲任,血海充盈,冲脉之气较盛;经血下行,全身阴血相对不足。若因禀赋体质之差异,阴阳气血有所偏盛或偏虚,或受到情志、生活因素的影响,在这个生理阶段则易致脏腑功能失调,气血失和,而出现一系列证候。月经以血为本,月经的产生和调节与肾、肝、脾的关系尤为密切。故肾、肝、脾功能失调,气血失和是导致月经前后诸证的重要机制,而素体禀赋又是引发本病的关键因素。

二、辨证分型

(一) 经行乳房胀痛

1. 肝气郁结证

(1) **症状** 经前或经行乳房胀痛,甚则痛不可触衣,或乳头痒痛;精神抑郁,胸闷胁胀,时欲叹息,小腹胀痛,经行不畅,血色黯红;舌黯红,苔薄白,脉弦。

(2) **证机概要** 肝部气滞,气血运行不畅,经前阴血下注冲任,冲气偏盛,循肝脉上逆,肝经气血部,乳络不畅,不通则痛。

2. 肝肾阴虚证

（1）症状　经行或经后两乳作胀作痛,乳房柔软无块,月经量少,色红;耳鸣,目涩,咽干,腰膝酸软;舌红,少苔,脉细数。

（2）证机概要　素体肝肾阴血不足,肝血虚则疏泄不及,气机不畅,不通则痛;经行时阴血下注冲任、血海,肝肾精血愈虚,乳络失于滋养,不荣则痛。

（二）经行头痛

1. 阴虚阳亢证

（1）症状　经行头痛,甚或巅顶掣痛,头晕目眩,烦躁易怒,口苦咽干,手足心热,月经量稍多,色鲜红;舌质红,苔少,脉弦细数。

（2）证机概要　素体阴虚,精血不足,经期阴血下注冲任,阴虚更甚,阴不制阳,肝阳上亢,上扰清窍。

2. 血瘀证

（1）症状　每逢经前、经期头痛剧烈,痛如锥刺,经行量少,紫黯有块;小腹刺痛拒按,胸闷不舒;舌黯或尖边有瘀点,脉弦涩。

（2）证机概要　瘀血停滞,络脉不通,经行之际,气血变化急骤,冲气偏盛,瘀血随冲气上逆。

3. 血虚证

（1）症状:经期或经后,头部绵绵作痛,头晕眼花,月经量少,色淡质稀;心悸少寐,神疲乏力;舌淡苔薄,脉虚细。

（2）证机概要　遇经行则血愈虚,血虚不能上荣,不荣则痛。

（三）经行感冒

1. 风寒证

（1）症状　每至经行期间,发热,恶寒,无汗,鼻塞流涕,咽喉疼痛、咳嗽稀痰,头痛身痛;舌淡红,苔薄白,脉浮紧。经血净后,诸症渐愈。

（2）证机概要　气血不足,卫表不固,经行阴血下注冲任,正气易虚,易感外邪。

2. 风热证

（1）症状　每于行经期间,发热身痛,微恶风,头痛汗出,鼻塞咳嗽,痰稠,口渴欲饮;舌红,苔黄,脉浮数。

（2）证机概要　素体虚弱,或有伏热或痰热病史,每至经期阴血下注冲任,正气相对不足,伏热或痰热易动或外邪乘虚而入,郁于肌表,风热犯表,热郁肌腠。

3. 邪入少阳证

（1）症状　每于行经期间出现寒热往来,胸胁苦满,口苦咽干,心烦欲呕,头晕目眩,不欲饮食,舌红苔薄白或薄黄,脉弦或弦数。

（2）证机概要　风邪客于半表半里之间,营卫不和。

（四）经行发热

1. 肝肾阴虚证

（1）症状　经期或经后,午后潮热,月经量少色红;两颧赤红,五心烦热,烦躁少寐;舌红而干,脉细数。

（2）证机概要　经行或经后,阴血既泄,阴虚不能敛阳。

2. 血气虚弱证

（1）症状　经行或经后发热,热势不扬,动则自汗出,经量多,舌淡质薄;神疲肢软,少气懒言;舌淡,苔白润,脉虚缓。

（2）证机概要　气血虚弱,卫外之阳气失固。

3. 瘀热壅阻证

（1）症状　经前或经期发热,腹痛,经血紫黯,夹血块;舌黯或尖边有瘀点,脉沉弦数。

（2）证机概要　瘀热交接阻碍血行,经行瘀阻不通,营卫失和。

（五）经行身痛

1. 血虚证

（1）症状　经行时肢体疼痛麻木,肢软乏力,月经量少,色淡质薄;面色无华;舌质淡红,苔白,脉细弱。

（2）证机概要　血虚不能濡养筋脉,经行时气血益感不足,四肢百骸失于荣养。

2. 血瘀证

（1）症状　经行时腰膝、肢体、关节疼痛,得热痛减,遇寒痛甚,月经推迟,经量少,色黯,或有血块;舌紫黯,或有瘀斑,苔薄白,脉沉紧。

（2）证机概要　寒邪凝滞经络,则气血运行不畅,不通则痛。

（六）经行眩晕

1. 血虚证

（1）症状　经期或经后,头目眩晕,月经量少,色淡质稀;唇甲色淡,心悸少寐;舌质淡,苔薄白,脉细弱。

（2）证机概要　素本血虚,经期、经后血益虚,血虚不能上荣头目。

2. 阴虚阳亢证

（1）症状　经行头晕目眩，月经量少，色鲜红；烦躁易怒，口干咽燥，腰酸耳鸣；舌质红，苔薄黄，脉弦细数。

（2）证机概要　肝肾阴虚，经期阴血下注冲任、阴血益虚，肝阳上亢，上扰清窍。

3. 痰湿上扰证

（1）症状　经前、经期头重眩晕，胸闷欲呕，少食多寐，带下量多，色白质黏；舌质淡，苔白腻，脉濡滑。

（2）证机概要　痰湿内蕴，困阻气机，经前、经期冲气偏旺，气逆而上，挟痰浊上蒙清窍。

（七）经行口糜

1. 阴虚火旺证

（1）症状　经期口舌糜烂，疼痛，五心烦热，口燥咽干，月经量少，色红，尿少色黄，眠差梦多；舌红苔少，脉细数。

（2）证机概要　阴虚火旺，火热乘心，经期阴血下注，则虚火益盛。

2. 胃热薰蒸证

（1）症状　经行口舌生疮，糜烂疼痛，口臭，尿黄便结，口干喜饮，月经量多，色深红；舌红，苔黄厚，脉滑数。

（2）证机概要　口为胃之门户，胃热炽盛，经行冲气挟闰热逆上，灼伤口舌。

（八）经行吐衄

1. 肝经郁火证

（1）症状　经前或经期吐血、衄血，量较多，色红，月经可提前、量少甚或不行；胸闷胁胀，头晕目眩，心烦易怒，口苦咽干，尿黄便结；舌红苔黄，脉弦数。

（2）证机概要　素性肝郁，郁久化热，伏于冲任，值经前或行经之时，冲气偏盛，挟肝火上逆，热伤血络。

2. 肺肾阴虚证

（1）症状　经前或经期吐血、衄血，量少，色鲜红，月经量少；头晕耳鸣，两颧潮红，手足心热，咽干口渴；舌红，少苔或无苔，脉细数。

（2）证机概要　素体肺肾阴虚，经行阴血下注冲任，阴虚更甚，虚火上炎，损伤肺络。

（九）经行肿胀

1. 脾肾阳虚证

（1）症状　经行面浮肢肿，按之没指，经行量多，色淡质稀；纳呆腹胀，大便溏薄，畏寒乏力,腰膝酸软;舌淡,苔白腻,脉沉缓。

（2）证机概要　脾肾阳虚,水湿内停,经前及经期气血下注冲任,脾肾益虚,脾失健运,肾失温化,水湿泛溢于肌肤。

2. 气滞证

（1）症状　经前及经行肢体肿胀,两手不能握固,皮色不变,按之随手而起,月经量少,色黯有块;胸胁、乳房胀痛,善叹息;苔薄白,脉弦。

（2）证机概要　情志内伤,肝失调达,平素气滞,经前、经期气血下注,冲任气血壅盛,气滞湿停。

（十）经行泄泻

1. 脾虚证

（1）症状　月经前后,或正值经期,大便溏泄,脘腹胀满,神疲肢软,或面浮肢肿;经行量多,色淡质薄;舌淡红,苔白,脉濡缓。

（2）证机概要　脾虚失运,经行气血下注血海,脾气益虚,不能运化水湿,湿渗大肠。

2. 肾虚证

（1）症状　经行或经行前后五更泄泻,腰膝酸软,头晕耳鸣,畏寒肢冷;月经量少,经色淡,质清稀;舌淡,苔白,脉沉迟。

（2）证机概要　素肾阳虚衰,命火不足,经行气血下注冲任,肾阳虚益甚,火不暖土水湿不运,下注大肠,五更之时,阴寒较盛,阳气更虚,故天亮前泄泻。

（十一）经行风疹

1. 血虚证

（1）症状　经行肌肤风疹团块频发,皮疹色淡,瘙痒难忍,入夜尤甚,肌肤枯燥,月经后延,量少色淡,面色不华;舌淡,苔薄,脉细无力。

（2）证机概要　素体阴血不足,经行时阴血愈虚,血虚生风,风胜则痒。

2. 风热证

（1）症状　经前及经行身发红色风团,瘙痒不堪,感风遇热尤甚,月经提前,量多色红;口干喜饮,尿黄便结;舌红苔黄,脉浮数。

（2）证机概要　风热相搏,邪郁肌腠,经前冲气偏盛,热动生风。

（十二）经行情志异常

1. 肝气郁结证

（1）症状　经前、经期精神抑郁不乐,情绪不宁;胸闷胁胀,不思饮食;苔薄白,脉弦细。

(2) 证机概要　肝失条达,经前阴血下注冲任,冲气旺盛,肝血不足,肝之疏泄愈加不畅。

2. 痰火上扰证

(1) 症状　经行狂躁不安,语无伦次,头痛失眠,面红目赤,心胸烦闷,经后复如常人,尿黄便坚;舌红,苔黄厚或腻,脉弦滑而数。

(2) 证机概要　素有痰火内蕴,经前冲气旺盛,痰火挟冲气逆上,蒙蔽清窍,扰乱神明。

三、治则治法

(一) 经行乳房胀痛

1. 肝气郁结证

(1) 治则　疏肝解郁,理气止痛。

(2) 治法　玫瑰纯露30ml,每日3次,口服。

玫瑰精油+快乐鼠尾草精油+茴香精油+柠檬精油+丝柏精油+调配积雪草浸泡油稀释至浓度5%按摩:膻中、乳根、期门、肩井、百合、太冲、次髎。

玫瑰花味甘、微苦,性温,理气疏肝解郁、活血散瘀和调经止痛。玫瑰的药性非常温和,能够温养人的心肝血脉,舒发体内郁气,起到镇静、安抚、抗抑郁的功效。快乐鼠尾草拥有丰富的坚果甜味,同时带有类似水果酒的甘味,具有提振心情的作用,能够清心除烦。茴香主要是散寒止痛,和胃健脾,理气散结。柠檬理气。丝柏利水。

2. 肝肾阴虚证

(1) 治则　滋肾养肝,疏肝止痛。

(2) 治法　茉莉纯露30ml,每日3次,口服。

茉莉精油+依兰精油+檀香精油+芫荽精油+雪松精油+调配积雪草浸泡油稀释至浓度5%按摩:膻中、乳根、期门、肩井、血海、脾俞、足三里。

茉莉能理气和中、开郁辟秽、安神镇痛,茉莉纯露有健脾理气之功,据《纲目拾遗》记载,还能"解胸中一切陈腐之气"。依兰滋阴补肾,改善阴虚火旺,使心情平稳愉快。檀香精油具有浓厚甘甜的木质香气,其香味容易使心灵达到深度平静,因此也是最能缓和紧张的精油之一,可改善气血、调节津液,有补阴利湿作用。芫荽理气和中。雪松理气止痛、清热利湿。

(二) 经行头痛

1. 阴虚阳亢证

(1) 治则　滋阴潜阳,平肝止痛。

(2) 治法　依兰纯露30ml,每日3次,口服。

菖蒲精油+檀香精油+依兰精油+调配圣约翰油稀释至浓度5%按摩太冲穴、足临泣穴、外关穴、丰隆穴、头维穴、风池穴、率谷穴、角孙穴。

依兰纯露具有滋补心肾的作用,依兰精油具有滋阴补血的功能,还有助于气血运行,可以缓解头痛,改善月经期间的各种问题,因此有"子宫的补药"之称。菖蒲具有开窍豁痰,醒神益智,化湿开胃的作用,可以提神,缓解头疼的症状。檀香滋补心肾,有助眠、散寒止痛的作用,可消除神经压力以及心烦意乱,安抚神经性头痛。

2. 血瘀证

(1) 治则　活血化瘀,通窍止痛。

(2) 治法　永久花纯露30ml,每日3次,口服。

莪术精油+姜黄精油+降香精油+调配圣约翰油稀释至浓度5%按摩太冲穴、足临泣穴、外关穴、丰隆穴、头维穴、风池穴、率谷穴、角孙穴。

姜黄滋补心肾,不仅是众所周知的天然头痛药,还是治疗关节和腰痛的印度常用草药,具有强抗炎抗氧化作用。降香行气、活血、化瘀、止痛。莪术消积止痛,凡血气瘀滞之证均可应用,专治头痛、眩晕、颈肩腰背四肢疼痛等。

3. 血虚证

(1) 治则　养血益气,通络止痛。

(2) 治法　当归纯露30ml,每日3次,口服。

岩兰草精油+迷迭香精油+乳香精油+调配圣约翰油稀释至浓度5%按摩太冲穴、足临泣穴、外关穴、丰隆穴、头维穴、风池穴、率谷穴、角孙穴。

岩兰草全草补血、强心,岩兰草精油在阿育吠陀医药中已经使用了数千年,用于治疗失衡、头痛等问题。迷迭香活血,能促进血液的循环并可减轻头痛症状。当归活血、养血、调经,缓解偏头痛。乳香行气活血归心、肝、脾经,为宣通脏腑、流通经络之要药。

(三) 经行感冒

1. 风寒证

(1) 治则　解表散寒,和血调经。

(2) 治法　紫苏纯露30ml,每日3次,口服。

防风精油+当归精油+姜花精油+调配甜杏仁油稀释至浓度5%按摩或是艾灸风池、风门、上星、尺泽、外关。

姜花味辛,性温,具有散寒解表、消肿止痛的作用,用于风湿关节痛,胁肋痛,头痛,身痛,咳嗽。防风祛风解表,胜湿止痛。当归补血活血,调经止痛。紫苏叶也叫苏叶,纯露具有散寒解表的作用,主治风寒感冒、咳嗽、胸腹胀满、恶心呕吐等症。

2. 风热证

（1）治则　疏风清热，和血调经。

（2）治法　金银花纯露30ml，每日3次，口服。茉莉纯露10ml，颈背部刮痧。

德国洋甘菊精油+薄荷精油+当归精油+调配椰子油稀释至浓度5%按摩或是刮痧风池、风门、上星、尺泽、外关。

德国洋甘菊清热安神，清热解毒，止咳喘，祛风湿。用于感冒发热，咽喉肿痛，疮肿，肺热咳嗽，热痹肿痛。薄荷散热，《本草求真》："薄荷，气味辛凉，功专入肝与肺。"当归补血活血，调经止痛。

3. 邪入少阳证

（1）治则　和解表里。

（2）治法　玫瑰纯露30ml，每日3次，口服。

葡萄柚精油+柠檬精油+天竺葵精油+姜精油+依兰精油+调配甜杏仁油稀释至浓度5%，按摩或是艾灸风池、风门、上星、尺泽、外关穴。

葡萄柚理气健脾，净肺清肠，养血生津，化痰止渴。柠檬能化痰止咳，生津健胃理气。天竺葵祛风除湿，滋阴行气，止痛。姜可解表散寒、温中止呕、温肺止咳、解毒的功效。依兰具有滋阴补血的功能，还有助于气血运行，可以缓解头痛，改善月经期间的各种问题。

（四）经行发热

1. 肝肾阴虚证

（1）治则　滋养肝肾，育阴清热。

（2）治法　依兰纯露30ml，每日3次，口服。

岩兰草精油+依兰精油+玫瑰精油+调配椰子油稀释至浓度5%，按摩或刮痧大椎、内关、曲池、足三里、阳陵泉穴。

依兰补心气，滋阴除热，滋润身体，同时对改善"肾虚"的症状很有帮助。玫瑰舒压、滋阴、清虚热，可以舒缓情志，平静心神。岩兰草可以清燥热、滋养、镇定提神，可缓解口渴、中暑、发热和头痛等症状。

2. 血气虚弱证

（1）治则　补中益气，甘温除热。

（2）治法　岩兰草纯露30ml，每日3次，口服。

岩兰草精油+当归精油+欧白芷精油+调配芝麻油稀释至浓度5%按摩大椎、内关、曲池、足三里、阳陵泉穴。

岩兰草可以清燥热、滋养、镇定提神。当归补血活血，通经活络，主治血虚发热。欧白芷又称欧洲的当归，补气，是一种很好的滋补剂。

3. 瘀热壅阻证

(1) 治则　化瘀清热。

(2) 治法　桃花纯露30ml，每日3次，口服。

永久花精油+薄荷精油+红橘精油+莪术精油+降香精油+调配椰子油稀释至浓度5%按摩或是刮痧大椎、内关、曲池、足三里、阳陵泉穴。

桃花纯露具有活血的作用。永久花抗炎、养肝利胆、散瘀化痰、健脾止痛，可帮助伤疤与脓肿的痊愈。薄荷清热，《本草求真》："薄荷，气味辛凉，功专入肝与肺。"红橘理气健脾，燥湿化痰。莪术行气破血化瘀，消积止痛，用于血瘀。降香归肝经，走血分而下降，故有化瘀止血定痛，更兼祛风、芳香化湿之功。

(五) 经行身痛

1. 血虚证

(1) 治则　养血益气，柔筋止痛。

(2) 治法　岩兰草纯露30ml，每日3次，口服。

玫瑰精油+当归精油+柠檬精油+岩兰草精油+马郁兰精油+调配芝麻油稀释至浓度5%按摩曲池、肩髎、手三里、足三里、阳陵泉、风市、肾俞、阿是穴。

柠檬理气止痛，生津止渴；下气和胃。当归补血活血，调经止痛。玫瑰花理气解郁、活血散瘀和调经止痛。此外，玫瑰的药性非常温和，能够温养人的心肝血脉，舒发体内郁气，起到镇静、安抚、抗抑郁的功效。岩兰草滋阴清虚热。马郁兰温阳。

2. 血瘀证

(1) 治则　活血通络，益气散寒止痛。

(2) 治法　圣约翰草纯露30ml，每日3次，口服。

永久花精油+姜黄精油+菖蒲精油+迷迭香精油+乳香精油+降香精油+调配芝麻油稀释至浓度5%按摩曲池、肩髎、手三里、足三里、阳陵泉、风市、肾俞、阿是穴。

姜黄破血行气，通经止痛。降香芳香化湿，行气活血，祛风止痛，止血。乳香行气活血，为宣通脏腑、流通经络之要药。

(六) 经行眩晕

1. 血虚证

(1) 治则　养血益气。

(2) 治法　天竺葵纯露30ml，每日3次，口服。

天竺葵精油+当归精油+丁香精油+欧白芷精油+岩兰草精油+广藿香精油+马郁兰精油+调配甜杏仁油稀释至浓度5%按摩百会、印堂、太阳、足三里、脾俞、血海穴。

欧白芷有着强大的滋补功能,能强化身体组织结构,治疗消化方面的问题,包含消化道溃疡、肠胃炎,同时也是补气好物。天竺葵滋阴行气、平衡内分泌;当归补血活血;丁香止痛;岩兰草滋阴;广藿香健脾;马郁兰温阳。

2. 阴虚阳亢证

(1) 治则　滋阴潜阳。

(2) 治法　依兰纯露30ml,每日3次,口服。

柠檬精油+岩兰草精油+罗马洋甘菊精油+依兰精油+调配圣约翰草油稀释至浓度5%按摩或是牛角刮痧百会、印堂、太阳、太溪、照海、太冲穴。

柠檬清肝理气;罗马洋甘菊平肝止痛;岩兰草滋阴;依兰降温补心气,滋润身体,同时能改善"心肾虚"的症状。

3. 痰湿上扰证

(1) 治则　燥湿化痰。

(2) 治法　橙花纯露30ml,每日3次,口服。

红橘精油+菖蒲精油+苍术精油+橙花精油+厚朴精油+调配椰子油稀释至浓度5%按摩或是牛角刮痧太冲穴+风池穴+百会穴+头维穴+丰隆穴。

橙花理气散瘀,具有抗氧化、抗肿瘤、抑菌、抗炎等药理作用,用于治疗肝瘀头痛,月经不调。红橘理气健脾,燥湿化痰。菖蒲开窍;苍术燥湿健脾;厚朴行气燥湿。

(七) 经行口糜

1. 阴虚火旺证

(1) 治则　滋阴降火。

(2) 治法　鼠尾草纯露30ml,每日3次,口服。

鼠尾草祛瘀止痛,活血通经,清心除烦。

2. 胃热薰蒸证

(1) 治则　清胃泄热。

(2) 治法　薄荷纯露30ml,每日3次,口服。

薄荷疏风散热,疗口齿,清咽喉。

(八) 经行吐衄

1. 肝经郁火证

(1) 治则　疏肝清热,引血下行。

(2) 治法　玫瑰纯露+橙花纯露+岩玫瑰纯露30ml,每日3次,口服。

玫瑰花味甘、微苦,性温,最明显的功效就是理气解郁、活血散瘀和调经止痛。此外,玫瑰的药性非常温和,能够温养人的心肝血脉,舒发体内郁气,起到镇静、安抚、抗抑郁的功效。橙花纯露疏肝,和胃理气,治胸中痞闷、脘腹胀痛、呕吐、少食。岩玫瑰调气疏肝。治胸膈及脘宇痞痛。

2. 肺肾阴虚证

治则:滋阴润肺,引血下行。

治法:白玉兰纯露+岩兰草纯露+依兰纯露 30ml,每日 3 次,口服。

依兰降温、补心气、滋润身体,同时对改善"心肾虚"的症状很有帮助。白玉兰收敛、消炎。岩兰草滋阴、补血。

(九) 经行肿胀

1. 脾肾阳虚证

(1) 治则　温肾化气,健脾利水。

(2) 治法　檀香纯露 30ml,每日 3 次,口服。

杜松精油+马郁兰精油+柠檬精油+雪松精油+德国洋甘菊精油+姜精油+茴香精油+调配甜杏仁油稀释至浓度 5%全身淋巴手法按摩。

杜松补肾利水,马郁兰温阳,柠檬理气利尿,雪松利水,德国洋甘菊消炎,姜温阳行水,茴香健脾行水。

2. 气滞证

(1) 治则　理气行滞,化湿消肿。

(2) 治法　丝柏纯露 30ml,每日 3 次,口服。

广藿香精油+玫瑰精油+柠檬精油+乳香精油+丝柏精油+茴香精油+调配椰子油稀释至浓度 5%,全身淋巴手法按摩。

玫瑰花性温,理气解郁、活血散瘀和调经止痛。

乳香行气活血,为宣通脏腑、流通经络之要药。柠檬理气利尿,丝柏利水,茴香健脾行水。

(十) 经行泄泻

1. 脾虚证

(1) 治则　健脾益气,除湿止泻。

(2) 治法　百里香纯露 30ml,饭后口服。

茴香精油+红橘精油+厚朴精油+苍术精油+调配芝麻油稀释至浓度 10%,制作成敷布,在神阙、大肠俞、足三里穴贴敷,搭配艾灸更佳。

红橘理气健脾,燥湿化痰;厚朴行气燥湿;茴香补脾;苍术燥湿健脾。

2. 肾虚证

(1) 治则　温肾健脾,除湿止泻。

(2) 治法　肉桂纯露 30ml,饭后口服。

肉豆蔻精油+肉桂精油+五味子精油+山鸡椒精油+大高良姜精油+调配芝麻油稀释至浓度10%制作成敷布,在神阙、大肠腧、足三里贴敷,搭配艾灸更佳。

肉桂可以补火助阳,温中散寒,温肾暖脾,温通经脉,引火归元,犹如给身体添柴加火,手脚发凉背心发冷的症状都会好转。肉豆蔻行气止痛、五味子敛肺涩肠、山鸡椒燥湿止痛、大高良姜行气止痛。

(十一) 经行风疹块

1. 血虚证

(1) 治则　养血祛风。

(2) 治法　岩兰草纯露 30ml,每日 3 次,口服。薄荷纯露喷洒红肿痒痛处。

当归精油+岩兰草精油+广藿香精油+薄荷精油+乳香精油+没药精油+调配紫草油稀释至浓度15%制作成油膏涂抹痒处,搭配按摩风门、膈俞、脾俞、气海、血海、足三里。

乳香行气活血,宣通脏腑,疏通经络。当归和岩兰草补血,广藿香去湿止痒,薄荷止痒,没药散瘀定痛。

2. 风热证

(1) 治则　疏风清热。

(2) 治法　金银花纯露 30ml,每日 3 次,口服。薄荷纯露喷洒红肿痒痛处。

当归精油+蛇床子精油+薄荷精油+德国洋甘菊精油+乳香精油+没药精油+调配紫草油稀释至浓度5%制作成油膏涂抹痒处。搭配牛角刮痧曲池、合谷、血海、风市、三阴交、大椎。

蛇床子温肾壮阳,燥湿,祛风。蛇床子外治疮疡湿热痛痒。乳香行气活血,为宣通脏腑、疏通经络。当归活血,薄荷止痒,德国洋甘菊祛风止痒,没药散瘀定痛。

(十二) 经行情志异常

1. 肝气郁结证

(1) 治则　疏肝解郁,养血调经。

(2) 治法　玫瑰纯露 30ml,每日 3 次,口服。

玫瑰精油+香附精油+橙花精油+依兰精油+调配圣约翰草油稀释至浓度5%,按摩太冲、肝俞、风池、心俞、行间穴。

玫瑰花的功效是理气解郁、活血散瘀和调经止痛。此外,玫瑰能够温养人的心肝血脉,舒发体内郁气,起到镇静、安抚、抗抑郁的功效。香附行气解郁,调经止痛,用于肝郁气滞,胸胁脘腹胀痛,消化不良,胸脘痞闷,寒疝腹痛,乳房胀痛,月经不调,经闭痛经。橙花调气疏肝,治胸膈及脘宇痞痛。依兰精油降温,补心气,滋润身体。

2. 痰火上扰证

(1) 治则　清热化痰,宁心安神。

(2) 治法　马鞭草纯露 30ml,每日 3 次,口服。

马鞭草精油+甜橙精油+香蜂草精油+山鸡椒精油+调配圣约翰草油稀释至浓度 5% 按摩太冲、肝俞、风池、脾俞、中脘、丰隆、内庭。

马鞭草清热化痰,甜橙理气,香蜂草养心,山鸡椒燥湿。

第二节　石　瘕

女性胞中有结块,伴有少腹或胀或痛或满或阴道异常出血。多无症状,仅在体检时偶被发现。症状与结块大小、数目关系不大,而与部位、有无变性相关。多表现为经量增多、经期延长,少数表现为不规则阴道流血或血样脓性排液。结块大于 3 个月妊娠子宫大小时可在下腹部扪及肿块。可伴下腹坠胀,腰背酸痛。常见于 30~50 岁妇女,20 岁以下少见。

西医的子宫肌瘤可参照本病辨证治疗。

一、病因病机

(一) 病因

1. **外因**　风寒湿热邪内侵。
2. **内因**　情志因素或正气不足。
3. **不内不外因**　饮食因素。

(二) 病机

病位在子宫、冲任,气机阻滞,有形之邪凝结不散,停聚小腹为主要病机。实证多因气滞血瘀、寒湿凝滞、湿热瘀阻或痰湿瘀阻停聚小腹,积聚成块,日久成为石瘕。虚证方面因脾阳不振,水湿不化,凝而为痰,痰湿郁结积聚成块;又或内伤情志,肝气郁结,血行受阻,气聚血凝,积而成块;又或素体气虚或久病大病耗伤气血,血运无力,血性迟滞,瘀积胞宫;再或肾气亏虚,气滞血瘀,阻滞冲任、胞宫。

二、辨证分型

（一）气滞血瘀证

1. **症状** 小腹包块坚硬，胀痛拒按，月经量多，经行不畅，色紫黯有块，精神抑郁，经前乳房胀痛，胸胁胀闷，或心烦易怒，小腹胀痛或有刺痛；舌边有瘀点或瘀斑，苔薄白，脉弦涩。
2. **证机概要** 肝郁气滞，血行受阻，气血瘀结，滞于胞宫冲任。

（二）寒湿凝滞证

1. **症状** 小包块坚硬，冷痛拒按，月经后期，经期延长，量少色有块，手足不温，带下量多、色白清稀；舌质淡紫，苔薄腻，脉沉紧。
2. **证机概要** 寒湿之邪入侵或过食生冷，寒凝血滞，瘀阻胞宫。

（三）湿瘀阻证

1. **症状** 小腹有包块、胀满，月经后期，量少不畅，或量多有块，经质黏稠，带下量多，色白质黏稠，脘痞多痰，形体肥胖，嗜睡肢倦；舌胖紫黯，苔白腻，脉沉滑。
2. **证机概要** 脾失健运，痰浊内生，痰湿阻滞冲任胞脉，痰血搏结。

（四）肾虚血瘀证

1. **症状** 小腹有包块，月经量多或少，色紫黯，有血块，腰酸膝软，头晕耳鸣，夜尿频多；舌淡黯，舌边有瘀点或瘀斑，脉沉涩。
2. **证机概要** 肾虚则冲任不充，血海失司，旧血瘀滞胞宫。

（五）气虚血瘀证

1. **症状** 小腹包块、小腹空坠，月经量多，经期延长，色淡有块，神疲乏力，气短懒言，纳少便溏，面色无华；舌淡黯，边尖有瘀点或瘀斑，脉细涩。
2. **证机概要** 气虚血运无力，血性迟滞，瘀积胞宫。

（六）湿热瘀阻证

1. **症状** 小腹包块，疼痛拒按，经行量多，经期延长，色红有块，质黏稠，带下量多，色黄秽臭，腰骶酸痛，溲黄便结；舌黯红，边有瘀点瘀斑，苔黄腻，脉滑数。
2. **证机概要** 湿热之邪阻滞气机，血行瘀阻，湿热瘀血互结于胞宫。

三、治则治法

（一）气滞血瘀证

1. **治则**　行气活血，化瘀消癥。
2. **治法**　桃花纯露30ml，每日3次，口服。

永久花精油+乳香精油+莪术精油+降香精油+调配芝麻油稀释至浓度5%，按摩或搭配艾灸中极、曲骨、关元、归来穴。

莪术辛、苦，温。行气破血，消积止痛，用于血瘀、跌打损伤作痛。降香归肝经，入血分而下降，故有行气活血，止痛，止血之功。乳香行气活血、宣通脏腑、疏通经络。

（二）寒湿凝滞证

1. **治则**　温经散寒，活血消癥。
2. **治法**　姜黄纯露30ml，每日3次，口服。沙棘油5ml，每日2次，口服。

姜精油+姜黄精油+西洋蓍草精油+香附精油+调配芝麻油稀释至浓度5%按摩，或搭配艾灸中极、曲骨、关元、归来穴。

香附行气解郁，调经止痛，用于肝郁气滞，胸、胁、脘腹胀痛，消化不良，胸脘痞闷，寒疝腹痛，乳房胀痛，月经不调，经闭痛经。姜温中散寒，姜黄破气行血，西洋蓍草活血止痛。

（三）湿瘀阻证

1. **治则**　化痰除湿，活血消癥。
2. **治法**　马鞭草酮迷迭香纯露30ml，每日3次，口服。

永久花精油+红橘精油+菖蒲精油+马鞭草酮迷迭香精油+厚朴精油+香附精油+调配芝麻油稀释至浓度5%按摩或是搭配艾灸中极、曲骨、关元、归来穴。

红橘理气健脾，燥湿化痰。香附行气解郁，调经止痛，用于肝郁气滞，胸脘痞闷，寒疝腹痛，乳房胀痛，月经不调。永久花通络，菖蒲开窍，马鞭草酮迷迭香化痰通络。

（四）肾虚血瘀证

1. **治则**　补肾活血，消瘀散结。
2. **治法**　檀香纯露30ml，每日3次，口服。

永久花精油+莪术精油+檀香精油+依兰精油+香附精油+调配芝麻油稀释至浓度5%按摩或是搭配艾灸中极、曲骨、关元、归来穴。莪术凡血气瘀滞之证均可应用，专治头痛、香附行气解郁，调经止痛。依兰精油降温，补心气，滋润身体，同时改善"心肾虚"的症状。

檀香滋补心肾,行气温中,开胃止痛,用于寒凝气滞疼痛。永久花通络。

(五)气虚血瘀证

1. **治则** 益气养血,消瘀散结。

2. **治法** 桃花纯露30ml,每日3次,口服。

永久花精油+欧白芷精油+莪术精油+降香精油+当归精油+岩兰草精油+茴香精油+调配圣约翰草油稀释至浓度5%,按摩或搭配艾灸中极、曲骨、关元、归来穴。

莪术行气破血,消积止痛。永久花散瘀,降香化瘀,当归、岩兰草补血,茴香健脾。

(六)湿热瘀阻证

1. **治则** 清热利湿,活血消癥。

2. **治法** 丝柏纯露30ml,每日3次,口服。

丝柏精油+乳香精油+白珠树精油+马鞭草酮迷迭香精油+薄荷精油+调配圣约翰草油稀释至浓度5%,按摩或是搭配艾灸中极、曲骨、关元、归来穴。

乳香行气活血,宣通脏腑,疏通经络。

丝柏除湿,白珠树止痛,马鞭草酮迷迭香化痰通络,薄荷清热。

第三节 痛 经

妇女正值经期或行经前后,出现周期性小腹疼痛,或痛引腰骶,甚至剧痛晕厥者,称为"痛经",亦称"经行腹痛"。本病以经行小腹疼痛,伴随月经周期发作为其临床特征。

西医学中的原发性痛经、子宫内膜异位症、子宫腺肌病及盆腔炎等引起的继发性痛经可参照本病辨证论治。

一、病因病机

(一)病因

1. **肾气亏损** 素禀肾虚,或房劳多产,或久病虚损,伤及肾气,肾虚则精亏血少,冲任血虚。经后精血更虚,胞脉失于濡养,不荣则痛,发为痛经。

2. **气血虚弱** 素体虚弱,气血不足,或大病久病,耗伤气血,或脾胃虚弱,化源不足,气血虚弱。经后冲任气血更虚,胞脉失于濡养;兼之冲任气弱,无力流通血气,则血行迟滞,因而发为痛经。

3. **气滞血瘀** 素性抑郁,或恚怒伤肝,肝郁气滞,气滞血瘀;经期产后,余血内留,感受外邪,邪与血搏,血瘀气滞,以致瘀阻冲任,血行不畅。经前、经期气血下注冲任,胞脉气血更加壅滞,不通则痛,发为痛经。

4. **寒凝血瘀** 经期产后,感受寒邪,或过食寒凉生冷,寒客冲任,与血相搏,以致瘀阻冲任,气血凝滞不畅。经前、经期气血下注冲任,胞脉气血更加壅滞,不通则痛,故致经行腹痛。

5. **湿热蕴结** 素有湿热内蕴,或经期产后余血未尽,感受湿热之邪,湿热与血搏结,以致瘀阻冲任,气血凝滞不畅。经前、经期气血下注冲任,胞脉气血更加壅滞,不通则痛,故发痛经。

(二)病机

痛经的发生与冲任、胞官的周期性生理变化密切相关,主要病机在于邪气内伏或精血素亏,更值经期前后冲任二脉气血的生理变化急骤,导致胞宫的气血运行不畅,不通则痛;或冲任、胞宫失于濡养,不荣则痛,故使痛经发作。

二、辨证分型

(一)肾气亏损型

(1)症状 经期或经后,小腹隐隐作痛,喜按,伴腰骶酸痛,月经量少,色淡质稀,头晕耳鸣,面色晦黯,小便清长,舌淡,苔薄,脉沉细。

(2)证机概要 肾气本虚,精血不足,经期或经后,精血更虚,胞宫、胞脉失于濡养,不荣则痛。

(二)气血虚弱型

(1)症状 经期或经后,小腹隐痛喜按,月经量少,色淡质稀,神疲乏力,头晕心悸,失眠多梦,面色苍白,舌淡,苔薄,脉细弱。

(2)证机概要 气血本虚,经血外泄,气血更虚,胞官、胞脉失于濡养。

(三)气滞血瘀型

(1)症状 经前或经期,小腹胀痛拒按,经血量少,经行不畅,经色紫黯有块,块下痛减,胸胁、乳房胀痛,舌紫黯,或有瘀点,脉弦涩。

(2)证机概要　肝郁气滞,瘀滞冲任,气血运行不畅,经前经时,气血下注冲任,胞脉气血更加塞滞,不通则痛。

(四)寒凝血瘀型

(1)症状　经前或经期,小腹冷痛拒按,得热则痛减,或周期后延,经血量少,色黯有块,畏寒肢冷,面色青白,舌黯,苔白,脉沉紧。

(2)证机概要　寒客冲任,血为寒凝,瘀滞冲任,气血运行不畅,经行之际,气血下注冲任,胞脉气血滞,不通则痛。

(五)湿热蕴结型

(1)症状　经前或经期,小腹灼痛拒按,痛连腰骶,或平时小腹痛,至经前疼痛加剧,经量多或经期长,经色紫红,质稠或有血块,平素带下量多,黄稠臭秽,或伴低热,小便黄赤,舌红,苔黄腻,脉滑数或濡数。

(2)证机概要　湿热蕴结冲任,气血运行不畅,经行之际气血下注冲任,胞脉气血壅滞,不通则痛。

三、治则治法

(一)肾气亏损型

1. **治则**　补肾填精,养血止痛。
2. **治法**　檀香纯露30ml,每日3次,口服。月见草油5ml,每日2次,口服。

岩兰草精油+艾草精油+檀香精油+依兰精油+香附精油+调配芝麻油稀释至浓度5%,按摩或搭配艾灸中极、气海、关元、足三里、三阴穴。

香附行气解郁,调经止痛,用于肝郁气滞,胸、胁、脘腹胀痛,胸脘痞闷,寒疝腹痛,乳房胀痛,月经不调,经闭痛经。依兰精油降温,补心气,滋润身体。檀香滋补心肾,行气温中,开胃止痛,用于寒凝气滞疼痛。艾草温通,岩兰草滋阴。

(二)气血虚弱型

1. **治则**　补气养血,和中止痛。
2. **治法**　当归纯露30ml,每日3次,口服。月见草油5ml,每日2次,口服。

当归精油+艾草精油+欧白芷精油+柠檬精油+香附精油+调配芝麻油稀释至浓度5%,按摩或搭配艾灸中极、气海、关元、足三里、三阴交。

当归补血,艾草温通,柠檬理气。欧白芷有着强大的滋补功能,能强化身体组织结构,是补气好物。香附行气解郁,调经止痛,月经不调,经闭痛经。

(三) 气滞血瘀型

1. **治则** 行气活血,祛瘀止痛。
2. **治法** 桃花纯露30ml,每日3次,口服。月见草油5ml,每日2次,口服。

茉莉精油+永久花精油+乳香精油+莪术精油+降香精油+丁香精油+调配芝麻油稀释至浓度5%按摩或是搭配艾灸中极、曲骨、关元、归来穴。

茉莉理气和中,永久花活血散瘀。莪术行气破血,消积止痛。降香行气活血,止痛,止血。乳香行气活血,为宣通脏腑、疏通经络之要药。

(四) 寒凝血瘀型

1. **治则** 温经散寒,祛瘀止痛。
2. **治法** 肉桂纯露30ml,每日3次,口服。月见草油5ml,每日2次,口服。

肉桂精油+姜黄精油+莪术精油+西洋蓍草精油+香附精油+调配芝麻油稀释至浓度5%,按摩或搭配艾灸中极、曲骨、关元、归来穴。

莪术行气破血,消积止痛。香附行气解郁,调经止痛,用于肝郁气滞,月经不调,经闭痛经。肉桂引火归元,姜黄破血行气,西洋蓍草活血止痛。

(五) 湿热蕴结型

1. **治则** 清热除湿,化瘀止痛。
2. **治法** 丝柏纯露30ml,每日3次,口服。月见草油5ml,每日2次,口服。

丝柏精油+乳香精油+白珠树精油+马鞭草酮迷迭香精油+薄荷精油+调配芝麻油稀释至浓度5%,按摩或搭配艾灸中极、曲骨、关元、归来穴。

乳香行气活血。丝柏利水除湿,白珠树止痛,马鞭草酮迷迭香化痰通络,薄荷清热。

第四节 闭 经

女子年逾16周岁,月经尚未来潮,或月经来潮后又中断6个月以上者,称为"闭经"。前者称原发性闭经,后者称继发性闭经。古称"女子不月""月事不来""经水不通"等。本病以月经停闭不来潮为其特征,为临床常见病。

西医学的闭经、多囊卵巢综合征引起的闭经可参照本病辨证治疗。

一、病因病机

(一) 病因

1. 肾虚 素禀肾虚,或早婚多产,或房事不节伤肾,以致肾精亏损,精亏血少,冲任血虚,血海不能按时满盈,遂致月经停闭。

2. 脾虚 脾胃素弱,或饮食劳倦,或忧思过度,损伤脾气,气血生化之源不足,冲任空虚血海不能满盈,遂使月经停闭。

3. 血虚 素体血虚,或数伤于血,或大病久病,营血耗损,冲任血少,以致血海空虚无血可下,遂使月经停闭。

4. 气滞血瘀 素性抑郁,或七情所伤,肝气郁结而不达,气滞则血瘀,瘀阻冲任,胞脉不通,经血不得下行而致闭经。

5. 寒凝血瘀 经产之时,血室正开,感受寒邪,或过食生冷,寒邪乘虚客于冲任,血为寒凝致瘀,瘀阻冲任,胞脉不通,遂使月经停闭。

6. 痰湿阻滞 素体肥胖,痰湿内盛,或脾失健运,痰湿内生,痰湿下注,阻滞冲任,胞脉闭塞而经不行。

(二) 病机

病位在冲任二脉,以"无血可下"或"经血不得下"为主要病机。本病发病机制有虚实两个方面。虚者多因脾胃虚弱、气血乏源、肝肾亏损、精血不足、肾气不足、阴虚血燥导致精血不足,冲任血海空虚,无血可下;实者多为气滞血瘀/痰湿内阻导致血流不通,冲任受阻,脉道不通,经血不得下行。本病虚证多,实证少,亦有虚实夹杂者。

二、辨证分型

(一) 肾虚型

1. 肾气虚证
(1) 症状 月经初潮来迟,或月经后期量少,渐至闭经,头晕耳鸣,腰酸腿软,小便频数,性欲淡漠,舌淡红,苔薄白,脉沉细。
(2) 证机概要 肾气不足,精血衰少,冲任气血不足,血海空虚,不能按时满盈。

2. 肾阴虚证
(1) 症状 月经初潮来迟,或月经后期量少,渐至闭经,头晕耳鸣,腰膝酸软,或足跟痛,手足心热,甚则潮热盗汗,心烦少寐,颧红唇赤,舌红,苔少或无苔,脉细数。

(2) 证机概要　肾阴不足,精血亏虚,冲任气血虚少,血海不能满溢。

3. 肾阳虚证

1. **症状**　月经初潮来迟,或月经后期量少,渐至闭经,头晕耳鸣,腰痛如折,畏寒肢冷,小便清长,夜尿多,大便溏薄,面色晦黯,或目眶黯黑,舌淡,苔白,脉沉弱。

2. **证机概要**　肾阳虚衰,脏腑失于温养,精血化生之源不足,冲任气血不足,血海不能满溢。

(二) 脾虚型

1. **症状**　月经停闭数月,肢倦神疲,食欲不振,脘腹胀闷,大便溏薄,面色淡黄,舌淡胖,有齿痕,苔白腻,脉缓弱。

2. **证机概要**　脾虚生化之源亏乏,冲任气血不足,血海不能满溢。

(三) 血虚型

1. **症状**　月经停闭数月,头晕目花,心悸怔忡,少寐多梦,皮肤不润,面色萎黄,舌淡苔少,脉细。

2. **证机概要**　营血亏虚,冲任气血衰少。

(四) 气滞血瘀型

1. **症状**　月经停闭数月,小腹胀痛拒按,精神抑郁,烦躁易怒,胸胁胀满,嗳气叹息,舌紫黯或有瘀点,脉沉弦或涩而有力。

2. **证机概要**　气机郁滞,气滞血瘀,瘀阻冲任。

(五) 寒凝血瘀型

1. **症状**　月经停闭数月,小腹冷痛拒按,得热则痛缓,形寒肢冷,面色青白,舌紫,苔白,脉沉紧。

2. **证机概要**　寒邪客于冲任,与血相搏,血为寒凝致瘀,瘀阻冲任,气血不通。

(六) 痰湿阻滞型

1. **症状**　月经停闭数月,带下量多,色白质稠,形体肥胖,或面浮肢肿,神疲肢倦,头晕目眩,心悸气短,胸脘满闷,舌淡胖,苔白腻,脉滑。

2. **证机概要**　痰湿阻于冲任,占据血海,经血不能满溢。

三、治则治法

（一）肾虚型

1. 肾气虚证
（1）治则　补肾益气，养血调经。
（2）治法　茉莉纯露30ml，每日3次，口服。南瓜子油5ml，每日2次，口服。

2. 肾阴虚证
（1）治则　滋肾益阴，养血调经。
（2）治法　丝柏纯露30ml，每日3次，口服。南瓜子油5ml，每日2次，口服。

3. 肾阳虚证
（1）治则　温肾助阳，养血调经。
（2）治法　雪松纯露30ml，每日3次，口服。南瓜子油5ml，每日2次，口服。

（二）脾虚型

1. 治则　健脾益气，养血调经。
2. 治法　茴香纯露30ml，每日3次，口服。南瓜子油5ml，每日2次，口服。

（三）血虚型

1. 治则　补血养血，活血调经。
2. 治法　玫瑰+当归纯露30ml，每日3次，口服。南瓜子油5ml，每日2次，口服。

（四）气滞血瘀型

1. 治则　行气活血，祛瘀通经。
2. 治法　桃花+永久花纯露30ml，每日3次，口服。南瓜子油5ml，每日2次，口服。

（五）寒凝血瘀型

1. 治则　温经散寒，活血通经。
2. 治法　肉桂纯露30ml，每日3次，口服。南瓜子油5ml，每日2次，口服。

（六）痰湿阻滞型

1. 治则　豁痰除湿，活血通经。
2. 治法　鼠尾草纯露30ml，每日3次，口服。月见草油5ml，每日2次，口服。

第五节 带 下

带下的量明显增多,色、质、气味发生异常,或伴全身、局部症状者,称为"带下病"。又称"下白物""流秽物"。

带下一词,有广义、狭义之分。广义带下泛指妇产科疾病而言,由于这些疾病都发生在带脉之下,故称为"带下"。狭义带下又分为生理性带下及病理性带下。正常女子自青春期开始,肾气充盛,脾气健运,任脉通调,带脉健固,阴道内即有少量白色或无色透明无臭的黏性液体,特别是在经期前后、月经中期及妊娠期量增多,以润泽阴户,防御外邪,此为生理性带下。若带下量明显增多,或色、质、气味异常,即为带下病。临床上以白带、黄带、赤白带为常见。

带下病以带下增多为主要症状。西医妇科疾病如阴道炎、宫颈炎、盆腔炎及生殖器肿均可见带下量多,应明确诊断后按本病辨证论治,必要时应进行妇科检查及排癌检查。

另外也有带下过少者,应属病态,常与月经过少、月经后期、闭经等病证相兼见,其治疗可参照肾虚型月经过少、月经后期、闭经等病予以补肾填精、养血活血药治疗。

一、病因病机

(一)病因

1. 脾阳虚 饮食不节,劳倦过度,或忧思气结,损伤脾气,脾阳不振,运化失职,湿浊停聚,流注下焦,伤及任带,任脉不固,带脉失约,而致带下病。

2. 肾阳虚 素禀肾虚,或寒邪伤肾,或恣情多欲,肾阳虚损,气化失常,水湿内停,下注冲任,损及任带,而致带下病。或肾阳虚损,冲任不足,精关不固,精液滑脱而下,也可致带下病。

3. 阴虚挟湿 素禀阴虚,或房事不节,阴虚失守,下焦感受湿热之邪,损及任带,约固无力,而为带下病。

4. 湿热下注 素体脾虚,湿浊内生,郁久化热;或情志不畅,肝气犯脾,脾虚湿盛,湿郁化热;或感受湿热之邪,以致湿热流注下焦,损及任带,约固无力,而致带下病。

5. 湿毒蕴结 经期产后,胞脉空虚,忽视卫生,或房事不禁,或手术损伤,以致感染邪毒,湿毒蕴结,损伤任带,约固无力,而致带下病。

(二) 病机

病位主要在任带二脉,涉及肾、肝、脾三脏。本病主要病因是"湿"邪,湿有内外之别。外湿指外感之湿邪,如经期产后冒雨涉水,感受寒湿,或经期产后胞脉空虚,摄生不洁,湿毒邪气乘虚内侵胞宫,以致损伤任带,引起带下病。内湿的产生与脏腑功能失常有密切关系。脾虚运化失职,水湿内停,下注任带;肾阳不足,气化失常,水湿内停,下注任带,且关门不固,精液滑脱,均可导致带下病;另外,肝郁侮脾,肝火夹脾湿下注,也致带下病。总之,带下病系湿邪为患,而肾肝脾功能失常又是发病的内在条件。任脉损伤,带脉失约是带下病的核心机制。

二、辨证分型

(一) 脾阳虚型

1. **症状** 带下量多,色白或淡黄,质稀薄,无臭气,绵绵不断,神疲倦怠,四肢不温,纳少便溏,两足跗肿,面色白,舌质淡,苔白,脉缓弱。

2. **证机概要** 脾阳虚弱,运化失职,水湿内停,湿浊下注,损伤任带二脉,约固无力。

(二) 肾阳虚型

1. **症状** 带下量多,色白清冷,稀薄如水,淋漓不断,头晕耳鸣,腰痛如折,畏寒肢冷,小腹冷感,小便频数,夜间尤甚,大便溏薄,面色晦黯,舌淡润,苔薄白,脉沉细而迟。

2. **证机概要** 肾阳不足,命门火衰,气化失常,寒湿内盛,致带脉失约,任脉不固。

(三) 阴虚挟湿型

1. **症状** 带下量不甚多,色黄或赤白相兼,质稠或有臭气,阴部干涩不适,或有灼热感,腰膝酸软,头晕耳鸣,颧赤唇红,五心烦热,失眠多梦,舌红,苔少或黄腻,脉细数。

2. **证机概要** 肾阴不足,相火偏旺,损伤血络,复感湿邪,伤及任带二脉。

(四) 湿热下注型

1. **症状** 带下量多,色黄,黏稠,有臭气,或伴阴部瘙痒,胸闷心烦,口苦咽干,纳食较差,少腹作痛,小便短赤,舌红,苔黄腻,脉濡数。

2. **证机概要** 湿热蕴积于下,损伤任带二脉。

（五）湿毒蕴结型

1. 症状　带下量多，黄绿如脓，或赤白相兼，或五色杂下，状如米泔，臭秽难闻，小腹疼痛，腰骶酸痛，口苦咽干，小便短赤，舌红，苔黄腻，脉滑数。

2. 证机概要　湿毒内侵，损伤任带二脉，秽浊下注。

三、治则治法

（一）脾阳虚型

1. 治则　健脾益气，升阳除湿。

2. 治法　广藿香精油+马郁兰精油+迷迭香精油+雪松精油+德国洋甘菊精油+姜精油+调配沙棘油稀释至浓度5%制作阴道栓剂。或调配芝麻油稀释至浓度5%按摩带脉、三阴交，脾虚加脾俞、足三里、隐白、关元穴。

广藿香芳香化湿，马郁兰温阳，迷迭香除湿，雪松利水，德国洋甘菊消炎，姜温阳行水。

（二）肾阳虚型

1. 治则　温肾助阳，涩精止带。

2. 治法　肉桂精油+红橘精油+山鸡椒精油+香附精油+姜精油+调配沙棘油稀释至浓度5%制作阴道栓剂，或调配芝麻油稀释至浓度5%按摩带脉、三阴交穴，脾虚加脾俞、足三里、隐白、关元穴。

红橘理气健脾，燥湿化痰。香附行气解郁，调经止痛，用于胸、胁、脘腹胀痛，胸脘痞闷。肉桂可以补火助阳，温中散寒，温肾暖脾，温通经脉，引火归元，犹如给身体添柴加火，手脚发凉、背心发冷的症状都会好转。山鸡椒燥湿，姜温阳行水。

（三）阴虚挟湿型

1. 治则　滋阴益肾，清热祛湿。

2. 治法　岩兰草精油+依兰精油+丝柏精油+迷迭香精油+山鸡椒精油+马鞭草精油+调配沙棘油稀释至浓度5%制作阴道栓剂，或调配芝麻油稀释至浓度5%按摩带脉、三阴交穴，脾虚加脾俞、足三里、隐白、关元穴。

依兰精油补心气，滋润身体，对改善"心肾虚"的症状很有帮助。岩兰草滋阴，丝柏行水，迷迭香除湿，山鸡椒燥湿，马鞭草清热除湿。

(四) 湿热下注型

1. 治则 清热利湿止带。

2. 治法 花梨木精油+绿化白千层精油+松红梅精油+迷迭香精油+佛手柑精油+马鞭草精油+调配沙棘油稀释至浓度5%制作阴道栓剂,或调配芝麻油稀释至浓度5%按摩带脉、三阴交穴,脾虚加脾俞、足三里、隐白、关元穴。

花梨木滋阴降压、舒筋活血的作用。德国洋甘菊清热解毒,祛风湿。松红梅抗菌,消解黏液,适用各种皮肤感染。绿化白千层除湿,迷迭香除湿,佛手柑理气,马鞭草清热除湿。

(五) 湿毒蕴结型

1. 治则 清热解毒除湿。

2. 治法 薄荷精油+天竺葵精油+松红梅精油+迷迭香精油+佛手柑精油+马鞭草精油+调配沙棘油稀释至浓度5%制作阴道栓剂,或调配芝麻油稀释至浓度5%按摩带脉、三阴交穴,脾虚加脾俞、足三里、隐白、关元穴。

松红梅抗菌、消解黏液,是理想的体表用油,适用各种皮肤感染。薄荷清热,天竺葵抗菌,迷迭香除湿,佛手柑理气,马鞭草清热除湿。

第六节 腹 痛

妇女不在行经、妊娠及产褥期间发生少腹疼痛,甚则痛连腰骶者,称为"妇人腹痛"。亦称"妇人腹中痛"。本病始见于《金匮要略方论》,其"卷下"中曰:"妇人腹中诸疾痛,当归芍药散主之。""妇人腹中痛,小建中汤主之。"本病为妇科临床常见病,好发于生育年龄妇女。

西医学的盆腔炎症及盆腔瘀血综合征等引起的腹痛可参照本病辨证治疗。

一、病因病机

(一) 病因

1. 肾阳虚衰 禀赋肾气不足,或久病伤阳,或房事过度,命门火衰;或经期摄生不慎,感受风寒,寒邪入里,损伤肾阳,冲任失于温煦,胞脉虚寒,失于温养,以致腹痛。

2. 血虚失荣 素体虚弱,血虚气弱,或饮食不节,或忧思太过,或劳役过度,损伤脾胃,化源匮乏;或大病久病,耗伤血气以致冲任血虚,胞脉失养而痛;且血虚气弱,运行无力,血行迟滞,亦可致腹痛。

3. 感染邪毒 经行之际,血室正开,或房事不节,或外阴不洁,或阴部手术感染,致使邪毒乘虚而入,直犯胞宫,稽留于冲任、胞脉,血行不畅,不通则痛,以致腹痛。若营卫失调,可致发热。

4. 湿热瘀结 经期产后,余血未尽,感受湿热之邪,湿热与血搏结,瘀阻冲任、胞宫;或宿有湿热内蕴,流注下焦,阻滞气血,瘀积冲任、胞宫,血行不畅,不通则痛,导致腹痛。

5. 气滞血瘀 素性抑郁,或忿怒过度,肝失条达,气机不利,气滞而血瘀;或经期产后,余血未尽,感受寒热之邪,以致邪与血结,血瘀气滞,冲任阻滞,胞脉血行不畅,不通则痛,而致腹痛。

6. 寒湿凝滞 经期产后,余血未尽,冒雨涉水,感寒饮冷,或久居寒湿之地,血为寒湿所凝,冲任阻滞,胞脉血行不畅,不通则痛,致使腹痛。

(二)病机

冲任虚损,胞脉失养,不荣则痛;冲任阻滞,胞脉失畅,不通则痛。

二、辨证分型

(一)肾阳虚衰型

1. 症状 小腹冷痛下坠,喜温喜按,腰酸膝软,头晕耳鸣,畏寒肢冷,小便频数,夜尿量多,大便不实。舌淡,苔白滑,脉沉弱。

2. 证机概要 肾阳虚衰,冲任失于温煦,胞脉虚寒,故见小腹冷痛。

(二)血虚失荣型

1. 症状 小腹隐痛,喜按,头晕眼花,心悸少寐,大便燥结,面色萎黄,舌淡,苔少,脉细无力。

2. 证机概要 血虚气弱,冲任胞脉失于濡养,气弱运血无力,故小腹隐痛。

(三)感染邪毒型

1. 症状 小腹疼痛,或全腹疼痛,拒按,寒热往来,发热恶寒,或持续高热,晡时热甚,带下量多,臭秽如脓,或带中夹血,心烦口干,甚则神昏谵语,大便秘结、小便短赤。舌红,黄而干,脉弦数。

2. 证机概要 房事不节,或外阴不洁,邪毒内侵,邪毒与血搏结,结而成瘀,直伤胞宫、冲任,胞脉阻滞,不通则痛。

(四)湿热瘀结型

1. 症状 小腹疼痛拒按,有灼热感,或有积块,伴腰骶胀痛,低热起伏,带下量多,黄稠,有臭味,小便短黄,舌红,苔黄腻,脉弦滑而数。

2. 证机概要 湿热之邪与血搏结,瘀阻冲任,血行不畅,不通则痛。

(五)气滞血瘀型

1. 症状 小腹胀痛,拒按,胸胁乳房胀痛,脘腹胀满,食欲欠佳,烦躁易怒,时欲太息,舌紫黯或有瘀点,脉弦涩。

2. 证机概要 肝失条达,气滞血瘀,血行不畅,冲任阻滞,不通则痛。

(六)寒湿凝滞型

1. 症状 小腹冷痛,痛处不移,得温痛减,带下量多,色白质稀,形寒肢冷,面色青白,舌淡,苔白,脉沉紧。

2. 证机概要 寒湿之邪,重浊凝滞,客于冲任、胞中,与血搏结,阻经脉,血行不畅,不通则痛。

三、治则治法

(一)肾阳虚衰型

1. 治则 温肾助阳,暖宫止痛。

2. 治法 檀香纯露30ml,每日3次,口服。月见草油5ml,每日2次,口服。

肉桂精油+艾草精油+檀香精油+依兰精油+香附精油+调配芝麻油稀释至浓度5%,按摩或搭配艾灸中极、中脘、天枢、关元、足三里穴。

檀香滋补心肾,行气温中,开胃止痛,用于寒凝气滞疼痛。香附疏肝止痛,依兰止痛,肉桂引火归元,艾草温通。

(二)血虚失荣型

1. 治则 补血养营,和中止痛。

2. 治法 当归纯露30ml,每日3次,口服。月见草油5ml,每日2次,口服。

当归精油+艾草精油+欧白芷精油+柠檬精油+香附精油+调配芝麻油稀释至浓度5%,

按摩或搭配艾灸中极、中脘、天枢、关元、足三里穴。

欧白芷是补气好物,香附行气止痛,当归补血,艾草温通,柠檬理气。

(三) 感染邪毒型

1. **治则** 清热解毒,凉血化瘀。
2. **治法** 金银花纯露30ml,口服。月见草油5ml,每日2次,口服。

天竺葵精油+龙艾精油+肉豆蔻精油+罗勒精油+调配芝麻油稀释至浓度5%,按摩或搭配艾灸中极、中脘、天枢、关元、足三里穴。

天竺葵平衡,龙艾止痛,肉豆蔻止痛,罗勒止痛。

(四) 湿热瘀结型

1. **治则** 清热除湿,化止痛。
2. **治法** 丝柏纯露30ml,每日3次,口服。月见草油5ml,每日2次,口服。

丝柏精油+乳香精油+白珠树精油+马鞭草酮迷迭香精油+薄荷精油+调配芝麻油稀释至浓度5%,按摩或搭配艾灸中极、中脘、天枢、关元、足三里穴。

丝柏纯露利水,丝柏精油除湿,乳香、白珠树止痛,马鞭草迷迭香化痰通络,薄荷清热。

(五) 气滞血瘀型

1. **治则** 行气活血,化瘀止痛。
2. **治法** 玫瑰纯露30ml,每日3次,口服。月见草油5ml,每日2次,口服。

玫瑰精油+快乐鼠尾草精油+茴香精油+柠檬精油+丝柏精油+调配芝麻油稀释至浓度5%,按摩或搭配艾灸中极、中脘、天枢、关元、足三里穴。

快乐鼠尾草有清热解毒、活血、镇痛的功效。永久花抗炎、养肝利胆、化瘀化痰、止痛、健脾,可帮助伤疤与脓肿的痊愈。玫瑰花最明显的功效就是理气解郁、活血散瘀和调经止痛。茴香健脾,柠檬理气,丝柏行水。

(六) 寒湿凝滞型

1. **治则** 散寒除湿,化瘀止痛。
2. **治法** 肉桂纯露30ml,每日3次,口服。月见草油5ml,每日2次,口服。

肉桂精油+姜黄精油+莪术精油+西洋蓍草精油+香附精油+调配芝麻油稀释至浓度5%,按摩或搭配艾灸中极、中脘、天枢、关元、足三里穴。

莪术味辛、苦,性温,行气破血,消积止痛。香附行气解郁,调经止痛,用于肝郁气滞,胸、胁、脘腹胀痛,寒疝腹痛。肉桂引火归元,姜黄破血行气,西洋蓍草活血止痛。

第七节　绝经前后诸证

女性在绝经期前后,伴随月经紊乱或绝经,出现如烘热汗出、烦躁易怒、潮热面红、眩晕耳鸣、心悸失眠、腰背酸楚、面浮肢肿、皮肤蚁行样感、情志不宁等症状,称为绝经前后诸证,亦称"经断前后诸证"。

西医学的"绝经综合征",包括手术切除双侧卵巢、放射或药物损伤卵巢功能者,可参照本病治疗。

一、病因病机

（一）病因

1. 肾阴虚　七七之年,肾阴不足,天癸渐竭。若素体阴虚,或多产房劳者,数脱于血,复加忧思失眠,营阴暗耗,肾阴益亏,脏腑失养遂发经断前后诸证。

2. 肾阳虚　月经将绝,肾气渐衰,命门火衰,虚寒内盛,脏腑失于温煦,冲任失养,以致发生经断前后诸证。临床常伴脾肾阳虚。

3. 肾阴阳两虚　肾为水火之宅,内藏元阴元阳,阴损及阳,或阳损及阴,真阴真阳不足,不能濡养、温煦脏腑或激发推动机体的正常生理活动而致诸症丛生。

（二）病机

肾衰天癸竭为绝经前后诸证发病之基础,肾阴阳失衡为病机之关键,病位在肾。肾气的盛衰决定了女性天癸的至与竭,月经的潮与绝,生殖功能的盛与衰。素体阴虚、房劳多产/久病伤肾加上七七之年天癸渐竭,肾阴益虚,脏腑失养,肾阴阳失调,继而发病;素体阳虚,经断前后肾阳益虚,命门火衰,脏腑失煦,肾阴阳失调,继而发病。肾阴阳失调,常涉及其他脏腑,尤以心、肝、脾为主。

二、辨证分型

（一）肾阴虚证

1. 症状　绝经前后,月经紊乱,月经提前量少或量多,或崩或漏,经色鲜红;头晕耳鸣,烘热汗出,五心烦热,腰膝、足跟疼痛,皮肤干燥瘙痒,口干,尿少便结;舌红少苔,脉细数。

2. **证机概要** 绝经前后,肾阴虚冲任失调。

(二) 肾阳虚证

1. **症状** 绝经前后,经行量多,经色黯淡,或崩中漏下;精神委靡,面色晦黯,腰膝酸痛,畏寒肢冷,或面浮肢肿,小便清长,夜尿多,大便稀溏;舌淡,或胖嫩边有齿印,苔薄白,脉沉细弱。

2. **证机概要** 肾虚封藏失职,冲任不固,不能制约经血。

(三) 肾阴阳俱虚证

1. **症状** 绝经前后,月经紊乱,量少或多;乍寒乍热,烘热汗出,头晕耳鸣,健忘,腰背冷痛;舌淡,苔薄,脉沉弱。

2. **证机概要** 肾阴阳俱虚,冲任失调,月经紊乱。

三、治则治法

(一) 肾阴虚证

1. 治则 滋肾养阴,佐以潜阳。
2. 治法 岩兰草纯露30ml,每日3次,口服。石榴籽油5ml,每日2次,口服。

(二) 肾阳虚证

1. 治则 温肾扶阳。
2. 治法 雪松纯露30ml,每日3次,口服。石榴籽油5ml,每日2次,口服。

(三) 肾阴阳俱虚证

1. 治则 阴阳双补。
2. 治法 檀香纯露30ml,每日3次,口服。石榴籽油5ml,每日2次,口服。

檀香滋补心肾,行气温中,开胃止痛。

第八节 不 孕 症

女子婚后夫妇同居1年以上,配偶生殖功能正常,未避孕而不受孕者;或曾孕育过,未避孕又1年以上未再受孕者,称为"不孕症"。前者称为"原发性不孕症",古称"全不产";后者称为"继发性不孕症",古称"断绪"。

西医学由于排卵功能障碍、生殖器官炎症、部分肿瘤等引起的不孕症可参照本病辨证治疗。

一、病因病机

（一）病因

1. **肾虚** 先天真赋不足,或早婚多产,或房事不节,损伤肾气,冲任虚衰,胞脉失养,不能摄精成孕;或损伤肾中真阳,命门火衰,冲任失于温煦,胞脉虚寒,不能摄精成孕;或肾阴素虚,或房事不节,或数伤于血,精亏血耗,以致冲任血少,不能凝精成孕;或阴血不足,虚热内生,热伏冲任,扰动血海,不能凝精成孕。

2. **肝郁** 素性抑郁,或暴怒伤肝,情志不畅,肝气郁结,疏泄失常,血气不和,冲任不能相资,以致不能摄精成孕;或盼子心切,烦躁焦虑,肝郁不舒,冲任失和,久而不孕;或冲任不调,血海蓄溢失常,引起月经不调,进而导致不孕。

3. **痰湿** 素体肥胖,或贪食膏粱厚味,痰湿内盛,阻塞气机,冲任失司,躯脂满溢,闭塞胞宫;或素体脾虚,或饮食不节,劳倦过度,损伤脾气,脾失健运,痰湿内生,流注下焦,滞于冲任,壅阻胞脉,以致不能摄精成孕。

4. **血瘀** 经期产后,余血未净之际,或不禁房事,或涉水感寒,邪与血结,瘀血内阻;或恚怒伤肝,气滞血瘀,瘀血内停,冲任受阻,瘀滞胞脉,以致不能摄精成孕。

（二）病机

本病有虚实之分。实证多因肝气郁结/瘀滞胞宫/痰湿内停导致胞脉受阻,不能成孕。虚证多因:肾气亏虚,不能摄精成孕;肾阳不足,天癸乏源,冲任空虚;肾阴不足,虚热内生,扰乱血海导致难以摄精成孕。

二、辨证分型

（一）肾虚型

1. 肾气虚证

（1）症状　婚久不孕，月经不调，经量或多或少，头晕耳鸣，腰酸腿软，小便清长，舌淡，苔薄，脉沉细，两尺尤甚。

（2）证机概要　肾气不足，冲任虚衰，不能摄精成孕，而致不孕。

2. 肾阳虚证

（1）症状　婚久不孕，月经后期，量少色淡，甚则闭经，平时白带量多，腰痛如折，腹冷肢寒，性欲淡漠，小便频数或不禁，面色晦黯，舌淡，苔白滑，脉沉细而迟或沉迟无力。

（2）证机概要　肾阳不足，命门火衰，冲任失于温煦，不能摄精成孕，故致不孕。

3. 肾阴虚证

（1）症状　婚久不孕，月经错后，量少色淡，头晕耳鸣，腰酸腿软，眼花心悸，舌淡，苔少，脉细。

（2）证机概要　肾阴亏损，精血不足，冲任空虚，不能凝精成孕。

（二）肝郁型

1. **症状**　多年不孕，月经愆期，量多少不定，经前乳房胀痛，胸胁不舒，少腹胀痛，精神抑郁，或烦躁易怒，舌红，苔薄，脉弦。

2. **证机概要**　情志不舒，则肝失条达，气血失调，冲任不能相资。

（三）痰湿型

1. **症状**　婚久不孕，形体肥胖，经行延后，甚或闭经，带下量多，色白质黏，头晕心悸，胸闷泛恶，面色㿠白，苔白腻，脉滑。

2. **证机概要**　痰湿内盛，痊阻气机，闭阻冲任胞脉，不能摄精成孕。

（四）血瘀型

1. **症状**　婚久不孕，月经后期，量少或多，色紫夹块，经行腹痛，舌紫，或舌边有点，脉弦涩。

2. **证机概要**　瘀血内停，冲任受阻，胞脉不通，则多年不孕。

三、治则治法

（一）肾虚型

1. 肾气虚证

（1）治则　补肾益气，填精益髓。

（2）治法　茉莉纯露 30ml，每日 3 次，口服。南瓜籽油 5ml，每日 2 次，口服。

茉莉精油+鼠尾草精油+茴香精油+调配芝麻油稀释至浓度 5%，按摩肾俞、志室、气海、复溜、然谷穴。

鼠尾草祛瘀止痛，活血通经，清心除烦。茉莉补肾，茴香健脾。

2. 肾阳虚证

（1）治则　温肾助阳，化湿固精。

（2）治法　雪松纯露 30ml，每日 3 次，口服。石榴籽油 5ml，每日 2 次，口服。

茉莉精油+鼠尾草精油+茴香精油+调配芝麻油稀释至浓度 5%，按摩肾俞、志室、气海、复溜、然谷穴。

茉莉补肾，鼠尾草滋阴，茴香健脾。

3. 肾阴虚证

（1）治则　滋肾养血，调补冲任。

（2）治法　岩兰草纯露 30ml，每日 3 次，口服。石榴籽油 5ml，每日 2 次，口服。

茉莉精油+鼠尾草精油+茴香精油+调配芝麻油稀释至浓度 5%，按摩肾俞、志室、气海、复溜、然谷穴。

茉莉补肾，鼠尾草滋阴，茴香健脾。

（二）肝郁型

1. 治则　疏肝解郁，理血调经。

2. 治法　玫瑰纯露 30ml，每日 3 次，口服。石榴籽油 5ml，每日 2 次，口服。

玫瑰精油+快乐鼠尾草精油+茴香精油+调配芝麻油稀释至浓度 5%，按摩中极、地机、血海、行间、太冲穴。

快乐鼠尾草有活血、镇痛的功效。茴香健脾。玫瑰花味甘、微苦，性温，理气解郁、活血散瘀和调经止痛。

（三）痰湿型

1. 治则　燥湿化痰，理气调经。

2. 治法 鼠尾草纯露30ml,每日3次,口服。月见草油5ml,每日2次,口服。

丝柏精油+鼠尾草精油+马鞭草酮迷迭香精油+调配芝麻油稀释至浓度5%,按摩脾俞、三焦俞、中脘、公孙、三阴交、丰隆穴。

丝柏除湿,鼠尾草化痰,马鞭草酮迷迭香化痰通络。

(四)血瘀型

1. 治则 活血化瘀,温经通络。

2. 治法 桃花纯露30ml,每日3次,口服。月见草油5ml,每日2次,口服。

玫瑰精油+快乐鼠尾草精油+茴香精油+柠檬精油+丝柏精油+调配芝麻油稀释至浓度5%,按摩或搭配艾灸中极、中脘、天枢、关元、足三里穴。

快乐鼠尾草有清热解毒、活血、镇痛的功效。玫瑰花理气解郁、活血散瘀和调经止痛。茴香健脾,柠檬理气,丝柏行水。

第九节 崩 漏

经血非时而下,或阴道突然大量出血,或淋漓下血不断者,称为"崩漏"。前者称为"崩中",后者称为"漏下"。若经期延长达2周以上者,应属崩漏范畴,称为"经崩"或"经漏"。

一般突然出血,来势急,血量多的叫崩;淋漓下血,来势缓,血量少的叫漏。崩与漏的出血情况虽不相同,但其发病机制是一致的,而且在疾病发展过程中常相互转化,如血崩日久,气血耗伤,可变成漏;久漏不止,病势日进,也能成崩。所以临床上常常崩漏并称。本病属常见病,常因崩与漏交替,因果相干,致使病变缠绵难愈,成为妇科的疑难重症。

西医学无排卵型功能失调性子宫出血病、生殖器炎症和某些生殖器良性肿瘤引起的非经期不规则阴道出血可参照本病辨证治疗。

一、病因病机

(一)病因

1. 肾虚 先天肾气不足,少女肾气稚弱,更年期肾气渐衰,或早婚多产,房事不节,损伤肾气。

2. 脾虚 虚体脾虚,饮食失节,忧思不解,或劳倦过度,损伤脾气。

3. 血热 素体阳盛,或情志不遂,肝郁化火,或感受热邪,或过食辛辣助阳之品。

4. 血瘀 经期产后,余血未尽,过食生冷,或感受寒、热之邪,寒凝或热灼致瘀,或七情内伤,气滞血瘀。

(二) 病机

病位主要在冲任二脉,以冲任损伤,不能制约经血为主要病机。若耗伤精血,则肾阴虚损,阴虚内热,热伏冲任,迫血妄行,以致经血非时而下;或命门火衰,肾阳虚损,封藏失职,冲任不固,不能制约经血,亦致经血非时而下,遂成崩漏;脾气损伤,中气下陷,冲任不固,血失统摄,非时而下,遂致崩漏;火热内盛,热伤冲任,迫血妄行,非时而下,遂致崩漏;瘀阻冲任,血不循经,非时而下,发为崩漏。虚、瘀、热三者为患,子宫藏泻失常。

二、辨证分型

(一) 肾虚型

1. 肾阴虚证

(1) 症状 经血非时而下,出血量少或多,淋漓不断,血色鲜红,质稠,头晕耳鸣,腰酸膝软,手足心热,颧赤唇红,舌红,苔少,脉细数。

(2) 证机概要 肾阴虚损,阴虚内热,热伏冲任,迫血妄行。

2. 肾阳虚证

(1) 症状 经血非时而下,出血量多,淋漓不尽,色淡质稀,腰痛如折,畏寒肢冷,小便清长,大便溏薄,面色㿠白,舌淡黯,苔薄白,脉沉弱。

(2) 证机概要 命门火衰弱,肾阳虚损,封藏失职,冲任不固,不能制约经血。

(二) 脾虚型

1. **症状** 经血非时而下,量多如崩,或淋漓不断,色淡质稀,神疲体倦,气短懒言,不思饮食,四肢不温,或面浮肢肿,面色淡黄,舌淡胖,苔薄白,脉缓弱。

2. **证机概要** 脾气损伤,中气下陷,冲任不固,血失统摄。

(三) 血热型

1. **症状** 经血非时而下,量多如崩,或淋漓不断,血色深红,质稠,心烦少寐,渴喜冷饮,头晕面赤,舌红,苔黄,脉滑数。

2. **证机概要** 火热内盛,热伤冲任,迫血妄行。

（四）血瘀型

1. 症状 经血非时而下，量多或少，淋漓不尽，血色紫黯有块，小腹疼痛拒按，舌紫黯，或有瘀点，脉涩或弦涩有力。

2. 证机概要 瘀阻冲任，血不循经。

三、治则治法

（一）肾虚型

1. 肾阴虚证

（1）治则 滋肾益阴，固冲止血。

（2）治法 岩兰草纯露 30ml，每日 3 次，口服。石榴籽油 5ml，每日 2 次，口服。

岩兰草精油+依兰精油+花梨木精油+乳香精油+没药精油+调配芝麻油稀释至浓度 5%，按摩气海、血海、肾俞、然谷、太溪。

花梨木补肾，依兰补气滋阴，岩兰草滋阴补血，乳香、没药收敛止血。

2. 肾阳虚证

（1）治则 温肾助阳，固冲止血。

（2）治法 雪松纯露 30ml，每日 3 次，口服。石榴籽油 5ml，每日 2 次，口服。

檀香精油+雪松精油+乳香精油+没药精油+调配芝麻油稀释至浓度 5%，按摩加上艾灸气海、血海、肾俞、然谷、太溪穴。

檀香滋补心肾，雪松补肾，乳香、没药收敛止血。

（二）脾虚型

1. **治则** 健脾益气，固冲止血。

2. **治法** 乳香纯露 30ml，每日 3 次，口服。南瓜籽油 5ml，每日 2 次，口服。

黑胡椒精油+杜松精油+蛇床子精油+五味子精油+肉桂精油+丁香精油+调配芝麻油稀释至浓度 5%，按摩加上艾灸隐白、气海、血海、足三里、脾俞穴。

蛇床子燥湿，祛风。外治湿热痛痒。黑胡椒除寒湿，杜松除湿，五味子收敛固涩，肉桂散寒，丁香温中。

（三）血热型

1. **治则** 清热凉血，固冲止血。

2. **治法** 金银花纯露 30ml，每日 3 次，口服。

艾草精油+岩玫瑰精油+乳香精油+没药精油+调配紫草浸泡油稀释至浓度5%,牛角梳刮痧中极、隐白、三阴交、血海、大敦穴。

艾草止血,岩玫瑰止血,乳香、没药收敛止血,紫草清热解毒。

(四)血瘀型

1. **治则** 活血祛瘀,固冲止血。
2. **治法** 桃花纯露30ml,每日3次,口服。月见草油5ml,每日2次,口服。

艾草精油+永久花精油+乳香精油+莪术精油+降香精油+丁香精油+调配芝麻油稀释至浓度5%,牛角梳刮痧太冲、血海、三阴交、中极穴。

艾草止血,永久花散瘀,乳香收敛止血,莪术破血化瘀,降香化瘀,丁香止痛。

第十节 孕期反应、孕期照料和产后保养

中医"治未病"思想最早见于《黄帝内经》。在张仲景的《金匮要略》一书中,所涉及的范围就有未病先防、有病早治、已病防传、病盛防危、新愈防复五个方面。目前临床中所说的未病具有三重含义:其一是没有病,健康正常,此时的"治未病"为预防以养生;其二是各种潜在的病情和病机,病而未发,此时"治未病"为有病而早治;其三是指疾病发展还未到危重阶段,此时"治未病"为已病防危。

妊娠期间、以及产后会出现各期相应的并发症,不但影响孕妇或产妇的身体健康,还会妨碍妊娠的继续和胎儿及婴幼儿的正常发育,甚至威胁生命。因此,正确地处理好并发症可最大程度降低对母亲以及小儿的损害。随着孕妇及产妇专业知识的增加,其治疗越来越倾向于预防治疗,这是中医"治未病"思想在防治孕期及产后并发症中的体现。

一、病因病机

(一)病因

1. **淫邪因素** 寒、热、湿为主。
2. **情志因素** 怒、思、恐为常见。
3. **生活因素** 房劳多产、饮食失节、劳逸过度、跌扑闪挫、调摄失宜等。
4. **体质因素**

(二) 病机

基本病机：冲任(督带)损伤。脏腑功能失常可以导致气血失调，影响冲任督带和胞宫的功能，导致妇科胎、产诸病的发生，其中与肾、肝、脾胃的功能失常关系密切。气血失调是妇产科疾病中一种常见的发病机制。由于孕、产、乳都是以血为用，且皆容易耗血，所以机体常处于血分不足、气偏有余的状态。脏腑功能失调也可导致气血失调。

二、辨证分型

(一) 气虚

1. 肺气虚

（1）症状　妊娠期或产后，气短声低，自汗乏力，咳嗽无力，痰液清稀，平素易感冒，舌淡，脉虚无力(产后)、脉浮滑无力(妊娠)。

（2）证机概要　肺气亏虚，营卫失和，卫外不固。

2. 脾气虚

（1）症状　妊娠期或产后，纳少腹胀，饭后尤甚，大便薄，肢体倦怠，面色白，舌淡苔白，脉细滑无力(妊娠期)、脉弱(产后)。

（2）证机概要　脾气亏虚，运化失健，气血生化乏源。

3. 肾气虚

（1）症状　妊娠期或产后，头晕耳鸣，腰膝酸软，小便频数而清，或尿后余沥不尽，或遗尿，或夜尿频多。舌淡苔白，脉沉细而滑(妊娠)/脉沉弱(产后)。

（2）证机概要　肾气亏虚，筋骨失养，膀胱失约。

(二) 血虚

1. 心血虚

（1）症状　妊娠期或产后，忧思过多，心悸怔忡，失眠多梦，眩晕健忘，面色淡白不华，口唇色淡，舌淡苔白，脉细滑弱(妊娠)/脉细弱(产后)。

（2）证机概要　心血亏虚，血不养心，心神不宁。

2. 肝血虚

（1）症状　妊娠期或产后出现眩晕耳鸣，面白无华，肢体麻木，经脉拘急，舌淡苔少。脉细滑弦(妊娠)/细弱(产后)。

（2）证机概要　肝血亏虚，血虚生风，筋脉失养。

3. 脾血虚

（1）症状　妊娠期或产后，神疲乏力，食少便溏，健忘失眠，心悸气短，面色萎黄，舌质淡，苔薄少，脉细滑（妊娠）/细缓（产后）。

（2）证机概要　脾血亏虚，运化失健，化源不足。

（三）阴虚

1. 肺阴虚

（1）症状　妊娠期或产后，干咳或痰少而黏，甚而痰中带血，口干咽燥，声音嘶哑甚至不能出声，手足心热，颧红，舌红，苔少，脉细滑数（妊娠）/细数（产后）。

（2）证机概要　肺阴亏损，肺失濡养，清肃之令不行，声道燥涩，发声不利。

2. 心阴虚

（1）症状　妊娠期或产后，心烦，失眠，潮热，盗汗，颧红，或口舌生疮，舌红少津，脉细滑数（妊娠）/细数（产后）。

（2）证机概要　心阴亏虚，心神不宁，虚火上炎。

3. 脾胃阴虚

（1）症状　妊娠期或产后，口燥咽干，不思饮食，脘部灼热隐痛，或脘痞不适，或干呕呃逆，大便干结，舌干少苔或无苔，脉细滑数（妊娠）/细数（产后）。

（2）证机概要　脾胃阴虚，运化失常。

4. 肝阴虚

（1）症状　妊娠期或产后，头晕耳鸣，两目干涩，视物模糊，急躁易怒，面部烘热，舌干红，脉（弦滑数）/脉弦细数（产后）

（2）证机概要　肝阴亏虚，不能上荣两目，肝阳亢盛。

5. 肾阴虚

（1）症状　妊娠期或产后，眩晕耳鸣，腰膝酸软，失眠多梦，五心烦热，盗汗，溲黄便干，舌红少津，脉细滑数（妊娠）/细数（产后）。

（2）证机概要　肾阴亏虚，髓海不足，腰府失养。

（四）阳虚

1. 脾阳虚

（1）症状　妊娠或产后腹胀纳少，喜温喜按，大便薄或完谷不化，形寒，四肢不温，神疲乏力，每因受凉或饮食不慎而加剧。舌质淡，苔薄白或腻，脉滑（妊娠）/弱（产后）。

（2）证机概要　脾阳虚衰，中阳不振，运化失健，湿浊内停，挟痰饮上逆。

2. 肾阳虚

（1）症状　妊娠或产后，腰膝酸痛，畏寒肢冷，倦怠无力，面色㿠白，舌质淡胖，有齿痕，苔白，脉沉迟。

（2）证机概要　肾阳亏虚，命门火衰，气化不利。

三、治则治法

（一）气虚

1. 肺气虚

（1）治则　补益肺气，益卫固表。

（2）治法　欧白芷纯露30ml，每日3次，口服。核桃油5ml，每日2次，口服。

丝柏精油+欧洲冷杉精油+迷迭香精油+茶树精油+调配芝麻油稀释至浓度5%，全身淋巴按摩。

丝柏、欧洲冷杉补气，迷迭香宣肺，茶树增强免疫力。

2. 脾气虚

（1）治则　健脾益气，化湿除满。

（2）治法　乳香纯露30ml，每日3次，口服。南瓜籽油5ml，每日2次，口服。

马郁兰精油+广藿香精油+红橘精油+姜精油+调配芝麻油稀释至浓度5%，全身淋巴按摩。

红橘理气健脾，马郁兰温阳，广藿香芳香除湿，姜温中。

3. 肾气虚

（1）治则　补肾益气固冲。

（2）治法　茉莉纯露30ml，每日3次，口服。南瓜籽油5ml，每日2次，口服。

杜松精油+芳樟精油+肉桂精油+雪松精油+调配芝麻油稀释至浓度5%，全身淋巴按摩。

杜松、芳樟、雪松补肾，肉桂引火归元。

（二）血虚

1. 心血虚

（1）治则　养血宁心，安神定志。

（2）治法　香蜂草纯露30ml，每日3次，口服。南瓜籽油5ml，每日2次，口服。

依兰精油+薰衣草精油+当归精油+调配芝麻油稀释至浓度5%，全身淋巴按摩。

当归补血活血、调经止痛。依兰精油补心气，改善心肾虚。

2. 肝血虚

(1) 治则　补血益气,养肝柔经。

(2) 治法　玫瑰纯露30ml,每日3次,口服。南瓜籽油5ml,每日2次,口服。

甜橙精油+德国洋甘菊精油+罗马洋甘菊精油+欧白芷精油+调配芝麻油稀释至浓度5%,全身淋巴按摩。

甜橙理气,德国洋甘菊、罗马洋甘菊平肝,欧白芷补气。

3. 脾血虚

(1) 治则　益气健脾,养血安神。

(2) 治法　茴香纯露30ml,每日3次,口服。南瓜籽油5ml,每日2次,口服。

广藿香精油+当归精油+乳香精油+茉莉精油+肉桂精油+调配芝麻油稀释至浓度5%,全身淋巴按摩。

当归补血活血、调经止痛。《日华子本草》云:"治一切风,一切血,补一切劳,破恶血,养新血及主癥癖。"乳香宣通脏腑,行气活血。肉桂可以温肾暖脾,温通经脉,引火归元,犹如给身体添柴加火,手脚发凉背心发冷的症状都会好转。茉莉温中,具有调节女性内分泌的作用。

(三) 阴虚

1. 肺阴虚

(1) 治则　养阴润肺,止咳开音。

(2) 治法　白玉兰纯露30ml,每日3次,口服。南瓜籽油5ml,每日2次,口服。

乳香精油+芳樟精油+檀香精油+调配芝麻油稀释至浓度5%,全身淋巴按摩。

白玉兰纯露清利排除湿毒。乳香行气活血,宣通脏腑,流通经络。芳樟滋阴养气。檀香疏肝补气。

2. 心阴虚

(1) 治则　滋阴养心安神。

(2) 治法　橙花纯露30ml,每日3次,口服。南瓜籽油5ml,每日2次,口服。

橙花精油+玫瑰精油+香蜂草精油+依兰精油+调配芝麻油稀释至浓度5%,全身淋巴按摩。

橙花疏肝,和胃,理气,调理产后胸中痞闷,脘腹胀痛。玫瑰理气解郁、活血散瘀和调经止痛,温养心肝血脉,舒发体内郁气,起到镇静、安抚、抗抑郁的功效。依兰精油滋润身体,同时改善心肾虚症。香蜂草具有养心滋养血脉的作用。

3. 脾胃阴虚

(1) 治则　滋阴养液,调胃和中。

（2）治法　天竺葵纯露30ml，每日3次，口服。南瓜籽油5ml，每日2次，口服。

广藿香精油+依兰精油+乳香精油+茉莉精油+岩兰草精油+调配芝麻油稀释至浓度5%，全身淋巴按摩。

岩兰草补血养心、除湿清虚热。依兰滋养心血管系统，滋阴补气养心宁神。乳香行气活血、疏通经脉，广藿香芳香化湿，茉莉滋阴调理子宫。

4. 肝阴虚

（1）治则　滋养肝阴，养血柔肝。

（2）治法　德国洋甘菊纯露30ml，每日3次，口服。南瓜籽油5ml，每日2次，口服。

德国洋甘菊精油+罗马洋甘菊精油+佛手柑精油+葡萄柚精油+茉莉精油+岩兰草精油+调配芝麻油稀释至浓度5%，全身淋巴按摩。

德国洋甘菊和罗马洋甘菊都有平肝疏解作用，佛手柑和葡萄柚理气解郁，茉莉滋阴排毒，岩兰草补血除湿清虚热。

5. 肾阴虚

（1）治则　滋补肾阴，强壮腰膝。

（2）治法　丝柏纯露30ml，每日3次，口服。南瓜籽油5ml，每日2次，口服。

芳樟精油+天竺葵精油+檀香精油+玫瑰精油+岩兰草精油+调配芝麻油稀释至浓度5%，全身淋巴按摩。

芳樟滋补肾气，调补产后肾气亏虚；天竺葵具有平衡情绪的作用；岩兰草补血，强心，清除虚热，除湿；玫瑰理气解郁、活血散瘀和调经止痛，其温和特性，能够温养心肝血脉，舒发体内郁气；檀香滋补心肾，行气温中。

（四）阳虚

1. 脾阳虚

（1）治则　益气健脾，温阳祛寒。

（2）治法　百里香纯露30ml，每日3次，口服。南瓜籽油5ml，每日2次，口服。

大高良姜精油+马郁兰精油+茴香精油+姜精油+调配芝麻油稀释至浓度5%，全身淋巴按摩。

大高良姜具有温中健脾的作用；马郁兰安抚神志；茴香滋补肾阳，健运脾胃；姜温中散寒。

2. 肾阳虚

（1）治则　补肾助阳，滋养精血。

（2）治法　雪松纯露30ml，每日3次，口服。南瓜籽油5ml，每日2次，口服。

杜松精油+姜花精油+肉桂精油+百里香精油+调配芝麻油稀释至浓度5%，全身淋巴按摩。

　　肉桂补火助阳,温肾暖脾,温通经脉,引火归元;姜花味辛,性温,具有温中散寒的作用;杜松益气补肾;百里香和中温里。

第四章
中医芳香疗法皮肤科

第一节 蚊虫叮咬和虫咬皮炎

虫咬皮炎是指被某些恶虫叮咬,或接触毒虫的毒汁所致的一类皮肤病。本病多发于夏、秋季节,男女老少皆可患病。其临床特点是被毒虫叮咬后,局部皮肤发生丘疱疹及红肿等皮损。

轻者表现为瘙痒,重者则为灼痛。中医称为"恶虫叮咬伤""虫毒病"等。

一、病因病机

（一）病因

多因夏、秋之季,诸虫繁殖生长,虫喜叮咬人皮肤或以毒刺刺入,被昆虫叮咬或接触其毒液或虫体的粉毛,邪毒侵入,阻于肌肤而成。

（二）病机

虫毒乘隙而入,人中其毒,郁而化热、生湿,湿热与虫毒郁阻于肌肤而发病。甚者入于营血,侵及脏腑而病情危重。

二、辨证分型

（一）热毒蕴结证

1. 症状 皮疹较多,成片红肿,水疱较大,瘀斑明显,皮疹附近臖核肿大;伴畏寒,发热,头痛,恶心,胸闷;舌红,苔黄,脉数。

2. 证机概要　虫毒侵入,郁而化热,热蕴生湿,郁表而发。

三、治则治法

(一)热毒蕴结证

1. 治则　清热解毒,消肿止痒。

2. 治法　金银花纯露 30ml,每日 3 次,口服。薄荷纯露喷洒红肿痒痛处。

蛇床子精油+薄荷精油+德国洋甘菊精油+罗马洋甘菊精油+茶树精油+没药精油+调配紫草油稀释至浓度 15%,制作油膏涂抹痒处。

蛇床子祛湿止痒,燥湿,祛风。《本经》云:"又主恶疮,则外治之药也。外疡湿热痛痒,浸淫诸疮……收效甚捷。"薄荷消炎止痒,德国洋甘菊祛风止痒消肿,罗马洋甘菊祛风理气、消炎止痒,茶树抗菌消炎,没药修复肌肤、消炎止痛。

第二节　带状疱疹

带状疱疹(蛇串疮)是一种皮肤上出现成簇水疱,沿着身体的一侧或呈带状分布的急性疱疹性皮肤病。状如蛇行,故名蛇串疮。历代有蜘蛛疮、火带疮、蛇丹、甑带疮等名称。又因常发于腰肋间,故又有缠腰火丹之称。

本病常为骤然发生,发病时会出现成群簇集水疱,痛如火燎,发病季节多集中在春秋两季,成人患者较多见,愈后极少复发。相当于现代医学的带状疱疹。

一、病因病机

(一)病因

本病与肝、肺、脾病变及外感湿热邪毒有关。

1. 情志内伤　肝气郁结,久而化火妄动,以致心肝之火外炎,蕴积肌肤而发。

2. 肺脾湿热内蕴　蕴久外泛肌肤,再兼感受湿热邪毒而发。

3. 其他　若年老体弱患者,常因血虚肝旺,湿热毒盛,气滞血凝,而致病后疼痛剧烈,且持续很久才能消退。

（二）病机

情志内伤,肝气郁结,久而化火妄动,以致心肝之火外炎,蕴积肌肤而发。

二、辨证分型

（一）毒热证

1. **症状** 在焮红的皮损上可见丘疹、丘疹疱或疱壁紧密的小水疱,皮损常常见于胸肋的腰背部,呈单侧性沿神经走向分布,患者自觉灼热刺痛,常伴有程度不等的全身症状,如口苦咽干,烦躁纳减,小便黄,大便秘结,舌质红,苔黄,脉弦数。

2. **证机概要** 肝郁气结,久而化火,肝经火毒炽盛,蕴积肌肤而发。

（二）湿盛证

1. **症状** 常在有红晕的皮损处见密集成簇的水疱,状如黄豆或绿豆大小,排列呈带状,各群疱疹之间常夹有正常皮肤,皮损颜面较淡,疱壁松弛,疼痛不显,4～6天后,疱液混浊溃破,并出现糜烂浸淫现象,自觉痒痛相兼。口不渴,胃脘胀闷不舒,纳呆,舌淡体胖,苔薄白或白腻,脉濡数或滑数。

2. **证机概要** 脾虚不运,湿重热轻,蕴久外泛肌肤。

（三）气滞血瘀证

1. **症状** 患处皮损大多消退或减轻,结痂脱落,但疼痛不止,或隐痛缠绵,咳嗽或动则加重,伴心烦、坐卧不安,寐差,舌质紫暗,苔白,脉细涩。

2. **证机概要** 血虚肝旺,湿热毒蕴,致气血瘀滞,经络不通而发。

三、治则治法

（一）毒热证

1. **治则** 泻肝凉心,清热解毒。

2. **治法** 积雪草纯露 30ml,每日3次,口服。或用棉片敷红肿痒痛处。

蛇床子精油+薄荷精油+德国洋甘菊精油+罗马洋甘菊精油+天竺葵精油+没药精油+调配紫草油稀释至浓度15%,制作油膏涂抹痒处。

紫草善治带状疱疹,具有抗菌修复肌肤作用;蛇床子燥湿止痒,祛风,为外治之药也。薄荷止痒消肿,德国洋甘菊和罗马洋甘菊的芳香分子具有非常好的调整紧张情绪的作用。

另外,德国洋甘菊可以祛风止痒,罗马洋甘菊具有祛风理气的作用;天竺葵抗菌消炎,修复肌肤;没药消炎止痛,修复皮肤。

(二)湿盛证

1. **治则** 健脾化湿,佐以清热解毒。
2. **治法** 积雪草纯露 30ml,每日 3 次,口服。或用棉片敷红肿痒痛处。

蛇床子精油+广藿香精油+薄荷精油+丝柏精油+苍术精油+绿花白千层精油+没药精油+调配积雪草油稀释至浓度15%,制作油膏涂抹痒处。

积雪草具有清热利湿、消肿解毒的功效,治疗因病毒或者细菌引起的带状疱疹,也可用于丹毒、瘰疬、亲疮肿毒;蛇床子外治之药,针对外疡湿热痛痒,浸淫诸疮等症,收效甚捷;广藿香芳香化湿,消炎消肿,祛风止痒;薄荷清凉止痒,消炎止痛;丝柏祛湿利水,消炎祛肿;苍术祛湿利水,健运脾胃;绿花白千层抗菌抗病毒,消炎止痛;没药消炎止痛,修复受损肌肤。

(三)气滞血瘀证

1. **治则** 活血化瘀,行气止痛,清解余毒。
2. **治法** 桃花纯露 30ml,每日 3 次,口服。或是用棉片敷红肿痒痛处。

蛇床子精油+莪术精油+永久花精油+柠檬精油+香附精油+乳香精油+没药精油+调配芝麻油稀释至浓度15%,制作油膏涂抹痒处。

蛇床子祛湿止痒,消炎止痛;柠檬能增加人体的免疫力,促进病体恢复,让伤口加速愈合,可以让疱疹恢复得更快一些,也能让疱疹患者免疫力得到增加。莪术、没药、乳香均具有活血化瘀止痛功效,其中莪术化瘀能力较强,没药止痛效果更好,乳香具有行气的功能;香附行气解郁,理气止痛;永久花活血化瘀之能手,兼有消炎止痛之功效。

第三节 多形性红斑

多形性红斑(猫疮)是一种以红斑为主,兼有丘疹、水疱等多形性损害的急性、复发性皮肤黏膜疾病。类似于祖国医学的"雁疮""猫眼疮"。其特征为水肿性红斑,上有重叠的斑丘疹、水疱,形似虹彩状。本病好发于手、足背、颜面及四肢伸侧,常呈对称性。

本病多见于青壮年,女性多于男性。以冬春两季最为多见。冬季因寒冷刺激而引起者,称之为寒冷性多形红斑。

一、病因病机

(一)病因

总因禀性不耐所致,常见病因为风寒外袭,风热外感,或者风湿热邪内蕴,而服用药物,病灶感染,食用鱼、虾、蟹等发物皆可成为诱发因素。

(二)病机

风寒外袭,营卫不和而成;风热外感,湿热内蕴,郁于皮肤为病;火毒炽盛,气血燔灼,蕴阻肌肤所致。

二、辨证分型

(一)风寒证

1. **症状**　冬季发作,春季减轻或消失。红斑色暗红,指趾可肿胀,皮肤温度偏低。可伴有畏寒、肢冷、苔薄白、脉浮等症状,可因寒冷侵袭而复发。
2. **证机概要**　风寒外袭,营卫不和。

(二)湿热证

1. **症状**　多发于夏季。红斑鲜红,丘疹、水疱较多。伴有发热、口干、咽痛、肌肉关节酸痛、便秘、溲赤,苔薄黄、脉滑数等症状。
2. **证机概要**　湿热内蕴,感受风邪,引动伏热而发。

(三)火毒证

1. **症状**　相当于重症多形红斑。常突然发病,先有怕冷高热,头痛,乏力,咽干喉痛,胸痛咳嗽,甚至呕吐腹泻,关节疼痛等症状。除全身皮疹外,口腔、阴部黏膜亦可广泛累及,有红斑、大疱、糜烂、出血、结痂、苔黄舌红、脉滑数等症状。
2. **证机概要**　风热外感,湿热内蕴,郁于皮肤。

三、治则治法

(一) 风寒证

1. **治则** 和营祛寒,益肾祛斑。
2. **治法** 紫苏纯露30ml,每日3次,口服。

防风精油+当归精油+姜黄精油+黑胡椒精油+紫苏精油+调配芝麻油稀释至浓度15%,制作油膏涂抹痒处。

紫苏具有散寒解表的功效;姜黄破血行气、消炎止痛。《备急千金要方》:"治疗疮癣初生痛痒。"防风解表以祛风为长,既能散风寒,又能发散风热,是治风止痛的药物。当归补血活血止痛。《日华子本草》云:"治一切风,一切血,补一切劳,破恶血,养新血及主癥癖。"黑胡椒散寒解表,温里止痛。

(二) 湿热证

1. **治则** 清热利湿。
2. **治法** 积雪草纯露30ml,每日3次,口服。或是用棉片敷红肿痒痛处。

蛇床子精油+广藿香精油+薄荷精油+丝柏精油+苍术精油+绿花白千层精油+没药精油+调配积雪草油稀释至浓度15%,制作油膏涂抹痒处。

积雪草含有积雪草苷、参枯尼苷、异参枯尼苷、羟基积雪草苷、玻热模苷、玻热米苷等成分。具有清热利湿、消肿解毒的功效,可用于丹毒,瘰疬,痈疮肿毒。

蛇床子燥湿清热止痒;广藿香芳香化湿,消炎消肿,祛风止痒;薄荷清凉止痒,消炎止痛;丝柏祛湿利水,消炎祛肿;苍术祛湿利水,健运脾胃;绿花白千层抗菌抗病毒,消炎止痛;没药消炎止痛,修复受损肌肤。

(三) 火毒证

1. **治则** 清热解毒,凉血利湿。
2. **治法** 积雪草纯露30ml,每日3次,口服。或用棉片敷红肿痒痛处。

蛇床子精油+薄荷精油+德国洋甘菊精油+罗马洋甘菊精油+天竺葵精油+没药精油+调配紫草油稀释至浓度15%,制作油膏涂抹痒处。

紫草善治各类病毒疱疹,具有抗菌修复肌肤作用;蛇床子燥湿止痒,祛风,为外治之药也。薄荷止痒消肿;德国洋甘菊和罗马洋甘菊的芳香分子具有非常好的调整紧张情绪的作用。另外,德国洋甘菊可以祛风止痒;罗马洋甘菊具有祛风理气的作用;天竺葵抗菌消炎,修复肌肤;没药消炎止痛,修复皮肤。

第四节 粉 刺

粉刺是一种毛囊皮脂腺的慢性炎症性疾患。又称"肺风粉刺""酒刺""面疱",俗称"暗疮""青春痘"。

本病常见于青年男女,也见于中年妇女。其特征为散在颜面、胸、背等处的针头或米粒大小皮疹,如刺,可挤出白色粉渣样物,故称粉刺。相当于西医所称的"寻常痤疮"。

一、病因病机

(一)病因

多为感受风热外邪、过食辛辣肥滞甜腻之品所致。

(二)病机

1. **肺热血热** 肺热薰蒸于上,血热蕴阻肌肤。
2. **肠胃湿热** 过食辛辣肥滞甜腻之品,生湿生热,结于肠胃,不能下达,反而上逆,湿热阻于肌肤。
3. **脾失健运** 运化失调,水湿内停,日久成痰,湿郁化热,湿热挟痰,凝滞肌肤。

二、辨证分型

(一)肺热血热证

1. **症状** 表现为皮损以红色丘疹为主,可有脓疱、红色结节。患处焮热疼痛,颜面潮红,舌质红,苔薄黄,脉细数或弦数。
2. **证机概要** 肺热上薰,血热蕴阻肌肤。

(二)肠胃湿热证

1. **症状** 表现为皮疹红肿,可有脓疱、结节,颜面油滑光亮,患处瘙痒、疼痛。伴有大便秘结,尿液黄赤,纳呆腹胀,舌苔黄腻,脉滑数。
2. **证机概要** 湿郁化热,湿热蕴肠,难以下达,蕴阻肌肤,热盛肉腐。

（三）脾虚痰湿证

1. **症状**　表现为皮损部色红不鲜，皮疹以脓疱、结节、囊肿、疤痕为主。伴有神疲乏力，纳差便溏，苔腻，脉滑等。
2. **证机概要**　运化失调，水湿内停，日久成痰，湿郁化热，湿热挟痰，凝滞肌肤。

三、治则治法

（一）肺热血热证

1. **治则**　凉血清热。
2. **治法**　鼠尾草纯露 30ml，每日 3 次，口服。或用面膜敷红肿痒痛处。

苦橙叶精油+茶树精油+薰衣草精油+连翘精油+天竺葵精油+薄荷精油+调配紫草浸泡油+荷荷巴油调稀释至浓度 2% 作为面部护肤油。

鼠尾草具有杀菌灭菌抗毒解毒、驱瘟除疫功效，可清净面部油脂，帮助循环；苦橙叶捣烂敷疮，能止疼散瘀，可修复痤疮；连翘清热、解毒、散结、消肿，治温热丹毒、斑疹；茶树宣肺祛热；薰衣草镇静宁神；天竺葵消炎祛斑；薄荷清热消炎。

（二）肠胃湿热证

1. **治则**　清热化湿通腑。
2. **治法**　金银花纯露 30ml，每日 3 次，口服。或用面膜敷红肿痒痛处。

丝柏精油+没药精油+广藿香精油+马鞭草精油+马鞭草酮迷迭香精油+薄荷精油+调配积雪草浸泡油+荷荷巴油稀释至浓度 2% 作为面部护肤油。

丝柏除湿利水；没药收敛消炎，修复疤痕；广藿香化湿消炎；马鞭草清热除湿；马鞭草酮迷迭香精油疏肝理气，舒缓情绪；薄荷清热消炎。

（三）脾虚痰湿证

1. **治则**　健脾利湿，清热化痰。
2. **治法**　广藿香纯露 30ml，每日 3 次，口服。

广藿香精油+苦橙叶精油+厚朴精油+榄香脂精油+丝柏精油+没药精油+薰衣草精油+调配绿咖啡油+荷荷巴油稀释至浓度 2% 作为面部护肤油。

榄香脂健脾祛湿，在 15 世纪的欧洲十分流行，常被制成药膏，使皮肤清凉干爽，可平衡皮脂分泌；广藿香芳香化湿，消除皮肤炎症；苦橙叶理气化痰，消炎，平衡皮肤油脂；厚朴行气消积，健运脾胃；丝柏除湿消炎；没药收敛，修复瘢痕；薰衣草镇静宁神。

第五节 药毒(膏药风)

药毒(膏药风)是一种因敷贴膏药或橡皮膏类的外用药物而引起的接触性皮炎。本病是中草药物引起接触性皮炎较多见的一种,引起膏药风常见的膏剂有金不换膏、千捶膏、太乙膏、华佗膏、壮骨膏、追风膏、代温灸膏等。本病西医称为接触性皮炎。

一、病因病机

(一)病因

由于禀赋不耐,药毒内侵所致,诱发因素多为接触某些物质,例如漆、药物、染料、塑料制品以及植物的茎、叶、花粉等。

(二)病机

禀赋不耐,外敷贴膏药,使毒邪侵入皮肤,郁而化热,邪热与气血相搏而发病。但体质因素是主要的,同一物质,有的人接触后发病,有的人同样接触后不发病。

二、辨证分型

(一)药毒夹风证

1. **症状** 多发于上部,皮肤潮红肿胀,丘疹、水疱较少,糜烂、渗出不多,自觉瘙痒。舌红,苔薄黄,脉数。
2. **证机概要** 药毒侵身,加之外感风邪,久郁化热,邪热与气血相搏而发。

(二)药毒夹湿证

1. **症状** 多发于下部,肌肤焮红成片,肿胀,水疱或大疱,糜烂,渗出,瘙痒无度。舌红,苔黄腻,脉滑数。
2. **证机概要** 毒邪侵入皮肤,湿邪阻滞,郁而发热,邪热与气血相搏而发。

三、治则治法

（一）药毒夹风证

1. **治则**　解毒、疏风、清热。
2. **治法**　金银花纯露 30ml，每日 3 次，口服。或用面膜敷红肿痒痛处。

摩洛哥坚果油（阿甘油），不添加任何精油，涂抹肌肤破损处。摩洛哥坚果油含有稀有的植物甾醇，常常作为消炎剂使用，它可减轻病痛和水肿，促进血液循环。由于其纯天然属性，加上其丰富而稀有的化学成分含量，因而是接触性皮炎的可靠用油。

（二）药毒夹湿证

1. **治则**　解毒、利湿、清热。
2. **治法**　岩兰草纯露 30ml，每日 3 次，口服。或用面膜敷红肿痒痛处。

乳木果油（雪亚脂），不添加任何精油，涂抹肌肤破损处；岩兰草具有平和舒缓修复的作用，可以帮助清除湿热之毒。

第六节　瘾疹和风疹

瘾疹是因皮肤出现鲜红色或苍白色风团，时隐时现，故名瘾疹。以瘙痒性风团，突然发生，迅速消退，不留任何痕迹为特征。常分为急性、慢性两类。急性者，骤发速愈；慢性者，反复发作达数月或更久。

本病属于一种常见的皮肤病，世界上约有 20% 的人在一生中曾患过本病。可发生在任何年龄、季节，男女皆可患病。另有医家称本病为风疹块、痞瘟、风瘙瘾疹。西医称为荨麻疹。

一、病因病机

（一）病因

本病病因比较复杂，病机变化也多。但总因患者禀赋不耐，对某些物质过敏所致。可因气血虚弱，卫气失固；或因饮食不慎，多吃鱼腥海味、辛辣刺激食物；或因药物、生物制品、慢性感染病灶、昆虫叮咬、肠道寄生虫；或因七情内伤、外受虚邪贼风侵袭等多种因素所诱发。

（二）病机

1. **禀赋不耐** 患者禀赋不耐，一旦受到过敏物质的刺激，则发为本病。
2. **外邪入侵** "风为百病之长"，引起本病之外邪，以风邪为最常见，风邪又常与寒邪或热邪相兼，搏于肌肤腠理而致本病。风热客于肌表致营卫失调，络脉盛而风团色红。风寒外袭，蕴积肌肤，腠理闭塞，络脉结聚而风团色白。此外，外邪亦包括其他诸如昆虫叮咬、接触花粉以及其他过敏物质侵袭肌肤，腠理失常，络脉郁结，发为本病。
3. **饮食不慎** 因食鱼腥海味、辛辣醇酒等，致湿热内蕴，化热动风，"内不得疏泄，外不得透达，佛郁于皮毛腠理之间"而发病；或因饮食不洁，湿热生虫，虫积伤脾，以致湿热内生，薰蒸肌肤，发为本病。服用某种药物，注射生物制品，致血热外壅，郁于肌肤也可诱发本病。
4. **情志所伤** 精神紧张、焦虑等情志因素，可使脏腑功能失调，阴阳失衡，营卫失和而发为本病。如精神烦扰，心绪不宁，心经郁热化火，以致血热偏盛，络脉壅郁而发病。
5. **气血虚弱** 平素体虚或久病、大病，或冲任不调，以致气血虚弱，气虚则卫外不固，风邪乘虚而入，血虚则虚热生风，肌肤失养而发为本病。

总之，本病病位虽在肌肤，但常与脏腑、气血、阴阳等密切相关。

二、辨证分型

（一）风寒证

1. **症状** 风团色白，遇冷或风吹则加剧，得热则减轻，多冬春季发病，苔薄白或薄白而腻，脉迟或濡缓。
2. **证机概要** 风寒侵袭肌表，肌表失和。

（二）风热证

1. **症状** 风团色红，遇热则加剧，得冷则减轻，多夏秋季发病，苔薄黄，脉浮数。
2. **证机概要** 风热之邪侵袭肌肤，郁阻肌肤。

（三）肠胃实热证

1. **症状** 风团出现时可伴有脘腹疼痛、神疲纳呆，大便秘结或泻泄，甚至恶心呕吐，苔黄腻，脉滑数，部分患者有肠道寄生虫病。

2. **证机概要** 肠胃有热,热蒸湿动,湿热内蕴,薰蒸肌肤。

(四)气血两虚证

1. **症状** 风团反复发作,迁延数月或数年,劳累后则发作加剧,神疲乏力,舌淡苔薄,脉濡细。
2. **证机概要** 气血虚弱,肌肤失养。

(五)冲任不调证

1. **症状** 常在月经前数天开始出现风团,往往随着月经的干净而消失,但在下次月经来潮时又发作,常伴有痛经或月经不调。
2. **证机概要** 冲任失调,精血不足,卫外不固,肌肤失养。

三、治则治法

(一)风寒证

1. **治则** 疏风散寒,调和营卫。
2. **治法** 紫苏纯露30ml,每日3次,口服。或用面膜敷红肿痒痛处。

防风精油+蛇床子精油+当归精油+姜黄精油+黑胡椒精油+紫苏精油+调配芝麻油稀释至浓度15%,制作油膏涂抹痒处。

防风解表祛风散寒;蛇床子祛风止痒;当归补血活血;姜黄消炎,修复皮肤;黑胡椒散寒解表;紫苏散寒解表。

(二)风热证

1. **治则** 疏风清热。
2. **治法** 金银花纯露30ml,每日3次,口服。或用面膜敷红肿痒痛处。

德国洋甘菊精油+罗马洋甘菊精油+薄荷精油+乳香精油+蛇床子精油+调配积雪草浸泡油稀释至浓度15%,制作油膏涂抹痒处。

德国洋甘菊平肝清热;罗马洋甘菊清热安神;薄荷清热消炎;蛇床子燥湿祛风止痒;乳香行气活血消炎。

(三)肠胃实热证

1. **治则** 疏风解表,通腑泻热。
2. **治法** 金银花纯露30ml,每日3次,口服。或用面膜敷红肿痒痛处。

丝柏精油+没药精油+广藿香精油+马鞭草精油+蛇床子精油+马鞭草酮迷迭香精油+薄荷精油+调配积雪草浸泡油稀释至浓度15%,制作油膏涂抹痒处。

丝柏除湿利水;没药收敛消炎,修复疤痕;广藿香化湿消炎;马鞭草清热除湿;马鞭草酮迷迭香精油疏肝理气,舒缓情绪;薄荷清热消炎。

(四)气血两虚证

1. **治则** 调补气血。
2. **治法** 岩兰草纯露30ml,每日3次,口服。薄荷纯露喷洒红肿痒痛处。

当归精油+欧白芷精油+岩兰草精油+广藿香精油+蛇床子精油+乳香精油+没药精油+调配芝麻油稀释至浓度15%,制作油膏涂抹痒处。

当归活血补血,欧白芷补气,岩兰草补血养心、除湿清虚热。蛇床子燥湿祛风止痒,乳香行气活血消炎,没药收敛消炎。

(五)冲任不调证

1. **治则** 调摄冲任。
2. **治法** 依兰纯露30ml,每日3次,口服。

当归精油+岩兰草精油+姜黄精油+广藿香精油+檀香精油+依兰精油+蛇床子精油+调配芝麻油稀释至浓度15%,制作油膏涂抹痒处。

当归活血补血;岩兰草补血宁心;姜黄养肝行气;广藿香祛湿止痒;檀香滋补心肾,润泽肌肤;依兰滋养心肾;蛇床子祛风止痒。

第七节 湿 疮

湿疮是指皮损多种,形态各异,遍发全身的瘙痒渗出性皮肤病。因其浸淫全身故名浸淫疮。以初生甚小如挤,瘙痒无时,蔓延不止,抓津黄水,浸淫成片为特征。

本病可发生于任何年龄、性别、季节,而以先天禀赋敏感者为多,冬季常常复发。一般可分为急性、亚急性和慢性3类。本病具有多形性损害、对称分布、自觉瘙痒、反复发作、易演变成慢性湿疮等特点。西医称之为泛发性湿疹。

一、病因病机

（一）病因

本病发病内因为心火、脾湿、肝风等，外因为风湿热邪所致。

（二）病机

1. 心经有热　由于情志所伤，性情急躁，心绪烦扰，气郁化火，心主火，又主血脉，心火内炽，血分有热而致。

2. 饮食不节　不戒口味，嗜饮茶酒，鱼腥海味，五辛膻气，动风发物，脾运失职，以致湿热内蕴。亦可由于多食生冷，损伤脾阳，水湿内生，脾湿心火相结而成。

3. 肝风内生　一则可因湿热内蕴，外受于风而发；一则血热生风，或日久伤阴耗血，肝失血养，风从内生，风胜则燥所致。

4. 风湿热邪　侵犯卫外不固，腠理疏松，风湿热邪客于肌肤而发。

二、辨证分型

（一）湿热证

1. 症状　皮损为潮红、肿胀、水疱、糜烂、流滋、边界不清，瘙痒剧烈，伴胸闷、纳呆，心烦口渴，大便秘结，小便黄赤，苔薄黄腻，脉滑数。

2. 证机概要　湿热蕴蒸，郁于肌肤。

（二）风热证

1. 症状　皮损以红色丘疹为主，泛发全身，剧烈瘙痒，常抓破出血，渗液不多，舌红，苔薄白或薄黄，脉弦带数。

2. 证机概要　风热之邪侵袭肌肤，风湿热之邪相互搏结，郁阻肌肤。

（三）脾湿证

1. 症状　皮损暗淡不红，渗液少且清稀，可有淡黄色脱屑，或以结痂浸润的斑片为主，面色无华，纳差，大便溏薄，小便不黄，或有腹胀，舌淡、苔薄白或白腻、脉缓濡或濡。

2. 证机概要　脾虚湿浊内生，湿浊内蕴，外越皮肤。

（四）血虚证

1. 症状 病程日久,反复发作、皮肤肥厚粗糙,色淡红,或呈苔藓样变,色素沉着,阵发性瘙痒,舌淡红,苔薄白,脉濡细。

2. 证机概要 血液亏虚,脉络空虚,肌肤失去濡养荣润。

三、治则治法

（一）湿热证

1. 治则 清热利湿。

2. 治法 德国洋甘菊纯露30ml,必要时喷洒红肿痒痛处。月见草油5ml早晚口服。

德国洋甘菊精油+广藿香精油+薄荷精油+丝柏精油+蛇床子精油+调配琼崖海棠油少许+椰子油稀释至浓度15%,制作油膏涂抹痒处。

德国洋甘菊平肝清热;广藿香芳香化湿;薄荷清热消炎;丝柏除湿利水;蛇床子燥湿祛风止痒。

（二）风热证

1. 治则 疏风清热。

2. 治法 薄荷纯露30ml,必要时喷洒红肿痒痛处。月见草油5ml早晚口服。

德国洋甘菊精油+罗马洋甘菊精油+薄荷精油+没药精油+蛇床子精油+调配琼崖海棠油少许+椰子油稀释至浓度15%,制作油膏涂抹痒处。

德国洋甘菊平肝清热;罗马洋甘菊清热安神;薄荷清热消炎;蛇床子燥湿祛风止痒;没药收敛消炎。

（三）脾湿证

1. 治则 健脾利湿。

2. 治法 广藿香纯露30ml,必要时喷洒红肿痒痛处。月见草油5ml早晚口服。

德国洋甘菊精油+广藿香精油+苍术精油+丝柏精油+蛇床子精油+调配琼崖海棠油少许+芝麻油稀释至浓度15%,制作油膏涂抹痒处。

德国洋甘菊平肝清热;广藿香芳香化湿;苍术燥湿健脾;丝柏利水除湿;蛇床子燥湿祛风止痒。

（四）血虚证

1. 治则 养血润燥祛风。

2. 治法 岩兰草纯露30ml，必要时喷洒红肿痒痛处。月见草油5ml早晚口服。

当归精油+欧白芷精油+岩兰草精油+依兰精油+蛇床子精油+乳香精油+没药精油+琼崖海棠油少许+芝麻油稀释至浓度15%，制作油膏涂抹痒处。

当归活血补血，欧白芷补气，岩兰草补血养心、除湿清虚热，依兰滋养心肾，蛇床子燥湿祛风止痒，乳香行气活血消炎，没药收敛消炎。

第八节 银屑病

银屑病是指因皮疹状如牛领之皮，厚而且坚，自觉瘙痒，故称之为银屑病。又因好发于颈项部，故又称之为摄领疮。以皮肤苔藓样变伴剧烈瘙痒为特征。多见于20~40岁的人群，老年及儿童少见。

临床可分为局限性和泛发性2种。西医称为神经性皮炎。

一、病因病机

（一）病因

本病初起为风湿热邪阻滞肌肤，日久乃血虚风燥，肌肤失养。而情志郁闷，衣领拂着，搔抓，嗜食辛辣、醇酒、鱼腥发物等皆可诱发或使病情加重。

（二）病机

1. 外邪阻肤 风、湿、热邪蕴阻肌肤，日久不解，化热生风，风燥伤阴，阴血受损，失其濡养，故肤干发痒。

2. 情志内伤 因精神不畅、情绪波动和性情急躁等精神因素的变化，五志化火、生热，火热伏于营血，逼血外行于肤。血热偏盛，营血失和，经脉充斥，故见斑疹而色红，血热生风，风盛则燥，故剧痒、脱屑；皮肤干燥，火热日久耗血伤阴，营血不足，经脉失疏，肌肤失养，故斑疹色淡红。

3. 营血不足 久病、大病、体弱等致营血不足，血虚生风生燥，皮肤失去濡养，故瘙痒。

二、辨证分型

（一）风湿热证

1. **症状**　局部除有成片丘疹、肥厚外,并伴有部分皮肤潮红、糜烂、湿润和血痂,苔薄黄或黄腻,脉弦数。
2. **证机概要**　湿热内蕴,风湿热毒搏结,薰蒸肌肤而发。

（二）血虚风燥证

1. **症状**　病程较长,局部干燥、肥厚、脱屑,状如牛领之皮,苔薄,脉濡细。
2. **证机概要**　血虚生风化燥,肌肤失养。

三、治则治法

（一）风湿热证

1. **治则**　祛风除湿,清热止痒。
2. **治法**　薄荷纯露 30ml,必要时喷洒红肿痒痛处。月见草油 5ml 早晚口服。

德国洋甘菊精油+广藿香精油+薄荷精油+丝柏精油+蛇床子精油+琼崖海棠油少许+调配火麻仁油稀释至浓度 15%,制作油膏涂抹患处。

德国洋甘菊平肝清热；广藿香芳香化湿、薄荷清热消炎；丝柏利水除湿、蛇床子燥湿祛风止痒。

（二）血虚风燥证

1. **治则**　养血滋阴,润肤息风。
2. **治法**　岩兰草纯露 30ml,必要时喷洒红肿痒痛处。月见草油 5ml 早晚口服。

当归精油+欧白芷精油+岩兰草精油+依兰精油+蛇床子精油+乳香精油+没药精油+琼崖海棠油少许+调配火麻仁油稀释至浓度 15%,制作油膏涂抹痒处。

当归活血补血,欧白芷补气,岩兰草补血养心、除湿清虚热,依兰滋养心肾,蛇床子燥湿祛风止痒,乳香行气活血消炎,没药收敛消炎。

第九节 足 癣

足癣（脚气）是足部的浅层真菌病。因其脚趾间或足底部生小水疱，脱皮糜烂流汁而有特殊气味，故称脚湿气。本病多发于湿热交蒸之际，夏日加重，冬季较轻，时间久后则皲裂，可传染他人。

无论男女老少均可患病，以男性青壮年较多见。其特征是：足部出现水疱，脱皮，皲裂，糜烂。故中医学又有"脚气""脚气疮""香港脚""烂脚丫""臭田螺"之称，即现代医学的足癣。

一、病因病机

（一）病因

由脾胃二经湿热下注而成；或久居湿地，水中工作，水浆浸渍，感染湿毒所致，多由公用脚盆、拖鞋、水池洗足等相互侵染而得。

（二）病机

由脾胃两经湿热下注而成。

二、辨证分型

（一）风湿证

1. **症状** 主要表现为水疱与脱屑，初起水疱成片，干后脱屑，瘙痒无度，夏重冬轻，舌质红，苔薄，脉数或滑数。
2. **证机概要** 风湿之邪塞滞肌肤，肌肤失养。

（二）偏热证

1. **症状** 趾间湿润，糜烂浸淫，瘙痒臭秽，红烂脱皮，或者染毒成黄水疮，局部红肿热痛，舌红苔黄，脉滑数。
2. **证机概要** 湿热内蕴，浸渍肌肤而成。

三、治则治法

（一）风湿证

1. **治则** 祛风除湿止痒。
2. **治法** 绿花白千层精油+松红梅精油+蛇床子精油+调配荷荷巴油稀释至浓度30%，制作油膏涂抹痒处。

绿花白千层抗菌抗病毒，消炎止痛；松红梅抗菌、促伤口愈合，适用各种皮肤感染。蛇床子燥湿祛风止痒。

（二）偏热证

1. **治则** 清热利湿，解毒消肿。
2. **治法** 万寿菊精油+降香精油+蛇床子精油+调配荷荷巴油稀释至浓度30%，制作油膏涂抹痒处。

万寿菊清热解毒，外用可治疗无名肿毒、疔疮。降香活血燥湿，外治湿热痛痒。蛇床子燥湿祛风止痒。

第十节　面　游　风

面游风是一种皮肤瘙痒、油腻潮红或起白屑的慢性皮肤炎症性疾患。因其发病部位不同又有"眉风癣""纽扣风"等不同名称。其特征为发于头皮、颜面、胸腋等皮脂溢出区，红斑上有油脂性鳞屑对称分布，病程缓慢，反复发作。本病多见于中青年及婴幼儿。相当于西医所称的皮脂溢出症和脂溢性皮炎。

一、病因病机

（一）病因

由于过食肥甘厚味之品、辛辣炙博之味，或者在此基础上加之外感风邪，风湿热邪蕴结肌肤；或由于平素血燥阴伤，肌肤失养。

（二）病机

由于过食肥甘厚味之品、辛辣炙博之味,以致脾胃运化失常,湿热内生,加之外感风邪,风湿热邪蕴结肌肤而成;或由于平素血燥阴伤,肌肤失养,加之风热之邪外侵,风燥热邪蕴阻肌肤而成。

二、辨证分型

（一）湿热蕴结证

1. **症状**　皮脂过多,皮肤潮红,鳞屑油腻,或见糜烂、渗液、结痂,剧烈瘙痒,可伴有心烦口苦,小便短赤,舌质红,苔黄腻,脉滑数。多见于脂溢性皮炎和油性皮脂溢出症。

2. **证机概要**　湿热内蕴,风湿热毒搏结,熏蒸肌肤而发。

（二）风热血燥证

1. **症状**　多见于干性皮脂溢出症,患病日久,鳞屑干性或略带油腻性,皮肤干燥,或见浸润肥厚,瘙痒明显,或伴有毛发干枯脱落,舌红少苔,脉弦细。

2. **证机概要**　血分蕴热,热伤阴液,阴液亏虚,并连累及血,阴血亏虚,肌肤失于濡润,而化燥生风。

三、治则治法

（一）湿热蕴结证

1. **治则**　清热利湿通腑。
2. **治法**　橙花纯露30ml,当作爽肤水。月见草油5ml早晚口服。

德国洋甘菊精油+广藿香精油+薄荷精油+丝柏精油+雪松精油+调配荷荷巴油稀释至浓度5%,制作面油护肤。

德国洋甘菊平肝清热,广藿香芳香化湿,薄荷清热消炎,丝柏利水除湿,雪松清热利湿,橙花纯露疏肝、和胃、理气。治胸中痞闷,脘腹胀痛,呕吐、少食。

（二）风热血燥证

1. **治则**　养血祛风润燥。
2. **治法**　玫瑰纯露30ml,当作爽肤水。月见草油5ml早晚口服。

玫瑰精油+德国洋甘菊精油+岩兰草精油+当归精油+天竺葵精油+依兰精油+调配荷

荷巴油稀释至浓度5%,制作面油护肤。

玫瑰疏肝理气、德国洋甘菊平肝清热、岩兰草补血养心、除湿清虚热。当归活血补血、天竺葵抗菌消炎,修复肌肤;依兰滋阴,养心肾。

第五章
中医芳香疗法耳鼻咽喉口腔科

第一节 鼻 渊

鼻渊俗称脑漏、脑崩。是鼻部感触风邪后与湿热交蒸,临床表现以鼻流浊涕,量多不止为特征,常伴有头痛、鼻塞、嗅觉减退等。

本病一年四季均可发生,但以秋季和冬春之交多发。急性鼻窦炎多由上呼吸道感染引起,细菌与病毒感染可同时并发。慢性鼻窦炎较急性者多见,常为多个鼻窦同时受累。

鼻渊包括急性鼻窦炎、慢性鼻窦炎以及西医中的急、慢性化脓性鼻窦炎和鼻旁窦炎等。

一、病因病机

(一)病因

1. 风寒外袭,肺失宣肃 肺为娇脏,开窍于鼻,外合皮毛。若腠理疏松,卫表不固,风寒之邪乘虚外袭皮毛,卫阳被郁遏,内犯于肺,则肺失宣肃,寒邪遏于鼻窍而为病。

2. 风热袭肺,壅遏鼻窍 鼻属肺系,乃呼吸之门户,风热邪毒从口鼻而入,直犯鼻窍,或风寒之邪,郁久化热犯肺,致肺失清肃,以致肺失宣肃,风热邪毒壅遏清窍而为病。

(二)病机

鼻渊指因外邪侵袭,或脏腑蕴热,蒸灼鼻窍,或因脏腑虚损,邪留鼻窦所致。病机:一是外邪侵袭。风热邪毒,袭表犯肺;或风寒侵袭、郁而化热、风寒壅遏肺经。肺失清肃致使邪毒循经上犯,结滞鼻窍,灼伤鼻窦肌膜为病;二是脏腑蕴热。胆腑郁热,胆失疏泄,气郁化火,循经上犯,热移于脑或邪热犯胆,胆经热盛,上蒸于脑,伤及鼻窦,燔灼肌膜,热炼津液为涕。脾胃湿热,运化失常,清气不升,浊阴不降,湿热蕴毒循经上犯,停聚窦内,灼损窦内肌膜所致。

二、辨证分型

(一)肺经风热型

1. **症状**　鼻塞、流黄涕或黏白涕、量多,嗅觉减退,头痛,兼有发热,出汗,咳嗽,痰多等症状。舌红苔微黄,脉浮数。
2. **证机概要**　外感风热,热郁于肺,肺失清肃,熏蒸于鼻。

(二)胆腑郁热型

1. **症状**　鼻流黄脓涕、量多、有腥臭味,鼻塞,嗅觉减退,兼有头痛剧烈,心烦易怒,口苦咽干,小便黄赤等症状。舌红苔黄,脉弦数。
2. **证机概要**　肝胆火盛,循经上扰。

(三)脾胃湿热型

1. **症状**　鼻塞重而持续、流黄脓涕而量多,嗅觉减退,头昏、头胀重,兼有身体倦怠,胸部及上腹部胀满,食不知味,小便黄赤等症状。舌红苔黄腻,脉滑数。
2. **证机概要**　湿热碍脾,脾失运化,上犯于鼻。

三、治则治法

(一)肺经风热型

1. **治则**　疏风清热,宣肺通窍。
2. **治法**　尤加利纯露30ml,每日3次,口服。

辛夷精油+白玉兰精油+尤加利精油+薄荷精油,加入香薰机从鼻吸入,或搭配甜杏仁油稀释至浓度5%,按摩印堂、迎香、合谷、列缺、通天穴位加强疗效。

辛夷通鼻、白玉兰宣肺、尤加利宣肺、薄荷清热。

白玉兰芳香化湿、利尿、止咳化痰。治支气管炎、百日咳、胸闷、口渴。辛夷归肺经,上通于鼻,以散风寒。用于风寒头痛、鼻塞、鼻渊、鼻流浊涕。

(二)胆腑郁热型

1. **治则**　清泻胆热,利湿通窍。

2. 治法　鼠尾草纯露30ml,每日3次,口服。

辛夷精油+柠檬精油+苦橙精油+绿薄荷精油+高地牛膝草精油,加入香薰机从鼻吸入,或搭配甜杏仁油稀释至浓度5%,按摩印堂、迎香、合谷、列缺、通天穴位加强疗效。

辛夷通鼻、柠檬利胆、苦橙理气、绿薄荷清热、高地牛膝草宣肺、鼠尾草祛瘀止痛,活血通经,清心除烦。

(三)脾胃湿热型

1. 治则　清热利湿,化浊通窍。

2. 治法　迷迭香纯露30ml,每日3次,口服。

辛夷精油+德国洋甘菊精油+广藿香精油+迷迭香精油+高地牛膝草精油,加入香薰机从鼻吸入,或是搭配甜杏仁油稀释至浓度5%,按摩印堂、迎香、合谷、列缺、通天穴位加强疗效。

辛夷通鼻,德国洋甘菊平肝清热,广藿香芳香化湿,迷迭香化湿,高地牛膝草宣肺。

第二节　鼻　鼽

鼻鼽,是以突然和反复发作性鼻塞、鼻痒、喷嚏、清涕为特征的一种鼻科疾病。

本病男女老少均可发生,可为常年性发作或季节性发作。尤其在气候突变,异气异物刺激时发作。鼻鼽相当于西医的过敏性鼻炎。

一、病因病机

(一)病因

1. **肺气虚弱**　卫表不固,腠理疏松,风热乘虚而入,犯及鼻窍,鼻窍壅塞。
2. **肺脾气虚**　生化不足,鼻窍失养,外邪从口鼻侵袭,停聚鼻窍。
3. **肾虚摄纳无权**　气不归元,风邪得以内侵。

(二)病机

鼻鼽的发生,外因多为感受风热,异气之邪侵袭鼻窍;内因多为脏腑功能失调。病位主要在肺,但与脾肾关系密切。由于肺气虚弱,卫表不固,腠理疏松,风热乘虚而入,犯及鼻窍，邪正相搏，肺气不得通调，津液停聚，鼻窍壅塞。肺脾气虚，肺失宣降，导致寒湿久凝鼻。肾精气不足，气不归元，肾摄纳无权，气浮于上可致喷嚏频频、鼻涕不止。

二、辨证分型

（一）肺经伏热证

1. **治则** 清宣肺热，散邪通窍。
2. **治法** 白玉兰纯露30ml，每日3次，口服。

白玉兰精油+香桃木精油+西洋蓍草精油+欧洲冷杉精油+菖蒲精油，加入香薰机从鼻吸入，或搭配甜杏仁油稀释至浓度5%，按摩迎香、上星、风池、合谷、鱼际、列缺穴位加强疗效。

白玉兰宣肺，香桃木化痰，西洋蓍草抗过敏，欧洲冷杉宣肺，菖蒲通窍，香桃木有溶痰及祛痰作用，可帮助舒缓咳嗽。白玉兰纯露芳香化湿、利尿、止咳化痰。治支气管炎、百日咳、胸闷、口渴。

（二）肺脾气虚证

1. **治则** 健脾益气，补肺敛气。
2. **治法** 桂花纯露30ml，每日3次，口服。

桂花精油+香桃木精油+西洋蓍草精油+欧白芷精油+五味子精油+胡萝卜籽精油+红橘精油，加入香薰机从鼻吸入，或搭配甜杏仁油稀释至浓度5%，按摩迎香、上星、风池、合谷、肺俞、脾俞、足三里穴位加强疗效。

桂花宣肺，香桃木化痰，西洋蓍草抗过敏，欧白芷补气，五味子敛肺，胡萝卜籽化痰，红橘理气。

红橘理气健脾，燥湿化痰。香桃木有溶痰及祛痰作用，可帮助舒缓咳嗽。欧白芷有着强大的滋补功能，同时也是补气好物。

（三）肾阳亏虚证

1. **治则** 温肾壮阳，益气固表。
2. **治法** 欧洲赤松纯露30ml，每日3次，口服。

欧洲赤松精油+香桃木精油+西洋蓍草精油+檀香精油+马郁兰精油+肉桂精油+红橘精油，加入香薰机从鼻吸入，或搭配甜杏仁油稀释至浓度5%，按摩迎香、上星、风池、合谷、肾俞、脾俞、足三里、命门穴位加强疗效。

欧洲赤松宣肺，香桃木化痰，西洋蓍草抗过敏，檀香补肾，马郁兰温阳，肉桂引火归元，红橘理气健脾,燥湿化痰。香桃木有溶痰及祛痰作用,可帮助舒缓咳嗽;欧洲赤松祛风燥湿;檀香滋补心肾,行气温中。用于寒凝气滞疼痛。

第三节 耳 疮

耳疮是指外耳道的弥漫性红肿疮疡,以外耳道弥漫性红肿、溃疡、渗液等症状为特征。耳部疼痛为主要症状,轻者耳内微痒微痛不适,重者耳部疼痛痛引脑门。耳疮相当于西医的弥漫性外耳道炎。

一、病因病机

(一)病因

挖耳、污水入耳、中耳炎脓液刺激外耳道。若素体脾虚、病情迁延,则缠绵难愈。

(二)病机

耳疮多因挖耳、污水入耳、中耳炎脓液刺激外耳道,以致风热湿邪搏结于耳窍,蒸灼耳道肌肤,致耳道漫肿、赤红、疼痛。若素体脾虚,迁延日久,则缠绵难愈。可见外耳道皮肤增厚,外耳道变窄,有痂皮或碎屑,或有褐色分泌物。

二、辨证分型

(一)湿热搏结耳窍证

1. **症状** 耳部疼痛,甚则痛引腮脑,耳前或耳后淋巴结肿大疼痛,外耳道皮肤红肿、溃烂、有脓性分泌物。全身可伴发热、口苦咽干、小便短黄、大便秘结。舌红苔黄,脉弦数。
2. **证机概要** 湿热搏结耳窍,蒸灼耳道肌肤。

(二)脾虚湿困耳窍证

1. **症状** 耳内瘙痒不适,外耳道皮肤增厚,变窄,有片状痂皮及脱落碎屑,或有灰褐色或黄绿色分泌物。全身或见倦怠懒言、精神疲倦、胃纳欠佳、大便溏。舌质淡红,苔白略厚,脉细缓。

2. 证机概要 素体脾虚,迁延日久,缠绵难愈。

三、治则治法

(一)湿热搏结耳窍证

1. 治则 清泻肝胆,利湿消肿。

2. 治法 绿薄荷精油+头状薰衣草精油+没药精油,搭配荷荷巴油稀释至浓度15%,棉签蘸取涂抹耳道,或按摩合谷、内关、少商穴位加强疗效。

绿薄荷清热,头状薰衣草通窍,没药消炎。

(二)脾虚湿困耳窍证

1. 治则 健脾利湿消肿。

2. 治法 广藿香精油+菖蒲精油+柠檬精油+没药精油,搭配荷荷巴油稀释至浓度15%,棉签蘸取涂抹耳道,或按摩合谷、内关、少商穴位加强疗效。

广藿香化湿、菖蒲通窍、柠檬理气、没药消炎。

第四节 口 疮

口疮,又名疳疮、蝶毒、口破、口疳、口疡。凡外感湿热,或内伤郁热,积于胃脘,损于口舌,症见口腔、舌面、口颊生疮,溃疡疼痛,称为口疮。

本病男女老少均有发病,尤以青少年为多见,部分呈反复发作的趋势,严重者则延月逾年。本病多见于西医学所指复发性口疮。

一、病因病机

(一)病因

1. 饮食所伤 食积化热,邪热上承,薰灼口舌。

2. 外感风热 侵袭肺卫不得宣散,热壅上焦灼伤口腔。

3. 久病伤阴 阴虚内热,虚火上炎,口腔细络失于温运。

（二）病机

口疮有虚火和实火之分。实火者，诸经之热，皆应于心，心火上炎，薰灼于口，则口舌生疮。脾热生痰，痰火互结，上炎于口，亦生口疮。虚火者，肺肾阴亏，虚火上炎于口，也发口疮。妇人产后血气虚，虚热上冲亦可发口疮。

二、辨证分型

（一）风热证

1. **症状**　口疮，发热恶风，头痛咽痛，口干口渴，时而热咳、痰黄。脉浮数，舌红苔薄黄。
2. **证机概要**　风热外感，热伤口腔。

（二）火热证

1. **症状**　口疮，口腔灼痛，口渴口臭，心烦失眠，便秘尿赤，咽痛或干。脉数而有力，舌红苔黄腻。
2. **证机概要**　火热上蒸，灼伤口腔。

（三）阴虚证

1. **症状**　口疮，口干口渴，不欲饮水，手足心热，焦虑心烦。脉细数，舌红苔干。
2. **证机概要**　阴虚内热，虚火上炎，灼伤口咽细络。

（四）气虚证

1. **症状**　口疮，面色苍白，或虚浮，自汗体倦，少气无力。脉沉细，舌淡苔白。
2. **证机概要**　虚阳上浮，口腔经络失于温运。

三、治则治法

（一）风热证

1. **治则**　疏风清热，泻火解毒。
2. **治法**　薄荷纯露，金银花纯露，等量混合漱口后喝下，一日不限次数，每日总量不超过50ml。薄荷疏风清热，金银花泻火解毒。

（二）火热证

1. **治则** 清热泻火解毒。

2. **治法** 栀子纯露,露兜纯露,等量混合漱口后喝下,一日不限次数,每日总量不超过50ml。栀子清热解毒,露兜清热解毒利尿。

（三）阴虚证

1. **治则** 养阴清热,泻火除烦。

2. **治法** 岩兰草纯露漱口后喝下,一日不限次数,每日总量不超过50ml。岩兰草养阴清虚热、补血强心。

（四）气虚证

1. **治则** 益气升阳扶正。

2. **治法** 欧白芷纯露漱口后喝下,一日不限次数,每日总量不超过50ml。欧白芷补气。

第五节 针 眼

针眼,俗称偷针,又名土疳、土疡。是指胞睑近睑弦部生小疖肿,形似麦粒,易于溃脓的眼病。

针眼相当于西医学的麦粒肿。

一、病因病机

（一）病因

1. **风邪外袭** 客于胞睑而化热,风热壅阻于胞睑皮肤肌腠之间,灼烁津液,变生疮疡,发为本病。

2. **过食辛辣炙烤** 脾胃积热,循经上攻胞睑,致营卫失调,气血凝滞,局部化热酿脓。

3. **余邪未尽** 热毒蕴伏,或素体虚弱,卫外不固,易感风邪者,常反复发作。

（二）病机

风热外袭、过食辛辣或虚热内扰，致热邪壅阻于胞睑皮肤肌腠之间，灼烁津液，变生疮疡，发为本病。初起，胞睑微痒痛，近睑弦部皮肤微红肿，继之形成局限性硬结，并有压痛，硬结与皮肤相连。若病变发生于靠小眦部者，红肿、疼痛较剧，并可引起小眦部白睛赤肿。

二、辨证分型

（一）风热外袭证

1. **症状** 病初起，局部微有红肿痒痛，并伴有头痛、发热、全身不适等，舌苔薄白，脉浮数。
2. **证机概要** 风热客于胞睑。

（二）热毒上攻证

1. **症状** 胞睑局部红肿，硬结较大，灼热疼痛，伴有口渴喜饮，便秘溲赤，苔黄脉数。
2. **证机概要** 热毒上攻胞睑。

（三）脾胃虚弱证

1. **症状** 针眼反复发作，但诸症不重。
2. **证机概要** 脾胃虚弱，气血不足，时感外邪，以致本病反复发作。

三、治则治法

（一）风热外袭证

1. **治则** 疏风清热。
2. **治法** 金银花纯露棉片湿敷眼睛，一日不限次数，不限用量。

罗马洋甘菊精油+薄荷精油+乳香精油+调配椰子油稀释至浓度5%按摩太阳、攒竹、二间、内庭、大椎、风池、丝竹空和合谷穴位，加强疗效。

金银花清热，罗马洋甘菊清热安神，薄荷疏风清热，乳香行气消炎。

（二）热毒上攻证

1. **治则** 清热泻火解毒。

2. 治法　矢车菊纯露棉片湿敷眼睛，一日不限次数，不限用量。

柠檬精油+薄荷精油+天竺葵精油+调配椰子油稀释至浓度5%，按摩太阳、攒竹、二间、内庭、大椎、风池、丝竹空和合谷穴位，加强疗效。

矢车菊也被称为单身汉的纽扣，是一种原产于欧洲的精致美丽的蓝色花朵，纯露用于治目赤肿痛和眼痒，具有清热解毒的作用。

柠檬解毒理气，薄荷清热，天竺葵抗菌。

（三）脾胃虚弱证

1. 治则　健脾益气，扶正祛邪。

2. 治法　香桃木纯露棉片湿敷眼睛，一日不限次数，不限用量。

欧白芷精油+红橘精油+厚朴精油+苍术精油+调配椰子油稀释至浓度5%，按摩太阳、攒竹、二间、内庭、大椎、风池、丝竹空和合谷穴位，加强疗效。

香桃木理气健脾，欧白芷补气，红橘理气，厚朴行气燥湿，苍术燥湿健脾。

第六章 中医芳香疗法骨伤科

第一节 落 枕

落枕又称"失枕",多见于成年人,本病四季可发作,尤以春冬为多发。一般情况下1周左右自愈,及时治疗可减轻痛苦,缩短病程。

一、病因病机

因垫枕过高或过低,睡眠姿势不良,或颈背部外感风寒所致。睡眠时头部处于过高或过低位,或头颈偏于一侧过长时间不动,致使颈部肌肉长时间异常牵拉致伤,气血瘀滞而疼痛;睡眠时身处风口,感受风寒,颈背部气血凝滞,肌肉痉挛,经脉痹阻而疼痛。

二、辨证分型

(一) 瘀滞型

晨起颈项一侧或双侧疼痛不适,活动不利,转动时患侧疼痛加剧,可向背部和肩部放射。患者头部多倾向患侧,转头时常与上身一起转动,以腰部活动代颈部活动。局部有明显压痛点,有时可见筋结。舌紫暗,脉弦紧。

(二) 风寒型

颈项背部掣痛,拘紧麻木,活动不利。可兼有淅淅恶风,微发热,头痛等表证。舌淡,舌苔薄白,脉弦紧。

三、治则治法

（一）瘀滞型

1. **治则** 活血舒筋通络。
2. **治法** 柠檬香茅精油+白珠树精油+黑胡椒精油+调配山金车浸泡油稀释至浓度5%，按揉疼痛处，可以搭配艾灸。

柠檬香茅祛风止痛，白珠树止痛，黑胡椒促循环，山金车消炎止痛。

（二）风寒型

1. **治则** 祛风散寒、宣痹通络。
2. **治法** 牛至精油+莪术精油+姜精油+调配山金车浸泡油稀释至浓度5%，按揉疼痛处，可以搭配艾灸。

牛至散寒止痛，莪术破血化瘀，姜散寒，山金车消炎止痛。

第二节　腕管综合征

腕管综合征又称为腕隧道症候群，是由于正中神经在腕管内受压而引起的以手指麻木为主的感觉、运动功能障碍等一系列表现的疾病。

一、病因病机

腕部的创伤，如桡骨远端骨折、腕骨骨折脱位、腕部扭挫伤、腕部慢性损伤，或腕管内有腱鞘囊肿、脂肪瘤等原因导致腕管内容积相对减小，指屈肌腱和正中神经与腕掌横韧带来回摩擦，而引起肌腱、滑膜等组织的水肿、肿胀、增厚，使管腔内压力增高，最终压迫正中神经而起病。

因筋络、气血瘀滞，而致麻木、屈伸不利。

二、辨证分型

（一）瘀滞证

多为急性损伤后出现，局部肿胀、疼痛、压痛，手指麻木，屈伸不利，动则痛甚。舌红，苔薄白或薄黄,脉弦。

(二) 虚寒证

多为慢性劳损或急性损伤后期,局部有酸胀感,压痛,可叩及手指窜痛,手指麻木,屈伸不利。舌淡苔薄白,脉细或沉细。

三、治则治法

(一) 瘀滞证

1. 治则　活血化瘀,通络止痛。
2. 治法　鼠尾草精油+樟树精油+永久花精油+安息香精油+调配山金车浸泡油稀释至浓度5%,按揉疼痛处,再使用固定护具。

鼠尾草活血消肿,樟树理气止痛,永久花化瘀,安息香行气活血,山金车消炎止痛。

(二) 虚寒证

1. 治则　散寒止痛和络。
2. 治法　大高良姜精油+莪术精油+安息香精油+调配山金车浸泡油稀释至浓度5%,按揉疼痛处,再使用固定护具。

大高良姜散寒止痛,莪术行气破血,安息香行气活血,山金车消炎止痛。

第三节　肱骨外上髁炎

肱骨外上髁炎又称网球肘,属于中医"筋痹""筋伤"范畴。多因筋肉积劳,瘀滞筋络致局部疼痛,碍于伸腕持物的病证。其主要临床特征是肱骨外上髁,即前臂伸肌总腱之起始点部疼痛、伸腕持物困难。

肱骨外上髁是肱骨外髁外上缘的骨性突起,有桡侧腕长、短伸肌,指总伸肌,小指固有伸肌和尺侧腕伸肌的肌腱在环状韧带平面形成腱板样的总腱附着,当做伸腕、伸指及前臂旋后动作时,均有牵拉力作用于肱骨外上髁肌肉附着点。

一、病因病机

多因慢性劳损致肘外侧疼痛,疼痛呈渐进性发展。多见于特殊工种或职业,如砖瓦工、网球运动员或有肘部损伤病史者。中医认为是由于慢性劳损而瘀阻经筋引起的。

二、辨证分型

（一）风寒阻络证

肘部酸痛麻木，屈伸不利，遇寒加重，得温痛缓；舌苔薄白或白滑，脉弦紧或浮紧。

（二）湿热内蕴证

肘外侧疼痛，局部有热感，压痛明显，稍加活动后疼痛减轻，伴口渴不欲饮。舌苔黄腻，脉濡数。

（三）气血亏虚证

起病时间较长，肘部酸痛反复发作，提物无力，肘外侧压痛，喜按喜揉；少气懒言，面色苍白。舌红苔薄白，脉沉细。

三、治则治法

（一）风寒阻络证

1. **治则**　祛风散寒宣痹。
2. **治法**　西洋蓍草精油+白珠树精油+姜精油+山鸡椒精油+月桂精油+调配山金车浸泡油稀释至浓度5%，按揉疼痛处，再使用固定护具。

西洋蓍草活血止痛，白珠树止痛，姜散寒，山鸡椒祛风散寒，月桂散瘀止痛，山金车消炎止痛。

（二）湿热内蕴证

1. **治则**　清热化湿。
2. **治法**　西洋蓍草精油+白珠树精油+肉豆蔻精油+德国洋甘菊精油+月桂精油+调配山金车浸泡油稀释至浓度5%按揉疼痛处，再使用固定护具。

西洋蓍草活血止痛，白珠树和肉豆蔻止痛，德国洋甘菊祛风湿，月桂散瘀止痛，山金车消炎止痛。

（三）气血亏虚证

1. **治则**　益气养血。

2. 治法 玫瑰精油+当归精油+柠檬精油+欧白芷精油+岩兰草精油+广藿香精油+马郁兰精油+调配山金车浸泡油稀释至浓度5%按揉疼痛处,再使用固定护具。

玫瑰疏肝行气,当归补血,柠檬行气止痛,欧白芷补气,岩兰草滋阴,广藿香健脾,马郁兰温阳。

第四节 退行性关节炎

退行性关节炎是一种以软骨退行性改变,继发骨质增生等为特征的慢性关节疾病。多发生在负重关节,如颈椎、腰椎、双膝关节、髋关节、足后跟等。

退行性关节炎病程进展缓慢,主要表现为关节开始活动时疼痛明显,稍活动后疼痛减轻,负重和关节活动过多时疼痛又会加重,这是骨关节病的特点。疼痛可呈放射性,如髋关节疼痛可放射至大腿内侧、膝关节附近。早期可见关节僵硬,如膝关节长时间处于某一体位时,自觉活动不便,起动困难,随后逐渐出现关节不稳,关节屈伸活动范围减小及步行能力下降,尤以上下台阶、下蹲、跑、跳等能力下降明显。部分骨关节病晚期患者还可出现下肢畸形,以膝内翻为最常见。

一、病因病机

退行性关节炎与年龄、遗传因素、关节损伤以及肥胖等有关系,病变常累及滑膜、关节软骨、软骨下骨等组织。退行性关节炎与"虚""邪""瘀"密切相关。

肾主骨,肝主筋,人至中年以后,肝肾渐亏,骨失濡养,关节局部劳损,筋脉瘀阻,或风寒湿邪侵袭,经络不畅,气血瘀阻。肝肾亏虚是本病的发病基础,风寒湿邪侵袭及跌扑损伤为发病诱因,血瘀是病变过程中的病理产物。

二、辨证分型

(一) 风寒湿痹证

关节疼痛,与天气转变加剧有关,关节屈伸不利,伴麻木喜热畏寒;舌苔薄白,脉弦滑。

(二) 气滞血瘀证

关节疼痛,夜间痛甚,疼痛位置固定而不移,关节屈伸不利。舌暗或有瘀点,脉弦或沉涩。

(三) 痰湿内蕴证

关节沉重疼痛,痛处不移,关节漫肿,屈伸不利,肌肤麻木,形体肥胖。舌苔腻,脉滑或濡缓。

(四) 肝肾不足证

关节隐隐作痛,绵绵不休,关节僵硬,伴心烦失眠,面色潮红,口渴咽干。舌红,脉细数。

三、治则治法

(一) 风寒湿痹证

1. 治则　祛风化湿。
2. 治法　丝柏纯露30ml,每日3次,口服。紫苏籽油5ml,每日2次,口服。

白珠树精油+欧白芷精油+百里酚百里香精油+穗甘松精油+尤加利精油+调配山金车浸泡油稀释至浓度5%,热敷疼痛处。

丝柏祛湿,紫苏籽散寒,白珠树化瘀通络,欧白芷补气,百里酚百里香行气止痛,穗甘松开郁醒脾,尤加利祛湿,山金车消炎止痛。

(二) 气滞血瘀证

1. 治则　行气活血,通络止痛。
2. 治法　桃花纯露30ml,每日3次,口服。沙棘油5ml,每日2次,口服。

永久花精油+莪术精油+白珠树精油+西洋蓍草精油+百里酚百里香精油+柠檬尤加利精油+调配山金车浸泡油稀释至浓度5%,热敷疼痛处。

桃花活血,沙棘活血散瘀,永久花化瘀,莪术破气化瘀,白珠树化瘀通络,西洋蓍草活血止痛,百里酚百里香行气止痛,柠檬尤加利理气止痛,山金车消炎止痛。

(三) 痰湿内蕴证

1. 治则　温阳通络,散寒化痰。
2. 治法　丝柏纯露30ml,每日2次,口服。紫苏籽油5ml,每日2次,口服。

迷迭香精油+姜黄精油+杜松精油+柠檬尤加利精油+黑胡椒精油+调配圣约翰草油稀释至浓度5%,热敷疼痛处,可以搭配艾灸。

丝柏祛湿,紫苏籽消痰,迷迭香祛湿止痛,姜黄行气止痛,杜松止痛,柠檬尤加利理气止痛,黑胡椒促循环,圣约翰草消炎止痛。

（四）肝肾不足证

1. 治则 益肝肾，强筋骨。

2. 治法 丝柏纯露30ml，每日3次，口服。松籽油5ml，每日2次，口服。

姜精油+柠檬香茅精油+乳香精油+没药精油+西洋蓍草精油+调配圣约翰草油稀释至浓度5%，热敷疼痛处。

丝柏祛湿，松子补气，姜散寒止痛，柠檬香茅祛风止痛，乳香行气，没药止痛，西洋蓍草活血止痛，圣约翰草消炎止痛。

第五节　类风湿关节炎

类风湿关节炎是一种以慢性进行性关节病变为主的全身性自身免疫病，其特征是对称性多关节炎，以关节疼痛、肿胀和晨僵为主要表现，属"痹证""尪痹""顽痹"范畴。病程长久，顽固难愈，未经正确规范治疗者易导致关节畸形、功能障碍。

一、病因病机

本病多由于气血亏虚，腠理疏松，风寒湿热之邪入侵，壅塞经络而病起；若素体阳气虚弱，卫阳不固，风寒湿邪阻滞经络，留滞于筋骨关节，形成风寒湿痹。若素体阴血不足，内有郁热，与外邪相搏结，则耗损肝肾之阴，使筋骨失养；或风寒湿邪郁久化热，熏蒸津液；或饮酒积聚为痰浊、痰火而壅滞于经络关节形成风湿热痹。本病本虚标实，肝脾肾虚为本，湿滞瘀阻为标，病机是正虚邪侵，经络痹阻，虚邪瘀共存。

二、辨证分型

（一）寒湿阻络证

关节肿胀、疼痛、痛有定处，晨僵，屈伸不利，遇寒痛剧，局部畏寒怕冷。舌苔薄白，脉浮紧或沉紧。

（二）湿热阻痹证

关节红肿热痛，晨僵，活动受限，兼有恶风发热，有汗不解，心烦口渴，便干尿赤。舌红,苔黄或燥,脉细滑。

(三) 痰瘀互结证

关节肿胀日久,僵硬变形,屈伸受限,疼痛固定,痛如锥刺,昼轻夜重,口干不欲饮。舌紫暗,苔白腻或黄腻,脉细涩或细滑。

(四) 肾虚寒凝证

关节疼痛、肿胀,晨僵,活动不利,畏寒怕冷,神倦懒动,腰背酸痛,俯仰不利,天气寒冷加重。舌淡胖,苔白滑,脉沉细。

(五) 肝肾阴虚证

病久关节肿胀、畸形,局部关节灼热、疼痛,屈伸不利,形瘦骨立,腰膝酸软,伴有头晕耳鸣,盗汗,失眠。舌红少苔,脉细数。

(六) 气血两虚证

关节疼痛,肿胀僵硬,麻木不仁,行动艰难,心悸自汗,神疲乏力。舌淡苔薄白,脉细弱。

三、治则治法

(一) 寒湿阻络证

1. **治则** 散寒利湿,祛风通络。
2. **治法** 德国洋甘菊纯露30ml,每日3次,口服。松籽油5ml,每日2次,口服。

欧洲赤松精油+摩洛哥茉莉精油+迷迭香精油+百里酚百里香精油+西洋蓍草精油+调配圣约翰草油稀释至浓度5%,热敷疼痛处,可以搭配艾灸。

德国洋甘菊消炎,松子消痰,欧洲赤松利湿,摩洛哥茉莉止痛,迷迭香除湿止痛,百里酚百里香行气止痛,西洋蓍草活血止痛,圣约翰草消炎止痛。

(二) 湿热阻痹证

1. **治则** 清热利湿,宣痹和络。
2. **治法** 德国洋甘菊纯露30ml,每日3次,口服。松籽油5ml,每日2次,口服。

欧洲赤松+中国茉莉+迷迭香+摩洛哥蓝艾菊+西洋蓍草+没药+调配圣约翰草油稀释至浓度5%,按揉疼痛处。

欧洲赤松祛风燥湿,治风湿痿痹、跌打损伤。《纲目》:"去风痛脚痹。"《外科正宗》:

"并历节风痛,脚弱痿痹。"茉莉理气,开郁,《饮片新参》:"平肝解郁,理气止痛。"迷迭香辛,温,促进血液循环,减轻充血、肿胀、除湿止痛。摩洛哥蓝艾菊有舒缓和冷却效果,可治疗关节炎和风湿病。西洋蓍草味辛、苦,性平,主解毒消肿,止痛,用于风湿疼痛,跌打损伤。没药归肝经,散瘀止痛,用于跌打瘀血肿痛,《本草述》:"久服舒筋膜,通血脉。"

(三)痰瘀互结证

1. **治则** 活血化瘀,祛痰宣络。
2. **治法** 桃花纯露30ml,每日3次,口服。松籽油5ml,每日2次,口服。

欧洲赤松精油+中国茉莉精油+苍术精油+降香精油+迷迭香精油+西洋蓍草精油+调配圣约翰草油稀释至浓度5%,热敷疼痛处,可以搭配艾灸。

桃花活血,松子消痰,欧洲赤松利湿,中国茉莉止痛,苍术燥湿健脾,降香化瘀止痛,迷迭香除湿止痛,西洋蓍草活血止痛,圣约翰草消炎止痛。

(四)肾虚寒凝证

1. **治则** 温补肾阳,祛寒利湿。
2. **治法** 德国洋甘菊纯露30ml,每日3次,口服。松籽油5ml,每日2次,口服。

欧洲赤松精油+檀香精油+百里酚百里香精油+丁香精油+姜精油+西洋蓍草精油+调配圣约翰草油稀释至浓度5%,热敷疼痛处,可以搭配艾灸。

德国洋甘菊消炎,松子补气,欧洲赤松利湿,檀香理气止痛,百里酚百里香行气止痛,丁香止痛,姜散寒,西洋蓍草活血止痛,圣约翰草消炎止痛。

(五)肝肾阴虚证

1. **治则** 补益肝肾,强筋壮骨。
2. **治法** 德国洋甘菊纯露30ml,每日3次,口服。松籽油5ml,每日2次,口服。

欧洲赤松精油+依兰精油+芳樟精油+丁香精油+西洋蓍草精油+调配圣约翰草油稀释至浓度5%,热敷疼痛处,可以搭配艾灸。

德国洋甘菊消炎,松子补气,欧洲赤松利湿,依兰止痛,芳樟理气止痛,丁香止痛,西洋蓍草活血止痛,圣约翰草消炎止痛。

(六)气血两虚证

1. **治则** 补益气血,宣痹通络。
2. **治法** 德国洋甘菊纯露30ml,每日3次,口服。松籽油5ml,每日2次,口服。

欧洲赤松精油+当归精油+欧白芷精油+芳樟精油+西洋蓍草精油+调配圣约翰草油稀

释至浓度5%,热敷疼痛处,可以搭配艾灸。

德国洋甘菊消炎,松子补气,欧洲赤松利湿,当归补血,欧白芷补气,芳樟理气止痛,西洋蓍草活血止痛,圣约翰草消炎止痛。

第六节 肩 周 炎

肩周炎分狭义和广义2种。广义的肩周炎包括肩关节周围所有软组织的无菌性炎症,如肱二头肌肌腱炎、肩峰下滑囊炎、冈上肌肌腱炎等。狭义的肩周炎指"冻结肩",亦称"漏肩风""肩凝症"等,因临床上患者多为50岁左右,故又称为"五十肩"。临床上肩周炎多指后一种。

一、病因病机

肝肾不足,气血虚亏,筋肉失于濡养,若受外伤或风寒湿邪侵袭,易致肩部经脉拘急,气血凝滞,筋肉挛缩,肩部疼痛而活动不利。

二、辨证分型

(一) 风寒湿证

肩部窜痛,遇风寒痛增,得温痛缓,畏风恶寒;或肩部有沉重感。舌淡,苔薄白或腻,脉弦滑或弦紧。

(二) 瘀滞证

肩部肿胀,疼痛拒按,以夜间为甚。舌暗或有瘀斑,舌苔白或薄黄,脉弦或细涩。

(三) 气血亏虚证

肩部酸痛,劳累后疼痛加重,伴头晕目眩,气短懒言,心悸失眠,四肢乏力。舌淡,少苔或白,脉细弱或沉。

三、治则治法

（一）风寒湿证

1. **治则**　祛风散寒，温通经络。
2. **治法**　没药精油+岩玫瑰精油+柠檬精油+防风精油+玫瑰精油+艾草精油+调配圣约翰草油稀释至浓度5%，热敷疼痛处，可以搭配艾灸。

没药止痛，岩玫瑰消炎，柠檬理气，防风祛风，玫瑰行气解郁，艾草散寒止痛，圣约翰草消炎止痛。

（二）瘀滞证

1. **治则**　活血祛瘀，舒筋通络。
2. **治法**　快乐鼠尾草精油+永久花精油+莪术精油+白珠树精油+西洋蓍草精油+艾草精油+调配圣约翰草油稀释至浓度5%，热敷疼痛处，可以搭配艾灸。

快乐鼠尾草活血镇痛，永久花化瘀，莪术破气化瘀，白珠树化瘀通络，西洋蓍草活血止痛，艾草散寒止痛，圣约翰草消炎止痛。

（三）气血亏虚证

1. **治则**　补益气血，益补肝肾。
2. **治法**　当归精油+欧白芷精油+岩兰草精油+乳香精油+没药精油+柠檬香茅精油+姜黄精油+调配圣约翰草油稀释至浓度5%，热敷疼痛处，可以搭配艾灸。

当归补血，欧白芷补气，岩兰草补血，乳香行气，没药散瘀定痛，柠檬香茅止痛，姜黄行气止痛，圣约翰草消炎止痛。

第七节　扭　挫　伤

扭挫伤或受自身扭转不当，导致组织牵拉损伤；或因外来暴力直接作用于身体组织，导致局部筋肉损伤和气血、经络功能紊乱，引起疼痛和活动不利等。

一、病因病机

扭伤常见于搬抬重物、体育运动等,由于关节肌肉的过度牵拉、扭转而产生损伤,导致气机运行不畅,经络阻滞,不通则痛。扭伤以伤气为主,亦可由气及血造成气血两伤。

挫伤则多为暴力直接损伤,如踢打、碰撞、挤压及跌扑等,皮肤、筋肉受挫,经脉受损,血溢于外,瘀血停滞于内,产生伤血之证。挫伤以伤血为主,但血瘀亦可气滞,血伤及气而成气血两伤。

二、辨证分型

(一) 气伤证

伤气者多呈闷痛,且走窜不定,深呼吸或使疼痛加剧,甚者坐卧不安,转侧困难。舌苔薄白,脉浮数。

(二) 血伤证

疼痛固定不移,呈刺痛,局部可见肿胀。瘀斑,压痛明显。舌苔薄白,脉弦数。

(三) 气血两伤证

气伤证、血伤证两者兼而有之。

三、治则治法

(一) 气伤证

1. **治则** 调理气机,行气止痛。
2. **治法** 柠檬香茅精油+杜松精油+蓝胶尤加利精油+快乐鼠尾草精油+调配山金车浸泡油稀释至浓度5%,按揉疼痛处,急性期2h涂抹1次,恢复期每日4次。

柠檬香茅止痛,杜松止痛,蓝胶尤加利理气活血,快乐鼠尾草活血镇痛,山金车消炎止痛。

(二) 血伤证

1. **治则** 活血通络止痛。
2. **治法** 柠檬香茅精油+永久花精油+莪术精油+蓝胶尤加利精油+安息香精油+调配山金车浸泡油稀释至浓度5%,按揉疼痛处,急性期每2h涂抹1次,恢复期每日4次。

柠檬香茅止痛,永久花化瘀,莪术破气化瘀,蓝胶尤加利理气活血,安息香止痛,山金车消炎止痛。

(三)气血两伤证

1. **治则** 调理气血,行气活血。

2. **治法** 乳香精油+没药精油+永久花精油+莪术精油+蓝胶尤加利精油+柠檬尤加利精油+欧洲赤松精油+调配山金车浸泡油稀释至浓度5%,按揉疼痛处,急性期2h涂抹1次,恢复期每日4次。

乳香行气,没药止痛,永久花化瘀,莪术破气化瘀,蓝胶尤加利理气活血,柠檬尤加利理气止痛,欧洲赤松行气止痛,山金车消炎止痛。

第八节 肌 肉 酸 痛

肌肉酸痛是指肌肉在运动中或运动刚结束后的一段短暂的时间内发生的疼痛,可分为急性肌肉酸痛和迟发性肌肉酸痛。急性肌肉酸痛与作用肌用力时形成的血流中断有关,在缺血的情况下,使得代谢产物无法清除而堆积在肌肉中,进而刺激痛觉感受器,在停止运动后1min左右即完全恢复;迟发性肌肉酸痛是指在运动后数小时到24h才出现的肌肉酸痛现象,通常肌肉酸痛持续1~3天,迟发性肌肉酸痛的原因通常与从事了大强度的运动,或日常不习惯的运动有关。

一、病因病机

肌肉过度或强烈收缩,致筋肉损伤,经脉拘急,致血脉凝滞,气机不畅,酸痛骤至;或运动汗出,腠理开泻,卫气不固,风寒邪入,气血凝滞,筋肉酸痛。

二、辨病症状

运动中或运动后出现筋肉酸痛,痛处或定而不移,或周身痛无定处,活动受限,遇温痛减,喜按喜揉。舌苔薄白,脉弦紧。

三、辨证分型

只有一种证型,就是寒瘀阻络。

四、治则治法

1. **治则** 活血化瘀，祛风散寒。
2. **治法** 柠檬尤加利精油+樟树精油+白珠树精油+西洋蓍草精油+艾草精油+黑胡椒精油+调配山金车浸泡油稀释至浓度5%，按揉疼痛处。

柠檬尤加利理气止痛，樟树止痛，白珠树化瘀通络，西洋蓍草活血止痛，艾草散寒止痛，黑胡椒促循环，山金车消炎止痛。

第九节 抽 筋

抽筋即肌肉痉挛。常见的抽筋多发生在腿部，腿部抽筋大多是因为缺钙、受凉、局部神经血管受压等引起。如睡姿不良，腿部长时间受压，或腿部裸露被外，受外界环境的寒冷刺激，引起肌肉"被动挛缩"；又如疲劳、睡眠、休息不足或休息过多导致局部酸性代谢产物堆积，亦可引起肌肉痉挛。电解质失调、缺钙，神经刺激（如颈腰椎伤病）等原因引起的抽筋，一般不只发生在腿部，全身的其他部位也可能出现抽筋的症状，往往还会反复发作。

一、病因病机

多因睡眠姿势不良或遭受风寒侵袭，气血凝滞，经脉痹阻，筋肉痉挛而痛；或脾胃虚弱，失之运化，肾不受精而无所藏，肾阳虚则不能充骨生髓，肾阴亏而精失所藏，不能养髓，致肌肤失养，气血运行不畅，筋脉闭阻。

二、辨证分型

（一）风寒阻络证

肢体疼痛，痛有定处，屈伸不利，遇寒痛剧，得温痛减，喜按喜揉。舌苔薄白，脉浮紧或沉紧。

（二）肾虚寒凝证

躯体疼痛，痛无定处，活动不利，腰背酸痛，神倦懒动，俯仰不利，天气寒冷加重。舌淡胖，苔白滑，脉沉细。

三、治则治法

(一) 风寒阻络证

1. **治则** 祛风散寒,活血通络。
2. **治法** 迷迭香精油+月桂精油+樟树精油+热带罗勒精油+调配山金车浸泡油稀释至浓度5%,按揉疼痛处。

迷迭香除湿止痛,月桂散瘀止痛,樟树止痛,热带罗勒散瘀止痛,山金车消炎止痛。

(二) 肾虚寒凝证

1. **治则** 健脾补肾,祛寒通络。
2. **治法** 欧洲赤松精油+檀香精油+百里酚百里香精油+丁香精油+姜精油+樟树精油+热带罗勒精油+调配山金车浸泡油稀释至浓度5%,按揉疼痛处。

欧洲赤松利湿,檀香理气止痛,百里酚百里香行气止痛,丁香止痛,姜散寒樟树止痛,热带罗勒散瘀止痛,山金车消炎止痛。